Anna-Lena Weber

AF804647

A. Flothow H.-D. Kempf U. Kuhnt G. Lehmann (Hrsg.)

KddR-Manual Neue Rückenschule

Anne Flothow   Hans-Dieter Kempf   Ulrich Kuhnt
Günter Lehmann (Hrsg.)

KddR-Manual Neue Rückenschule

Professionelle Kurskonzeption in Theorie und Praxis

Mit Geleitworten von:

Prof. Dr. Jürgen Krämer und Dr. Uwe Prümel-Philippsen

Mit Beiträgen von:

Frank Bertelsmeier, Jana Buchmann, Eckhardt Böhle, Joachim Fleichaus, Prof. Dr. Anne Flothow, Klaus Gebauer, Heino Gertz, Christian Hentschke, Jana Hofmann, Hans-Dieter Kempf, Ulrich Kuhnt, Günter Lehmann, Thomas Ludwig, Dr. Gerd Müller, Prof. Dr. Klaus Pfeifer, Prof. Dr. Michael Pfingsten, Martina Plaumann, Wolfgang Scheiber, Ruud Stefelmanns, Simon Steib, Dr. Martin Steinau, Dr. Heike Streicher, Marion Sulprizio, Prof. Dr. Ulla Walter, Jürgen Wicharz, Frank Zechner

ELSEVIER

Zuschriften und Kritik an:
Elsevier GmbH, Urban & Fischer Verlag, Hackerbrücke 6, 80335 München

Wichtiger Hinweis für den Benutzer
Die Erkenntnisse in der Medizin unterliegen laufendem Wandel durch Forschung und klinische Erfahrungen. Herausgeber und Autoren dieses Werkes haben große Sorgfalt darauf verwendet, dass die in diesem Werk gemachten therapeutischen Angaben (insbesondere hinsichtlich Indikation, Dosierung und unerwünschter Wirkungen) dem derzeitigen Wissensstand entsprechen. Das entbindet den Nutzer dieses Werkes aber nicht von der Verpflichtung, anhand weiterer schriftlicher Informationsquellen zu überprüfen, ob die dort gemachten Angaben von denen in diesem Buch abweichen und seine Entscheidungen in eigener Verantwortung zu treffen.
Geschützte Warennamen (Warenzeichen) werden in der Regel besonders kenntlich gemacht (®). Aus dem Fehlen eines solchen Hinweises kann jedoch nicht automatisch geschlossen werden, dass es sich um einen freien Warennamen handelt.

Bibliografische Information der Deutschen Nationalbibliothek
Die Deutsche Nationalbibliothek verzeichnet diese Publikation in der Deutschen Nationalbibliografie; detaillierte bibliografische Daten sind im Internet über http://www.d-nb.de abrufbar.

17 18 19 7 6 5

Um den Textfluss nicht zu stören, wurde bei Patienten und Berufsbezeichnungen die grammatikalisch maskuline Form gewählt. Selbstverständlich sind in diesen Fällen immer Frauen und Männer gemeint.

Planung: Ines Mergenhagen
Lektorat: Petra Eichholz
Redaktion: Dr. Antje Kronenberg, Gronau/Westf.
Herstellung: Nicole Kopp
Satz: abavo GmbH, Buchloe/Deutschland; TnQ, Chennai/Indien
Druck und Bindung: Printer Trento, Trento, Italien
Umschlaggestaltung: SpieszDesign, Neu-Ulm
Titelfotografie: Carsten Sievers, Hannover

ISBN Print 978-3-437-48630-2
ISBN E-book 978-3-437-59300-0

Aktuelle Informationen finden Sie im Internet unter **www.elsevier.de** und **www.elsevier.com**

Geleitwort

Seit der Gründung der Rückenschule in Schweden durch die Physiotherapeutin Marianne Zachrisson-Forssell und den Orthopäden Alf Nachemson hat sich das Konzept der Rückenschule stetig weiterentwickelt. In den 60er-Jahren galt sie mit ihrer mechanischen Anschauungsweise als goldener Standard für die Rehabilitation und Prävention von Rückenschmerzen.

Durch zahlreiche kontrollierte Studien hat sich jedoch herausgestellt, dass diese Form der Rückenschule nicht als alleinige Maßnahme, sondern nur im Rahmen multidisziplinärer Programme wirksam ist. Die Neuerung heutiger Rückenschulen besteht darin, dass die Haltungs- und Bewegungsschulung zum rückenfreundlichen Alltagsverhalten durch psychosoziale und ganzheitliche bewegungsorientierte Inhalte ergänzt wird. Das neue Rückenschulkonzept – wie es in diesem KddR-Manual vorgestellt wird – basiert auf einem biopsychosozialen Ansatz, der interdisziplinär die Bausteine Information, Aktivität und Entspannung in ein ganzheitliches Schulungs- und Trainingsprogramm integriert. Techniken der Körperwahrnehmung und Koordination sind ebenso wie verhaltens- und verhältnispräventive Aspekte im Kursprogramm enthalten.

Für die Vermittlung der neuen Inhalte ist das Zusammenspiel verschiedener Disziplinen erforderlich. Neben Physiotherapeuten, Orthopäden und Psychologen sind Sportwissenschaftler, Arbeitswissenschaftler, Gesundheitswissenschaftler und Schmerztherapeuten gleichermaßen vertreten. Es ist den Herausgebern sehr gut gelungen, für diese unterschiedlichen Bereiche kompetente Autoren zu gewinnen, die in ausgezeichneten Beiträgen die „Neue Rückenschule" in Theorie und Praxis beschreiben.

Die Häufigkeit und die schwerwiegenden Folgen von Rückenschmerzen sowohl für das Individuum als auch für das Gesundheits- und Sozialsystem verdeutlichen die Notwendigkeit von (sekundär-)präventiven Interventionen. Alle relevanten nationalen und internationalen Leitlinien empfehlen die Rückenschule in dieser Kombination zur Vermeidung einer Chronifizierung von Rückenschmerzen. Ziel aller Präventivmaßnahmen ist die Herstellung einer alltagstauglichen Rückenbelastbarkeit mit der sich daraus ableitenden verminderten Inanspruchnahme des medizinischen Systems.

Der Einsatz von Rückenschulen sollte auch unter gesundheitsökonomischen Aspekten betrachtet werden: Versicherungsträger sollten den Einsatz der Neuen Rückenschule – quasi im Sinne einer „low cost technology" – berücksichtigen, um bei dem teuren Rückenschmerzproblem letztlich Kosten einzusparen. Insofern ist eine Weiterverbreitung dieses Manuals nicht nur bei den Instruktoren der Rückenschule, sondern auch bei allen an unserem Gesundheitssystem beteiligten Personen wünschenswert.

Bochum, im Juli 2010

Prof. Dr. Jürgen Krämer
Institut für Wirbelsäulenforschung an der Ruhr-Universität Bochum

Geleitwort

„Qualität ist die Vermeidung von Variation" ("Quality is the elimination of variation.") – so hat es einer der Mitbegründer des modernen Qualitätsmanagements, William Edwards Deming, auf den Punkt gebracht. Und in der Tat: Selbst wenn man gar nichts gegen „Varianz" und „Variationen" einzuwenden hat, so muss man doch zugestehen, dass „Standards" tatsächlich erst durch Reduzierung von Vielfalt entstehen können.

Um Standardisierungen aber muss es zwangsläufig dem gehen, der die Frage nach der Qualität stellt (fragen wir nicht ohnehin immer nach „Qualitätsstandards"?); ist doch die stetige Verbesserung bzw. Weiterentwicklung von Standards nichts anderes als das Eintreten in einen theoretisch endlosen Prozess ständiger Qualitätsverbesserung, wozu in letzter Konsequenz dann natürlich auch der Nachweis der *Wirksamkeit* von angewendeten Methoden oder durchgeführten Maßnahmen zählt.

Diese Perspektive, ursprünglich bekanntlich eher auf Produkte fixiert, hat seit Langem schon den Bereich der Dienstleistungen erreicht – und damit auch das Gesundheitswesen. Stand hier zunächst der Bereich der ärztlich-medizinischen Therapie und Rehabilitation im Mittelpunkt der Aufmerksamkeit, strahlten die entsprechenden Aktivitäten bald auch auf die anderen im therapeutischen und rehabilitativen Prozess beteiligten Professionen bzw. ihre Leistungen und schließlich auch auf den Arbeitsbereich der Gesundheitsförderung und Prävention aus.

So stellten sich konsequenterweise auch neun große deutsche Rückenschul- und Bewegungsfachverbände im Jahr 2004 dieser Herausforderung: Qualitätsverbesserung durch Vereinheitlichung der Qualifikation zum/zur Rückenschullehrer/in sowie durch Vereinheitlichung der Ziele, Inhalte und Methoden ihres Leistungsangebots in Form der „Neuen Rückenschule".

Aus der Sicht der Bundesvereinigung Prävention und Gesundheitsförderung e.V. (BVPG), dem einzigen Dachverband für bundesweit auf dem Feld der Gesundheitsförderung und Prävention tätige Organisationen in Deutschland, sollte dieses Beispiel aus folgenden Gründen im wahrsten Sinne des Wortes „Schule machen":

1. wegen der Einsicht in die Notwendigkeit einer Einigung auf *gemeinsam* erarbeitete, verabschiedete und für alle Kooperationspartner dadurch *verbindliche* Standards in Sachen Rückenschule (Reduktion der Variation!),
2. wegen des *interdisziplinär* und *ganzheitlich* angelegten fachlichen Konzeptes,
3. wegen konsequenter Ausrichtung der Neuen Rückenschule auf Bewahrung und Förderung vorhandener *Gesundheitsressourcen* und
4. wegen der Förderung und Unterstützung von *Eigeninitiative* und *Eigenaktivität* der Rückenschul-Teilnehmerinnen und -Teilnehmer.

So repräsentieren Konzept und Arbeit der „Konföderation der deutschen Rückenschulen" im Kern, was die BVPG sich zunehmend für den gesamten Bereich der Prävention und Gesundheitsförderung erhofft:

- durchgängige Transparenz der Leistungen und der Leistungsanbieter gegenüber der Öffentlichkeit,
- mehr interdisziplinäre, vernetzte und koordinierte Vorgehensweisen des Fachsystems,
- eine stärkere Ausrichtung aller Aktivitäten an den individuellen gesundheitlichen Ressourcen,
- eine Stärkung der Eigeninitiative der Einzelnen,
- die Gewährleistung einer hohen Qualität und Wirksamkeit der Leistungsangebote und einer umfassenden Qualifikation ihrer Anbieter.

Nur so kann es auf Dauer gelingen, die Bedeutung nachhaltiger Gesundheitsförderung und Prävention in einer zunehmend älter werdenden Gesellschaft für alle Beteiligten sichtbar und erfahrbar zu machen und damit schrittweise aus dem langen Schatten eines bislang immer noch überwiegend auf Krankheitsbehandlung und Medikation fixierten Patienten-Versorgungssystem heraustreten zu lassen.

In diesem Sinne wünsche ich dem *KddR-Manual Neue Rückenschule* viel Erfolg und eine weite Verbreitung. Kursleiterinnen und Kursleiter der Neuen Rückenschule werden sowohl von den interdisziplinär ausgerichteten theoretischen Teilen als auch von den praxisorientierten Kapiteln in einem hohen Maße profitieren.

Bonn, im Juli 2010

Dr. Uwe Prümel-Philippsen
Bundesvereinigung Prävention und Gesundheitsförderung e.V. (BVPG), Bonn

Vorwort

Rückenschulen stellen eine etablierte, gut bekannte und weit verbreitete Intervention zur Prävention von unspezifischen Rückenschmerzen dar.

Auf der Basis der Untersuchungen zum Zusammenhang von Bandscheibeninnendruck und Haltungs- und Bewegungsverhalten von Alf Nachemson gründete vor mehr als 40 Jahren die schwedische Physiotherapeutin Marianne Zachrisson-Forssell die erste Rückenschule am Danderyd-Hospital in Stockholm, die „svenska ryggskola". Damit begann eine Entwicklung, die über die Entstehung von Rückenschulprogrammen in den USA und in Kanada während der 1970er-Jahren zu intensiven Aktivitäten in Deutschland seit Mitte der 1980er-Jahre führte.

Ende der 1990er-Jahre stand die „Klassische Rückenschule" mit ihrer biomechanischen Ausrichtung und der strengen Dichotomisierung von richtigem und falschem Haltungs- und Bewegungsverhalten in der Kritik. Kritisiert wurden vor allem die fehlenden Wirksamkeitsnachweise, mangelnde Qualitätssicherung und die unzureichende Berücksichtigung biopsychosozialer Aspekte.

Vor diesem Hintergrund und aufgrund der Neufassung des *Leitfadens zur Prävention und Gesundheitsförderung* der gesetzlichen Krankenkassen vom September 2003 sahen die neun führenden deutschen Rückenschul- und Bewegungsfachverbände einen hohen Handlungsbedarf. Im Jahre 2004 wurde mit Unterstützung der Bertelsmann-Stiftung ein Kooperationsvertrag zwischen

- Bundesverband der deutschen Rückenschulen e.V. (BdR)
- Forum Gesunder Rücken – besser leben e.V. (Forum)
- Deutscher Verband für Physiotherapie – Zentralverband der Physiotherapeuten/Krankengymnasten e.V. (ZVK)
- Verband Physikalische Therapie e.V. (VPT)
- Bundesverband selbstständiger Physiotherapeuten e.V. (IFK)
- Bundesverband staatlich anerkannter Berufsfachschulen für Gymnastik und Sport (BBGS)
- Deutscher GymnastikBund e.V. (DGymB)
- Deutscher Verband für Gesundheitssport und Sporttherapie e.V. (DVGS)
- Seminar Wirbelsäule – Rückenschule-Schmerztherapie e.V.[1]

zur Gemeinsamen Weiterentwicklung der „Präventiven Rückenschule" geschlossen und die *Konföderation der deutschen Rückenschulen (KddR)* gegründet. Die gemeinsame Aufgabe ist die Vereinheitlichung von Zielen, Inhalten, Methoden und Zielgruppen sowie die Erarbeitung eines modular aufgebauten Konzepts für die Neue Rückenschule. Die Konzeptentwicklungen basieren auf dem biopsychosozialen und ressourcenorientierten Modell sowie auf den aktuellen wissenschaftlichen Erkenntnissen zur Chronifizierung von Rückenschmerzen. Die Vertreter der in der KddR zusammengeschlossenen Rückenschul- und Bewegungsfachverbände haben in mehrjähriger Arbeit ein einheitliches Curriculum zur Fortbildung von Rückenschullehrern erstellt.

In den Qualitätskriterien der Krankenkassen zur Umsetzung von §§20 und 20a SGB V vom 21. Juni 2000 in der Fassung vom 2. Juni 2008 wird bei den Anbieterqualifikationen ausdrücklich auf das KddR-Curriculum verwiesen. Ebenso fordert die Arzneimittelkommission der deutschen Ärzteschaft (2008) in ihren *Empfehlungen zur Therapie von Kreuzschmerzen* die Einhaltung der KddR-Richtlinien.

Das KddR-Manual wird als Kursleiter-Manual in den Rückenschullehrer-Fortbildungen eingesetzt. Es gliedert sich in einen theoretischen (Kap. 1) und einen praktischen Teil (Kap. 2–Kap. 6), die von renommierten Wissenschaftlern und Praktikern erstellt wurden.

Kapitel 1 präsentiert die Grundlagen zu Rückengesundheit bzw. Rückenschmerz aus gesundheitswissenschaftlicher, medizinischer, physiotherapeutischer, sportwissenschaftlicher und psychologischer Perspektive und erläutert Grundlagen zur Evaluation. Kapitel 2 beschäftigt sich mit den Zielen, Inhalten, der Zielgruppe und methodisch-didaktischen Grundlagen der Rückenschule und dem Bild des Rückenschullehrers. Kapitel 3 beschreibt die Inhalte der Rückenschule in insgesamt neun Bausteinen. Kapitel 4 befasst sich mit der Konzeption von Kursstunden und stellt exemplarisch die Konzeption eines Rückenschulgrundkurses vor. Kapitel 5 widmet sich den organisatorischen Rahmenbedingungen und Kapitel 6 stellt abschließend die in der KddR organisierten Rückenschul- und Bewegungsfachverbände vor.

Wir als Herausgeber bedanken uns abschließend bei allen Personen, die am Zustandekommen dieses KddR-Manuals beteiligt waren. Wir danken zuallererst unseren Autorinnen und Autoren und allen Vertretern der KddR für ihr Engagement, das Einbringen ihrer Fach- und Methodenkompetenz, die vielen wertvollen und häufig kontroversen Diskussionsbeiträge, ihre Geduld und ihr Vertrauen, dass dieses Manual tatsächlich eines Tages erscheinen wird! Weiterhin möchten wir Frau Eichholz und Frau Mergenhagen vom Elsevier-Verlag sowie der Redakteurin Frau Dr. Kronenberg für ihre Begleitung beim Erstellen des Manuals danken.

Wir wünschen uns, dass wir sowohl „neuen" Rückenschullehrern als auch „alten Hasen" Appetit machen, sich mit der Neuen Rückenschule (wieder) differenziert zu beschäftigen, und dass es ihnen Freude und Spaß macht, die Menschen mit der Rückenschule zu begeistern. Auch hoffen wir, mit diesem KddR-Manual einen wertvollen Beitrag zur Förderung der Rückengesundheit bzw. der Prävention von Rückenschmerzen leisten zu können.

Hamburg, Karlsruhe, Hannover und Edertal im Juli 2010
Hon.-Prof. Dr. Anne Flothow, Hans-Dieter Kempf,
Ulrich Kuhnt, Günter Lehmann

[1] Das Seminar Wirbelsäule – Rückenschule-Schmerztherapie e. V. ist inzwischen in den Bundesverband der deutschen Rückenschulen integriert worden.

Herausgeber

Prof. Dr. Anne Flothow, Studium der Psychologie, Promotion zum Thema Rückenschule; danach Leitung eines Gesundheitszentrums der AOK für Niedersachsen; inzwischen Honorar-Professorin an der Hochschule Neubrandenburg im Fach Gesundheitspädagogik; seit 2000 Mitglied des Vorstandes des Bundesverbandes der deutschen Rückenschulen (BdR e.V.); Autorin von Publikationen zu den Themen Rückenschule und Rückenschmerz; Beratung von Krankenkassen und Berufsgenossenschaften im Bereich Gesundheitsförderung und Prävention; Steuerung von Projekten im Bereich Betriebliches Gesundheitsmanagement.

Hans-Dieter Kempf (www.dierueckenschule.de), Studium der Physik und Sportwissenschaft an der Universität Karlsruhe; Gründer der Karlsruher Rückenschule 1986; Gründungs- und Vorstandsmitglied des „Forum Gesunder Rücken – besser Leben e.V." seit 1988; seit 1993 selbstständig tätig als Trainer, Projektleiter, Berater und Buchautor (ca. 25 Publikationen erfolgreicher Ratgeber und Fachbücher rund um die Themen „Rücken" und „Fitness"); Referent und Lehrbeauftragter u.a. für Universitäten, Sport- und Sportfachverbände, Institutionen, Krankenkassen, Ärzte- und Physiotherapieverbände.

Ulrich Kuhnt, Lehramtsstudium für Sport und Biologie, danach Leiter der Rückenschule Hannover, deren Team bundesweit in über 100 Betrieben und Behörden arbeitsplatzbezogene Rückenschulmaßnahmen anbietet und mehrere Krankenkassen berät; Autor diverser Rückenschulprogramme, Bücher und Fachartikel; Mitglied im Direktorium des Bundesverbandes der deutschen Rückenschulen (BdR) e.V.

Günter Lehmann, Physiotherapeut und Erzieher; Inhaber einer Praxis für Physiotherapie und Gesundheitsförderung; u.a. Referent für die Fortbildung zum Rückenschullehrer und Kinderrückenschullehrer; Weiterbildung zum „ErgoPhysConsult" (physiotherapeutischer Arbeitsplatzberater); Leiter der Arbeitsgemeinschaft Prävention im ZVK e.V. (Zentralverband der Physiotherapeuten/innen, Krankengymnasten/innen e.V.); Mitarbeiter und Referent der Arbeitsgruppe Ergonomie im ZVK e.V.; Autor verschiedener Publikationen vor allem zum Thema „Kinderrückenschule".

Abbildungsnachweis

Der Verweis auf die jeweilige Abbildungsquelle befindet sich am Ende der Abbildungslegende in eckigen Klammern.

J748-052	© Bernd Leitner – Fotolia.com
J748-053	© Alexander Rochau – Fotolia.com
L143	Heike Hübner, Berlin, nach Vorlagen der Autoren
O507	Günter Lehmann, Edertal
O510	Thomas Ludwig, Bad Wildungen
W298	Mit freundlicher Genehmigung des Medizinischen Dienstes des Spitzenverbandes Bund der Krankenkassen e.V. (MDS)
W789	Carsten Sievers, Hannover
X304	Aktion Gesunder Rücken e.V., Selsingen, www.agr-ev.de
X305	Konföderation der Deutschen Rückenschulen (KddR)
X308	Jürgen Wicharz, Bonn
X309	Ulrich Kuhnt, Sabine Gerke

Abkürzungen

AAS	Allgemeines Adaptationssyndrom
ADL	activities of daily life
AT	Autogenes Training
BBGS	Bundesverband der Berufsfachschulen für Gymnastik und Sport
BDI	Beck-Depressions-Inventar
BdR	Bundesverband der deutschen Rückenschulen
BIG	Bundesinnungskrankenkasse Gesundheit
BKK	Betriebskrankenkasse(n)
BSM	Berliner Sportstadienmodell
CD	Corporate Design
CES-D	Center for Epidemiological Studies-Depression Scale
CI	Corporate Identity
CONSORT	Consolidated Standards of Reporting Trials
COST	European Cooperation in Science and Technology
CSQ	Coping Strategies Questionnaire
DEGAM	Deutsche Gesellschaft für Allgemeinmedizin und Familienmedizin
DGYMB	Deutscher Gymnastikbund
DVGS	Deutscher Verband für Gesundheitssport und Sporttherapie
FABQ	Fear Avoidance Belief Questionnaire
FBA	Fingerspitzen-Boden-Abstand
FESV	Fragebogen zur Erfassung der Schmerzverarbeitung
FFbH-R	Funktionsfragebogen Hannover – Rücken
FSK	Fragebogen kognitiver Kontrollüberzeugungen
FT	fast twitch
GCPS	Graded Chronic Pain Scale
GESOMED	Gesellschaft für sozialwissenschaftliche Forschung in der Medizin mbH
GKV	Arbeitsgemeinschaft der Spitzenverbände der Krankenkassen
GRIP	Göttinger Rücken-Intensiv-Programm
h	Stunde
HADS-D	Hospital Anxiety and Depression Scale
HAPA	Health Action Process Approach
HEDE	Health-ease/Dis-ease
Hf.	Herzfrequenz
HKF	Heidelberger Kurzfragebogen
HWS	Halswirbelsäule
ICF	Internationale Klassifikation der Funktionsfähigkeit, Behinderung und Gesundheit
IFK	Bundesverband selbstständiger Physiotherapeuten
IKK	Innungskrankenkasse(n)
IopKo	Intensiviertes orthopädisch-psychosomatisches Konzept
kcal	Kilokalorien
KddR	Konföderation der deutschen Rückenschulen
KiGGS	Kinder- und Jugendgesundheitssurvey
KSI	Kieler Schmerzinventar
LBH	Lenden-Becken-Hüftregion
M.	Musculus
min	Minuten
MSM	Multi-Stage Model of Health Behavior Change
MÜRIP	Münchener Rücken-Intensiv-Progamm
NRS	Numerische Rating-Skala
NSAR	nichtsteroidale Antiphlogistika
OHP	Overheadprojektor
ÖMPSQ	Örebro Musculoskeletal Pain Screening Questionnaire
OP	Operation
P(M)R	Progressive (Muskel-)Relaxation
PAR-Q	Physical Activity Readiness Questionnaire
PCS	Pain Catastrophizing Scale
PDI	Pain Disability Index
PHQ-D	Gesundheitsfragebogens für Patienten
PR	Public Relations
ROM	Range of Motion
RUMBA	relevant, understandable, mesurable, behaviourable, achievable
SDS	Self-Rating Depression Scale
SES	Schmerzempfindungsskala
SF-36	Fragebogen zur Gesundheit
SGB V	Sozialgesetzbuch V
SMART	spezifisch, messbar, akzeptiert, realistisch, terminiert
SPIKK	Spitzenverbände der Krankenkassen
SSB	Sammeln – Strukturieren – Bewerten
ST	slow twitch
TSK-DE	Tampa Scale of Kinesiophobia – deutsch
TTM	transtheoretisches Modell
VAS	visuelle Analogskala
VPT	Verband Physikalische Therapie – Vereinigung für die physiotherapeutischen Berufe
WHO	World Health Organisation
WK	Wirbelkörper
WS	Wirbelsäule
ZVK	Deutscher Verband für Physiotherapie – Zentralverband der Physiotherapeuten/Krankengymnasten

Benutzerhinweis

Das Plus-Symbol ✚ verweist auf ergänzende Materialien und Informationen, auf die Sie mithilfe des Rubbel-Pins auf der Buchdeckelinnenseite online Zugriff haben.

Inhaltsverzeichnis

KAPITEL

1 Stand der Wissenschaft zur Rückengesundheit

Die Neue Rückenschule basiert auf einer biopsychosozialen Betrachtungsweise von Rückenschmerzen, d.h., wir gehen heute davon aus, dass ein komplexes Zusammenspiel von biologischen, psychologischen und sozialen Faktoren für die Entstehung und Aufrechterhaltung von Rückenschmerzen verantwortlich ist. Um wirksame Konzepte für die Prävention und die Therapie von Rückenschmerzen zu entwickeln, ist es notwendig, die Sichtweise und die Ergebnisse unterschiedlicher Fachdisziplinen zusammenzuführen. Neben der Medizin und der Physiotherapie sind dabei auch die Psychologie, die Sportwissenschaft, die Gesundheitswissenschaften und die Evaluationsforschung von Bedeutung. In diesem Kapitel werden renommierte Wissenschaftler und erfahrene Praktiker den aktuellen Kenntnisstand zum Rückenschmerz und zur Rückenschule jeweils aus der Sicht ihrer Disziplin vorstellen.

Prävention (der Chronifizierung) von Rückenschmerzen und Förderung der Rückengesundheit stellen die zentralen Ziele der Neuen Rückenschule dar. Martina Plaumann und Ulla Walter beschreiben im ersten Beitrag (➢ Kap. 1.1) die zugrunde liegenden Konzepte zur Prävention und Gesundheitsförderung, stellen die jeweiligen Akteure vor und beschäftigen sich mit der Planung und Implementierung von Interventionen im präventiven bzw. gesundheitsförderlichen Bereich.

➢ Kap. 1.2 beschäftigt sich mit Rückenschmerzen aus Sicht der Medizin. Gerd Müller stellt Daten zur Epidemiologie von Rückenschmerzen vor und beschreibt die Entwicklung von der biomechanischen zur interdisziplinären Sichtweise. Er klärt die zentralen Begriffe zum Rückenschmerz und stellt Grundlagen zur Prävention, Diagnostik und Therapie vor. Abschließend beschäftigt sich der Beitrag mit einzelnen Krankheitsbildern und den daraus resultierenden Möglichkeiten und Grenzen der Rückenschule.

In ➢ Kap. 1.3 stellt Eckhardt Böhle wirksame Methoden in der Prävention, Diagnostik und Therapie von Rückenschmerzen aus physiotherapeutischer Sicht vor.

„Sport ist gesund“ oder „No sports“? Welche Maxime in Bezug auf die Prävention von Rückenschmerzen gilt, wird im vierten Beitrag aus Sicht der Sportwissenschaft beschrieben. Klaus Pfeifer, Simon Steib und Christian Hentschke erläutern in ➢ Kap. 1.4 die Zielbereiche für bewegungsbezogene Interventionen und geben einen Überblick über evidenzbasierte Maßnahmen im Bereich Bewegung und Sport.

Insbesondere bei der Chronifizierung von Rückenschmerzen scheinen psychologische Parameter von zentraler Bedeutung zu sein. Michael Pfingsten stellt im fünften Beitrag (➢ Kap. 1.5) psychoanalytische und verhaltensmedizinische Betrachtungsweisen vor, gibt einen Überblick über zentrale psychologische Interventionen, diskutiert die Wirksamkeit psychologischer Verfahren in Bezug auf Rückenschmerzen und gibt Empfehlungen für die Rückenschule aus psychologischer Sicht.

Der abschließende Beitrag beschäftigt sich mit der Evaluation von Rückenschulprogrammen (➢ Kap. 1.6). Jana Buchmann, Jana Hofmann und Klaus Pfeifer erläutern die methodischen Grundlagen der Evaluationsforschung und geben einen Überblick über Messinstrumente zur Überprüfung der Wirksamkeit von Interventionen.

1.1 Prävention und Gesundheitsförderung

Martina Plaumann, Ulla Walter

Daten des vom Robert Koch-Institut (2006) durchgeführten telefonischen Gesundheitssurveys zeigen in Deutschland für Frauen eine Jahresprävalenz für allgemeine Rückenschmerzen von 65,5% und für Männer von 57,5%. Jedoch sind nicht nur Erwachsene, sondern bereits Kinder und Jugendliche von Rückenschmerzen betroffen, wie Ergebnisse des deutschen Kinder- und Jugendgesundheitssurveys (KiGGS) zeigen (Ellert et al. 2007). Danach stehen Rückenschmerzen mit 49% bei den 11- bis 17-Jährigen an dritter Stelle hinter Kopf- und Bauchschmerzen.

Rückenschmerzen gehören somit zu den häufigsten gesundheitlichen Beschwerden in der Bevölkerung und verursachen zudem hohe Kosten (➢ Kap. 1.2). Für Deutschland wurden jährliche volkswirtschaftliche Gesamtkosten aufgrund von Rückenschmerzen in Höhe von 17 Mrd. Euro berechnet, von denen 70% durch indirekte Kosten und 30% durch direkte Kosten bedingt waren (Bolten et al. 1998). Ein Großteil der durch Rückenschmerzen ausgelösten Kosten ist dabei auf einen kleinen Prozentsatz von chronisch Kranken zurückzuführen (Robert Koch-Institut 2006; Statistisches Bundesamt 2006).

Die aufgeführten Daten vermitteln einen Eindruck der bedeutenden Public-Health-Relevanz von Rückenschmerzen. Rückenschmerzen kann, wie auch anderen gesundheitlichen Beeinträchtigungen und Krankheiten, prinzipiell durch zwei Konzepte begegnet werden: dem Konzept der Prävention und dem Konzept der Gesundheitsförderung. Diese beiden Konzepte finden sich ebenfalls in den Leitzielen der Konföderation der deutschen Rückenschulen (KddR) wieder. Sie lauten:

1. Förderung der „Rückengesundheit"

sowie

2. Prävention der Chronifizierung von Rückenbeschwerden (Konföderation der deutschen Rückenschulen 2006; ➤ Kap. 2.2).

Im Folgenden werden die beiden Ansätze – Prävention und Gesundheitsförderung – detaillierter erläutert, Beispiele aus dem Bereich Rückenschmerzen ergänzt sowie wichtige Akteure gesundheitsförderlicher und präventiver Maßnahmen aufgeführt.

1.1.1 Definitionen und Ziele

Der Begriff der *Krankheitsprävention*, meist verkürzt als „Prävention" bezeichnet, entwickelte sich in der Sozialmedizin des 19. Jahrhunderts aus der Debatte um soziale Hygiene und Volksgesundheit. Unter Prävention (lat. praevenire: zuvorkommen) wird die Gesamtheit aller Maßnahmen bezeichnet, die eine gesundheitliche Schädigung bzw. Krankheit gezielt verhindern, weniger wahrscheinlich machen oder ihren Eintritt verzögern (Walter und Schwartz 2003; Hurrelmann et al. 2004; Pschyrembel Sozialmedizin 2007). Ziel der präventiven Maßnahmen ist die Senkung der Rate des Neuauftretens (Inzidenz) von Krankheiten und Behinderungen oder eines vorzeitigen Todes. Damit werden eine Verringerung der vermeidbaren Krankheitslast und die Erhöhung der behinderungsfreien Lebenserwartung angestrebt. Ziel in einer alternden Gesellschaft ist zudem ein längstmöglicher Erhalt der Selbstständigkeit im fortschreitenden Alter. Konzeptionell orientiert sich Prävention am pathogenetischen (gr. pathos: Leiden, lat. genesis: Entstehung), risikofaktoren- bzw. krankheitsorientierten Ansatz.

Gesundheitsförderung verfolgt hingegen ein salutogenetisches (lat. salus: Wohlsein), gesundheitsorientiertes Konzept und entwickelte sich aus den gesundheitspolitischen Diskussionen der Weltgesundheitsorganisation (WHO) in den 1980er-Jahren. Neben bevölkerungsmedizinischen sollten auch ökonomische, politische, kulturelle und soziale Impulse berücksichtigt werden. Nach dem WHO-Beschluss 1986 in Ottawa (WHO 2006) umfasst Gesundheitsförderung Maßnahmen und Aktivitäten, mit denen die Gesundheitsressourcen und -potenziale der Menschen gestärkt werden sollen. Gesundheitsförderung ist demnach als ein Prozess zu verstehen, der darauf abzielt, allen *„Menschen ein höheres Maß an Selbstbestimmung über ihre Gesundheit zu ermöglichen und sie damit zur Stärkung ihrer Gesundheit zu befähigen"* (WHO 2006).

Prävention und Gesundheitsförderung zielen damit aus unterschiedlichen Blickwinkeln sowie mit verschiedenen Strategien auf die Krankheitsvermeidung einerseits und die Gesundheitserhaltung andererseits. Nach dem Sachverständigenrat für die Konzertierte Aktion im Gesundheitswesen (2002) sollten die krankheits- bzw. risikofaktorenorientierte Herangehensweise der Prävention und der ressourcenorientierte Ansatz der Gesundheitsförderung ergänzend betrachtet werden. Beispiele aus der Praxis zeigen, dass diese Verbindung meist erfolgt und eine Trennung eher theoretisch ist.

1.1.2 Prävention: Der krankheits- bzw. risikofaktorenorientierte Ansatz

Prävention kann unter verschiedenen Gesichtspunkten eingeteilt werden:

1. nach dem Zeitpunkt der Entwicklung einer Gesundheitsstörung bzw. Krankheit,
2. nach Charakteristika ihres Ansatzes und
3. nach Strategien zur Auswahl von Zielgruppen.

Hieraus ergeben sich jeweils verschiedene Ansätze und Strategien für präventive Interventionen.

Primär-, Sekundär- und Tertiärprävention

Primär-, Sekundär- und Tertiärprävention

Nach ihrem *zeitlichen Einsatz bezogen auf die Entwicklung einer gesundheitlichen Schädigung bzw. Krankheit* wird Prävention in Primär-, Sekundär- oder Tertiärprävention unterteilt (Sachverständigenrat für die Konzertierte Aktion im Gesundheitswesen 2002).

Spezifische Maßnahmen, die vor Eintritt einer fassbaren biologischen Schädigung ansetzen und zur Vermeidung bzw. Verzögerung auslösender oder vorhandener Teilursachen (Risikofaktoren) bestimmter Gesundheitsstörungen bzw. Erkrankungen beitragen, werden als *Primärprävention* bezeichnet. Ziel ist die Senkung der bevölkerungsweiten Neuerkrankungsrate sowie die Senkung der Erkrankungswahrscheinlichkeit bei einem Individuum (Walter und Schwartz 2003). Primärprävention umfasst u.a. körperliche Aktivität, ausgewogene Ernährung und ein stabiles psychisches Wohlbefinden. Alle diese Aspekte spielen nicht nur für die Vermeidung weit verbreiteter Erkrankungen wie Herz-Kreislauf-Erkrankungen, Diabetes mellitus und einigen Krebserkrankungen eine Rolle, sondern auch hinsichtlich unspezifischer Rückenschmerzen. Primärprävention von unspezifischen Rückenschmerzen steht zudem für alle diejenigen Maßnahmen, die dazu beitragen, dass unspezifische Rückenschmerzen nicht entstehen. Beispiele sind der Einsatz ergonomischen Mobiliars in der Schule und am Arbeitsplatz sowie rückengerechte Bewegungsabläufe zur Kräftigung der Rückenmuskulatur. Zudem zählt auch die gezielte Beseitigung von Risikofaktoren wie z.B. Übergewicht und muskuläre Dysbalance, aber auch von psychischen Belastungen zur Primärprävention.

Als *Sekundärprävention* werden die Entdeckung klinisch symptomloser Krankheitsvorstufen/-frühstadien (Screening) und ihre erfolgreiche Frühtherapie bezeichnet. Ziel ist die Verhinderung des Fortschreitens von Erkrankungen. So sollte eine Chronifizierung gelegentlich auftretender Rückenschmerzen durch wirksame Maßnahmen vermieden werden. Wesentlich ist dabei u.a. die frühe Wahrnehmung von Schmerzepisoden. Zum anderen zielt Sekundärprävention auf die Verhinderung des Wiedereintritts eines Krankheitsereignisses nach behandelter Ersterkrankung mit dem Ziel, einen Rückfall zu verhindern (z.B. Rezidivprophylaxe hinsichtlich eines Zweitinfarktes) (Walter und Schwartz 2003). Die (präventive) KddR-Rückenschule stellt mit ihrer Zielsetzung der Prävention der Chronifizierung von Rückenschmerzen vor allem eine Maßnahme der sekundären Prävention dar.

Tertiärprävention im weiteren Sinne ist die wirksame Behandlung einer symptomatisch gewordenen Erkrankung. Ziel ist es, eine Verschlimmerung und bleibende Funktionsverluste zu verhüten. Engere Konzepte subsumieren die Behandlung manifester Erkrankungen unter Kuration und bezeichnen lediglich spezielle Interventionen zur Verhinderung bleibender, insbesondere sozialer Funktionseinbußen als Tertiärprävention oder Rehabilitation. Gesundheitspolitisches Ziel von Tertiärprävention im Sinne von Rehabilitation ist es, die Leistungsfähigkeit soweit wie möglich wiederherzustellen und die Inzidenz bleibender Einbußen und Behinderungen abzusenken. Zudem soll im Rahmen der Rehabilitation eine Reintegration in die Berufswelt ermöglicht werden (Walter und Schwartz 2003). Hierzu dienen bei chronischen unspezifischen Rückenschmerzen u.a. adäquate Bewegungsübungen, die darauf abzielen, die Bewegungseinschränkung zu verbessern und alltagstaugliche Bewegungsabläufe zu fördern. Sekundär- und tertiärpräventiv ausgerichtet sind strukturierte (und evaluierte) Patientenschulungen. Ihr Ziel ist die Verbesserung des Wissens, die Veränderung von Einstellungen und die Erlangung von Handlungskompetenzen. Für den ambulanten Bereich sind dazu das Göttinger Rücken-Intensiv-Programm (GRIP) (Hildebrandt et al. 2003) und das Münchener Rücken-Intensiv-Progamm (MÜRIP) (Schöps et al. 2000) entwickelt worden. Beide Programme basieren auf dem Ansatz des „Functional Restoration", der sport-, physio-, ergo- und psychotherapeutische Ansätze integriert und auf die Wiederherstellung der Arbeitsfähigkeit zielt. Weitere multimodale Programme im Bereich der stationären Rehabilitation sind „Lebenslust statt Krankheitsfrust" (Kolip et al. 2001), „Back to Balance" (Morfeld et al. 2006) und das Integrierte orthopädisch-psychosomatische Konzept in der Rehabilitation (IopKo) (Greitemann et al. 2006).

Bei der Einteilung in Primär-, Sekundär- und Tertiärprävention ist zu beachten, dass sich die Art der präventiven Interventionen, wenn auch mit unterschiedlicher Intensität, überschneiden kann. So können Übungen zur Kräftigung der Rückenmuskulatur eine primärpräventive Maßnahme darstellen mit dem Ziel, die Entstehung von unspezifischen Rückenschmerzen zu verhindern. Diese Rückenübungen können jedoch auch in der Sekundärprävention zum Tragen kommen, z.B. um eine zweite Rückenschmerzepisode zu vermeiden.

Gelegentlich wird diskutiert, ob sich der Rückenschmerz aufgrund seiner Häufigkeit, seines Verlaufes und der Rolle der Risikofaktoren überhaupt primär-, sekundär- und tertiärpräventiven Phasen zuordnen lässt. Prinzipiell sollen die gezielt ergriffenen präventiven Maßnahmen evaluiert und soweit möglich evidenzbasiert sein (Lühmann 2008).

Verhaltens- und Verhältnisprävention

Verhaltens- und Verhältnisprävention

Prävention kann auch nach der *Zielebene bzw. Charakteristik ihres Ansatzes* betrachtet werden. So kann Prävention zum einen an dem Verhalten von Individuen und seiner Modifikation ansetzen. Einen anderen Ansatzpunkt bieten die jeweiligen Rahmenbedingungen.

Verhaltensprävention zielt auf die Optimierung von gesundheitsrelevanten Verhaltensweisen Einzelner oder Gruppen. Beispiel für eine verhaltenspräventive Maßnahme bei stressbedingten Rückenschmerzen ist eine Intervention zur vermehrten körperlichen Aktivität oder zur Stressreduktion, wie beispielsweise die Progressive Muskelrelaxation.

Ein Ansatzpunkt zur Motivationsförderung vermehrter Bewegung bietet das transtheoretische Modell (Prochaska und Velicer 1997; Keller 1999). Danach wird die zu beratende Person hinsichtlich ihrer Veränderungsbereitschaft einer der folgenden fünf Phasen zugeordnet. In der Phase der Absichtslosigkeit (precontemplation) führt die Person das anzustrebende Verhalten überhaupt nicht aus und möchte das Verhalten in absehbarer Zeit auch nicht ändern. In der Phase der Absichtsbildung (contemplation) ist die Person ebenfalls diesbezüglich inaktiv, allerdings besteht eine Absicht zur Verhaltensänderung. In der Phase der Vorbereitung (preparation) liegt bereits eine Intention zur Verhaltensänderung vor, die Bereitschaft zur Umsetzung ist hoch, entsprechende Vorbereitungen wurden bereits getroffen. In der Phase der Umsetzung (action) wird das neue Verhalten erprobt, das in der Phase der Stabilisierung (maintenance) aufrechterhalten wird (Bundeszentrale für gesundheitliche Aufklärung 2003). Das Modell verdeutlicht, dass je nach Grad der Veränderungsbereitschaft unterschiedliche Informationen und Unterstützungsangebote zur Förderung des erwünschten Verhaltens notwendig sind.

Strategien zur Beeinflussung von gesundheitsrelevanten lebens-, arbeits- und umweltbedingten Verhältnissen werden als *Verhältnisprävention* bezeichnet (Walter und Schwartz 2003). Hinsichtlich des unspezifischen Rückenschmerzes sind die Beseitigung bzw. Reduktion rückengefährdender Einflüsse und spezifisch in der Arbeitswelt die Anpassung von Maschinen an die Bedürfnisse eines gesunden Rückens sowie die Optimierung der Organisationsstrukturen zur Stressreduktion als Beispiele zu nennen (➤ Kap. 3.9).

Bevölkerungs- und Hochrisikostrategie

Bevölkerungs- und (Hoch)Risikogruppenstrategie

Prävention kann nach ihren *Zielgruppen* und den *entsprechend ihren Risiken* zu ergreifenden Strategien unterschieden werden.

Dabei wird zwischen der *Bevölkerungsstrategie* – Einbezug der gesamten Bevölkerung bzw. von Teilpopulationen – und der *(Hoch)Risikogruppenstrategie* – Ansprache von Personen mit durchschnittlichem, erhöhtem oder sehr hohem Risiko – differenziert (Rose 2008). Eine ähnliche Einteilung nimmt die Unterscheidung nach *universaler* (Gesamtbevölkerung bzw. große Teilpopulationen), *selektiver* (Interventionen bei definierten Zielgruppen mit einem vermuteten, evtl. überdurchschnittlichen Risiko) und *indizierter* (Interventionen bei Personen und Gruppen mit gesicherten Risikofaktoren bzw. manifesten Störungen) Prävention vor.

Beispiele aus dem Bereich Rückenschmerz sind rückengesundheitsbezogene Informationen in Massenmedien oder mittels Mitgliedszeitschriften von Krankenkassen kommunizierte Empfehlungen zur Förderung der Rückengesundheit (Bevölkerungsstrategie) sowie Rückenschulen, die sich an Personen mit hauptsächlich sitzender oder rückenbelastender Tätigkeit wenden (Risikogruppenstrategie). Hochrisikogruppenstrategien wären z.B. Rückenschulmaßnahmen, die sich an Arbeitnehmer richten, die häufiger aufgrund unspezifischer Rückenschmerzen arbeitsunfähig geschrieben waren.

Eine zentrale und stärker zu verbreitende Information sollte der Attribution von unspezifischen Rückenschmerzen als Krankheit entgegenwirken. Rückenschmerzen sind zwar schmerzhaft, stellen aber in der Regel eine harmlose, selbstlimitierend verlaufende Befindlichkeitsstörung dar, die nicht unbedingt spezifisch medizinisch behandelt werden muss (Lühmann 2008). Dies ist u.a. Studienziel einer bevölkerungsweiten TV-basierten Kommunikation in zwei australischen Staaten: Durch die mediale Verbreitung von Informationen zu Rückenschmerzen sollten die Einstellungen der Bevölkerung gegenüber Rückenschmerzen verändert sowie die begleitende medizinische Versorgung, die Arbeitsunfähigkeit und die rückenschmerzbezogenen Krankheitskosten reduziert werden (Buchbinder et al. 2001; Buchbinder und Jolley 2005; Buchbinder und Jolley 2007). Die kontrollierte Interventionsstudie zeigt, dass über systematische Kommunikationsstrategien gesellschaftliche Fehlvorstellungen gegenüber Rückenschmerzen wie Schonung durch Inaktivität und Bettlägerigkeit sowie die Erfordernis langer Arbeitsunfähigkeit revidiert werden können. Das verbesserte Wissen der Patienten trug zu einer zügigen Wiederaufnahme ihrer Arbeit und einer Reduktion rückenschmerzbedingter Arbeitsunfähigkeit bei. Seitens der Ärzte war eine geringere Verordnung von Behandlungen und diagnostischen Tests zu verzeichnen. Diese verhaltensbezogenen Effekte bei den Ärzten sind noch viereinhalb Jahre nach Kampagnenende nachweisbar. Das Beispiel verdeutlicht die Relevanz von Gesundheitsinformationen und ihre Wirksamkeit.

1.1.3 Gesundheitsförderung: Der ressourcenorientierte Ansatz

Das Konzept der Salutogenese

Der Kerngedanke des Konzeptes der Gesundheitsförderung ist nicht – wie bei der Prävention – die Frage, was Menschen krank macht, sondern was sie gesund hält. Diese Frage diskutierte Aaron Antonovsky (1923–1994) in seinem von ihm entwickelten und eingeführten Konstrukt, das er mit dem Neologismus „Salutogenese" belegte (Antonovsky 1979, 1997; Blättner 2007). Gesundheit wird in der Salutogenese nicht als Dichotomie und damit als Gegenteil von Krankheit verstanden, sondern als ein multidimensionales Kontinuum. Dies impliziert zum einen, dass Gesundheit mehr ist als die Abwesenheit von Krankheit, und zum anderen, dass sich Gesundheit zwischen einer maximalen und einer minimalen Gesundheit bewegen und dabei unterschiedliche Ausprägungen aufweisen kann. Auf diesem Kontinuum „bewegen" sich alle Menschen, Gesunde wie Kranke. Die Salutogenese stellt sich nun die Frage, wie Gesundheit erhalten oder gefördert werden kann, welche Kräfte dazu beitragen, dass sich Menschen in die positive Richtung auf dem Kontinuum begeben (Faltermaier 1999). Die zentralen salutogenetischen Faktoren sind das Kohärenzgefühl („sense of coherence") und die generalisierten Widerstandsressourcen (Pschyrembel Sozialmedizin 2007). Unter Kohärenzgefühl wird die subjektive Orientierung zur Lebensbewältigung verstanden, die dem Einzelnen hilft, Zusammenhänge des Lebens zu verstehen, Schwierigkeiten als sinnvolle Herausforderung zu bewerten, zu bewältigen und als Kraftquelle zu erfahren. Die Widerstandsressourcen werden in fünf Bereiche eingeteilt: körperlich/konstitutionell, auf die Persönlichkeitsstruktur und Psyche bezogen, auf die Interaktion mit anderen Personen bezogen, soziokulturell und materiell.

Das Konzept der WHO

Das Konzept der Gesundheitsförderung wurde 1986 von der WHO entwickelt und in der Ottawa-Charta erstmals zusammengefasst (WHO 2006). Obwohl weitere Nachfolgekonferenzen einzelne Handlungsbereiche der Ottawa-Charta spezifizieren, gilt sie als maßgebliches Dokument, welches die wichtigsten Aktionsstrategien und Handlungsfelder der Gesundheitsförderung beinhaltet. Dabei wird zwischen drei grundlegenden Handlungsstrategien und fünf zentralen Handlungsbereichen unterschieden.

Handlungsstrategien und Handlungsfelder

Die drei *Handlungsstrategien* der Ottawa-Charta umfassen die drei Ebenen

1. Advocate – Interessen vertreten
2. Enable – Befähigen und ermöglichen
3. Mediate – Vermitteln und vernetzen.

Die Ebene *Interessen vertreten* legt dar, dass Gesundheit durch politische, ökonomische, soziale, kulturelle und biologische Aspekte sowie durch Umwelt- und Verhaltensfaktoren beeinflusst werden kann. Gesundheitsförderndes Handeln zielt somit darauf ab, durch aktives anwaltschaftliches Eintreten auf diese Faktoren positiv einzuwirken und der Gesundheit zuträglich zu machen. Chancengleichheit durch Gesundheitsförderung auf dem Gebiet der Gesundheit möchte die Ebene *Befähigen und ermöglichen* erreichen. Gesundheitsförderndes Handeln zielt von daher darauf ab, bestehende soziale Unterschiede der Gesundheit zu verringern sowie gleiche Möglichkeiten und Voraussetzungen zu schaffen, damit alle Menschen befähigt werden, ihr größtmögliches Gesundheitspotenzial zu verwirklichen. Die Ebene *Vermitteln und vernetzen* weist darauf hin, dass der Gesundheitssektor allein die Voraussetzungen für Gesundheit nicht garantieren kann. Von daher verlangt Gesundheitsförderung ein koordiniertes Zusammenwirken von verschiedenen Politikfeldern, von Gesundheits-, Sozial- und Wirtschaftsbereichen, von nichtstaatlichen und selbstorganisierten Verbänden und Initiativen, von lokalen Institutionen als auch vonseiten der Industrie und den Medien.

Die fünf Teilaspekte der *Handlungsfelder* sind:

1. Build Healthy Public Policy – Entwicklung einer gesundheitsfördernden Gesamtpolitik
2. Create Supportive Environments – Schaffung gesundheitsförderlicher Lebenswelten
3. Strengthen Community Actions – Unterstützung gesundheitsbezogener Gemeinschaftsaktionen
4. Develop Personal Skills – Entwicklung persönlicher Kompetenzen
5. Reorient Health Services – Neuorientierung von Gesundheitsdiensten.

Vorrangiges Ziel einer *gesundheitsfördernden Gesamtpolitik* ist es, Gesundheit auf allen Ebenen und in allen Politiksektoren auf die politische Tagesordnung zu setzen (*Intersektoralität*). Dabei müssen Politikern die gesundheitlichen Konsequenzen ihrer Entscheidungen und ihre Verantwortung für Gesundheitsförderung verdeutlicht werden. Eine solche gesundheitsförderliche Politik bedient sich verschiedener, sich gegenseitig ergänzender Ansätze, wie zum Beispiel steuerliche Maßnahmen, Gesetzesinitiativen und organisatorisch-strukturelle Veränderungen.

Die *Schaffung gesundheitsförderlicher Lebenswelten* hinsichtlich Lebens-, Arbeits- und Freizeitbedingungen hat einen entscheidenden Einfluss auf die Gesundheit. Die Art und Weise, wie eine Gesellschaft diese Lebenswelten – *Settings* genannt, wie beispielsweise eine Schule oder einen Betrieb – organisiert, sollte die Gesundheit und nicht die Krankheit der Menschen fördern. Von daher zielt Gesundheitsförderung auf die Entwicklung und Etablierung sicherer, anregender, befriedigender und angenehmer Arbeits- und Lebensbedingungen. Der Setting-Ansatz ist eine Kernstrategie der Gesundheitsförderung, der sich als dynamisch und systemisch versteht und davon ausgeht, dass jedes Setting ein Gesundheitspotenzial in sich trägt, das sowohl durch umwelt- wie personenbezogene Maßnahmen verstärkt werden kann.

Die *Unterstützung gesundheitsbezogener Gemeinschaftsaktionen* umfasst die Umsetzung von Gesundheitsförderung im Rahmen konkreter und wirksamer Aktivitäten von Bürgern in ihrer Gemeinde: Prioritäten werden erarbeitet, Entscheidungen herbeigeführt und Strategien geplant und umgesetzt. Ein zentraler Angelpunkt der Gesundheitsförderung ist die Unterstützung von Nachbarschaften und Gemeinden im Sinne einer erhöhten Selbstbestimmung sowie Autonomie und Kontrolle über die eigenen Gesundheitsbelange.

Durch Gesundheitsförderung soll die *Entwicklung persönlicher Kompetenzen* und sozialer Fähigkeiten mithilfe von Informationen, gesundheitsbezogener Bildung sowie die Verbesserung sozialer Kompetenz und lebenspraktischer Fertigkeiten unterstützt und gefördert werden (*Empowerment*, engl.: Ermächtigung). Dadurch sollen Menschen in die Lage versetzt werden, mehr Einfluss auf ihre eigene Gesundheit und ihre Lebenswelten auszuüben. Außerdem soll ihnen ermöglicht werden, Veränderungen in ihrem Lebensalltag zu treffen, die ihrer Gesundheit förderlich sind. Zudem sollen die Menschen zu lebenslangem Lernen befähigt werden, um mit den sich verändernden Bedingungen in den verschiedenen Lebensphasen umgehen zu können.

Die *Neuorientierung von Gesundheitsdiensten* beinhaltet u.a., dass die Verantwortung für die Gesundheitsförderung in den Gesundheitsdiensten von Einzelpersonen, Gruppen, Ärzten und anderen Mitarbeitern im Gesundheitswesen, den Gesundheitseinrichtungen und dem Staat geteilt wird. Sie sollen gemeinsam ein Versorgungssystem aufbauen, das sich auf die stärkere Förderung der Gesundheit konzentriert und nicht wie bisher auf die medizinisch-kurative Betreuung. Dieses soll an den Bedürfnissen der Menschen ansetzen und Möglichkeiten der besseren Koordination zwischen dem Gesundheitssektor und weiteren sozialen, politischen und ökonomischen Bereichen eröffnen.

1.1.4 Planung und Implementation von Interventionen

Bei der Planung und Umsetzung gesundheitsbezogener Interventionen sollte der „Public Health Action Cycle" zugrunde gelegt werden (➤ Abb. 1.1). Der erste Schritt besteht in der Problemdefinition (assessment). Auf Basis von Daten z.B. der Gesundheitsberichterstattung sowie aus epidemiologischen und sozialepidemiologischen Studien wird ein Erkenntnisgewinn hinsichtlich Prävalenz und Inzidenz sowie Ursachen und Einflussmechanismen des Gesundheitsproblems gewonnen. Es sollte deutlich werden, welche Bevölkerungsgruppen besonders von der zu untersuchenden gesundheitlichen Belastung betroffen sind, ob und wenn ja, wie sich Subgruppen hinsichtlich Einflussfaktoren unterscheiden und welche Rahmenbedingungen relevant sind (Rosenbrock und Gerlinger 2004; Kolip 2006).

Der zweite Schritt besteht in der Ableitung und Planung von theoriegestützten und evidenzbasierten Interventionsstrategien (policy formulation). Neben der Berücksichtigung zentraler Rahmenbedingungen, unter denen die Intervention durchgeführt wird, z.B. die Professionalisierung der Anbieter, sollte die Definition von Zielparametern und Zielgrößen ebenso erfolgen wie die Präzision der Zielgruppen unter Beachtung von gesundheitsrelevanten Merkmalen wie z.B. Alter, Geschlecht, sozioökonomischer Status, Herkunft, Risikokonstellation.

Der dritte Schritt umfasst die Implementation (assurance). Dazu ist zuerst die Intervention zu planen, indem Zielgruppe und organisatorischer Rahmen bestimmt und methodische Vorgänge sowie Umfang, Ab-

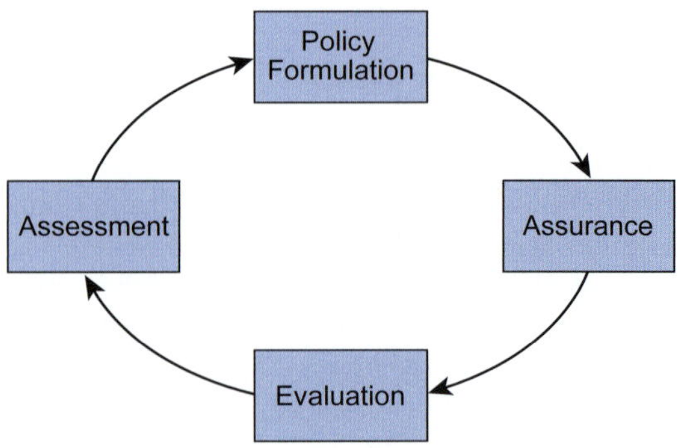

Abb. 1.1 Public Health Action Cycle der National Academy of Sciences (1988) [L143]

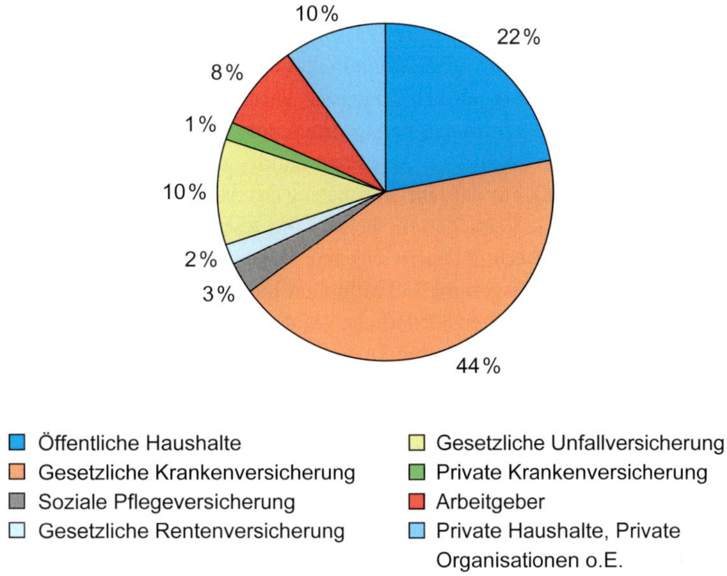

Abb. 1.2 Gesundheitsausgaben für Prävention und Gesundheitsschutz nach Ausgabenträgern für das Jahr 2006 (Quelle: Statistisches Bundesamt 2008b) [L143]

lauf und Inhalte definiert werden. Besondere Aufmerksamkeit erfordern die Erreichung der Zielgruppen und die Wahl des passenden Zugangswegs. Die Bewertung bzw. Evaluation (evaluation) der durchgeführten Intervention erfolgt im vierten Schritt des Zyklus: Durch die Gegenüberstellung Ziele – Ergebnisse werden die Wirksamkeit einer Maßnahme überprüft und Ansätze zu ihrer Optimierung aufgezeigt.

Nach der Evaluation folgt idealerweise eine erneute Analyse des Gesundheitsproblems und ggf. eine entsprechende Anpassung der Strategie und Interventionen, sodass es zu einem erneuten Kreislauf kommt. Der Theorie zufolge müssten sich die Interventionen immer besser an das entsprechende Gesundheitsproblem anpassen und folglich immer wirksamer werden (Rosenbrock 1995).

1.1.5 Akteure in Prävention und Gesundheitsförderung

Präventive und gesundheitsförderliche Aufgaben werden in Deutschland von unterschiedlichen Akteuren auf kommunaler Ebene sowie auf Landes- und Bundesebene wahrgenommen. Hierzu zählen staatliche Institutionen (z.B. Bundeszentrale für gesundheitliche Aufklärung, BZgA), öffentlich-rechtliche Körperschaften (z.B. gesetzliche Kranken- und Unfallversicherungen), freie Träger (z.B. Landesvereine für Gesundheitsförderung, Sportvereine) sowie Stiftungen (z.B. Bertelsmann-Stiftung; Robert-Bosch-Stiftung).

Die Investitionen für Prävention und Gesundheitsschutz betragen in Deutschland für das Jahr 2006 3,8% aller Gesundheitsausgaben[1]. Absolut gesehen sind dies 9,3 Milliarden Euro, die sich auf insgesamt acht Ausgabenträger verteilen (Statistisches Bundesamt 2008a). Den weitaus größten Anteil der Ausgaben für Prävention und Gesundheitsschutz weisen die gesetzlichen Krankenversicherungen mit ca. 44% auf (➤ Abb. 1.2). An zweiter Stelle stehen die öffentlichen Haushalte mit 22%, den dritten Platz teilen sich mit jeweils 10% die gesetzlichen Unfallversicherungen und die privaten Haushalte bzw. private Organisationen. Im Folgenden wird der Fokus auf die gesetzliche Krankenversicherung gelegt.

Im Rahmen der Gesundheitsreform 2000 (GKV-Gesundheitsreformgesetz) wurde der erstmals 1989 eingeführte und 1996 deutlich beschränkte § 20 SGB V neu formuliert und Gesundheitsförderung wieder sowie Primärprävention erstmalig als Sollvorschrift in den Leistungskatalog der Krankenkassen mit stark verpflichtendem Charakter aufgenommen (Walter 2003). Danach sollen die Krankenkassen Leistungen zur primären Prävention und können den Arbeitsschutz ergänzende Maßnahmen der betrieblichen Gesundheitsförderung erbringen. Die Neufassung des § 20 SGB V versucht mit der ausdrücklichen Ausrichtung am Bedarf, an Zielgruppen, Methoden und Zugangswegen Konzepten vor-

[1] Hierunter fallen Ausgaben für allgemeinen Gesundheitsschutz, Gesundheitsförderung, Früherkennung von Krankheiten sowie Gutachten und Koordination.

rangig unter Marketingaspekten entgegenzuwirken. Erstmals wurde zudem ein Ausgabensoll für die Primärprävention und die betriebliche Gesundheitsförderung gesetzlich verankert, das jährlich angepasst wird. Für das Jahr 2008 sind 2,78 Euro pro Versichertem vorgesehen (Arbeitsgemeinschaft der Spitzenverbände der Krankenkassen 2008). Für das Jahr 2006 betrug das Ausgabensoll 2,74 Euro je Versicherten, welches die gesetzliche Krankenversicherung nach eigenen Aussagen überschritten hat, da insgesamt 232 Millionen Euro für präventive und gesundheitsförderliche Maßnahmen ausgegeben wurden (Medizinischer Dienst der Spitzenverbände der Krankenkassen e.V. 2007).

Die Spitzenverbände der Krankenkassen (ab 1. Juli 2008: GKV-Spitzenverband) legen seit 2000 regelmäßig in einem „Leitfaden Prävention" unter Beteiligung unabhängigen Sachverstandes prioritäre Handlungsfelder und Kriterien fest, die für Maßnahmen der Primärprävention und der betrieblichen Gesundheitsförderung durch die Krankenkassen verbindlich gelten (Arbeitsgemeinschaft der Spitzenverbände der Krankenkassen 2008). So sind beispielsweise Ziele des individuellen Ansatzes die Verbesserung der Bewegungsgewohnheiten und der Stressbewältigung u.a. zur Verminderung von Risikofaktoren hinsichtlich des Muskel-Skelett-Systems. Innerhalb der betrieblichen Gesundheitsförderung zeigen sich ähnliche Aspekte wie z.B. die Vorbeugung und Reduzierung arbeitsbedingter Belastungen des Bewegungsapparates sowie die Förderung der Stressbewältigung am Arbeitsplatz.

Die bundesweit einheitliche, krankenkassenartenübergreifende Dokumentation über die durchgeführten Aktivitäten in der Primärprävention und betrieblichen Gesundheitsförderung nach § 20 SGB V werden seit dem Berichtsjahr 2001 im jährlichen Turnus von den Spitzenverbänden der Krankenkassen in Kooperation mit dem Medizinischen Dienst der Spitzenverbände der Krankenkassen e.V. veröffentlicht. Der derzeit aktuelle Bericht dokumentiert die präventiven und betrieblichen gesundheitsförderlichen Maßnahmen der Krankenkassen für das Berichtjahr 2006 (Medizinischer Dienst der Spitzenverbände der Krankenkassen e.V. 2007). Danach wurden über gesundheitsförderliche und präventive Interventionen in Lebenswelten, z.B. Schulen und Betriebe, Schätzungen zufolge 4,3 Millionen Menschen in über 26.000 Einrichtungen und Betrieben erreicht. Die Zahl der Teilnehmer an präventiven Kursen stieg auf 1,4 Millionen. Damit liegt die Gesamtsumme der erreichten Personen bei 5,7 Millionen.

Die Dokumentation über die präventiven und gesundheitsförderlichen Aktivitäten teilt sich auf in die drei Bereiche betriebliche Gesundheitsförderung (BGF), nichtbetriebliches Setting und individueller Ansatz. Detaillierte Informationen über präventive und gesundheitsförderliche Rückenschmerzinterventionen können der Dokumentation nicht entnommen werden. Allerdings weisen die dargestellten inhaltlichen Ausrichtungen auch die Interventionen hinsichtlich Bewegung bzw. Reduktion körperlicher Belastungen sowie Interventionen hinsichtlich Stressreduktion bzw. Stressmanagement auf, die unspezifische Rückenschmerzen berücksichtigen. So ist der ➤ Abb. 1.3 zu entnehmen, dass der präventive und gesundheitsförderliche Schwerpunkt der Krankenkassen bei der Bewegung bzw. bei der Reduktion körperlicher Belastungen liegt. Hierbei einbezogen sind präventive Rückenschulen. Folglich sind bei der betrieblichen Gesundheitsförderung 71% der Interventionen auf die Reduktion der körperlichen Belastungen bezogen, das nichtbetriebliche Setting weist Interventionen zur Bewegung mit 63% auf, der individuelle Ansatz sogar 75%. Interventionen zur Stressreduktion liegen bei dem individuellen Ansatz mit 16% an zweiter Stelle, bei dem nichtbetrieblichen Setting mit 37% an dritter Stelle. Gesundheitsförderliche Maßnahmen im Betrieb zu Stressmanagement verfehlen mit 30% knapp den dritten Platz.

1.1.6 Zusammenfassung

Den in der Bevölkerung weit verbreiteten Rückenschmerzen kann durch Prävention und Gesundheitsförderung begegnet werden. Während es Ziel der Prävention ist, Krankheit zu verhindern, setzt Gesundheitsförderung an der Stärkung der Ressourcen an. Merkmal gesundheitsförderlicher Maßnahmen ist u.a. eine umfassende Berücksichtigung unterschiedlicher politischer und gesellschaftlicher Ebenen (Intersektoralität). Voraussetzung erfolgreicher Prävention und Gesundheitsförderung sind Ziel- und Zielgruppenorientierung (➤ Kap. 2.3). Die Interventionen sollten diesbezüglich theoriebasiert geplant, umgesetzt und evaluiert werden. Der wichtigste Kostenträger in Deutschland von präventiven und gesundheitsförderlichen Maßnahmen ist die gesetzliche Krankenversicherung, die Maßnahmen zur Rückengesundheit wie Rückenschulen anbieten.

Die Förderung der Rückengesundheit setzt an vielen Punkten an und kann unter Einbezug unterschiedlicher Akteure umgesetzt werden. Zudem finden sich im täglichen Leben zahlreiche Möglichkeiten, rückenfreundlichere Bedingungen herzustellen. Ein Zusammenspiel von präventiven und gesundheitsförderlichen Ansätzen bzw. von unterschiedlichen Professionen ist bei der Reduzierung von Rückenschmerzen in der Bevölkerung zu empfehlen.

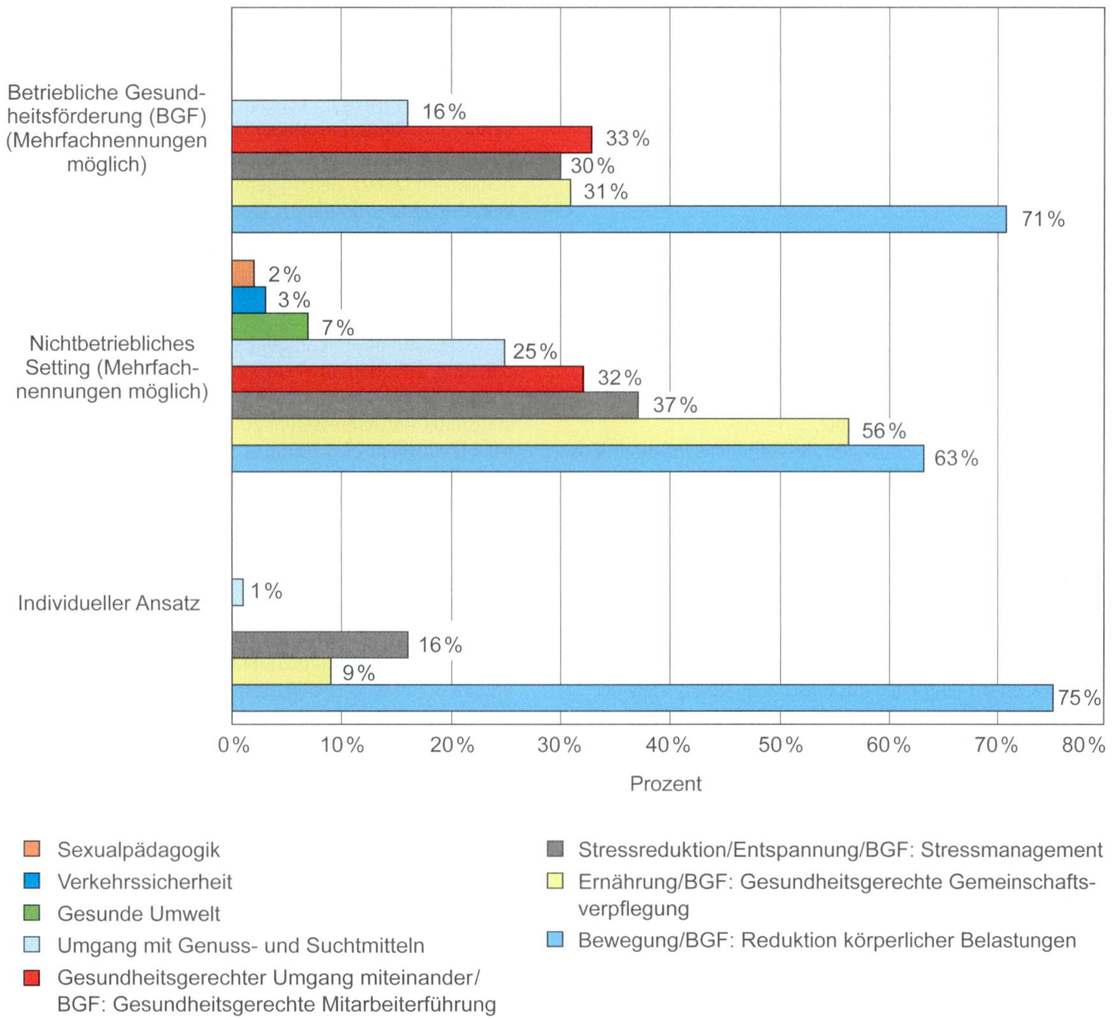

Abb. 1.3 Inhaltliche Ausrichtung der Aktivitäten der gesetzlichen Krankenversicherung in den Bereichen Prävention und betriebliche Gesundheitsförderung im Jahr 2006 (Medizinischer Dienst der Spitzenverbände der Krankenkassen e.V. 2007) [W295]

LITERATUR

Antonovsky A (1979). Health, stress and copin: New perspectives on mental and physical well-beeing. San Francisco: Jossey Bass.

Antonovsky A (1997). Salutogenese zur Entmystifizierung der Gesundheit. Tübingen: dgvt.

Arbeitsgemeinschaft der Spitzenverbände der Krankenkassen unter Beteiligung des Spitzenverbandes Bund der Krankenkassen (2008). Gemeinsame und einheitliche Handlungsfelder und Kriterien der Spitzenverbände der Krankenkassen zur Umsetzung von §§ 20 und 20a SGB V vom 21. Juni 2000 in der Fassung vom 2. Juni 2008. Federführend für die Veröffentlichung: IKK-Bundesverband, Bergisch-Gladbach.

Blättner B (2007). Das Modell der Salutogenese. Eine Leitorientierung für die berufliche Praxis. Prävention und Gesundheitsförderung 2: 67–73.

Bolten W, Kempel-Waibel A, Pforringer W (1998). Analyse der Krankheitskosten bei Rückenschmerzen. Medizinische Klinik 93: 388–393.

Buchbinder R, Jolley D, Wyatt M (2001). Population-based intervention to change back pain beliefs and disability: three part evaluation. British Medical Journal 322: 1.516–1.520.

Buchbinder R, Jolley D (2005). Effects of a media campaign on back beliefs is sustained 3 years after its cessation. Spine 30: 1.323–1.330.

Buchbinder R, Jolley D (2007). Improvement in general practitioner beliefs and stated management of back pain persist 4.5 years after the cessation of a public health media campaign. Spine 32: E156–E162.

Bundeszentrale für gesundheitliche Aufklärung (2003). Leitbegriffe der Gesundheitsförderung. Schwabenheim: Peter Sabo.

Ellert U, Neuhauser H, Roth-Isigkeit A (2007). Schmerzen bei Kindern und Jugendlichen in Deutschland: Prävalenz und Inanspruchnahme medizinsicher Leistungen. Bundesgesundheitsblatt – Gesundheitsforschung – Gesundheitsschutz 50: 711–717.

Faltermaier T (1999). Subjektorientierte Gesundheitsförderung: Zur Konzeption einer salutogenetischen Praxis. In: Röhrle B,

Sommer G (Hrsg.). Prävention und Gesundheitsförderung. Tübingen: dgvt-Verlag, S. 27–52.
Greitemann B, Dippelt S, Büschel C (2006). Integriertes Orthopädisch-Psychosomatisches Konzept zur medizinischen Rehabilitation von Patienten mit chronischen Schmerzen des Bewegungsapparates – Langfristige Effekte und Nachhaltigkeit eines multimodalen Programmes zur Aktivierung und beruflichen Umorientierung. Z Orthop Ihre Grenzgebiete 144 (3): 255–266.
Hildebrandt J, Pfingsten M, Lüder S, Lucan S, Pauls J, Seeger J, Strube J, v. Westernhagen S, Wendt A (2003). Göttinger Rücken-Intensiv Programm – Das Manual. Berlin: Congress-Verlag, S. 1–190.
Hurrelmann K, Klotz T, Haisch J (2004). Einführung: Krankheitsprävention und Gesundheitsförderung. In: Hurrelmann K, Klotz T, Haisch J (Hrsg.). Lehrbuch Prävention und Gesundheitsförderung. Bern: Hans Huber, S. 11–19.
Keller, S (Hrsg.) (1999). Motivation zur Verhaltensänderung. Das Transtheoretische Modell in Forschung und Praxis. Freiburg: Lambertus.
Kolip P, Czujek J, Greitemann B, Rosowski E, Schmidt B, Slangen K (2001). Lebenslust statt Krankheitsfrust. Aktive Patientenbeteiligung in der Rehabilitation chronischer RückenschmerzpatientInnen. Rehabilitation 40: 267–274.
Kolip P (2006). Evaluation, Evidenzbasierung und Qualitätsentwicklung. Prävention und Gesundheitsförderung 4: 234–239.
Konföderation der deutschen Rückenschulen (2006). Ziele der Präventiven Rückenschule. Stand: 20.3.2006. www.kddr.de/download/KddRInhaltePraeventivenRueckenschule.pdf [Zugriff am 25.3.2009].
Lühmann D (2008). Prävention von unspezifischen Rückenschmerzen – Auf welcher Evidenz basieren Empfehlungen? In: KKH Kaufmännische Krankenkasse (Hrsg.) in Zusammenarbeit mit MHH Medizinische Hochschule Hannover. Weißbuch Prävention 2007/2008. Beweglich? Muskel-Skelett-Erkrankungen – Ursachen, Risikofaktoren und präventive Ansätze. Heidelberg: Springer, S. 77–84.
Medizinischer Dienst der Spitzenverbände der Krankenkassen e.V. (Hrsg.) (2007). Präventionsbericht 2007. Dokumentation von Leistungen der gesetzlichen Krankenversicherung in der Primärprävention und betrieblichen Gesundheitsförderung. Berichtsjahr 2006. Köln: asmuth druck und crossmedia gmbh und co. kg.
Morfeld M, Möller JUM, Hintze R, Fox M, Höder JH, Krauth, C, Koch, U (2006). Back to Balance. Ein kognitiv-verhaltenstherapeutisches Interventionsprogramm bei chronischen Rückenschmerzen in der stationären Rehabilitation. DRV-Schriften 64: 335–337.
Prochaska JO, Velicer WF (1997). The transtheoretical model of health behavior chance. America Journal of Health Promotion 12: 38–48.
Pschyrembel Sozialmedizin (2007). Berlin, New York: Walter de Gruyter.
Robert Koch-Institut (2006). Gesundheitsberichterstattung des Bundes. Telefonischer Gesundheitssurvey des Robert Koch-Instituts (2. Welle). Deskriptiver Endbericht. Berlin.
Robert Koch-Institut, Statistisches Bundesamt (2006). Gesundheitsberichterstattung des Bundes. Gesundheit in Deutschland. Berlin.
Rose G (2008). Rose's Strategy of Preventive Medicine. Oxford, New York: Oxford University Press.
Rosenbrock R (1995). Public Health als soziale Innovation. Gesundheitswesen 57: 140–144.
Rosenbrock R, Gerlinger T (2004). Gesundheitspolitik: Gegenstand, Ziele, Akteure, Steuerungsinstrumente. In: Rosenbrock R, Gerlinger T (Hrsg.). Gesundheitspolitik. Eine systematische Einführung. Bern: Hans Huber, S. 11–26.
Sachverständigenrat für die Konzertierte Aktion im Gesundheitswesen (2002). Bedarfsgerechtigkeit und Wirtschaftlichkeit. Gutachten 2000/2001. Band I: Zielbildung, Prävention, Nutzerorientierung und Partizipation. Baden-Baden: Nomos.
Schöps P, Azad SC, Beyer A et al. (2000). Das Münchener Rücken-Intensiv-Programm (MÜRIP). Phys Med Rehab Kuror 10: 120–126.
Statistisches Bundesamt (2008a). Pressemitteilung Nr. 172 vom 5.5.2008. 245 Milliarden Euro im Jahr 2006 für Gesundheit ausgegeben. www.destatis.de/jetspeed/portal/cms/Sites/destatis/Internet/DE/Presse/pm/2008/05/PD08__172__23611.psml [Zugriff am 27.8.2008].
Statistisches Bundesamt (2008b). Gesundheit. Ausgaben. 2006. Erschienen am 5.5.2008. Artikelnummer: 5236102067004. Wiesbaden.
Walter (2003). Wahrnehmung und Umsetzung rechtlicher Bestimmungen zur Prävention in Deutschland. Expertise aus sozialmedizinischer Sicht. Bundesministerium für Gesundheit und Soziale Sicherung (Hrsg.). Bonn.
Walter U, Schwartz FW (2003). Prävention. In: Schwartz FW, Badura B, Busse R, Leidl R, Raspe H, Siegrist J, Walter U (Hrsg.). Das Public Health Buch. Gesundheit und Gesundheitswesen. München, Jena: Elsevier/Urban und Fischer; S. 189–214.
WHO (2006). Ottawa-Charta zur Gesundheitsförderung. www.euro.who.int/AboutWHO/Policy/20010827_2?language=German [Zugriff am 5.9.2008].

1.2 Medizinische Grundlagen

Gerd Müller

1.2.1 Epidemiologie von Rückenschmerzen

Rückenschmerzen stellen sowohl aus sozialmedizinischer als auch aus gesundheitsökonomischer Sicht ein gravierendes Problem dar (Kohlmann und Schmidt 2005).

Die Lebenszeitprävalenz wird mit etwa 80% angegeben. Die Punktprävalenz beträgt 30–40%; d.h., jeder dritte Erwachsene in Deutschland hat aktuell Rückenschmerzen. Die meisten Menschen mit Rückenschmerzen sind innerhalb von sechs bis acht Wochen auch ohne fachärztliche Behandlung wieder beschwerdefrei. Allerdings leiden zwei von drei der Betroffenen im Folgejahr erneut unter Rückenschmerzen. Etwa 10% der Bevölkerung leiden an behandlungsbedürftigen, häufig chronifizierten Rückenschmerzen mit teilweise hochgradigen Beeinträchtigungen im Alltag (Raspe 2001).

Die Diagnose „Rückenschmerz" (ICD 10 M 50-54) zählt nach Angaben des Robert Koch-Institutes (2006) zur häufigsten Ursache für Arbeitsunfähigkeit. Sie ist der häufigste Grund für die Inanspruchname von Rehabilitationsleistungen und die dritthäufigste Ursache für Renten wegen verminderter Erwerbsfähigkeit. Die jährlichen Ausgaben in Deutschland aufgrund von Rückenschmerzen werden mit 16 bis 20 Milliarden Euro beziffert (Bolten et al. 1998; Schwartz et al. 1999; Krauth et al. 2005; Wenig et al. 2008). Davon entfallen ca. 30% auf die direkten Kosten (medizinische Behandlung) und 70% auf die indirekten, durch Produktionsausfälle bedingten Kosten (Berentung, Arbeitsunfähigkeit).

Von 100.000 Erwachsenen hatten in den letzten 12 Monaten 62.000 Rückenschmerzen, davon
- 12.000 chronische Rückenschmerzen (länger als 3 Monate), davon
- 9.000 einen Arzt aufgesucht,
- 500 einen Krankenhausaufenthalt gehabt und
- 300 eine Operation erhalten.

(nach Bertelsmann-Stiftung 2007a)

Trotz dieser enormen Ausgaben des Gesundheitswesens und einer Vielzahl von Therapieansätzen ist die Zahl der Rückenschmerzpatienten in den letzten Jahrzehnten unverändert hoch. Die meisten Kosten werden von Menschen mit chronischen Rückenschmerzen verursacht (Wenig et al. 2008).

Die Häufigkeit und die schwerwiegenden Folgen von Rückenschmerzen sowohl für den Einzelnen als auch für das Gesundheits- und Sozialsystem verdeutlichen die Notwendigkeit von präventiven Interventionen. Dabei hat die Verhinderung der Chronifizierung von Rückenschmerzen eine besondere Bedeutung.

1.2.2 Von der mechanischen zur interdisziplinären Sichtweise von Rückenschmerzen

Die medizinische Diagnostik und Therapie von rückenbedingten Beschwerden hat sich in den letzten 20 Jahren von der mechanischen zur biopsychosozialen Sichtweise grundlegend verändert. Während bei Alf Nachemson (Nachemson 1975), einem der wichtigsten Forscher im Bereich der Wirbelsäule und Mitbegründer der schwedischen Rückenschule, Ende der 1960er-Jahre noch die Bandscheibe als schmerzauslösende Struktur im Vordergrund stand, haben Rückenschmerzforscher wie Gordon Waddell (Waddell 2004), Stan Bigos (Bigos et al. 1991) und Richard Deyo (Deyo 1996) in den 1990er-Jahren die biopsychosoziale Sichtweise in die Orthopädie eingeführt. Sie machten deutlich, dass die Entstehung von Rückenschmerzen multifaktoriell ist, und zeigten, dass insbesondere bei den langwierigen chronischen Verläufen psychologische und soziale Faktoren den Verlauf der Erkrankung stärker bestimmen und vorhersagen als strukturelle Aspekte, wie etwa der Grad der Bandscheibendegeneration. Die finnischen Forscher Tapio Videman und Michèle Battié (Battié et al. 1995) haben in ausgedehnten Zwillingsuntersuchungen gezeigt, dass die Abnützung der Lendenwirbelsäule viel stärker von genetischen Faktoren abhängt als vom (falschen) Verhalten oder Umgang mit der Wirbelsäule. Bigos (Bigos et al. 1991; Bigos et al. 1992) hat in den wissenschaftlich sehr sauberen und großangelegten Studien bei den Boeing-Werken in Seattle darlegen können, dass für Arbeitsunfähigkeit wegen Rückenschmerzen viel weniger die objektive körperliche Belastung verantwortlich ist als vielmehr Arbeitszufriedenheit und die subjektiv empfundene Schwere der Tätigkeit.

Frühere Sichtweisen betrachteten die Wirbelsäule als Verschleißorgan, das in Abhängigkeit von Belastung bzw. durch „falsche Belastung" vermehrter Abnützung oder zunehmenden Beschwerden unterliegt. Aus diesen Gedanken heraus erfolgten im ärztlichen Bereich ein massiver Anstieg von Attesten zu Hebe- und Trage-Beschränkungen, Korsettverordnungen, Arbeitsunfähigkeiten und ein deutlicher Anstieg von dauerhaften Erwerbsunfähigkeiten. In der Rückenschule fand dieses Denken seinen Ausdruck in den Bildern von falschen und richtigen Bewegungen, die zumindest suggerierten, dass falsche Bewegungen einen übermäßigen Druck auf die (dorsalen Bereiche der) Bandscheiben verursachen und diese damit schädigen können.

Heute ist hinreichend bekannt, dass diese Betrachtungsweise nicht richtig und nicht zielführend ist: nicht richtig, weil die biomechanischen Messungen zum Kompressionsversagen der Wirbelsäule (Adams et al. 2006) ergeben haben, dass die untere Lendenwirbelsäule im Durchschnitt mit 1–1,5 Tonnen Gewicht belastet werden könnte und dann beim Materialversagen keine Bandscheibenverletzung eintritt, sondern eine Wirbelkörperfraktur. Nicht zielführend, weil in den letzten dreißig Jahren die ergonomischen Erleichterungen am Arbeitsplatz, die Fortschritte der Medizin und die weite Verbreitung der klassischen schwedischen Rückenschule nicht zu einer Verringerung der Kennzahlen, wie Arbeitsunfähigkeitszeit und medizinische Inanspruchnahme, geführt haben.

Neuere Untersuchen legen vielmehr nahe, dass gezielte Patienteninformation, körperliche Aktivität sowie kognitiv-verhaltensorientierte Maßnahmen und Stressreduktion geeignetere Maßnahmen im Rahmen der Prävention und der Rezidivprophylaxe darstellen. Das Hauptziel der Bemühungen sollte sein, chronische Rückenschmerzverläufe zu verhindern.

Moderne Rückenschulkonzepte, wie sie in diesem KddR-Manual vorgestellt werden, basieren auf einem biopsychosozialen, interdisziplinären Ansatz und integrieren die genannten Bausteine „Information", „Aktivität" und „Entspannung" in ein ganzheitliches Schulungs- und Trainingsprogramm. Es ist zu erwarten, dass diese modernen Rückenschulprogramme zukünftig einen wichtigen Beitrag im Rahmen der Prävention (von Chronifizierung) leisten. Rückenschulprogramme gelten als „low-cost-technology" (Lühmann et al. 1998) und könnten somit auch gesundheitsökonomisch einen wichtigen Beitrag in der Versorgung leisten. Die medizinische Versorgung sieht sich unter anderem durch den demografischen Wandel in den nächsten Jahren einer weiteren Verknappung der Ressourcen ausgesetzt. Hier sind angesichts begrenzter Budgets für ärztliche und physiotherapeutische Behandlungen alle Möglichkeiten begrüßenswert, die sinnvolle Ergänzungen zur Therapie darstellen oder diese im Idealfall als (sekundär-)präventive Maßnahme teilweise ersetzen können. Hier hat eine moderne Rückenschule einen wichtigen Platz.

1.2.3 Rückenschmerzen – Begriffsklärung und Grundlagen

Als *Rückenschmerzen*, im Englischen „low back pain", definiert man Beschwerden zwischen dem unteren Rippenbogen und den Glutäalfalten, mit oder ohne Beinschmerzen. Im deutschen Sprachraum ist manchmal auch die Region vom zervikothorakalen Übergang und der Schulterhöhe abwärts, also der gesamte Rücken, mit eingeschlossen.

Die medizinischen „Diagnosen" *Lumbalgie* oder – für die akute Episode – das *Lumbago* sind die lateinischen Bezeichnungen bzw. Beschreibungen dieses Zustands.

Lumbalgie oder Rückenschmerz ist also im engeren Sinn weder eine klare Diagnose noch eine Krankheitseinheit. Es fehlen sowohl die klare Bezeichnung des Orts der Störung (z.B. die Grund- und Deckplatten einer bestimmten Bandscheibe, das hintere Längsband, die Rami dorsales der Nervenwurzeln) als auch des Pathomechanismus (z.B. Entzündung, Fraktur). Nach Videman ist Rückenschmerz nicht einmal ein Symptom, wie etwa Fieber, weil er nicht objektiv messbar ist, sondern lediglich eine „berichtete Beschwerde" (Croft und Raspe 1995; Raspe et al. 2003).

Als *Ischialgie* bezeichnet man einen ausstrahlenden Schmerz ins Bein, dem eine Nervenwurzelreizung zugrunde liegen kann. *Lumboischialgie* bezeichnet entweder das gemeinsame Auftreten von Rückenschmerzen und Ischialgie oder eine pseudoradikuläre Ausstrahlung des Rückenschmerzes in ein oder beide Beine.

Hinsichtlich der zeitlichen Ausdehnung lassen sich *akute*, meist definiert als 0–6 Wochen Dauer, *subakute* (6–12 Wochen) und *chronische Schmerzen* (> 12 Wochen) unterscheiden. Diese Einteilung geht von dem Idealfall einer einzelnen ersten Episode ohne vorherige Rückenschmerzen aus, welches nicht dem rezidivierenden, d.h. immer wiederkehrenden Verlauf bei vielen Rückenschmerzpatienten entspricht. Aus dieser Tatsache rühren die Bezeichnungen *akut-rezidivierend*, *chronisch-rezidivierend* etc., ohne dass letzteren Bezeichnungen eine allgemeingültige Definition zuzuordnen wäre.

Es würde allerdings dem Begriff des chronischen Schmerzes nicht gerecht, ihn alleine auf die zeitliche Dimension zu reduzieren. Für die Bewertung von chronischen Schmerzen kommen verschiedene andere Aspekte ins Spiel, hier sind unter anderem zu nennen: die psychischen Faktoren, hier hauptsächlich die emotionalen (Depressivität, Angst) und kognitiven Veränderungen im Verlauf länger bestehender Schmerzen, die sozialen Aspekte (z.B. Arbeits-/Berufsunfähigkeit), die Inanspruchnahme und die Interaktion mit dem medizinischen System, die Ausbreitung der Schmerzen in andere Körperregionen und Weiteres mehr.

Dauert ein Schmerzgeschehen an, so können bestimmte Faktoren die Entwicklung zum chronischen Geschehen fördern. Diese Aspekte sind häufig psychosozialer Natur und unterscheiden sich nicht selten von den Bedingungen, die zum ersten Auftreten der Beschwerden geführt haben.

Bei einem Teil der Patienten lassen sich die Rückenschmerzen auf einen bestimmten Pathomechanismus und eine anatomisch definierte Struktur zurückführen. Beispiele sind eine osteoporotisch bedingte Fraktur (Pathomechanismus) des 10. Brustwirbelkörpers (anatomische Struktur) oder eine rheumatisch bedingte Entzündung des Iliosakralgelenks. Solche Schmerzen, die auf klar definierbare Erkrankungen zurückzuführen sind, werden als *spezifische Rückenschmerzen* bezeichnet.

Bei vielen Patienten lässt sich nach strenger Auslegung wissenschaftlicher diagnostischer Kriterien weder eine genaue anatomische Zuordnung (z.B. Facettengelenke, Bandscheibe, dorsales Längsband) oder ein klarer Pathomechanismus, (z.B. entzündlich-rheumatische Erkrankungen, Metastasen, Frakturen) für diese Beschwerden nachweisen. Deshalb erhielten diese Formen von Rückenschmerzen den Namen *„unspezifische Rückenschmerzen"*.

Diese Unterscheidung ist nicht immer klar zu treffen: So kann ein sequestrierter Bandscheibenvorfall L4/5 rechts bei Patienten mit einem L5-Syndrom rechts als spezifisches Schmerzsyndrom angesehen werden, während bei anderen Patienten mit einem ähnlichen Bandscheibenvorfall bei L4/5 rechts, die nur über Rückenschmerzen klagen und keine Nervenreiz- oder Ausfallzeichen im Bein haben, dieser Bandscheibenvorfall nicht so klar als (Haupt-)Ursache für die Beschwerden ausgemacht wird.

Nach wie vor ist es Gegenstand vieler Diskussionen sowohl im klinischen Alltag als auch in der Fachliteratur, ob und welche diagnostischen Untergruppen aus den unspezifischen Rückenschmerzen heraus zu differenzieren sind. Unklar ist ebenso, welche therapeutischen Konsequenzen sich daraus ergeben, beispielsweise welche Patienten von einer körperlichen Aktivierung im Setting einer Rückenschule profitieren und welche nicht. Der Begriff „unspezifische Rückenschmerzen" stellt somit eine Arbeitsdiagnose dar, solange er nicht auf somatischer oder psychischer Ebene besser zu klassifizieren ist.

„Spezifität" betrifft erstens die Frage, ob bestimmte Krankheitsbilder überhaupt existieren: Während Bigos (Bigos et al. 1994) die Diagnose „Facettensyndrom" gleichsetzt mit der Aussage „Ich weiß es nicht" (also als eine unspezifische Diagnose ansieht), gibt Bogduk (1997) das Facettensyndrom als Ursache von Rückenschmerzen in einem Klientel von arbeitsplatzassoziierten Beschwerden mit einer Wahrscheinlichkeit von 15% an, indem er die Diagnostik an sehr gezielte Injektionen (Nervenblockaden) knüpft. Zweitens betrifft es die Abgrenzung bei bestimmten Krankheiten, was noch innerhalb und was außerhalb der Norm ist. Bekannt ist das Zitat von Nachemson (2000): *„Ich bin mir sicher, dass es segmentale Instabilitäten gibt, aber ich habe keine Ahnung, wie sie zu definieren sind."*

„Unspezifisch" bedeutet nicht, dass körperlich-strukturelle Ursachen für Rückenschmerzen ausgeschlossen sind. Vielmehr lassen sich bei „unspezifischen Rückenschmerzen" oft Hinweise für strukturelle oder funktionelle mechanische Ursachen finden, wie eine Schmerzverstärkung in bestimmten Körperpositionen oder belastungsabhängige Schmerzen. Es bedeutet erst recht nicht, dass die Beschwerden dann automatisch psychischen Ursprungs sind. Wie oben gesagt, sind psychische Faktoren selten für das Auftreten von Rückenschmerzen verantwortlich zu machen, sie wirken eher modulierend im Verlauf einer Schmerzepisode, d.h., ob sich ein günstiger oder ein chronischer Verlauf zeigt. Unspezifisch bedeutet lediglich, dass die genaue Lokalisation und der Pathomechanismus (noch) nicht klar eruierbar sind. Je besser aus dem Pool der unspezifischen Erkrankungen bestimmte Muster abgegrenzt und einer entsprechenden spezifischen Behandlung zugeführt werden können, um so günstiger wird sich in der Zukunft der Behandlungsverlauf gestalten.

1.2.4 Diagnostik

Die Differenzierung in spezifische und unspezifische Rückenschmerzen ist für den weiteren Verlauf der Behandlung von Bedeutung. Bei unspezifischen Rückenschmerzen gibt es keinen evidenzbasierten Beleg dafür, dass eine weitergehende Diagnostik eine therapeutische Konsequenz hat. Bei den meisten Patienten werden die Schmerzen sehr wahrscheinlich innerhalb von sechs Wochen auch ohne spezifische medizinische Maßnahmen nachgelassen haben.

Im Rahmen der „diagnostischen Triage" werden Patienten identifiziert, die einer weiteren diagnostischen Abklärung bedürfen. In Kenntnis dieses großen Anteils von nicht genau abgrenzbaren Störungen und der gleichzeitigen Notwendigkeit einer möglichst sicheren und effektiven Behandlung wurden in den US-amerikanischen AHCPR-Leitlinien erstmals die *roten Flaggen* eingeführt, die ernsthafte Erkrankungen, wie Tumoren, Infektionen der Wirbelsäule, Frakturen und neurologische Ausfälle, mit einfachen Mitteln erkennen lassen (➤ Tab. 1.1).

Rote Flaggen sind anamnestische und klinische Hinweise (z.B. Fieber, unklare Gewichtsabnahme, Rückenschmerzen mit einer Vorgeschichte eines bösartigen Tumors, fortschreitende Nervenstörungen, Blasen-Mastdarm-Lähmung etc.), die den Verdacht auf eine spezifische Rückenerkrankung nahe legen. Hier sollte der behandelnde Arzt zügig eine weitere Diagnostik und Therapie veranlassen. Hinter roten Flaggen kann eine spezifische Erkrankung stehen, muss es aber nicht. Umgekehrt zeigen nicht alle spezifischen Erkrankungen rote Flaggen, entsprechend sind bei vielen solcher spezifischer Störungen auch keine dringlichen therapeutischen Maßnahmen angezeigt.

Da sich das Modell der roten Flaggen bei der Abklärung organisch-struktureller Ursachen als sehr gut handhabbar herausgestellt hat, hat Kendall (Kendall et al. 1997) die gelben Flaggen eingeführt. Die *gelben Flaggen* beziehen sich auf die individuellen psychologischen Faktoren, die das Schmerzgeschehen beeinflussen. Dazu gehören unter anderem kognitive (Krankheitseinstellungen, Einschätzung der subjektiven Leistungsfähigkeit, Coping-Strategien) und emotionale Faktoren (Angst, Depressivität).

Später haben Burton und Main (Main und Burton 2002) die blauen und schwarzen Flaggen ergänzt. Die *blauen Flaggen* betreffen das konkrete Arbeitsumfeld des Patienten, also die Art der Tätigkeit im Hinblick auf körperliche Belastungen (schwere Tätigkeiten, langes Sitzen, Lärm), die Arbeitsplatzatmosphäre (Vorgesetzte, „Corporate Identity"), die Firmenpolitik (Gefährdung des eigenen Arbeitsplatzes durch Personalabbau), der firmeninterne Umgang mit Wiedereingliederungsmaßnahmen und vieles mehr.

Die *schwarzen Flaggen* beschreiben die allgemeinen Systembedingungen innerhalb eines Landes und des damit verbundenen Sozialsystems, die kurzfristig im Einzelfall nicht zu ändern sind. Dazu gehört die finanzielle Absicherung im Krankheitsfall ebenso wie die Anerkennung von Berufskrankheiten oder die Berentungspraxis der Rentenversicherungsträger und die Rechtsprechung durch die Sozialgerichte.

Bei der klinischen Untersuchung klärt der Arzt die Ursache und Schwere der Erkrankung ab. Einer der ersten Schritte besteht darin, sicherzustellen, ob die geklagte Symptomatik tatsächlich auf ein Rückenproblem zurückzuführen ist. Ernsthafte Erkrankungen aus dem Bereich des Retroperitonealraums, meistens der Nierenregion, des kleinen Beckens, des Abdomens oder des Thorax können sich als Rückenbeschwerden präsentieren.

Die nächste notwendige Abklärung gilt solchen Erkrankungen, aus denen eine sofortige oder zügige Konsequenz zu ziehen ist, also den oben genannten roten Flaggen. ➤ Tab. 1.1 gibt einen Überblick über die zugehörigen anamnestischen Zeichen und die Untersuchungsbefunde.

Danach ist zu unterscheiden, ob eine Ausstrahlung in die Beine besteht und welcher Art sie ist. Hier sind lokale Rückenschmerzen zu trennen von Lumboischialgien, also vom Rücken ins Bein ausstrahlenden Schmerzen ohne echte Nervenbedrängung, und einer echten ausstrahlenden Ischias-Symptomatik, also einer Störung eines oder mehrerer peripherer Nerven. Letztere wird wieder unterschieden in reine Schmerz- oder Reizzustände und in Ausfallzeichen.

Je nach Ausprägung der Symptomatik kann der Arzt schon beim Erstbesuch oder im weiteren Verlauf differenziertere Unterscheidungen treffen, um die Behandlung über ein erstes unspezifisches Vorgehen hinaus genauer anzupassen. Insbesondere bei langwierigen chronischen Verläufen sind dann die wichtigen körperlichen und psychosozialen Aspekte durch eine interdisziplinäre Betrachtung in ein Gesamtbild zusammenzutragen, aus dem sich dann der Therapieplan entwickelt, der entsprechend interdisziplinär gestaltet wird.

1.2.5 Krankheitsbilder

Im Folgenden werden einige grundlegende Krankheitsbilder der Wirbelsäule beschrieben und im Hinblick auf ihre Bedeutung für die Rückenschule erörtert. Diese Bedeutung ist mit allem Vorbehalt zu sehen und nur als grobe Richtlinie gedacht, weil gerade im Bereich der abnützungsbedingten Erkrankungen des Bewegungsapparats große Variabilität besteht. Dies betrifft das Verhältnis zwischen Ausmaß struktureller Veränderungen und

Tab. 1.1 Rote Flaggen als Vorzeichen eines ernsten Problems

Mögliche Frakturen	Mögliche Tumoren oder Infektionen	Mögliches Cauda-equina-Syndrom
Aus der Anamnese		
• großes Trauma, z.B. ein Autounfall oder ein Sturz aus großer Höhe • kleines Trauma oder lediglich schweres Heben (bei älteren Patienten mit einer Osteoporose)	• Alter > 50 Jahre oder < 20 Jahre • Tumor in der Vorgeschichte • allgemeine/B-Symptome, z.B. Fieber, Nachtschweiß oder Gewichtsverlust • Risikofaktoren für eine Spondylodiszitis, bakterielle Infekte (z.B. Harnwegsinfekt); i.v. Drogenabusus; Immunsuppression (durch Steroide, Transplantation oder HIV) • Zunahme der Schmerzen beim Liegen, starker Nachtschmerz	• Reithosenanästhesie • akute Verschlechterung der Blasenfunktion, z.B. Urinretention, erhöhte Frequenz oder Überlaufinkontinenz • schwere oder progrediente neurologische Defizite in der unteren Extremität
Aus der körperlichen Untersuchung		
		• Schwäche des Sphincter ani externus • perianale/perineale Sensibilitätsstörungen • ausgeprägte motorische Schwäche des Kniestreckers, Fußsenkers oder -hebers

Beschwerden. Manche Menschen mit großen Bandscheibenvorfällen haben kaum Schmerzen, während andere bereits bei kleinen Veränderungen starke Beschwerden haben. Es betrifft auch das Verhältnis zwischen den Strukturveränderungen und der funktionellen Leistungsfähigkeit. Manche Patienten sind im akuten Zustand kaum gehfähig, andere wenig betroffen. So war ein Patient des Autors durch einen großen Bandscheibenvorfall mit deutlicher Bedrängung einer Nervenwurzel in der Kernspintomographie nach kurzer konservativer Behandlung derart „schmerzbeeinträchtigt“, dass er als Triathlet den Marathon nur noch in 3:10 h statt in 2:55 h laufen konnte und bei den zweiten 100 km auf dem Rad ein Ziehen im Rücken verspürte!

Das Ausmaß der Beeinträchtigung und der Gefährdung durch falsches, zu frühes oder zu intensives Training kann vom Rückenschullehrer bei diesen spezifischen Erkrankungen nicht ausreichend beurteilt werden; hier ist eine ärztliche und/oder physiotherapeutische Beurteilung unerlässlich. Die Rückenschule sollte entweder erst nach Abschluss der Behandlung durch den Arzt oder Physiotherapeuten erfolgen oder im Falle einer dauerhaften chronischen Erkrankung nach Absprache mit den Behandlern. Der Rückenschullehrer sollte die betreffenden Patienten auch besser im Auge behalten und beim Auftreten unklarer Schmerzen oder Beeinträchtigungen den Kontrollbesuch bei den Behandlern anregen.

Bandscheibenbedingte Erkrankungen

Die Abnützung im vorderen Pfeiler der Wirbelsäule, also der Tragsäule, die sich aus allen Wirbelkörpern und den dazwischenliegenden Bandscheiben zusammensetzt, kann sich in verschiedenen Formen ausprägen. Bandscheiben können einfach durch den Verlust an Flüssigkeit im Bandscheibenkern oder Einrisse im Faserring degenerieren, sich abflachen und durch die damit veränderte Lastübertragung eine *Osteochondrose* verursachen. In manchen Fällen wölbt sich die Bandscheibe nach dorsal in den Wirbelkanal vor. Wenn eine hintere Begrenzung der Bandscheibe, meist das hintere Längsband, noch intakt ist, nennt sich diese Vorwölbung *Bandscheiben-Protrusion*. In ausgeprägten Fällen, insbesondere wenn sich das Bandscheibengewebe unter dem Längsband nach ober- oder unterhalb der Bandscheibenhöhe ausbreitet, nennt sich dies *subligamentärer Bandscheibenvorfall*. Frei in den Wirbelkanal ausgetretenes Bandscheibengewebe, das noch Kontakt zum Bandscheibenfach hat, heißt *Bandscheiben-Extrusion*. Löst sich Gewebe vollständig von der Bandscheiben-Ebene, wird es *Sequester* genannt. Während im Angloamerikanischen „disc prolapse“ in der Regel alle Formen der Bandscheibenveränderung umfasst, bleibt im deutschen Sprachraum der Begriff Bandscheibenvorfall der Bandscheiben-Extrusion und dem Sequester vorbehalten.

Es ist wichtig, den bildgebenden Befund (Protrusion, kleiner oder großer Prolaps) von den Symptomen und den Leistungseinschränkungen zu unterscheiden. Die Aussage „Ich habe/hatte einen Bandscheibenvorfall“ sagt zunächst wenig über die Prognose, das aktuelle Beschwerdebild oder die Leistungseinschränkung aus.

Symptome eines Bandscheibenvorfalls können radikulär, pseudoradikulär oder lokal sein. Radikulär (radix = [Nerven-]Wurzel) bedeutet, dass der Bandscheibenvorfall eine Nervenwurzel reizt oder bedrängt. Dies kann typischerweise einseitig in einem typischen Hautareal, Dermatom genannt, Schmerzen, Brennen oder andere Gefühlsstörungen verursachen, aber auch Schwächen bzw. Lähmungen in bestimmten Muskelgruppen (Myotome). Die mit Abstand am häufigsten von einem Bandscheibenvorfall betroffenen Nervenwurzeln L5 und S1 laufen im Becken zum Ischiasnerven zusammen, deshalb nennt man diese ausstrahlenden radikulären Schmerzen Ischialgie (oder umgangssprachlich mit Horst Schlemmer „Ich habe Ischias“). Davon zu unterscheiden sind pseudoradikuläre Beschwerden, die vom Rücken typischerweise in Richtung Iliosakralgelenk, den Glutealbereich und manchmal in den Oberschenkel ausstrahlen. Sie sind eher diffus, trotzdem manchmal schwer von echten radikulären Schmerzen zu unterscheiden. Lokale Rückenschmerzen können ebenfalls in Verbindung mit einem Bandscheibenvorfall auftreten, manchmal nach Abklingen der Ischialgie. Dies können Verspannungen sein, ein Durchbrechgefühl, ein scharfer Schmerz bei Beugung der Wirbelsäule oder Schmerzen beim Niesen oder Pressen.

Mögliche Funktionseinschränkungen bei radikulären Syndromen sind Muskelschwächen in den Beinen oder Schmerzen bei langen Schritten, bei lokalen Beschwerden Einschränkungen beim Sitzen oder beim Beugen der Wirbelsäule.

Konsequenzen für die Rückenschule

Nach einer akuten Ischialgie-Episode sollte frühestens sechs Wochen nach Abklingen der Beinschmerzen mit einer Rückenschule begonnen werden. Bestehen noch leichte Rückenschmerzen fort, kann trotzdem begonnen werden, wenn der behandelnde Arzt und die Physiotherapie keine Einwände haben. Im Falle einer chronischen Ischialgie ist ein langsames Einsteigen in eine (therapeutische) Rückenschule möglich, Vorsicht ist geboten bei starken Dehnungen der dorsalen Kette und vielen Sprüngen. Rotationen der Wirbelsäule sind in der Regel unkritisch. Bestehen Lähmungen oder Koordinationsstörungen aufgrund einer Nervenschädigung, so können diese zum einen spezifisch trainiert werden, zum andern ist bei der Übungsausführung darauf Rücksicht zu nehmen.

Skoliose

Skoliosen sind dreidimensionale Verkrümmungen der Brustwirbelsäule und/oder Lendenwirbelsäule, die neben der Seitabweichung auch eine Rotation der Wirbelsäule beinhalten. Die häufigsten Formen sind die *idiopathische Skoliose* und die *degenerative bzw. De-novo-Skoliose*. Während die idiopathische Skoliose im jugendlichen Alter beginnt und viele Bewegungssegmente umfasst, entwickelt sich die degenerative Skoliose als abnützungsbedingte Erkrankung erst im späten Erwachsenenalter. Letztere betrifft fast immer die Lendenwirbelsäule, ist meist kurzbogig auf wenige Bewegungssegmente beschränkt, hat eine oft deutliche Ausprägung mit starker Rotationskomponente und kann zu starken Beschwerden sowohl auf der Konkav- als auch der Konvexseite führen. Symptome können einseitige Flankenschmerzen, tiefsitzende Rückenschmerzen oder ausgeprägte Verspannungen sein.

Konsequenzen für die Rückenschule

In der Rückenschule müssen folgende Einschränkungen berücksichtigt werden: Degenerative Skoliosen profitieren gut von isometrischen Übungen. Dehnungen, insbesondere ausgeprägte Rotationen und Seitneigungen sollten aus einer guten muskulären Stabilität heraus erfolgen. Wegen der Asymmetrie der Störung werden Seitneigung und Rotation zu beiden Seiten oft unterschiedlich gut vertragen bzw. ausgeführt. Dies ist normal. Umgekehrt sollte eine ärztlich-orthopädische Untersuchung empfohlen werden, wenn solche Seitenunterschiede bestehen, ohne dass eine entsprechende Ursache bekannt ist. Bei deutlicher degenerativer Skoliose besteht ein eingeschränkter Spielraum für die Trainierbarkeit. Die Einstiegsintensität ist niedrig zu halten und schnelle Steigerungen sind zu vermeiden, um nicht lokale Überlastungen zu provozieren. Hier sind Augenmaß und Ausdauer für den langsamen Trainingsaufbau gefragt.

Arthrosen

Arthrosen sind Erkrankungen der Gelenke; sie äußern sich in lokalen Reizzuständen der Gelenkkapsel, Abnützungen des Gelenkknorpels, Verschmälerung des Gelenkspalts und knöchernen Reaktionen (Randzackenbildung, Vergrößerung des Gelenks, Knochenverdickungen unter dem Knorpel, Knochenzysten etc.). Dies kann mit mehr oder weniger starken Schmerzen einhergehen. Für den vorliegenden Kontext sind die Abnützungen der Wirbelsäule und des Hüftgelenks (*Coxarthrose*) von Bedeutung. Die Coxarthrose führt oft zu belastungsabhängigen Schmerzen in der Leiste, im Glutäalbereich oder im vorderen Oberschenkel. Dazu kommen spezifische Einschränkungen der Gelenkbeweglichkeit, Kapselmuster genannt, beginnend mit der Innendrehung, der endgradigen Streckung und der Abspreizung. Die Einschränkung der Streckung (Beugekontraktur) muss dann von der Wirbelsäule mittels vermehrter Hohlkreuzbildung ausgeglichen werden. Bei der Coxarthrose können vorsichtig die Hüftbeuger und die Glutäalmuskeln gedehnt werden. Übermäßige Dehnungsversuche an harten Bewegungsgrenzen sind zu vermeiden, da sie eher zu Reizzuständen des Gelenkes als zur Verbesserung der Beweglichkeit führen.

An der Lendenwirbelsäule betreffen die Abnützungen die kleinen Wirbelgelenke (*Facettengelenksarthrose*) oder die Bandscheiben (*Osteochondrose*). Die Facettenarthrose und die Osteochondrose treten im Laufe des Lebens bei praktisch jedem Menschen in mehr oder weniger starker Ausprägung auf. Sie wurden und werden oft diagnostiziert, weil sie auf Röntgenbildern einfach zu erkennen sind. Das bedeutet weder, dass sie Beschwerden oder ausgeprägte Funktionseinschränkungen verursachen müssen, noch dass bestehende Beschwerden automatisch mit dieser Abnützung in Verbindung stehen müssen. Bei fortgeschrittenen Arthrosen der Wirbelsäule ist die Beweglichkeit der Wirbelsäule leicht bis mäßig eingeschränkt.

Konsequenzen für die Rückenschule

Hier ist zu beachten, dass sich die gesamte Einschränkung der Beweglichkeit bei Wirbelsäulenbeschwerden aus dieser strukturellen gelenkbezogenen Einschränkung einerseits und den reaktiven Muskel- und Bänderverkürzungen andererseits zusammensetzt. Letztere sind durch Training und Dehnung zu verbessern.

Spinalstenose

Die Spinalstenose ist eine Einengung des Wirbelkanals (zentrale Stenose) oder der Ausgänge der Nervenwurzeln (laterale oder Recessus-Stenose), meist verursacht durch abnutzungsbedingte Veränderungen der Lendenwirbelsäule. Sie kann von einer Instabilität im betroffenen Bewegungssegment, einem sogenannten *degenerativen Wirbelgleiten*, begleitet sein. Symptome sind die „orthopädische Schaufensterkrankheit", d.h. Schmerzen oder eine Schwäche in den Beinen nach einer bestimmten Gehstrecke, nach der die Patienten dann „an einem Schaufenster" stehen bleiben oder sich hinsetzen müssen. Andere Symptome sind eine langsam fortschreitende Muskelschwäche oder Koordinationsstörung in den Beinen. Die Spinalstenose tritt meist zwei bis drei Jahrzehnte nach den typischen Bandscheibenproblemen auf und betrifft besonders die Segmente L4/5 und L3/4, manchmal auch höher gelegene Segmente. Wenn die konservative Therapie keine ausreichende Besserung erbringt, ist eine operative Dekompression, also eine Befreiung der Nerven im Spinalkanal, die Methode der Wahl.

Konsequenzen für die Rückenschule

Menschen mit einer Spinalstenose profitieren sehr gut von einer Aktivierung, sowohl hinsichtlich der Stabilisierung der Wirbelsäule als auch der Kräftigung und Koordinationsverbesserung der Beine. Dehnungen der Brustwirbelsäule in Richtung Streckung sind sinnvoll. Übungen der Lendenwirbelsäule in Extensionsposition werden nicht gut toleriert, weil in diesen Positionen der Wirbelkanal noch mehr eingeengt wird.

Wirbelgleiten – Spondylolisthesis

Wirbelgleiten bedeutet eine Verschiebung eines Wirbelkörpers, und damit der gesamten Wirbelsäule darüber, über einen anderen. Diese Verschiebung findet in der Sagittalebene statt, also eine Verschiebung des oberen Wirbelkörpers nach vorne (*Spondylolisthesis*) oder nach hinten (*Retrolisthesis*). Ursachen der Spondylolisthese können anlagebedingte Störungen sein, wenn die Knochen zwischen den Wirbelgelenken, die sog. *Interartikularportion*, verlängert oder nur als Bindegewebe angelegt sind, Letzteres nennt man *Spondylolyse*. Diese Interartikularportion kann auch durch ein Trauma oder chronische Überlastungen wie bei Speerwerfern oder Turnerinnen geschädigt werden. Andere Ursachen sind abnützungsbedingte Veränderungen, wenn sich durch das Absinken des Bandscheibenfachs ein leichtes Gleiten nach vorn oder hinten entwickelt. Das degenerative Gleiten ist meist nur gering ausgeprägt, es kann verschiedene Segmente der Lendenwirbelsäule betreffen. Das echte Spondylolyse-bedingte Gleiten betrifft überwiegend das Segment L5/S1 und kann sehr ausgeprägt sein. Die Verschiebung wird im seitlichen Röntgenbild gemessen und relativ nach der Länge der betroffenen Wirbelkörper berechnet. 25% Verschiebung bedeutet, dass sich der obere Wirbel um ¼ der Länge des unteren Wirbelkörpers nach vorn geschoben hat. Häufig wird eine Einteilung in vier Grade verwendet, 0–25% bedeutet Grad 1, 26–50% Grad 2 usw.

Symptome können lokale Rückenschmerzen sein; das echte Gleiten von Grad 2 und höher kann aber auch durch eine Nervendehnung eine Ischialgie verursachen, hier ist dann bei Versagen der konservativen Therapie eine operative Versorgung angezeigt.

Konsequenzen für die Rückenschule

Für die Rückenschule hat ein leichtes degeneratives Gleiten keine wesentliche Bedeutung; ebenso wie beim echten Gleiten Grad 1 sollte die Belastungssteigerung in kleinen Schritten über einen längeren Zeitraum erfolgen. Kräftigungen im mittleren Bewegungsbereich sind wichtig, extreme Dehnungen des lumbosakralen Übergangs eher zu vermeiden. Bei Auftreten von Beinschmerzen im Rahmen der Rückenschule ist eine ärztlich-orthopädische Untersuchung empfohlen.

Zustand nach Wirbelsäulenoperation

Der Verlauf nach Operationen ist sehr unterschiedlich. Um auf der sicheren Seite zu sein, sollte eine Teilnahme an der Rückenschule nach einer Bandscheibenoperation nicht vor Ablauf von drei Monaten, nach einer Versteifungsoperation nicht vor sechs Monaten nach der Operation erfolgen. Abweichungen davon sind mit dem Operateur oder den nachbehandelnden Ärzten oder Physiotherapeuten zu besprechen. Auch sollten diese Behandler festlegen, ob spezifische Einschränkungen oder Besonderheiten zu beachten sind.

Konsequenzen für die Rückenschule

Bestand nach einer Wirbelsäulenoperation ein beschwerdefreies Intervall von mehr als einem Jahr, so kann eine Rückenschul-Teilnahme ohne größere Bedenken erfolgen, es sei denn, durch die behandelnden Ärzte wurden dauerhafte Einschränkungen festgeschrieben. Nach einem operativen Eingriff sollte die Belastungssteigerung mit viel Augenmaß erfolgen, um lokale Reizzustände zu vermeiden.

Osteoporose

Osteoporose ist ein Mangel an Knochenmasse, verbunden mit ungünstiger Knochenarchitektur, der an der Wirbelsäule den vorderen Pfeiler, also die Wirbelkörper betrifft. Symptome sind Schmerzen in der Brust- oder Lendenwirbelsäule. Sie treten oft plötzlich und heftig über mehrere Tage oder Wochen auf oder auch als dauernde bzw. rezidivierende Rückenschmerzen und machen sich häufig als lokale Muskelschmerzen an den Rückenstreckmuskeln der Brustwirbelsäule bemerkbar. Eine fortgeschrittene Osteoporose kann zu einer Verformung der Wirbelkörper und der gesamten Statik mit verstärkter Brustwirbelsäulenkrümmung („Witwenbuckel") führen. Frauen sind häufiger betroffen als Männer.

Konsequenzen für die Rückenschule

Aufgrund der verminderten Belastbarkeit sollte das Auftrainieren sehr langsam erfolgen. Im akuten Zustand sollte entweder für 2–3 Wochen die Rückenschulmaßnahme ausgesetzt oder in der Intensität reduziert werden. Das Training sollte insbesondere eine Kräftigung der Brustwirbelsäulen-Streckmuskulatur beinhalten, dazu ggf. eine vorsichtige Dehnung der Gelenke der Brustwirbelsäule.

Tumoren und Entzündungen der Wirbelsäule

Entzündungen und Tumoren der Wirbelsäule gehören zu den ernsthaften Erkrankungen (rote Flaggen), bei denen ein zügiges Eingreifen erforderlich ist. Verdachtsmomente sind unerklärlicher Gewichtsverlust, häufiges Fieber oder starker Nachtschweiß, Tumorerkrankungen in der Vorgeschichte in Verbindung mit starken Rückenschmerzen, die auch an einer anderen Stelle als den üblichen tiefsitzenden Rückenschmerzen auftreten können. Weitere Symptome sind Ruhe- oder Nachtschmerzen und eine fehlende Besserung bei körperlicher Aktivierung.

Konsequenzen für die Rückenschule

Insbesondere wenn bei einer Rückenschulmaßnahme regelhaft Beschwerdeverstärkungen auftreten, die Rückenschmerzen verbleiben und eines der o.g. Verdachtsmomente bekannt wird, sollte dringend ein Arztbesuch empfohlen und die Rückenschule bis zur Klärung der Symptome ausgesetzt werden.

Glücklicherweise sind solche schwerwiegenden Krankheiten selten, sodass der Arztbesuch eher den Ausschluss als die Bestätigung einer schweren Erkrankung erbringt. Insofern kann die Empfehlung dorthin zwar mit Nachdruck, aber ohne übermäßige Besorgnis erfolgen.

1.2.6 Therapie

Trotz der enormen Ausgaben für die Behandlung von Rückenschmerzen sind die Erfolge der bisherigen Rückenschmerztherapie nur als mäßig einzuschätzen. Namhafte Rückenschmerzexperten (Nachemson und Jonsson 2000; Waddell 2004) führen dies auf den „therapeutischen Wildwuchs" zurück und bezeichnen den Umgang mit Rückenschmerzen – vor allem aufgrund der mangelnden Evidenzbasierung und der fehlenden Standardisierung der therapeutischen Angebote – als „Versorgungsdesaster". In den letzten Jahren ist eine Reihe von Leitlinien für den Umgang mit Rückenschmerzen publiziert worden, vor allem die DEGAM-Leitlinie (Becker et al. 2003) bzw. die Europäische Leitlinie für den Umgang mit unspezifischen Rückenschmerzen (Burton et al. 2004), die diesem Missstand begegnen wollen.

Im Rahmen dieses Kapitels werden die therapeutischen Ansätze bei akuten, unspezifischen Rückenschmerzen auf der Basis der Europäischen Leitlinie und den Empfehlungen der Expertenkommission der Bertelsmann-Stiftung (Bertelsmann-Stiftung 2007a, 2007b) dargestellt. Akute Rückenschmerzen haben mit oder ohne ärztliche Therapie in der Regel eine gute Prognose. Allerdings erleiden ca. zwei Drittel aller Betroffenen im Folgejahr erneut Rückenschmerzen; ein Drittel wird erneut arbeitsunfähig. Ziel der therapeutischen Bemühungen sollte also die Verhinderung von chronisch-rezidivierenden Verläufen sein. In diesem Zusammenhang sind vier Bausteine von besonderer Bedeutung: medikamentöse Therapie, die Patienteninformation, körperliche Aktivität und psychologische Verfahren.

Medikamentöse Therapie

Die Pharmakotherapie sollte eine rasche Wiederaufnahme der Alltagsaktivitäten der Betroffenen fördern. Die Europäischen Leitlinien für den Umgang mit unspezifischen Kreuzschmerzen empfehlen in ihrem Kapitel „Primärärztlicher Umgang mit akuten unspezifischen Kreuzschmerzen" (Tulder et al. 2006), bei Bedarf schmerzstillende Medikamente – vorzugsweise Paracetamol oder als zweite Wahl NSAR (nichtsteroidale Antiphlogistika) – zu verschreiben. Die Einnahme der Medikamente sollte in regelmäßigen Abständen erfolgen. Sollte diese Therapie nicht erfolgreich sein, ist die Verordnung von Muskelrelaxanzien entweder isoliert oder in Kombination mit NSAR in Betracht zu ziehen. Allerdings sollte die Einnahme von Muskelrelaxanzien aufgrund der hohen Wahrscheinlichkeit von Nebenwirkungen und Gewöhnung nur kurzzeitig erfolgen. Sollte es den Patienten trotz der Medikation nicht möglich sein, normalen Alltagsaktivitäten nachzugehen, ist eine fachmännisch durchgeführte Manipulationsbehandlung in Betracht zu ziehen. Bei Verdacht auf eine ernstzunehmende Wirbelsäulenpathologie oder ein Wurzelreizsymptom sollte eine Überweisung zu einem Facharzt erfolgen.

Patienteninformation

Viele Patienten (und auch einige medizinische Fachleute) sind nach wie vor der Auffassung, Rückenschmerzen durch Vermeiden falschen Bewegungsverhaltens vorbeugen bzw. bestehende Rückenschmerzen durch konsequente Schonung lindern zu können. Dieser biomechanische Ansatz sollte durch eine biopsychosoziale Betrachtungsweise von Rückenschmerzen ersetzt werden (➤ Kap. 1.2.2). Im Rahmen einer Rückenschule oder ärztlicher bzw. physiotherapeutischer Beratung und Aufklärung sollte der Rückenschmerzpatient über folgende Zusammenhänge aufgeklärt werden (Nilges 2000; Burton et al. 2002):

Informationen zu Rückenschmerzen

1. Rückenschmerzen haben in den allermeisten Fällen keine schwerwiegende oder gefährliche Ursache.
2. Rückenschmerzen bessern sich mit oder ohne Behandlung meist schnell. Innerhalb weniger Tage oder Wochen sind normale Verhältnisse meist wiederhergestellt.
3. Es ist normal, wenn Rückenschmerzen nach einiger Zeit wieder auftreten. Auch dies ist kein Hinweis auf eine schwere Erkrankung.
4. Zwischen den Schmerzepisoden können die meisten Menschen allen gewohnten Aktivitäten nachgehen und zeigen wenige oder gar keine Symptome.
5. Eine Rückenschmerzepisode kann sehr schmerzhaft sein und zeitlich begrenzte Einschränkungen bei Alltagsaktivitäten und im Beruf bedingen. Trotzdem sollen Ruhe und Inaktivität bei Rückenschmerzen so weit wie möglich vermieden werden! Je eher Menschen zu ihrer gewohnten Aktivität zurückkehren, desto schneller werden sie sich besser fühlen.
6. Die Wirbelsäule ist eine der stabilsten Strukturen des Körpers. Sie besteht aus soliden Knochen und bekommt durch die Bandscheiben und die Wirbelgelenke sowohl Festigkeit als auch Beweglichkeit. Für zusätzliche Stabilität sorgen kräftige Sehnen und Bänder sowie starke Muskeln. Es ist sehr schwierig, der Wirbelsäule ernsthaften Schaden zuzufügen.
7. Die meisten Menschen mit Rückenschmerzen haben keine ernsthaften Schäden an ihrer Wirbelsäule. Bandscheibenvorwölbungen kommen häufig vor, stehen aber in der Regel mit den Rückenschmerzen nicht im Zusammenhang.
8. Sehr wenige Menschen haben so große Bandscheibenvorfälle, dass dadurch Nerven eingeengt sowie Schmerzen, Lähmungen und Empfindungsstörungen verursacht werden. Die meisten Bandscheibenvorwölbungen und viele Bandscheibenvorfälle verursachen keinerlei Beschwerden.
9. Die meisten Röntgenaufnahmen von Wirbelsäulen zeigen keinen wirklich krankhaften Befund. Altersentsprechende Veränderungen – z.B. Risse und Vorwölbungen der Bandscheiben und Verschleißzeichen an den Gelenken – sind so normal wie graue Haare, die im Laufe der Zeit jeder bekommt.

(zit. n. Bertelsmann-Stiftung 2007b)

Umfang und Einsatz von Patienteninfomationen sollten sich am Chronifizierungsrisiko und am Krankheitsverlauf des Patienten orientieren. *„Denkbar sind Abstufungen vom ärztlichen Kurzgespräch über einzelne Informationsveranstaltungen bis hin zu modularen, mehrstufigen Schulungsveranstaltungen“* (Bertelsmann-Stiftung 2007a). Wichtig dabei ist, dass alle am therapeutischen Prozess Beteiligten konsistente Informationen vermitteln.

Körperliche Aktivität

Ein wichtiges Element im Umgang mit Rückenschmerzen ist die körperliche Aktivität. Übermäßige körperliche Schonung gilt als einer der wichtigsten Chronifizierungsfaktoren (Waddell et al. 1999). Ein entscheidender Punkt ist dabei, dass körperliche Aktivierung nicht nur primärpräventiv bei gesunden Menschen eingesetzt wird, sondern gerade und besonders bei Menschen mit Beschwerden und degenerativen Veränderungen.

Die Information, dass Bewegung gesund und wirksam bei der Verhinderung von Rezidiven ist, stellt eine notwendige, aber in der Regel nicht hinreichende Voraussetzung für eine tatsächliche, regelmäßige Aktivierung des Patienten dar. So kann die Information, auch bei Beschwerden regelmäßig körperlich aktiv zu werden, insbesondere für bewegungsunerfahrene bzw. -unmotivierte Patienten verunsichernd oder beängstigend sein. Für diese Patienten ist es zwingend erforderlich, dass sie einzeln oder im Rahmen einer Gruppenintervention wie der Rückenschule zur regelmäßigen, für sie geeigneten körperlichen Aktivität motiviert und angeleitet werden.

Psychologische Verfahren

Hat es für den Arzt den Anschein, dass psychische oder soziale Belastungsfaktoren bei der Aufrechterhaltung der Rückenschmerzen von besonderer Bedeutung sind, kann das Einüben von Entspannungs- und Stressbewältigungsverfahren bzw. die Teilnahme an kognitiv-verhaltenstherapeutischen Maßnahmen indiziert sein (➤ Kap. 1.5, ➤ Kap. 3.6 und ➤ Kap. 3.8).

1.2.7 Möglichkeiten und Grenzen der Rückenschule aus medizinischer Sicht

Eine große Anzahl von Studien und alle bekannten Reviews zeigen ganz klar, dass körperliche Aktivierung einen positiven Effekt auf die Verringerung von Schmerzstärke und Häufigkeit von Rückenschmerzepisoden hat.

Die EU-Leitlinienkommission zur Prävention von Rückenschmerzen sagt mit dem höchsten Evidenzgrad (A), dass *„körperliche Aktivierung zur Vermeidung von Arbeitsunfähigkeit wegen Kreuzschmerzen und der Häufigkeit und Dauer von Schmerzepisoden empfohlen wird"* und dass *„Information und Edukation über Rückenerkrankungen auf der Basis biopsychosozialer Erkenntnisse"* mit in die Überlegungen einbezogen werden sollte (Evidenzlevel C). Diese hohe Evidenz für die Wirksamkeit der Aktivierung bedeutet nicht gleichzeitig, dass der Effekt sehr stark ist, vielmehr zeigen die Studien durchweg eine moderate Effektstärke. Dies kann bedeuten, dass entweder der Effekt insgesamt moderat ist oder dass es bestimmten Menschen sehr gut hilft, anderen gar nicht oder ihre Situation eher verschlechtert. Deshalb sollte aus ärztlicher Sicht bei bestehenden Beschwerden oder Krankheitsbildern die Zuweisung oder Empfehlung zur Rückenschule möglichst genau sein. Umgekehrt sollte der Rückenschullehrer bestimmte Warnzeichen und Vorsichtmaßregeln erkennen, bei denen anders reagiert werden sollte als mit einer einfachen Fortsetzung der Rückenschule. Hier ist die Kontraindikationsliste der Konföderation der deutschen Rückenschulen ein guter Hinweis (KddR 2009).

Wenn bei bestimmten Patienten die Rückenschulmaßnahme nicht wirksam ist, sind folgende Gründe denkbar. Diese beziehen sich weniger auf primärpräventive Anwendungen der Rückenschule als vielmehr auf bestimmte Krankheitsbilder und Funktionsstörungen.

1. Der Kursteilnehmer hat eine Erkrankung, bei der eine körperliche Aktivierung nicht sinnvoll ist oder die akute Symptomatik verstärkt. Dies gilt beispielsweise für eine akute Nervenwurzelreizsymptomatik, also eine echte Ischialgie, die durch einen Bandscheibenvorfall ausgelöst werden kann. Viele Störungen sind zeitlich befristet, sodass nur zeitweise bestimmte Aktivitäten nicht möglich sind. Hierzu gehören rheumatische Erkrankungen im akuten Schub.
2. Die Rückenschul-Aktivität greift nicht, weil der Teilnehmer die gewünschte Aktivität nicht umsetzen kann. Hier sind allgemein-koordinative Aspekte zu beachten, wenn jemand nie sportlich aktiv war und keine ausreichende Einführung in Übungen erhalten hat. Häufiger sind in diesem Kontext spezifische Störungen der Koordination. So haben neuere Studien gezeigt, dass bei einigen Personen nach ausgeprägten Rückenschmerzepisoden eine Funktionsstörung der tiefen Rumpfmuskulatur einsetzt. Diese betrifft die segmentale Stabilisierung durch die Mm. multifidi und den M. transversus abdominis, der kaum für Bewegung, sehr stark aber für die Stabilität des Rumpfes verantwortlich ist. Es gilt auch für solche Fälle, in denen Funktionsstörungen der Wirbelgelenke, z.B. sehr feste hypomobile Gelenke in der Brustwirbelsäule, verhindern, dass ein Training der oberen Rückenstrecker effektiv wirkt, weil die Muskulatur die geringe Gelenkbeweglichkeit nicht überwinden oder auflösen kann.
3. Die Dosierung und Zusammensetzung der Rückenschulmaßnahme passt nicht zur aktuellen Befundkonstellation. Ganz allgemein gehört zu jedem effektiven Training eine bestimmte Intensität. Ist die Intensität zu niedrig, entsteht kein adäquater Trainingsreiz und die neurale und muskuläre Anpassung tritt nicht ein. Ist die Trainingsintensität zu hoch, kann es zu lokalen Reizzuständen bzw. Überlastungen kommen. Auch wenn es in der Rückenschule nicht um ein hochintensives spezialisiertes Training geht und eine wenig spezifische Aktivierung immer noch viel besser ist als keine Aktivität, so ist doch damit zu rechnen, dass bei unterschiedlichen Altersgruppen und sportlichen Leistungsfähigkeiten nicht für alle Teilnehmer das richtige Maß zu treffen ist. Dies gilt umso mehr, als bestimmte Personen spezielle Trainingsmuster brauchen. Bei Menschen mit einer deutlichen Osteoporose und chronischen Beschwerden im vorderen Pfeiler der Wirbelsäule (Wirbelkörper und Bandscheiben) kann eine konsequente aufrichtende, extendierende Übungsbehandlung helfen, während Bauchmuskel-Übungen in die Beugung eher die Beschwerden verstärken können. Einige Menschen benötigen eine intensive Kräftigung der gesamten Muskulatur im Rumpf, während andere eher von rhythmisch-mobilisierenden Bewegungen und Dehnung bestimmter Muskelgruppen profitieren.

1.2.8 Zusammenfassung

Zusammenfassend kann die Rückenschule sowohl bei unspezifischen Beschwerden als auch bei einigen der spezifischen Rückenerkrankungen eine sehr gute Hilfe und Ergänzung der Behandlung darstellen; dies umso mehr, je mehr es ihr gelingt, auf spezifische Bedürfnisse und Belange einzugehen und, wenn möglich, einen engeren Kontakt zu den Therapeuten aufzubauen. Das gilt für allgemeine Fragen, aber auch für bestimmte Konstellationen bei definierten Krankheitsbildern. Rückenschulangebote können in Verbindung mit der ärztlich-medizinischen Versorgung dann besonders wirksam sein, wenn eine gegenseitige Abstimmung gegeben ist. Dies ist für den Einzelfall in der aktuellen Versorgungsrealität sicher nicht möglich; deshalb ist das vorliegende Buch eine wichtige Information für Ärzte zu Inhalten und Möglichkeiten der aktuellen Rückenschule. Umgekehrt sollen Rückenschullehrer die Möglichkeiten und Grenzen von Angeboten im präventiven Setting kennen und beachten.

Als Ausblick wäre es aus ärztlich-orthopädischer Sicht wünschenswert, wenn sich unterschiedliche Anforderungen der Teilnehmer in differenzierte Inhalte umsetzen ließen. Dies kann vermehrte Kräftigung oder Mobilisierung sein, aber auch einfach die unterschiedliche Trainingsintensität im Hinblick auf Alter, Geschlecht und Trainingszustand der Teilnehmer.

LITERATUR

Adams M, Bogduk N, Burton K, Dolan P (2006). The biomechanics of back pain. 2nd ed. London: Churchill Livingstone.

Battié MC, Videman T, Gibbons LE, Fisher LD, Manninen H, Gill K (1995). Determinants of lumbar disc degeneration. A study relating lifetime exposures and magnetic resonance imaging findings in identical twins. Volvo Award in Clinical Sciences. Spine 20: 2.610–2.612.

Becker A, Niebling W, Chenot JF, Kochen MM (2003). DEGAM-Leitlinie Nr. 3: Kreuzschmerzen. Düsseldorf: Omikron Publishing. www.degam.de/leitlinien/LL_kreuz_Internet.pdf [Zugriff am 3.5.2010].

Bertelsmann-Stiftung (2007a). Gesundheitspfad Rücken. www.bertelsmann-stiftung.de/bst/de/media/xcms_bst_dms_21536__2.pdf [Zugriff am 3.5.2010].

Bertelsmann Stiftung (2007b). Prävention. Gütersloh: Bertelsmann Stiftung.

Bigos SJ und Battié MC (1992). Risk factors for industrial back problems. Semin Spine Surg 4 (1): 2–11.

Bigos SJ, Battié MC, Fisher LD, Fordyce WE, Hansson TH, Nachemson AL, Spengler DM (1991). A prospective study of work perceptions and psychosocial factors affecting the report of back injury. Spine 16 (1): 1–6.

Bigos SJ, Battié MC, Fisher LD, Fordyce WE, Hansson TH, Nachemson AL, Spengler DM (1992). A longitudinal, prospective study of industrial back injury reporting. Clin Orthop 279: 21–34.

Bigos SJ, Bowyer O, Braen G, Brown K, Deyo R, Haldeman S, Hart J, Johnson E, Keller R, Kido D, Liang M, Nelson R, Nordin M, Owen B, Pope M, Schwartz R, Stewart Hr. D, Susman J, Triano J, Tripp L, Turk D, Watts C, Weinstein J (1994). Acute low back problems in adults. Clinical Practice Guide No 14. AHCPR Publication No. 95-0642. Rockville, MD: Agency for Health Care Policy and Research, Public Health Service, U.S. Department of Health and Human Services.

Bogduk N (2005). Clinical Anatomy of the Lumbar Spine and Sacrum, 4rd ed. Oxford: Elsevier Ltd.

Bolten W, Kempel-Waibel A, Pförringer W (1998). Analyse der Krankheitskosten bei Rückenschmerzen. Med Klin (Munich) 93 (6): 388–393.

Burton AK, Balague F, Cardon G, Eriksen HR, Henrotin Y, Lahad A, Leclerc A, Müller G, van der Beek AJ (2004). European guidelines for prevention in low back pain. www.backpaineurope.org/web/files/WG3_Guidelines.pdf [Zugriff am 3.5.2010].

Burton AK et al. (2002). The back book, 2nd ed. London: Stationary Office.

Croft P, Raspe H (1995) Back pain. Baillieres Clin Rheumatol 9 (3): 565–583.

Deyo R, Phillips WR (1996). Low back pain: a primary care challenge. Spine 21: 2.826–2.832.

Kendall NAS, Linton SJ, Main CJ (1997). Guide to assessing yellow flags in acute low back pain: risk factors for long-term disability and work loss. Wellington, New Zealand: Accident Rehabilitation and Compensation Insurance Corporation of New Zealand and the National Health Committee.

Kohlmann T, Schmidt CO (2005). Epidemiologie des Rückenschmerzens. In: Hildebrandt J, Müller G, Pfingsten, M (Hrsg.). Lendenwirbelsäule. Ursachen, Diagnostik und Therapie von Rückenschmerzen. München: Elsevier, S. 3–13.

Konföderation der deutschen Rückenschulen (KddR) (2009). Kontraindikationsbogen. www.kddr.de/download/KddRKontraindikationsbogen.pdf [Zugriff am 21.9.2009].

Krauth C, Grobe T, Hoopmann M, Schwartz FW, Walter U (2005). Rückenschmerz: Krankheitskosten und Einsparpotenziale präventiver Interventionen. In: Hildebrandt J, Müller G, Pfingsten M (Hrsg.). Lendenwirbelsäule. Ursachen, Diagnostik und Therapie von Rückenschmerzen. München: Elsevier, S. 14–25.

Lühmann D, Kohlmann T, Raspe H (1998). Die Evaluation von Rückenschulprogrammen als medizinische Technologie. Schriftenreihe des DIMDI 2.

Nachemson A (1975). The lumbar spine: an orthopaedic challenge. Spine 1: 59–71.

Nachemson A (2000). International aspect of back pain and disability. Keynote Lecture at: Back pain and disability. Unraveling the puzzle. New York: NYU Medical Center.

Nilges P (2000). Das Rückenbuch. Mainz: DRK-Schmerz-Zentrum.

Raspe H (2001). Back pain. In: Silman A, Hochberg MC (Eds.). Epidemiology of the rheumatic diseases. Oxford: Oxford University Press, p. 309–338.

Raspe H, Hüppe A, Matthis C (2003). Theories and models of chronicity: on the way to a broader definition of chronic back pain. Schmerz 17 (5): 359–366.

Robert Koch-Institut, Statistisches Bundesamt (2006). Gesundheitsberichterstattung des Bundes. Gesundheit in Deutschland. Berlin.

Schwartz FW, Bitzer EM, Dörning H, Grobe TG, Krauth C, Schmidt T, Zielke M (1999). Gesundheitsausgaben für chronische Krankheit in Deutschland. Lengerich u.a.: Pabst Science Publishers.

van Tulder M, Kovacs F, Mueller G et al. (2006). Low back pain – guidelines to its management. EU COST B13 Action. www.backpaineurope.org. European Spine Journal 15 (Suppl. 2): 192–300.
Waddell G, McCulloch JA, Kummel E, Venner RM (1980). Nonorganic physical signs in low back pain. Spine 5: 117–125.
Waddell G, Pilowsky I, Bond M (1989). Clinical assessment and interpretation of abnormal iliness behaviour in low back pain. Pain 39: 41–53.
Waddell G (2004). The back pain revolution. 2nd ed. London: Churchill Livingstone.
Wenig C, Schmidt CO, Kohlmann T et al. (2009). Costs of back pain in Germany. Eur J Pain 13 (3): 280–286.

1.3 Physiotherapie

Eckhardt Böhle

1.3.1 Einleitung

Die Hauptaufgabe der Physiotherapie ist die Vermittlung physiologischen Bewegungsverhaltens, das an die Fähigkeiten des Patienten angepasst ist.

Der Einsatz physiotherapeutischer Maßnahmen orientiert sich an den Beschwerden und den Funktions- bzw. Aktivitätseinschränkungen des Patienten. Die Behandlung ist an die anatomischen und physiologischen, motivationalen und kognitiven Gegebenheiten des Patienten angepasst. Dabei zielt die Behandlung einerseits auf natürliche, physiologische Reaktionen des Organismus (z.B. Muskelaufbau und Stoffwechselanregung), andererseits auf ein verbessertes Verständnis der Funktionsweise des Organismus (Dysfunktionen/Ressourcen) und eigenverantwortlichen Umgang mit dem eigenen Körper ab. Das Ziel ist die rasche Wiederherstellung, der Erhalt und/oder die Förderung der Gesundheit und dabei sehr häufig die Reduzierung von Schmerzen zur Vermeidung der Chronifizierung. Primärer Ansatzpunkt der Interventionen beim Rückenschmerz sind das Bewegungssystem und das Bewegungsverhalten. Die Behandlungsziele sind Schmerzfreiheit und das Einüben oder Wiederherstellen ökonomischer Bewegungsabläufe zur Erhaltung der (Rücken-)Gesundheit im Alltag.

Das Arbeitsgebiet der Physiotherapeuten bewegt sich in den Versorgungsbereichen Prävention, Kuration und Rehabilitation. Die Häufigkeit und die schwerwiegenden Folgen von Rückenschmerzen legen neben therapeutischen bzw. rehabilitativen Interventionen einen präventiven Ansatz nahe. Physiotherapeutische Maßnahmen in der Kuration sollen im ➤ Kap. 1.3.2 aufgezeigt werden, Maßnahmen der Rehabilitation sind nicht Gegenstand dieses Manuals. Maßnahmen im Rahmen der Prävention sind ein Aufgabengebiet der Physiotherapie und werden in Bezug auf die Prävention von Rückenschmerzen im ➤ Kap. 1.3.3 erläutert. Die vorgestellten Interventionen basieren dabei auf wissenschaftlichen Grundlagen und den Empfehlungen der aktuellen Leitlinien zum Rückenschmerz (DEGAM: Becker et al. 2003; Europäische Leitlinien für den Umgang mit unspezifischen Kreuzschmerzen: COST B13 2005).

1.3.2 Physiotherapie in der kurativen Versorgung von Rückenschmerzpatienten

In der kurativen/rehabilitativen Versorgung werden die Leistungen aufgrund ärztlicher Verordnung erbracht. Der Heilmittelkatalog nach § 92 Abs. 6 Satz 1 Ziff. 1 SGB V bildet die Grundlage für die Verordnung physiotherapeutischer Maßnahmen.

Zu Beginn jeder Behandlung steht die physiotherapeutische Untersuchung, die durch den Einsatz geeigneter standardisierter Mess- und Testverfahren vorgenommen wird. Eine Verlaufs- und Abschlusskontrolle ist eine Maßnahme der eigenen Qualitätssicherung und essentieller Bestandteil der Untersuchung und Behandlung (➤ Mess- und Testverfahren in der Physiotherapie). Im Anschluss werden wissenschaftlich fundierte physiotherapeutische Behandlungsmaßnahmen aufgezeigt (➤ Wirksame Maßnahmen in der Physiotherapie) und die Versorgung der Rückenschmerzpatienten auf der Grundlage des Heilmittelkataloges vorgestellt. Diese erfolgt auf zwei Behandlungsebenen:

- Wirbelsäulenerkrankungen mit prognostisch kurzzeitigem Behandlungsbedarf (WS1) (➤ Wirksame Maßnahmen in der Physiotherapie)
- Wirbelsäulenerkrankungen mit prognostisch länger dauerndem Behandlungsbedarf (WS2) (➤ Der Heilmittelkatalog als Verordnungsgrundlage).

WS1 entspricht in der Nomenklatur dem akuten Rückenschmerz und WS2 dem subakut/chronischen Rückenschmerz.

Mess- und Testverfahren in der Physiotherapie

Mess- und Testverfahren werden entsprechend der Internationalen Klassifikation der Funktionsfähigkeit, Behinderung und Gesundheit (ICF) entweder der Dimension der Struktur und Funktionen (z.B. Umfangsmessungen, Range of Motion etc.) oder der Dimension der Aktivitäten und der Partizipation (Funktionsfragebögen etc.) zugeordnet. Sowohl in der Sekundär- wie in der Tertiärprävention ist die Schmerzbeseitigung oder -linderung eines der häufigsten Ziele bei der physiotherapeutischen Intervention.

Folgende Mess- und Testverfahren kommen zum Einsatz (Physio-Akademie 2006):

Schmerzwahrnehmung

Visuelle Analogskala (VAS) Geeignet für alle Patienten mit Schmerzsymptomen. VASen haben sich bewährt, um nur subjektiv wahrnehmbare Messparameter zu erfassen. Sie sind geeignet, um Verläufe der Schmerzsymptomatik eines Patienten zu dokumentieren und Vorher-nachher-Vergleiche anzustellen.

Messung des Bewegungsausmaßes

Range of Motion (ROM) Gemessen wird mit dem Winkelmesser (Goniometer) nach der Neutral-Null-Methode.

Fingerspitzen-Boden-Abstand (FBA) Globale Beweglichkeit der Wirbelsäule einschl. LBH-Region in Flexion für Patienten, bei denen die Wiederherstellung einer gestörten Gelenkfunktion bzw. Beweglichkeit insbesondere bei Beschwerden bzw. Funktionsstörungen der Wirbelsäule das Ziel ist.

Beweglichkeit der Wirbelsäule – Messung nach Schober-Ott Globale Beweglichkeit des thorakalen bzw. lumbalen Abschnitts der Wirbelsäule. Dieser Test wird bei Patienten eingesetzt, bei denen die Wiederherstellung einer gestörten Gelenkfunktion bzw. die Verbesserung der Beweglichkeit der Wirbelsäule das Ziel ist.

Messung der statischen (isometrischen) Kraftausdauer der Rückenmuskulatur Gemessen wird die statische Kraftausdauer der Wirbelsäulenextensoren über die Fähigkeit der Muskulatur, den Rumpf gegen die Schwerkraft von einer Unterlage abzuheben. Dieser Test wird bei Patienten eingesetzt, bei denen eine Kräftigung der Rückenmuskulatur das Ziel ist.

Messung der dynamischen Kraftausdauer (gemessen in der Funktion) Diese Messung dient der Erfassung, inwieweit die muskuläre Kraft des Patienten gemessen durch die Anzahl der Wiederholungen funktionell zum Einsatz gebracht werden kann. Die Messung ist geeignet für Patienten, bei denen das primäre Behandlungsziel in der Steigerung der Kraftausdauerleistung der Muskulatur liegt.

Messung der Beeinträchtigung durch Schmerzen

Pain Disability Index – PDI (deutsche Version) Der PDI ist ein Fragebogen, der mit sieben Fragen zu den Lebensbereichen familiäre und häusliche Verpflichtungen, Erholung, soziale Aktivitäten, Beruf, Sexualleben, Selbstversorgung und lebensnotwendige Aktivitäten die Beeinträchtigung des Patienten durch Schmerz erfasst. Patienten können für jede Frage auf einer Skala von 0–10 das Ausmaß ihrer Beeinträchtigung angeben.

Messung der Beeinträchtigung durch eingeschränkte Funktion

Funktionsfragebogen Hannover – Rücken (FFbH-R) Der FFbH-R ist ein einseitiger Kurzfragebogen mit zwölf Fragen zu Aktivitäten des täglichen Lebens. Der Bogen misst die Funktionskapazität von Patienten mit Rückenschmerzen bzw. den Grad der Beeinträchtigung durch Rückenschmerzen. Er ist geeignet für Patienten mit Rückenbeschwerden unterschiedlicher Genese und Dauer.

Ermittlung der Chronifizierungsgefahr

Heidelberger Kurzfragebogen (HKF) Dieser Bogen ist für Patienten mit Rückenbeschwerden unterschiedlicher Genese geeignet (Neubauer et al. 2005; Neubauer et.al. 2006). Er erfasst das Ausmaß der Gefährdung von Patienten mit einem akuten Rückenschmerzereignis, chronische Rückenprobleme zu entwickeln. Der Fragebogen besteht aus zehn Fragen, die neben dem unmittelbaren Schmerzerleben (durch Integration von VASen) auch versuchen, die Bedeutung, die Patienten dem Schmerz für ihr gegenwärtiges und zukünftiges Leben zuweisen, sowie Ängste, die diese Schmerzen hervorrufen, zu erfassen.

Wirksame Maßnahmen in der Physiotherapie

Bewegungstherapie

Die Elemente der Bewegungstherapie in der Physiotherapie sind die Krankengymnastik und Krankengymnastik mit Gerät (Medizinische Trainingstherapie). Dosierte Belastungen, angepasst an den individuellen Leistungsstand, bewirken

- eine Steigerung der Belastbarkeit des fibrösen Gewebes
- eine Vermehrung des fibrösen Gewebes
- eine Verbesserung der Matrixorganisation

- eine Erhöhung des Kollagengehalts von Sehnen und Bändern
- Stabilisation der Sehnen an den Knocheninsertionen.

Experimentelle Studien haben gezeigt, dass durch mechanische Reize an der Sehne im Sinne einer Zugbelastung die Protein- und DNA-Synthese gesteigert wird (Slack et al. 1984) oder dass ein regelmäßiges Training an einer Strecksehne einen erheblichen Anstieg der Kollagensynthese, des Gewichts und der Belastungsfähigkeit zur Folge hat (Woo et al. 1980).

Definition Krankengymnastik

Krankengymnastik umfasst alle Behandlungsmethoden und -techniken unter Berücksichtigung der neurophysiologischen Kontrollmechanismen am Bewegungssystem einerseits sowie der funktionellen Steuerungsmechanismen der Organsysteme andererseits, mit bewusster Ausnutzung der vorhandenen Bahnungs- und Hemmungsmechanismen des Nervensystems, zur Förderung der sensomotorischen Funktionen.

Therapeutische Wirkung

- Verbesserung der Funktion funktionsgestörter Gelenke
- Aktivierung und Kräftigung geschwächter Muskulatur
- Dehnung verkürzter Weichteilstrukturen
- Wiederherstellung des Muskelgleichgewichtes
- Durchblutungsförderung und Entstauung
- Wirkung auf Herz-Kreislauf-System, Atmung und Stoffwechsel.

Therapieziel

- Verbesserung der aktiven Beweglichkeit, Steigerung der Muskelkraft, Ausdauer, Schnellkraft
- Verbesserung der Koordination, der Haltung und des Gleichgewichts
- Zunahme der passiven Beweglichkeit der Gelenke und der Wirbelsäule
- Schmerzlinderung
- Verbesserung der kardiopulmonalen, Kreislauf- und anderer Organfunktionen
- Beeinflussung der Atmungsmechanik und Atmungsregulation (Atemtherapie)
- Beseitigung oder Verminderung von Fähigkeitsstörungen im täglichen Leben mit Erarbeitung und der Beherrschung bestmöglicher ökonomischer Bewegungsabläufe.

Definition Krankengymnastik mit Gerät (Medizinische Trainingstherapie)

Krankengymnastik an Seilzug- und/oder Sequenztrainingsgeräten unter Berücksichtigung der Trainingslehre.

Therapeutische Wirkung

- Verbesserung der Muskelfunktion unter Einschluss des zugehörigen Gelenk- und Stützgewebes
- Verbesserung der Muskelstruktur bei strukturellen Schädigungen
- Verbesserung der Muskeldurchblutung und Sauerstoffausschöpfung
- Verbesserung der Funktion des Atmungs-, Herz-, Kreislauf- und Stoffwechselsystems
- Automatisierung funktioneller Bewegungsabläufe.

Therapieziel

Verbesserung/Normalisierung

- der Muskelkraft
- der Kraftausdauer
- funktioneller Bewegungsabläufe und der alltagsspezifischen Belastungstoleranz
- der alltäglichen Fähigkeiten (ADL).

Manuelle Therapie

Definition

Von Therapeuten durchgeführter Teil der Manuellen Medizin auf der Grundlage der Biomechanik und Reflexlehre zur Behandlung von Dysfunktionen der Bewegungsorgane mit reflektorischen Auswirkungen. Sie beinhaltet aktive und passive Dehnung verkürzter muskulärer und neuraler Strukturen, Kräftigung der abgeschwächten Antagonisten und Gelenkmobilisationen durch translatorische Gelenkmobilisationen. Anwendung einer gezielten impulslosen Mobilisation oder von Weichteiltechniken. Die krankengymnastische Manuelle Therapie enthält keine passiven Manipulationstechniken von blockierten Gelenkstrukturen an der Wirbelsäule.

Therapeutische Wirkung

- Gelenkmobilisation durch Traktion oder Gleitmobilisation
- Wirkung auf Muskulatur, Bindegewebe und neurale Strukturen
- Kräftigung abgeschwächter Muskulatur
- Wirkung auf Gelenkrezeptoren, Sehnen- und Muskelrezeptoren durch Hemmung oder Bahnung.

Therapieziel

- Wiederherstellung der physiologischen Gelenkfunktion
- Wiederherstellung der physiologischen Muskelfunktion
- Schmerzlinderung bei arthrogenen, muskulären und neuralen Störungen.

Wärmetherapie

Definition

Behandlung mit gestrahlter oder geleiteter Wärme durch unmittelbare Erwärmung.

Therapeutische Wirkung

- Arterielle Hyperämie, Stoffwechselsteigerung, dadurch auch entzündungshemmend
- Muskeldetonisierung
- Verbesserung der Dehnfähigkeit von bindegewebigen Strukturen
- reflektorische Reaktionen auf innere Organe
- Schmerzdämpfung
- vegetativ/psychische Entspannung bei großflächiger Wärmeapplikation.

Therapieziel

- Schmerzdämpfung
- Muskeldetonisierung und verbesserte Dehnfähigkeit bindegewebiger Strukturen
- Verbesserung der Durchblutung.

Multimodale Therapie

Definition

Die Entstehung chronischer Schmerzen geschieht durch eine komplexe Wechselwirkung von physischen, psychischen und sozialen Faktoren. Sie erfordern inhaltlich und organisatorisch aufeinander abgestimmte und aufeinander aufbauende medizinische, physiotherapeutische und psychologische Behandlungsverfahren. Der Nachweis ist erbracht, dass diese in der Lage sind, die Fehlfunktionen langfristig positiv zu beeinflussen. Einzelne Behandlungsverfahren werden prinzipiell in einem Gruppensetting angeboten und durch eine regelmäßige Einzelbetreuung ergänzt. Die Einbindung in eine Gruppe erhöht erfahrungsgemäß die Compliance der Patienten. In der Gruppe besteht für die Patienten die Möglichkeit, sich mit den „Leidensgenossen" zu solidarisieren und zu erfahren, dass das eigene Leid nicht einzigartig ist. So wird der in vielen Fällen schon begonnene Prozess der Selbstisolierung unterbrochen, ein gemeinsamer Aufbau neuer Aktivitäten und auch neuer Sinnperspektiven kann stattfinden (Lühmann und Schmidt 2007).

Der Beitrag der Physiotherapie liegt schwerpunktmäßig in der Aktivierung des Patienten in der Einzel- und Gruppenbehandlung mit Maßnahmen wie der Medizinischen Trainingstherapie, dem sensomotorischen Training und Manueller Therapie.

Die Durchführung multimodaler Behandlungsprogramme kann sowohl ambulant, teilstationär als auch stationär durchgeführt werden. Die ambulante Durchführung hat den Vorteil, dass der Einbezug des sozialen Umfeldes besser gelingt. Der Patient erhält damit die Möglichkeit, erlernte Verhaltensweisen direkt im Alltag zu erproben. Dadurch ist ein schnellerer Transfer und eine leichtere Umsetzung der Therapieeffekte möglich.

Der Heilmittelkatalog als Verordnungsgrundlage

Behandlungsebene akuter Rückenschmerz (< 6 Wochen)

Verschiedene Leitlinien (DEGAM: Becker et al. 2003; COST B13 2005) weisen darauf hin, dass physiotherapeutische Maßnahmen beim akuten Rückenschmerz nicht primär verordnet werden sollten. Die primärärztliche Versorgung sollte im Vordergrund stehen mit dem Ziel einer adäquaten Aufklärung, dass akute Rückenschmerzen im Normalfall

- keine ernsthafte Erkrankung darstellen,
- eine schnelle Genesung zu erwarten ist und
- körperliche Aktivität erlaubt und gewünscht ist,

insbesondere mit der Maßgabe der Fortführung oder ggf. Wiederaufnahme der täglichen Arbeit. Behandlungsmaßnahmen wie z.B. Bettruhe, Massage, Ultraschall, Elektrotherapie, Laser- und Traktionsbehandlung sollten als Monotherapie nicht zur Anwendung kommen, weil sie das Risiko von Krankheitsverhalten und Chronizität steigern könnten (COST B13 2005).

Physiotherapie sollte beim akuten Rückenschmerz dann zum Einsatz kommen, wenn das Untersuchungsergebnis zeigt, dass Patienten aufgrund individueller Funktionsstörungen nicht in der Lage sind, die alltagsrelevanten körperlichen Aktivitäten beizubehalten.

Der Heilmittelkatalog bezieht in seinem Kapitel zur Behandlung von Rückenschmerzen Erkrankungen mit pathologisch anatomischem Substrat und Fehlbildungen, z.B. Discopathien, Spondylarthrosen und/oder Skoliosen, sowie den unspezifischen Rückenschmerz mit ein (➤ Tab. 1.2). Maßgebend für die Verordnung physiotherapeutischer Leistungen ist die Diagnosestellung verbunden mit der im Vordergrund der Beschwerden stehenden Leitsymptomatik resp. Schädigung. Diagnose und Leitsymptomatik bestimmen zunächst das anzustrebende Therapieziel. Das Therapieziel ist die Grundlage für die Maßnahme, die vorrangig zu verordnen ist. Zusätzlich kann noch eine ergänzende Maßnahme verordnet werden.

Eine aktive Vorgehensweise ist die beste Behandlungsoption für akute Kreuzschmerzen. Die aktuellen wissen-

Tab. 1.2 Verordnungstruktur des Heilmittelkatalogs – akuter Rückenschmerz

Leitsymptomatik	Therapieziel	Physiotherapeutische Maßnahmen
Funktionsstörungen/Schmerzen durch Gelenkfunktionsstörung	Funktionsverbesserung Schmerzreduktion Beseitigen der Gelenkfunktionsstörung	**Vorrangig:** Krankengymnastik Manuelle Therapie **Ergänzend:** Traktion Wärmetherapie Kältetherapie
Funktionsstörungen/Schmerzen durch Fehl- oder Überbelastung diskoligamentärer Strukturen	Funktionsverbesserung, Verringerung, Beseitigung der Fehl- oder Überbelastung diskoligamentärer Strukturen	**Vorrangig:** Krankengymnastik **Ergänzend:** Traktion
Muskeldysbalance, -insuffizienz, -verkürzung	Wiederherstellung, Besserung der gestörten Muskelfunktion	**Vorrangig:** Krankengymnastik Krankengymnastik mit Gerät (Med. Trainingstherapie)
Segmentale Bewegungsstörungen	Wiederherstellung, Besserung der gestörten Beweglichkeit	**Vorrangig:** Krankengymnastik Manuelle Therapie **Ergänzend:** Wärmetherapie Kältetherapie
Schmerzen/Funktionsstörungen durch Muskelspannungsstörungen Verkürzung elastischer und kontraktiler Strukturen und Gewebequellungen, -verhärtungen, -verklebungen	Regulierung der schmerzhaften Muskelspannung, der Durchblutung, des Stoffwechsels, Beseitigung der Gewebequellungen, -verhärtungen, -verklebungen	**Vorrangig:** Klassische Massagetherapie **Ergänzend:** Wärmetherapie Kältetherapie hydroelektrische Bäder

schaftlichen Beweise unterstützen jedoch nicht den Einsatz spezieller Übungen zur Behandlung von akuten unspezifischen Rückenschmerzen (COST B13 2005).

Wie in den Leitlinien empfohlen, steht die Aktivierung des Patienten auch bei den vorrangig zu verordnenden Maßnahmen des Heilmittelkataloges im Vordergrund. Als vorrangige Maßnahmen der Bewegungstherapie können verordnet werden:

- Krankengymnastik
- Krankengymnastik mit Gerät (Medizinische Trainingstherapie).

Darüber hinaus besteht bei entsprechender Gelenkbeteiligung die Möglichkeit der Verordnung der Manuellen Therapie.

Allerdings enthalten Leitlinien (COST B13, DEGAM) keine Empfehlungen für Elektrotherapie, Kältetherapie, Klassische Massage und hydroelektrische Bäder.

Wärmetherapie wird zur Behandlung von akuten Rückenschmerzen empfohlen. French et al. (2006) untersuchten in einem systematischen Review die Wirksamkeit oberflächlich applizierter Wärme und Kälte zur Schmerzlinderung und Besserung der Funktionseinschränkung. Sie fanden moderate Evidenz dafür, dass der Einsatz der Heißen Rolle (Wärmetherapie) bei Rückenschmerzpatienten mit akuten und subakuten Schmerzen kurzfristig den Schmerz und die Behinderung verbessert.

Die Leitlinien enthalten keine Empfehlungen für spezielle Bewegungstherapie, z.B. McKenzie, Brunkow, Brügger, Funktionelle Bewegungslehre etc. Primäres Ziel ist es, das Aktivitätsniveau zu erhöhen und damit die körperliche Fitness zu verbessern.

Behandlungsebene chronischer Rückenschmerz (> 12 Wochen)

Die Europäische Leitlinie empfiehlt die Bewegungstherapie als eine Therapie der ersten Wahl bei subakuten/chronischen Rückenschmerzen (COST B13 2005).

Es gibt eindeutige Evidenz, dass Bewegungstherapie bei der Linderung von Schmerzen und Behinderung und der Rückkehr zur Arbeit effektiver ist als die primärärztliche Versorgung (bei mittelfristiger Betrachtung, 3–6 Monate) (COST B13 2005).

Es gibt moderate Evidenz, dass Bewegungstherapie bei der Linderung von Schmerzen und/oder Behinderung zumindest kurzfristig effektiver ist als passive Behandlungen (COST B13 2005).

Wie beim akuten Rückenschmerz ist der Heilmittelkatalog auch die Verordnungsgrundlage für Patienten mit chronisch spezifischen und unspezifischen Rückenschmerzen. Ergänzend zur Behandlung des akuten Rückenschmerzes kann beim chronischen Rückenschmerz bei komplexen Schädigungen/Funktionsstörungen eine Standardisierte Heilmittelkombination mit 10 Behandlungseinheiten und einer Behandlungsdauer von 60 Minuten verordnet werden (➤ Tab. 1.3). Die Gesamtverordnungsmenge beträgt 18 Behandlungseinheiten.

Die Standardisierte Heilmittelkombination bietet die Möglichkeit der therapeutischen Kombination von verschiedenen Maßnahmen, wenn dies synergistisch sinnvoll ist und im gleichen zeitlichen Zusammenhang in einer Therapieeinheit erfolgt, z.B. im Rahmen der Bewegungstherapie die Krankengymnastik in Kombination

Tab. 1.3 Verordnungsstruktur des Heimittelkataloges – chronischer Rückenschmerz

Leitsymptomatik	Therapieziel	Physiotherapeutische Maßnahmen
Funktionsstörungen/Schmerzen durch Gelenkfunktionsstörung	Funktionsverbesserung, Schmerzreduktion, Beseitigen der Gelenkfunktionsstörung	**Vorrangig:** Krankengymnastik Manuelle Therapie **Ergänzend:** Traktion Wärmetherapie Kältetherapie
Funktionsstörungen/Schmerzen durch Fehl- oder Überbelastung diskoligamentärer Strukturen	Funktionsverbesserung, Verringerung, Beseitigung der Fehl- oder Überbelastung diskoligamentärer Strukturen	**Vorrangig:** Krankengymnastik **Ergänzend:** Traktion
Muskeldysbalance, -insuffizienz, -verkürzung	Wiederherstellung, Besserung der gestörten Muskelfunktion	**Vorrangig:** Krankengymnastik Krankengymnastik mit Gerät (Med. Trainingstherapie)
Segmentale Bewegungsstörungen	Wiederherstellung, Besserung der gestörten Beweglichkeit	**Vorrangig:** Krankengymnastik Manuelle Therapie **Ergänzend:** Wärmetherapie Kältetherapie
Motorische Parese von Extremitätenmuskeln/sensomotorische Defizite	Erhalt der kontraktilen Strukturen, Verbesserung der Kraft der paretischen Muskulatur bei prognostisch reversibler Denervierung	**Vorrangig:** Krankengymnastik Krankengymnastik mit Gerät (Med. Trainingstherapie) **Ergänzend:** Elektrostimulation
Schmerzen/Funktionsstörungen durch Muskelspannungsstörungen Verkürzung elastischer und kontraktiler Strukturen und Gewebequellungen, -verhärtungen, -verklebungen	Regulierung der schmerzhaften Muskelspannung, der Durchblutung, des Stoffwechsels, Beseitigung der Gewebequellungen, -verhärtungen, -verklebungen	**Vorrangig:** Klassische Massagetherapie **Ergänzend:** Wärmetherapie Kältetherapie hydroelektrische Bäder
D 1 Komplexe Schädigungen/ Funktionsstörungen bei zwei führenden Schädigungen/Funktionsstörungen	Funktionsverbesserung, Schmerzreduktion durch Verringern oder Beseitigen der Gelenkfunktionsstörung, Beseitigung der Fehl- oder Überbelastung diskoligamentärer Strukturen, Wiederherstellung, Besserung der gestörten Muskelfunktion, der gestörten Beweglichkeit, Erhalt der kontraktilen Strukturen, Verbesserung der Kraft bei paretischer Muskulatur bei prognostisch reversibler Denervierung, Regulierung der schmerzhaften Muskelspannung, der Durchblutung, des Stoffwechsels, Beseitigung der Gewebequellungen, -verhärtungen und -verklebungen	**D 1 – Standardisierte Heilmittelkombination:** Der Physiotherapeut entscheidet, welche Maßnahmen in Kombination auf der Grundlage der Untersuchung und des individuellen Zustands des Patienten zur Anwendung kommen.

mit Manueller Therapie. Der Einsatz der Manuellen Therapie in Kombination empfiehlt sich dann, wenn aufgrund einer schmerzhaften reversiblen Funktionsstörung die Aktivierung des Patienten eingeschränkt ist. Sie kommt dann als vorbereitende Maßnahme zur Anwendung, wodurch es dem Patienten ermöglicht wird, ein Aktivierungsprogramm durchzuführen. Die Qualität der vorliegenden Studien ist allerdings unzureichend. Patienten mit Rückenschmerz ohne radikuläre Symptome scheinen aber von der Manuellen Therapie zu profitieren (Assendelft et al. 2004).

Die Ergebnisse der physiotherapeutischen Befunderhebung bestimmen die Auswahl der Behandlungstechniken. Vorrangig zum Einsatz kommen alle Formen der kontrollierten aktiven Bewegungstherapie (Hayden et al. 2005). Im Rahmen der Bewegungstherapie ist den Patienten ein strukturiertes Eigenübungsprogramm zur regelmäßigen Ausführung zu vermitteln. Darüber hinaus sollte bereits die Information und Anwendung über die rückenentlastenden, biomechanisch grundsätzlich sinnvollen Regeln integraler Bestandteil sein. Dabei ist aber entscheidend, dass nicht nur auf eine Integration rückengerechten Verhaltens in den normalen Alltag geachtet wird, sondern auch auf die Vermeidung eines unnötigen habituierten Schon- und Vermeidungsverhaltens.

1.3.3 Physiotherapie in der Prävention von Rückenschmerzen

Wie der Begriff der Physio„therapie" nahelegt, liegt die Prävention bislang nicht ausreichend im Fokus dieser Disziplin. Allerdings legen die Häufigkeit und die schwerwiegenden Folgen von Rückenschmerzen für das Individuum und auch für die Gesellschaft (➤ Kap. 1.2.1) eine Ergänzung um eine salutogenetische Betrachtungsweise und präventive Interventionen nahe.

Die gesetzliche Grundlage für Maßnahmen der (Primär-)Prävention und Gesundheitsförderung (➤ Kap. 1.1) durch die gesetzlichen Krankenkassen ist durch die §§ 20 und 20a des SGB V geregelt und wird durch „Gemeinsame und einheitliche Handlungsfelder und Kriterien der Spitzenverbände der Krankenkassen zur Umsetzung von §§ 20 und 20a SGB V vom 21. Juni 2000 in der Fassung vom 2. Juni 2008" spezifiziert[2].

Die Berufsgruppe der Physiotherapeuten wird explizit in den Handlungsfeldern „Bewegungsgewohnheiten" und „Entspannung" genannt. Dabei sollen folgende Präventionsprinzipien umgesetzt werden:

1. Reduzierung von Bewegungsmangel durch gesundheitssportliche Aktivität
2. Vorbeugung und Reduzierung spezieller gesundheitlicher Risiken durch geeignete verhaltens- und gesundheitsorientierte Bewegungsprogramme
3. Förderung individueller Kompetenzen der Belastungsverarbeitung zur Vermeidung stressbedingter Gesundheitsrisiken.

Bewegungsmangel und Stress zählen zu den zentralen Risikofaktoren für die (Rücken-)Gesundheit. Entspannende und körperlich-sportliche Aktivitäten gehören zu den wichtigsten Faktoren zur Erhaltung bzw. Wiederherstellung der physischen und der psychosozialen Gesundheit. Aufgrund der umfassenden Kenntnisse von Physiotherapeuten hinsichtlich des menschlichen Haltungs- und Bewegungssystems und des Bewegungsverhaltens von (rücken-)gesunden und kranken Menschen ist der Einsatz von Physiotherapeuten im Rahmen der Prävention von Rückenschmerzen unverzichtbar.

Bei der Prävention von Rückenschmerzen sollte sowohl eine gesundheitsförderliche („Förderung der Rückengesundheit") als auch eine präventive („Prävention der Chronifizierung") verfolgt werden (➤ Kap. 1.1 bzw. ➤ Kap. 2.2). Insbesondere Menschen mit rezidivierenden Rückenschmerzen, die noch kein chronifiziertes Krankheitsbild aufweisen, sollten sehr viel stärker im Hinblick auf die Prävention der Chronifizierung betreut werden. Dies kann – ggf. im Anschluss an eine physiotherapeutische Einzeltherapie – unter Berücksichtigung des KddR-Kontraindikationsbogens (➤ Kap. 2.3) im Rahmen einer Rückenschule geschehen. Dabei sollten folgende Inhalte im Vordergrund stehen:

- Information zum Rückenschmerz; Aufbau aktiver Coping-Strategien
- Durchführung aktiver Übungen
- Aufbau von Bewegungskompetenz mit dem Ziel der selbstständigen aktiven Durchführung körperlicher Aktivität
- Abbau des Angstvermeidungsverhaltens.

Für die professionelle Durchführung von Gruppeninterventionsprogrammen wie der Rückenschule bedarf es neben einer hohen Fachkompetenz i.d.R. noch einer spezifischen Weiterbildung (z.B. KddR-Rückenschullizenz) und (gesundheits-)pädagogischer, methodischer und didaktischer Kompetenzen. Da diese während der physiotherapeutischen Ausbildung i.d.R. nicht ausreichend vermittelt werden, wird eine entsprechende Fortbildung empfohlen.

[2] Die folgenden Ausführungen beziehen sich ausschließlich auf Maßnahmen des individuellen Ansatzes nach § 20 SGB V. Setting-Angebote und Maßnahmen der betrieblichen Gesundheitsförderung nach § 20 a werden hier nicht berücksichtigt.

Aufgrund des demografischen Wandels und des wachsenden Gesundheitsbewusstseins der Bürgerinnen und Bürger stellen Prävention und Gesundheitsförderung einen Wachstumsmarkt dar: Laut Statistischem Bundesamt gaben die privaten Haushalte 2007 für ihre Gesundheit 34 Milliarden Euro aus. Dies bietet Physiotherapeuten die Möglichkeit, nicht nur passives ausführendes Organ von zukünftig wahrscheinlich immer stärker limitierten Verordnungsleistungen zu sein, sondern sich auf dem wachsenden Gesundheitsmarkt als Anbieter innovativer und kundenorientierter Dienstleistungen im Sinne der Gesundheitsförderung und Prävention zu etablieren.

1.3.4 Diskussion

Die Versorgung von Rückenschmerzpatienten mit physiotherapeutischen Maßnahmen erfolgt im Rahmen der Sozialgesetzgebung auf der Grundlage des Heilmittelkataloges nach § 92 Abs. 6 Satz 1 Ziff. 1 Sozialgesetzbuch V. In Übereinstimmung mit den Empfehlungen aus Leitlinien und den Ergebnissen evidenzbasierter Forschung stehen die Maßnahmen der Bewegungstherapie, wie Krankengymnastik, Krankengymnastik mit Gerät (Medizinische Trainingstherapie) und die Standardisierte Heilmittelkombination, bei chronischen Funktionsstörungen als vorrangig zu verordnende Maßnahmen zur Verfügung. Die Analyse der Verordnungsdaten im Heil- und Hilfsmittelreport 2006 der Gmünder Ersatzkasse zeigt jedoch eine deutliche Abweichung von den Empfehlungen (Deitermann et al. 2006). Dies gilt insbesondere für die chronischen Rückenschmerzpatienten. So werden z.B. beim chronischen Rückenschmerz lediglich 62% der Verordnungen für aktivierende Maßnahmen ausgestellt. Für die Behandlung stehen durchschnittlich 20 Minuten zur Verfügung. In dieser Zeit ist es kaum möglich, den Patienten zu informieren, zu beraten, ihm ein Eigenübungsprogramm zu vermitteln und auch noch die erforderliche individuelle Behandlung zukommen zu lassen, wie es die Leitlinienempfehlungen vorsehen. Dies sind Voraussetzungen, welche die Chronifizierung fördern. Die Möglichkeit der Standardisierten Heilmittelkombination, für die eine Behandlungszeit von 60 Minuten zur Verfügung steht, wird nicht genutzt. Der Grund liegt wahrscheinlich in der höheren Vergütung der Leistungsposition und den budgetierten Bedingungen. Berücksichtigt man jedoch, dass ca. 40% der verordneten Leistungen Maßnahmen sind, die nicht empfohlen werden, stellt sich die Frage, ob diese Mittel nicht besser umgeschichtet werden sollten auf die Maßnahmen, die aufgrund vorhandener Evidenz die Effizienz der Therapie erhöhen können. Hier besteht Diskussions- und Handlungsbedarf.

Ergänzend zu den einzeltherapeutischen Angeboten ist die Durchführung von Rückenschulen sinnvoll; zum einen im Sinne der Gesundheitsförderung, um Schutzfaktoren zu mobilisieren, und zum anderen zur Prävention der Chronifizierung von Rückenschmerzen. Hier kann die Physiotherapie einen zentralen Beitrag leisten. Allerdings sollte an dieser Stelle deutlich betont werden, dass eine Rückenschule die ohnehin knapp bemessenen bestehenden physiotherapeutische Einzelinterventionen im Rahmen der Kuration keinesfalls ersetzen kann und soll!

LITERATUR

Assendelft WJ, Morton SC, Yu EI, Suttorp MJ, Shekelle PG (2004). Spinal manipulative therapy for low-back pain – Cochrane Review. The Cochrane Library, Issue 3. Chichester, UK: John Wiley und Sons, Ltd.

Becker A, Niebling W, Chenot JF, Kochen MM (2003). DEGAM-Leitlinie Nr. 3: Kreuzschmerzen. Düsseldorf: Omikron Publishing.

Burton AK, Balague F, Cardon G et al. (2006). European guideline or prevention low back pain: November 2004. Eur Spine J 15 (Suppl 2): S 136–S168.

Cherkin DC, Deyo RA, Battié M, Street J, Barlow W (1998). A comparison of physical therapy, chiropractic manipulation, and provision of an educational booklet for the treatment of patients with low back pain. N Engl J Med 339: 1.021–1.029.

COST B13 (2006). European guidelines for the management of low back pain, Amended version June 14th 2005. Eur Spine J 15 (Suppl. 2): S125–S127.

Deitermann B, Kemper C, Hoffmann F, Glaeske G (2006). GEK Schriftenreihe zur Gesundheitsanalyse, Band 49, GEK-Heil- und Hilfsmittel-Report. Sankt Augustin: Asgard Verlag.

French SD, Cameron M, Walker BF, Reggars JW, Esterman AJ (2006). A Cochrane review of superficial heat or cold for low back pain. Spine 31 (9): 998–1.006.

Hayden JA, van Tulder MW et al. (2005). Meta-analysis: exercise therapy for nonspecific low back pain. Ann Intern Med 142 (9): 765–775.

Lühmann D, Schmidt CO (2007). Gesundheitspfad Rücken – Experten-Panel der Bertelsmann Stiftung. Gütersloh: Bertelsmann-Stiftung.

Neubauer E, Junge A, Pirron P, Seemann H, Schiltenwolf M (2006). HKF-R 10 – Screening for predicting chronicity in acute low back pain (LBP): A prospective clinical trial. European Journal of Pain 10: 559–566.

Neubauer E, Pirron P, Junge A, Seemann H, Schiltenwolf M (2005). Welche Fragen sind geeignet, ein Chronifizierungsrisiko von akuten Rückenschmerzen vorherzusagen? Eine prospektive klinische Studie. Z Orthop Ihre Grenzgeb 143 (3): 299–301.

Physio-Akademie (2006). Handbuch Standardisierte Ergebnismessung in der Physiotherapie-Praxis. Wremen: Eigendruck.

Slack C, Flint MH, Thompson BM (1984). The effect of tensional load on isolated embryonic chick tendons in organ culture. Connect Tissue Res 12 (3–4): 229–247.

Woo SL, Ritter MA, Amiel D, Sanders TM, Gomez MA, Kuei SC, Garfin SR, Akeson WH (1980). The biomechanical and biochemical properties of swine tendons – long term effects of exercise on the digital extensors. Connect Tissue Res 7 (3): 177–183.

1.4 Sportwissenschaft

Klaus Pfeifer, Simon Steib, Christian Hentschke

Die Sportwissenschaft ist eine in hohem Maße interdisziplinäre Wissenschaft mit engen Bezügen zu und vielfältigen Kooperationen mit zahlreichen anderen Wissenschaftsdisziplinen (u.a. Medizin, Psychologie, Pädagogik, Soziologie, Politikwissenschaft). Sportwissenschaftliche Themenfelder erschließen sich einerseits disziplinspezifisch aus z.B. Trainingswissenschaft, Bewegungswissenschaft, Sportmedizin, Sportsoziologie, Sportpsychologie oder Sportpädagogik und andererseits interdisziplinär aus Bezügen zu spezifischen Forschungs- bzw. Handlungsfeldern wie dem Bereich „Bewegung und Gesundheit". Letzteres ist Ausdruck einer über Jahre entwickelten inhaltlichen Ausweitung der Betrachtungsweise des gesellschaftlichen Phänomens Sport – vom Blickwinkel der Leistungssport- oder Schulsportforschung hin zu einer Betrachtung von körperlicher Aktivität bzw. Bewegung des Menschen und deren vielfältigen Sinnperspektiven im Allgemeinen, insbesondere aber auch zur Erforschung der Bedeutung von körperlicher Aktivität aus der Perspektive der Gesundheitsforschung. Insbesondere in Bezug zum Phänomen Rückenschmerz ergibt sich hier ein breites Forschungsfeld, von der Analyse spezifischer Funktionen des Bewegungssystems (z.B. der muskulären Stabilisation der Wirbelsäule) über die Bedeutung von Bewegung im Alltag für die Rückenschmerzhäufigkeit bis hin zur Frage einer erfolgreichen Hinführung und Bindung an körperliche Aktivität.

1.4.1 Qualität bewegungsbezogener Interventionen zur Gesundheitsförderung

Körperliche Aktivität ist ein wichtiger Bestandteil der Gesundheitsförderung. Die Bezeichnung „körperliche Aktivität" wird hier übergreifend verwendet und umfasst Bewegungsaktivitäten im Alltag, zielgerichteten Gesundheitssport (Brehm et al. 2006), körperliches Training sowie mit Einschränkung sportliches Training. Der Zusammenhang zwischen der Häufigkeit und Intensität von körperlicher Aktivität und der Inzidenz und Prävalenz verschiedener Erkrankungen ist vielfach nachgewiesen (Pandolf 2001; Samitz und Baron 2002; Haskell et al. 2007). Auch im Hinblick auf Muskel- und Skeletterkrankungen weisen Ergebnisse auf die Abnahme der Inzidenz lumbaler Schmerzsyndrome und auf verschiedene positive Wirkungen bezüglich der Knochendichte/-masse bei der Osteoporose hin (Vuori 2001; Samitz und Baron 2002). Systematische Reviews von Vuori (2001) sowie Linton und van Tulder (2001) folgern zum einen, dass die meisten Formen körperlicher Aktivität in der Freizeit nicht zu einer Erhöhung des Rückenschmerzrisikos führen und zum anderen zu einer Reduktion von Rückenschmerz und Arbeitsunfähigkeit beitragen können. In diesem Kontext wird die Evidenz für die präventive Wirksamkeit von körperlichem Training als stark bewertet (Linton und van Tulder 2001).

Dabei ist der gesundheitliche Wert von körperlicher Aktivität und körperlichem Training abhängig von einem komplexen Zusammenspiel verschiedener Einflussfaktoren (Schlicht 1994; Knoll 1997; American College of Sports Medicine 2008) wie der Qualität der bewegungsbezogenen Angebote (Schlicht 1994; Knoll 1997; Brehm et al. 2002). Von Bedeutung sind verschiedene Qualitätsaspekte (➤ Abb. 1.4).

Allgemein gilt, dass der gesundheitliche Nutzen dann zunimmt, wenn die Gestaltung der angebotenen Bewegungsaktivitäten, unter Berücksichtigung der Voraussetzungen der Akteure, strukturiert auf gesundheitsbezogene Ziele ausgerichtet wird. Hilfestellung für eine systematische Definition von Zielen kann dabei die Orientierung an der sog. RUMBA-Regel (**R**elevant, **U**nderstandable, **M**esurable, **B**ehaviourable, **A**chievable) (Wilson 1987; Hurst 1992; Higginbottom und Hurst 2001) bieten. Nach dieser Regel sollte sich eine Zieldefinition auf relevante, verständliche, messbare bzw. operationalisierbare und erreichbare Ziele beziehen, die durch ein bestimmtes Verhalten der beteiligten Akteure wirklich beeinflussbar sind. Für die Konzeption und Realisation von bewegungsbezogenen Angeboten bedeutet dies auch eine konsequent zielbezogene Begründung von Inhalten, Methoden und Vermittlungsstrategien.

Um Ergebnisse im Sinne der definierten Ziele dabei jedoch nicht nur zufällig zu produzieren, sondern systematisch ansteuern zu können, sollte die Auswahl der Inhalte und Methoden in qualitätsgesicherten Gesundheitssportprogrammen auf dem wissenschaftlichen Nachweis ihrer Wirksamkeit aufgebaut sein. Demzufolge sind also eine evidenzbasierte Auswahl von Inhalten und Methoden und eine Umsetzung in einer programmatischen Struktur zu fordern. Trotzdem müssen die ausgewählten Inhalte und Methoden an die Gegebenheiten und Voraussetzungen der Teilnehmer angemessen individualisiert werden.

Zusätzlich gewinnen in der aktuellen Diskussion um die zur Verfügung stehenden Ressourcen im Gesundheitswesen Aspekte der Qualitätssicherung an Bedeutung. In diesem Sinne kann eine Implementierung von Evaluationsroutinen in bewegungsbezogenen Angebo-

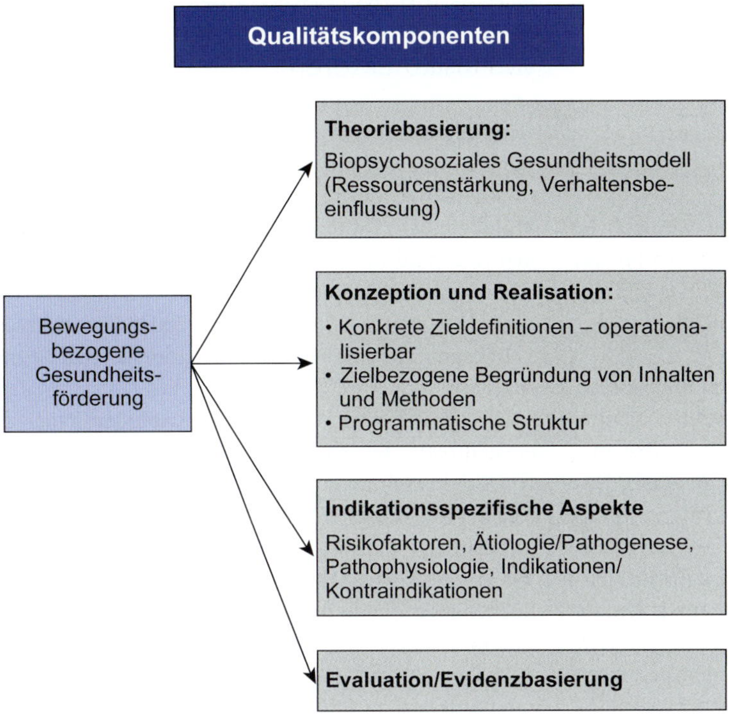

Abb. 1.4 Qualitätskomponenten der bewegungsbezogenen Gesundheitsförderung [L143]

ten, die auf dem wissenschaftlichen Wirkungsnachweis aufgebaut sind, entscheidend zum ständig zu erbringenden Qualitätsnachweis der durchgeführten Maßnahme beitragen (➤ Kap. 1.6).

Ein weiterer zentraler Aspekt für gesundheitssportliche Angebote ist die Berücksichtigung indikationsspezifischer Aspekte. So kann die Wirksamkeit von präventiven Interventionen nur dann erfolgreich sein, wenn sie sich an den Ursachen für die Entstehung der jeweiligen Erkrankungen oder Funktionsstörungen orientieren. Dies impliziert für bewegungsbezogene Angebote zur Förderung der Rückengesundheit vor allem die Ausrichtung an den möglichen Ursachen und Einflussfaktoren für die Chronifizierung von Rückenschmerzen. Ein theoriebasiertes Vorgehen kann in diesem Zusammenhang Möglichkeiten und Ansatzpunkte zur Einflussnahme aufzeigen.

Trotzdem muss aus dem Blickwinkel neuerer Gesundheitstheorien eine Strategie, die das Krankheitsrisiko senkt, nicht gleichzeitig auch die Gesundheit steigern. Dahinter verbirgt sich die Auffassung, dass Gesundheit mehrdimensional konzipierbar ist und nicht zwangsläufig negativ mit Krankheit zusammenhängt. Ein solches mehrdimensionales, biopsychosoziales Gesundheitsverständnis macht, im Konsens mit der Gesundheitsauffassung der WHO, neben der Risikominderung die Ressourcenstärkung zur zentralen Aufgabe des Gesundheitssports (WHO 1986; Brehm und Sygusch 2003; ➤ Kap. 1.1). Gesundheitsressourcen beziehen sich dabei ganz allgemein auf die physischen, psychischen und sozialen Determinanten des „Gesund-Seins" einer Person. Brehm et al. (2006) identifizieren sechs Kernziele für gesundheitssportliche Angebote (➤ Kap. 2.2):

1. Stärkung physischer Gesundheitsressourcen
2. Stärkung psychosozialer Gesundheitsressourcen
3. Verminderung von Risikofaktoren
4. Bewältigung von Beschwerden und Missbefinden
5. Aufbau von Bindung an gesundheitssportliches Verhalten
6. Schaffung und Optimierung bewegungsförderlicher Verhältnisse.

1.4.2 Herausforderung Rückenschmerz – Zielbereiche für bewegungsbezogene Interventionen

Jene Kernziele stellen übergeordnete Ziele einer allgemeinen Gesundheitsförderung durch körperliche Aktivität und Gesundheitssport dar. Im Folgenden werden diese Kernziele auf Erkenntnisse zur Entstehung und Beeinflussung von Rückenbeschwerden übertragen, um daraus allgemeine Ziele von Bewegung und Training zur

Förderung der Rückengesundheit abzuleiten (Pfeifer et al. 2007b; ➤ Kap. 2.2).

Förderung physischer Gesundheitsressourcen

Unter physischen Gesundheitsressourcen werden vor allem Komponenten der gesundheitsbezogenen Fitness verstanden. Dazu zählen Ausdauer, Kraft, Dehnfähigkeit, Koordinationsfähigkeit und (muskuläre) Entspannungsfähigkeit.

Eine Reihe von Querschnittsstudien zum muskulären Status von Personen mit Rückenbeschwerden zeigt eine vor allem hinsichtlich der Muskelkraft und -masse ausgeprägte Dekonditionierung (Verbunt et al. 2003). Dabei kommen der Rücken- und Rumpfmuskulatur in Bezug auf die Funktion der Wirbelsäule zwei wichtige Aufgaben zu: die *Bewegungsfunktion* (Einsatz der Muskulatur, um die Wirbelsäule entsprechend der entstehenden Anforderung zu bewegen) und die *Haltungsfunktion* (Muskulatur hält die Wirbelsäule bzw. den gesamten Rücken aufrecht und stabil). Zunehmende Aufmerksamkeit erfährt die Rumpfmuskulatur aufgrund ihrer Fähigkeit zur Aufrechterhaltung der Wirbelsäulenhaltung und -stabilität unter ständig variierenden Umgebungsbedingungen (Panjabi 1992a, 1992b; Cholewicki und McGill 1996; Richardson et al. 1999; McGill 2001; Ebenbichler et al. 2001). Zusätzlich zur Verbesserung von Kraftquantitäten und -qualitäten können, vor dem Hintergrund des häufig diskutierten Modells der muskulären Dysbalancen (z.B. Hasenbring 1999; Pfingsten et al. 2004) trotz der widersprüchlichen Evidenz (Wydra 2006), im Sinne einer Verbesserung der allgemeinen Fitness auch Übungsformen zur Verbesserung von Dehnfähigkeit und Beweglichkeit in das Programm aufgenommen werden. Nicht zuletzt sollten auch Übungsformen zur Verbesserung der kardiopulmonalen Leistungsfähigkeit enthalten sein.

Für bewegungsbezogene Programme zur Förderung der Rückengesundheit ergeben sich folgende Zielsetzungen:

- Verbesserung von Kraft und Kraftausdauer der Rücken- bzw. Rumpfmuskulatur zur Vermeidung von bewegungsmangelbedingten Dekonditionierungszuständen
- Verbesserung der Koordination der Rücken- bzw. Rumpfmuskulatur zur Stabilisation des Rückens
- Verbesserung der allgemeinen körperlichen Fitness (Ausdauer, Beweglichkeit) im Sinne einer Förderung physischer Gesundheitsressourcen.

Förderung psychosozialer Gesundheitsressourcen und Reduktion von Risikofaktoren

Gesundheitssportprogramme zur Förderung psychosozialer Ressourcen zielen vornehmlich auf die in der Gesundheitspsychologie diskutierten Konstrukte des Wohlbefindens (Mayring 2003), der gesundheitsbezogenen Ziele und Erwartungen (Renner und Weber 2003) sowie der subjektiven Theorien von Gesundheit und Krankheit (Fydrich und Sommer 2003). Sie umfassen also kognitive, emotionale, motivationale und soziale Faktoren.

Die zu stärkenden Gesundheitsressourcen stehen dabei in direkter Beziehung zu den für die Chronifizierung von Rückenschmerzen relevanten Risikofaktoren wie Angstvermeidungsüberzeugung, Neigung zum Katastrophisieren oder Depressivität (Lühmann 2005; ➤ Kap. 1.5). Für Interventionen zur Förderung der Rückengesundheit ergeben sich daher folgende Zielsetzungen:

- Verbesserung des Wohlbefindens und somit eine Verminderung von psychischen Belastungen (Disstress, Angst) sowie Wirkungen entgegen einer Depression
- Vermittlung von Wissen über die Entstehung und Bedeutung von Rückenschmerzen mit dem Ziel der Beeinflussung von schmerz- bzw. krankheitsbezogenen subjektiven Theorien und des korrespondierenden Verhaltens (Furchtvermeidungsverhalten, passive Coping-Strategien, Schmerzwahrnehmung, Katastrophisieren)
- Vermittlung von Wissen über Selbsthilfemöglichkeiten bzw. Aufbau von aktiven Coping-Strategien
- Vermittlung von Bewegungstechniken und Selbststeuerungskompetenzen für eigenständig durchgeführte körperliche Aktivität
- Vermittlung von Wissen über Hintergründe und Effekte von körperlicher Aktivität zum Aufbau von Bindung.

Als weitere Risikofaktoren gelten körperliche Belastungen wie Bücken, Heben, Tragen, Schieben, Ziehen, Arbeit in Zwangshaltung etc., soweit jene über lange Zeiträume und mit hohen Belastungen durchgeführt werden (z.B. in Pflegeberufen). Insofern spielt bei entsprechend betroffenen Personengruppen auch die Vermittlung von Bewegungstechniken zur Reduktion von Beanspruchungen des Rückens eine wichtige Rolle, obwohl deren Stellenwert im Vergleich zu „klassischen" Rückenschulen insgesamt deutlich reduziert ist (Pfeifer 2005).

Bewältigung von Beschwerden und Missbefinden

Die Bewältigung von Beschwerden und Missbefinden steht in enger Beziehung zu den bereits beschriebenen Einflussmöglichkeiten auf physische und psychosoziale Ressourcen. Diskutiert werden in diesem Zusammenhang die Möglichkeiten einer problembezogenen Bewältigung, z.B. durch eine verbesserte Muskelkraft und Koordination bei Rückenproblemen, sowie die Möglichkeiten zur Verbesserung einer emotionsbezogenen Bewältigung durch das Erleben von Freude und das Erzielen aktueller Stimmungsverbesserungen (Brehm und Sygusch 2003).

Es ergeben sich u.a. die folgenden Zielsetzungen:

- Verbesserung der Koordination der Rücken- bzw. Rumpfmuskulatur zur Stabilisation des Rückens
- Verbesserung der allgemeinen körperlichen Fitness (Ausdauer, Beweglichkeit) im Sinne einer Förderung physischer Gesundheitsressourcen
- Verbesserung des aktuellen und habituellen Wohlbefindens.

Bindung an körperliche Aktivität

Für langfristig anhaltende Effekte ist die Bindung an körperliche Aktivität von besonderer Bedeutung. Es ist daher entscheidend, die Teilnehmer von Gesundheitssportprogrammen zu selbstinitiierter und selbstgesteuerter körperlicher Aktivität zu befähigen und sie zu einer regelmäßigen und möglichst lebenslangen Durchführung zu bewegen. Nur so können die oben beschriebenen Zielsetzungen erreicht und auf lange Sicht aufrechterhalten werden.

Daraus ergeben sich folgende Ziele bewegungsbezogener Interventionsmaßnahmen:

- Bekanntmachung der Teilnehmer mit verschiedenen Formen körperlicher Aktivität
- Vermittlung von selbstständig durchführbaren Übungs- und Trainingsformen sowie von Selbststeuerungskompetenzen
- Vermittlung von positiven Bewegungserfahrungen
- Vermittlung von Strategien zur Aufnahme und Beibehaltung körperlicher Aktivität (Göhner und Fuchs 2007).

Verbesserung der Bewegungsverhältnisse

Zur Verbesserung der Bewegungsverhältnisse gehört, bewegungsfreundliche Umweltbedingungen (Bewegungsräume) zu schaffen und zu beeinflussen sowie gesundheitssportliche Bewegungsangebote zu vernetzen. Im Kontext von Bewegungsangeboten zur Förderung der Rückengesundheit bedeutet dies u.a., Angebote für Einsteiger mit weiterführenden Angeboten für Fortgeschrittene, z.B. in gesundheitsorientierten Fitnesseinrichtungen oder in Sportvereinen, zu vernetzen. In beiden Bereichen ist heute eine steigende Qualitätsorientierung erkennbar, z.B. über die Nutzung von Qualitätssicherungsinstrumenten (z.B. Qualitätssiegel SPORT PRO GESUNDHEIT des Deutschen Olympischen Sportbunds).

Zusammengefasst ergeben sich im Hinblick auf die Verbesserung der Bewegungsverhältnisse folgende Zielsetzungen:

- Bekanntmachung der Teilnehmer mit verschiedenen Anbietern von weiterführenden Maßnahmen des Gesundheitssports (Vereine, Fitnesseinrichtungen etc.)
- Aufbau von Kooperationen mit örtlichen Sportvereinen, Fitness- und Gesundheitszentren etc.

1.4.3 Evidenzbasierung – was wissen wir?

Übersicht über Interventionsstrategien zur Prävention von Rückenschmerz

Für die Entwicklung eines Konzepts zur Prävention von Rückenschmerzen muss zunächst die aktuelle Evidenz zur Wirksamkeit der verschiedenen Strategien untersucht werden. Dabei ist zu berücksichtigen, dass eine echte Primärprävention für das Auftreten von Rückenschmerzen aufgrund der hohen Prävalenz bereits im jungen Erwachsenenalter kaum möglich ist. Präventive Maßnahmen zielen daher weniger darauf, das erstmalige Auftreten von Rückenschmerzen zu verhindern, als vielmehr darauf, die Zahl und Stärke von Rezidiven zu vermindern bzw. einer Chronifizierung vorzubeugen (Burton et al. 2005; Lühmann 2005; Pfeifer et al. 2007a; ➤ Kap. 2.2).

Eine Reihe von Übersichtsarbeiten fasst die internationale Studienlage zur Wirksamkeit verschiedener präventiver Maßnahmen zusammen (Vuori 2001; Linton und van Tulder 2001; Waddell und Burton 2001; van Poppel et al. 2004; Kool et al. 2004; Burton et al. 2005; Lühmann 2005; Martimo et al. 2007; Krismer et al. 2007; Sahar et al. 2007; van der Windt et al. 2008; Seidler et al. 2008; van Duijvenbode et al. 2008). Diese Maßnahmen lassen sich grob in folgende Gruppen einteilen:

- bewegungsbezogene Interventionen
- informationsbezogene Interventionen

- verhaltensbezogene (kognitiv-behaviorale) Interventionen
- Hilfsmittel und ergonomische Interventionen.

Dabei zeigt sich, dass besonders durch bewegungs- und verhaltensbezogene Interventionen das Auftreten sowie die Dauer zukünftiger Rückenschmerzepisoden vermindert werden kann (Linton und van Tulder 2001; Kool et al. 2004; Burton et al. 2005). Mehrdimensionale Konzepte, die in einem biopsychosozialen Ansatz körperliches Training mit kognitiv-behavioralen Komponenten verknüpfen, sind als besonders vielversprechend einzuschätzen (Burton et al. 2005; Lühmann 2005). Neuere randomisierte kontrollierte Studien zu diesem Thema bestätigen diese Ergebnisse (Jensen et al. 2005; Hurwitz et al. 2005; Linton und Nordin 2006; Heymans et al. 2006; Göhner und Schlicht 2006; Kool et al. 2007).

Nicht wirksam zu sein scheinen vor allem biomechanische und biomedizinisch geprägte Ansätze – wie beispielsweise klassische Rückenschulkonzepte –, die schonende und belastungsarme Haltungen und Bewegungen trainieren und die Vermeidung von Fehlhaltungen postulieren (Burton et al. 2005; Lühmann 2005; Krismer et al. 2007). Auch Hilfsmittel wie beispielsweise lumbale Stützgürtel oder Schuheinlagen scheinen keine präventive Wirkung zu haben und werden daher nicht empfohlen (Sahar et al. 2007; van Duijvenbode et al. 2008). Für die Bewertung ergonomischer Interventionen (z.B. Modifikation der Arbeitsumgebung) fehlt es an entsprechenden wissenschaftlichen Untersuchungen (Burton et al. 2005; Lühmann 2005; Martimo et al. 2007; Seidler et al. 2008).

Präventiv wirksame bewegungsbezogene Interventionen

Eine ausführlichere Übersicht über die Zusammenhänge zwischen körperlicher Aktivität und der Inzidenz und Prävalenz von Muskel-Skelett-Erkrankungen liefert Vuori (2001). Er bewertet nach Sichtung und Analyse verschiedener Quellen im Hinblick auf die Inzidenz von Rückenschmerzen die primärpräventiven Effekte von körperlicher Aktivität in der Freizeit mit einer starken Evidenz (Kategorie A).

Zu einem vergleichbaren Ergebnis kommen Linton und van Tulder (2001). Dabei scheinen Maßnahmen körperlichen Trainings („exercise") effektiver zu sein als klassische Rückenschulen. Insgesamt bewerten Linton und van Tulder (2001) die Evidenz für die präventive Wirksamkeit von körperlichem Training als stark (Kategorie A). Zum selben Ergebnis kommen auch die Übersichtsarbeiten von Kool et al. (2004), Burton (2005) und Krismer und van Tulder (2007).

Die Autoren schlussfolgern, dass durch körperliches Training die Häufigkeit und Dauer weiterer Rückenschmerzepisoden sowie die Anzahl an Arbeitsunfähigkeitstagen und das Risikos einer Chronifizierung vermindert werden können. Die Effektstärken sind dabei allerdings als gering bis moderat einzuschätzen (Burton et al. 2005).

Da in wissenschaftlichen Untersuchungen zu dieser Thematik viele unterschiedliche Formen von körperlicher Aktivität oder körperlichem Training verwendet und diese nicht explizit verglichen wurden, kann keine Schlussfolgerung auf eine spezifische Wirksamkeit einzelner Interventionsformen vorgenommen werden. Ebenfalls unklar bleiben die optimale Häufigkeit, Intensität und der geeignete Umfang für ein körperliches Training zur Förderung der Rückengesundheit. Allerdings sprechen die positiven Effekte der einzelnen Studien dafür, dass die Art des körperlichen Trainings eine untergeordnete Rolle zu spielen scheint und es vielmehr darauf ankommt, die Aktivität über einen längeren Zeitraum fortzuführen.

Allgemeines Problem von Untersuchungen, die den oben genannten Übersichtsarbeiten zugrunde liegen, ist, dass häufig nur unbehandelte Kontrollgruppen zum Vergleich herangezogen werden. Daher ist aus methodischer Sicht anzumerken, dass es unklar bleibt, wie wirksam Bewegungsprogramme im Vergleich zu anderen Interventionsformen sind. Die beschriebenen Effekte können theoretisch auch auf die Intervention *an sich* zurückzuführen und unabhängig von der Art der Intervention sein. Außerdem wurden die bewegungsbezogenen Interventionen in einigen Studien mit Informationen zur Ergonomie oder zum Umgang mit Rückenschmerz verknüpft, sodass nicht erkennbar ist, welcher Interventionsanteil zu den erzeugten Wirkungen geführt hat.

Präventiv wirksame informations- und verhaltensbezogene Interventionen

Neben bewegungsbezogenen Interventionen erscheinen insbesondere auch Maßnahmen zur Veränderung von Einstellungen und Verhalten im Hinblick auf die Prävention von Rückenschmerzen als Erfolg versprechend (Burton et al. 2005). Auf der Basis der wenigen bislang zu diesen Interventionsformen vorliegenden Studien kann dabei zwischen informations- und verhaltensbezogenen Interventionen unterschieden werden (Pfeifer 2004).

Als eine Strategie, die mit Rückenschmerz zusammenhängenden Kognitionen und das korrespondierende Verhalten zu beeinflussen, wird in der Literatur die Vermittlung von rückenschmerzbezogenem Wissen beschrieben (informationsbezogene Interventionen). In den Arbeiten von Symonds et al. (1995), Burton et al. (1999), Buchbinder et al. (2001), Roberts (2002) und Kovacs et al. (2007) konnte über eine reine Vermittlung von Wissensinhalten und der Verbreitung von Positivbotschaften zum Umgang mit Rückenschmerzen mithilfe von Broschüren oder über die öffentlichen Medien eine Reduktion von Rückenschmerzen bzw. eine Veränderung des damit zusammenhängenden Verhaltens erzielt werden. Dabei nahmen die Autoren u.a. Bezug auf die in der Broschüre „The Back Book“ von Burton et al. (1999) formulierten Kernaussagen (➤ Kap. 1.2), die sich explizit auf das biopsychosoziale Modell von Rückenschmerz (Waddell 1987; Waddell 2004) beziehen (siehe „Das Rückenbuch“, Nilges 2000).

Die Autoren betonen den Unterschied zu den Botschaften von eher traditionellen Informationsmaterialien, deren Schwerpunkte in dem „biomechanischen Konzept“ mit Betonung von Informationen im Bereich Anatomie, Pathogenese und Pathologie der Wirbelsäule, der Beschreibung von Untersuchungsmethoden und Operationstechniken, einer Fokussierung auf Schmerz und eben nicht auf Aktivitäten und einer damit verbundenen impliziten Aufforderung zur Vermeidung von Aktivitäten und zur Passivität liegen. Solche Informationen implizieren eher, dass die WS leicht verletzbar sei, dass medizinische Behandlung nötig sei und dass Schäden dauerhaft sind. Sie verstärken die Botschaft eines „medizinischen“ Problems, welches der Patient selbst kaum beeinflussen kann. Und sie vermitteln, dass Aktivitäten erst nach Rückgang oder Verschwinden der Schmerzen möglich seien.

Aus dem Bereich der Rehabilitation von chronischen Rückenschmerzen liegt heute eine Vielzahl von Erkenntnissen zur Effektivität von kognitiv-behavioralen (verhaltensbezogenen) Interventionen vor (McCracken und Turk 2002; Ostelo et al. 2005; Guzmán et al. 2006; Hoffman et al. 2007). Die dort meist im Rahmen von sog. „multimodalen“ Programmen verwendeten Interventionsformen beziehen sich ebenfalls auf das biopsychosoziale Modell des Rückenschmerzes (➤ Kap. 1.2). Dabei versucht man in Einzel- oder Gruppenberatungen, gezielt Informationen und Techniken zu vermitteln, die es dem Rückenschmerzpatienten ermöglichen, eine Neubewertung seines erlebten Rückenschmerzes und eine Veränderung im Umgang mit dem Schmerz zu erzielen. Im Vordergrund stehen auch hier Interventionsformen, die zu einer aktiven Krankheits- bzw. Schmerzbewältigung führen und es erlauben, anderen Dingen als dem Schmerz Raum zu geben. Dazu gehören der Einsatz von Entspannungsverfahren, der Umgang mit sozialen Verstärkern und die Stärkung der Selbstkontrolle im Umgang mit Schmerzen. Der Einsatz solcher Verfahren erfolgt in multimodalen Behandlungsprogrammen in der Regel in Kombination mit bewegungsbezogenen Interventionsformen, mit dem Ziel, einerseits die mit Rückenschmerz assoziierte physische Dekonditionierung zu kompensieren und andererseits die körperlichen Funktionen mit Bezug zur Wiedereingliederung in das Arbeitsleben zu verbessern („work conditioning“, „work hardening“).

Im Gegensatz zur beschriebenen Situation in der Rehabilitation sind Anwendungen von kognitiv-behavioralen Interventionen zur Prävention von Rückenschmerzen, die über eine reine Informationsvermittlung hinausgehen, in der Literatur weniger umfangreich behandelt. Erfolgreiche Ansätze mit eher sekundärpräventivem Charakter zeigen z.B. die Untersuchungen von Linton und Kollegen (Linton und Andersson 2000; Linton und Ryberg 2001; Linton et al. 2005; Linton und Nordin 2006; Menzel und Robinson 2006) sowie von Staal et al. (2004), Jensen et al. (2005), Heymans et al. (2006) und Göhner und Schlicht (2006).

Zusammengefasst zeigen sich in den vorliegenden Ansätzen die Möglichkeiten, durch körperliches Training und gezielte Informationsvermittlung bzw. durch gezielte kognitiv-behaviorale Strategien das Auftreten von Rückenschmerzen positiv zu beeinflussen. Die Erkenntnisse, dass psychosoziale Risikofaktoren einen höheren Einfluss auf die Entstehung von Rückenschmerzen haben als somatische (Lühmann 2005), unterstützen diese Annahme. Besonders vielversprechend sind multidimensionale Interventionsformen im Sinne des biopsychosozialen Modells des Rückenschmerzes und des Fear-Avoidance-Belief-Modells einzuschätzen (Burton et al. 2005; Lühmann 2005; ➤ Kap. 1.5). Sie zielen auf die Beeinflussung der Schmerzbewertung und -bewältigung, die Beeinflussung des Angstvermeidungsverhaltens, die Vermittlung von Informationen und den Aufbau von Wissen zur Beeinflussung von rückenschmerzbezogenen Kognitionen und subjektiven Theorien, die Vermittlung von Entspannungstechniken, die Verbesserung der körperlichen Fitness bzw. die Kompensation von Dekonditionierungserscheinungen und die Heranführung an regelmäßige körperliche Aktivität.

1.4.4 Zielsetzungen bewegungsbezogener Interventionen zur Förderung der Rückengesundheit

Zusammenfassend erscheinen für die Förderung der Rückengesundheit folgende Maßnahmen als Erfolg versprechend:

- Bewegungsprogramme mit einem hohen Aktivitäts-, Eigenwahrnehmungs- und Selbststeuerungsanteil, die regelmäßig über einen längeren Zeitraum (mindestens zwölf Wochen) durchgeführt werden
- Interventionen, die Informationen und Strategien zur Vermittlung von positiven rückenschmerzbezogenen Einstellungen und Verhalten beinhalten
- Strategien, die auf die Beeinflussung von Risikofaktoren zur Entstehung von Rückenbeschwerden und insgesamt auf die Stärkung rückenbezogener physischer und psychosozialer Gesundheitsressourcen zielen.

Dabei sind die zentralen Botschaften der Informationsvermittlung, dass Rückenschmerzen in der Regel nicht auf schwerwiegende Erkrankungen zurückzuführen sind, die Wirbelsäule ein stabiles und muskulär gut zu sicherndes System ist und dass die Aufrechterhaltung von Aktivität die beste Maßnahme zur Vermeidung von Rückenschmerz darstellt (➤ Kap. 1.2).

Berücksichtigt man die in ➤ Kap. 2 abgeleiteten Zielsetzungen für körperliche Aktivität zur Förderung der Rückengesundheit, so lassen sich zur Entwicklung eines Interventionskonzeptes folgende übergeordnete Zielbereiche definieren (Pfeifer et al. 2007b):

- Zielbereich I: *Einstellung und Verhalten* – die Vermittlung von Wissen über Hintergründe und den Umgang mit Rückenschmerz und der Aufbau individueller Verhaltens- und Handlungskompetenzen in Rückenschmerzepisoden
- Zielbereich II: *Hinführung zu körperlicher/gesundheitssportlicher Aktivität* – die Hinführung zu und die überdauernde Bindung an mehr eigenständig durchgeführte körperliche und gesundheitssportliche Aktivität und damit verbunden eine
- Zielbereich III: *Verbesserung der gesundheitsbezogenen Fitness* bzw. die Vermeidung/Reduktion einer Dekonditionierung.

Diese übergeordneten Ziele beinhalten vielerlei Teilaspekte. Aufgrund der komplexen Natur ist es daher kaum möglich, diese Zielbereiche durch ungeplante Trainingsinterventionen oder Heimtrainingsprogramme bzw. die alleinige Vermittlung von Informationen zu realisieren. Daher müssen bei entsprechenden Interventionsmaßnahmen differenzierte Teilziele definiert und unter Auswahl von geeigneten Inhalten und Methoden systematisch angesteuert werden. Dies wird in ➤ Kap. 2.2 ausführlich beschrieben.

Die beschriebenen Zielsetzungen beziehen sich auf die physische, kognitive und psychosoziale Interventionsebene. Für deren Umsetzung unter Beachtung methodischer Grundsätze wird deutlich, dass eine hohe Kursleiterkompetenz, eine sorgfältige Planung der verschiedenen Kurseinheiten und ein stets reflektierter und begründeter sowie in Bezug auf die Teilnehmer abgestimmter und flexibler Einsatz von Inhalten und Methoden erforderlich sind. Zu berücksichtigende Voraussetzungen der Teilnehmer umfassen insbesondere einen bewegungsarmen Lebensstil, Unsicherheiten bzgl. eigenständiger Bewegungsaktivitäten, die Furcht vor negativen Konsequenzen von Bewegung (z.B. Rückenschmerzen), insgesamt niedrige motorische Kompetenzen etc. Die Vermittlung der Kursinhalte muss daher in für die Teilnehmer überschaubaren Schritten erfolgen und eine Überforderung der Kursteilnehmer vermeiden. Zum anderen sollte ein Interventionskonzept ermöglichen, dass sich der Kursleiter mit den Zielsetzungen und Inhalten seines Kursangebotes aktiv auseinandersetzt und es an unterschiedliche Zusammensetzungen der Zielgruppe anpasst. Durch eine zielbezogene Zuordnung von Interventionsinhalten und -methoden kann ein flexibles modulares Interventionskonzept zur Qualität bewegungsbezogener Angebote zur Förderung der Rückengesundheit beitragen (Pfeifer et al. 2007b; ➤ Kap. 2).

LITERATUR

American College of Sports Medicine (2008). ACSM's guidelines for exercise testing and prescription, 8th ed. Philadelphia: Lippincott Williams und Wilkins.

Arbeitsgemeinschaft der Spitzenverbände der Krankenkassen unter Beteiligung des Spitzenverbandes Bund der Krankenkassen (2008). Gemeinsame und einheitliche Handlungsfelder und Kriterien der Spitzenverbände der Krankenkassen zur Umsetzung von §§ 20 und 20a SGB V vom 21. Juni 2000 in der Fassung vom 2. Juni 2008. Federführend für die Veröffentlichung: IKK-Bundesverband, Bergisch-Gladbach.

Brehm W, Sygusch R (2003). Prävention in Sportvereinen. In: Jerusalem M, Weber H (Hrsg.). Psychologische Gesundheitsförderung. Göttingen: Hogrefe, S. 479–497.

Brehm W, Bös K (2006). Gesundheitssport: ein zentrales Element der Prävention und der Gesundheitsförderung. In: Bös K, Brehm W (Hrsg.). Handbuch Gesundheitssport, 2. Aufl. Schorndorf: Hofmann, S. 7–28.

Brehm W, Bös K, Opper E, Saam J (2002). Gesundheitssportprogramme in Deutschland. Analysen und Hilfen zum Qualitätsmanagement für Sportverbände, Sportvereine und andere Anbieter von Gesundheitssport. Schorndorf: Hofmann.

Buchbinder R, Jolley D, Wyatt M (2001). 2001 Volvo award winner in clinical studies: Effects of a media campaign on back pain beliefs and its potenzial influence on management of

low back pain in general practice. Spine 26 (23): 2.535–2.542.
Burton AK, Balague F, Cardon G, Eriksen HR, Hanninen O, Harvey E et al. (2005). How to prevent low back pain. Best Practice and Research in Clinical Rheumatology 19 (4): 541–555.
Burton AK, Waddell G, Tillotson KM, Summerton N (1999). Information and advice to patients with back pain can have a positive effect: A randomized controlled trial of a novel educational booklet in primary care. Spine 24 (23): 2.484–2.491.
Cholewicki J, McGill SM (1996). Mechanical stability of the in vivo lumbar spine: Implications for injury and chronic low back pain. Clinical Biomechanics 11 (1): 1–15.
Ebenbichler G R, Oddsson LIE, Kollmitzer J, Erim Z (2001). Sensory-motor control of the lower back: Implications for rehabilitation. Medicine and Science in Sports and Exercise, 33 (11): 1.889–1.898.
Fydrich T, Sommer G (2003). Diagnostik sozialer Unterstützung. In: Jerusalem M, Weber H (Hrsg.). Psychologische Gesundheitsförderung. Göttingen: Hogrefe, S. 79–104.
Göhner W, Fuchs R (2007). Änderungen des Gesundheitsverhaltens: MoVo-Gruppenprogramme für körperliche Aktivität und gesunde Ernährung. Göttingen: Hogrefe.
Göhner W, Schlicht W (2006). Preventing chronic back pain: Evaluation of a theory-based cognitive-behavioural training programme for patients with subacute back pain. Patient Education and Counseling 64 (1–3): 87–95.
Guzmán J, Esmail R, Karjalainen K, Malmivaara A, Irvin E, Bombardier C (2006). Multidisciplinary bio-psycho-social rehabilitation for chronic low-back pain. Cochrane database of systematic reviews (Online), Issue 2, CD000963.
Hasenbring M (1999). Prozesse der Chronifizierung von Schmerzen. In: Basler HD, Franz C, Kröner-Herwig B, Rehfisch HP, Seemann H (Hrsg.). Psychologische Schmerztherapie. Berlin: Springer, S. 161–176.
Haskell WL, Lee IM, Pate RR, Powell KE, Blair SN, Franklin BA et al. (2007). Physical activity and public health: updated recommendation for adults from the American College of Sports Medicine and the American Heart Association. Medicine and science in sports and exercise 39 (8): 1.423–1.434.
Heymans MW, de Vet HCW, Bongers PM, Knol DL, Koes BW, van Mechelen W (2006). The effectiveness of high-intensity versus low-intensity back schools in an occupational setting: A pragmatic randomized controlled trial. Spine 31 (10): 1.075–1.082.
Higginbottom JM, Hurst K (2001). Quality assuring a therapy service. International Journal of Health Care Quality Assurance 14: 149–156.
Hoffman BM, Papas RK, Chatkoff DK, Kerns RD (2007). Meta-analysis of psychological interventions for chronic low back pain. Health psychology: official journal of the Division of Health Psychology, American Psychological Association 26 (1): 1–9.
Hurst K (1992). Specifying quality in health and social care. Quality assurance in health care: the official journal of the International Society for Quality Assurance in Health Care/ISQA 4 (3): 193–197.
Hurwitz EL, Morgenstern H, Chiao C (2005). Effects of recreational physical activity and back exercises on low back pain and psychological distress: Findings from the UCLA low back pain study. American Journal of Public Health 95 (10): 1.817–1.824.
Jensen IB, Bergström G, Ljungquist T, Bodin L (2005). A 3-year follow-up of a multidisciplinary rehabilitation programme for back and neck pain. Pain 115 (3): 273–283.
Knoll M (1997). Sporttreiben und Gesundheit. Eine kritische Analyse vorliegender Befunde. Schorndorf: Hofmann.
Kool J, Bachmann S, Oesch P, Knuesel O, Ambergen T, de Bie R et al. (2007). Function-centered rehabilitation increases work days in patients with nonacute nonspecific low back pain: 1-year results from a randomized controlled trial. Archives of physical medicine and rehabilitation 88 (9): 1.089–1.094.
Kool J, de Bie R, Oesch P, Knüsel O, van den Brandt P, Bachmann S (2004). Exercise reduces sick leave in patients with non-acute non-specific low back pain: a meta-analysis. Journal of rehabilitation medicine: official journal of the UEMS European Board of Physical and Rehabilitation Medicine 36 (2): 49–62.
Kovacs F, Abraira V, Santos S, Diaz E, Gestoso M, Muriel A et al. (2007). A comparison of two short education programs for improving low back pain-related disability in the elderly: A cluster randomized controlled trial. Spine 32 (10): 1.053–1.059.
Krismer M, van Tulder M, The Low Back Pain Group of the Bone and Joint Health Strategies for Europe Project (2007). Strategies for prevention and management of musculoskeletal conditions. Low back pain (non-specific). Best practice und research. Clinical rheumatology 21 (1): 77–91.
Linton S J, Andersson T (2000). Can chronic disability be prevented? A randomized trial of a cognitive-behavior intervention and two forms of information for patients with spinal pain. Spine 25 (21): 2.825–2.831.
Linton SJ, Boersma K, Jansson M, Svärd L, Botvalde M (2005). The effects of cognitive-behavioral and physical therapy preventive interventions on pain-related sick leave: a randomized controlled trial. The Clinical journal of pain 21 (2): 109–119.
Linton SJ, Nordin E (2006). A 5-year follow-up evaluation of the health and economic consequences of an early cognitive behavioral intervention for back pain: A randomized, controlled trial. Spine 31 (8): 853–858.
Linton SJ, Ryberg M (2001). A cognitive-behavioral group intervention as prevention for persistent neck and back pain in a non-patient population: a randomized controlled trial. Pain 90 (1-2): 83–90.
Linton SJ, van Tulder MW (2001). Preventive interventions for back and neck pain problems: What is the Evidence? Spine 26 (7): 778–787.
Lühmann D (2005). Prävention von Rückenschmerz – Grundlagen und mögliche Interventionsstrategien. Bewegungstherapie und Gesundheitssport 4: 138–145.
Martimo KP, Verbeek J, Karppinen J, Furlan AD, Kuijer PPFM, Viikari-Juntura E et al. (2007). Manual material handling advice and assistive devices for preventing and treating back pain in workers. Cochrane Database of Systematic Reviews, Issue 3.
Mayring P (2003). Gesundheit und Wohlbefinden. In: Jerusalem M, Weber H (Hrsg.). Psychologische Gesundheitsförderung. Göttingen: Hogrefe, S. 1–15.
McCracken LM, Turk DC (2002). Behavioral and cognitive-behavioral treatment for chronic pain: outcome predictors of outcome and treatment process. Spine 27 (22): 2.564–2.573.
McGill SM (2001). Low back stability: from formal description to issues for performance and rehabilitation. Exercise and sport sciences reviews 29 (1): 26–31.

Menzel NN, Robinson ME (2006). Back pain in direct patient care providers: early intervention with cognitive behavioral therapy. Pain Management Nursing 7 (2): 53–63.
Nilges P (2000). Das Rückenbuch. Mainz: DRK-Schmerz-Zentrum.
Ostelo RW, van Tulder MW, Vlaeyen JW, Linton SJ, Morley SJ, Assendelft WJ (2005). Behavioural treatment for chronic low-back pain. Cochrane Database of Systematic Reviews 25 (1): CD002014.
Pandolf KB (2001). Dose-response issues concerning physical activity and health: an evidence based symposium. Medicine and Science in Sports and Exercise 33: 345–641.
Panjabi MM (1992a). The stabilizing system of the spine. Part I. Function, dysfunction, adaptation, and enhancement. Journal of spinal disorders 5 (4): 383–389.
Panjabi MM (1992b). The stabilizing system of the spine. Part II. Neutral zone and instability hypothesis. Journal of spinal disorders 5 (4): 390–396.
Pfeifer K (2005). Die präventive Rückenschule im Spiegel der Evidenz – Welche Weiterentwicklungen sind notwendig? Die Säule 15 (1): 8–16.
Pfeifer K, Hofmann J, Zech A (2007a). Körperliche Aktivität und Sport zur Prävention von Muskel-Skelett-Erkrankungen. In: KKH Kaufmännische Krankenkasse (Hrsg.). Beweglich? Muskel-Skelett-Erkrankungen – Ursachen, Risikofaktoren und präventive Ansätze. Heidelberg: Springer, S. 194–202.
Pfeifer K (2004). Prävention von Rückenschmerzen durch bewegungsbezogene Interventionen. Expertise im Auftrag der Bertelsmann-Stiftung und der Akademie für Manuelle Medizin. Gütersloh: unveröffentlicht.
Pfeifer K, Hänsel F, Heinz B (2007b). Rückengesundheit: Grundlagen und Module zur Planung von Kursen. Köln: Dt. Ärzte-Verlag.
Pfingsten M, Kaluza G, Hildebrandt J (2004). Rückenschmerzen. In: Basler HD, Franz C, Kröner-Herwig B, Rehfisch HP, Seemann H (Hrsg.). Psychologische Schmerztherapie. 5. Aufl. Berlin: Springer, S. 395–414.
Renner B, Weber H (2003). Gesundheitsbezogene Ziele und Erwartungen. In: Jerusalem M, Weber H (Hrsg.). Psychologische Gesundheitsförderung. Göttingen: Hogrefe, S. 17–37.
Richardson C, Jull G, Hodges P, Hides J (1999). Therapeutic exercise for spinal segmental stabilization in low back pain. Edinburgh: Churchill-Livingstone.
Roberts L, Little P, Chapman J, Cantrell T, Pickering R, Langridge J (2002). The back home trial: general practitioner-supported leaflets may change back pain behavior. Spine 27 (17): 1.821–1.828.
Sahar T, Cohen MJ, Ne'eman V, Kandel L, Odebiyi DO, Lev I et al. (2007). Insoles for prevention and treatment of back pain. Cochrane database of systematic reviews (Online), Issue 4: CD005275.
Samitz G, Baron R (2002). Epidemiologie der körperlichen Aktivität. In: Samitz G, Mensink G (Hrsg.). Körperliche Aktivität in Prävention und Therapie. Evidenzbasierter Leitfaden für Klinik und Praxis. München: Marseille, S. 11–31.
Schlicht W (1994). Sport und Primärprävention: Gesundheitspsychologie. Göttingen: Hogrefe.
Seidler A, Liebers F, Latza U (2008). Prävention von Low-Back-Pain im beruflichen Kontext. Bundesgesundheitsblatt, Gesundheitsforschung, Gesundheitsschutz 51 (3): 322–333.
Staal JB, Hlobil H, Twisk JW, Smid T, Köke AJ, van Mechelen W (2004). Graded activity for low back pain in occupational health care: a randomized, controlled trial. Annals of internal medicine 140 (2): 77–84.
Symonds TL, Burton AK, Tillotson KM, Main CJ (1995). Absence resulting from low back trouble can be reduced by psychosocial intervention at the work place. Spine 20 (24): 2.738–2.745.
van der Windt D, Hay E, Jellema P, Main C (2008). Psychosocial interventions for low back pain in primary care: lessons learned from recent trials. Spine 33 (1): 81–89.
van Duijvenbode ICD, Jellema P, van Poppel MNM, van Tulder MW (2008). Lumbar supports for prevention and treatment of low back pain. Cochrane Database of Systematic Reviews, Issue 2.
van Poppel MN, Hooftman WE, Koes BW (2004). An update of a systematic review of controlled clinical trials on the primary prevention of back pain at the workplace. Occupational medicine (Oxford, England) 54 (5): 345–352.
Verbunt JA, Seelen HA, Vlaeyen JW, van de Heijden GJ, Heuts PH, Pons K et al. (2003). Disuse and deconditioning in chronic low back pain: concepts and hypotheses on contributing mechanisms. European journal of pain (London, England) 7 (1): 9–21.
Vuori IM (2001). Dose-response of physical activity and low back pain, osteoarthritis, and osteoporosis. Medicine and science in sports and exercise 33 (6 Suppl): S551–586.
Waddell G, Burton AK (2001). Occupational health guidelines for the management of low back pain at work: evidence review. Occupational medicine 51 (2): 124–135.
Waddell G (1987). Volvo award in clinical sciences. A new clinical model for the treatment of low-back pain. Spine 12 (7): 632–644.
Waddell G (2004). The back pain revolution. 2nd ed. New York: Churchill Livingstone.
WHO (1986). Ottawa Charta for Health Promotion. Ottawa: WHO.
Wilson C (1987). How to evaluate a hospital-wide QA program. Health care 29 (7): 8–10, 28.
Wydra G (2006). Dehnfähigkeit. In: Bös K, Brehm W (Hrsg.). Handbuch Gesundheitssport, 2. Aufl. Schorndorf: Hofmann, S. 265–274.

1.5 Psychologie

Michael Pfingsten

1.5.1 Psychologie und Schmerz

Das Fachgebiet der Medizinischen Psychologie beschäftigt sich mit psychologischen Aspekten von Gesundheit und Krankheit. Es thematisiert insbesondere die Interaktion zwischen körperlichen Erkrankungen und dem Erleben und Verhalten der Betroffenen. Die Grundthese besagt, dass bei der Entstehung und dem Verlauf von Erkrankungen Einflüsse aus den Vorerfahrungen sowie gelernte Verhaltensmuster und die spezifische Art der Krankheitsbewältigung ebenso von Bedeutung sind wie organpathologische Gegebenheiten. Psychologische Faktoren sind

- an der Auslösung von Krankheiten beteiligt,
- bestimmen den Krankheitsverlauf und
- beeinflussen die Art und Weise, wie Patienten auf jede Form operativer, konservativer, psychosomatischer und multimodaler Behandlung reagieren.

Psychologische Behandlungen haben seit Jahren einen festen Platz in der Schmerztherapie und sind integrativer Bestandteil der Versorgung. Sie stellen in Verbindung mit physiotherapeutischen Techniken Alternativen zu medikamentösen oder operativen Verfahren dar bzw. ergänzen diese. Das Spektrum psychologischer Arbeit mit Schmerzpatienten reicht dabei von spezifischer Schmerzpsychotherapie mit dem Schwerpunkt auf der Behandlung von Schmerz und damit verbundenen ungünstigen Konsequenzen bis hin zu Psychotherapie bei Patienten mit Schmerzen, die auch bzw. im Verbund mit dem Schmerzerleben unter psychischen Störungen leiden.

1.5.2 Psychoanalytische und verhaltensmedizinische Betrachtungsweisen

In Deutschland werden in der psychotherapeutischen Versorgung grundsätzlich zwei Therapieansätze unterschieden:

- der psychodynamische Ansatz, der sich in die psychoanalytische und tiefenpsychologische Therapie unterteilt, und
- der verhaltenstherapeutische Ansatz.

Beide Ansätze fußen auf unterschiedlichen Störungsmodellen, aus denen sich unterschiedliche Behandlungsstrategien ableiten.

In *psychoanalytischen und tiefenpsychologischen Ansätzen* werden Schmerzen als Somatisierungssymptom verstanden, d.h., dass psychische Störungen sich über den Schmerz körperlich ausdrücken. Frühen biografischen Belastungen kommt bei diesem Schmerzverständnis eine besondere Bedeutung zu, sodass sich das therapeutische Vorgehen nicht vorrangig auf die Schmerzsymptomatik selbst bezieht, sondern auf die angenommenen, zugrunde liegenden psychischen Prozesse und Störungen abzielt, die anschließend in der Therapie aufzuarbeiten sind (Egle et al. 2003).

Beim *verhaltenstherapeutischen Ansatz* stehen die biologischen, psychologischen und sozialen Prozesse der Schmerzentstehung und -chronifizierung im Vordergrund (Flor und Hermann 2007). Es wird angenommen, dass bei den meisten Schmerzerkrankungen ursprünglich ein somatisches Geschehen (körperliche Pathologie) im Vordergrund stand. Im Zuge des Krankheitsprozesses geraten diese ursprünglich auslösenden körperlichen Faktoren in den Hintergrund und werden durch psychologische Chronifizierungsmechanismen abgelöst (Traue et al. 2005). Die aus dem Symptom Schmerz resultierenden Konsequenzen werden dann zu Ursachen für die Aufrechterhaltung der Symptomatik. Vereinfacht gesagt, rückt der Umgang mit dem Schmerz in den Mittelpunkt des therapeutischen Interesses.

1.5.3 Psychologische Chronifizierungsfaktoren

Bei dem Versuch, Ätiologie und Pathogenese chronischer (Rücken-)Schmerzen zu verstehen, hat sich der Schwerpunkt interdisziplinärer Forschungsarbeiten in den vergangenen 20 Jahren zunehmend auf den Prozess einer sich allmählich entwickelnden Chronifizierung verlagert. Damit wird die Phase des Übergangs von einem – eigentlich von der Pathogenese her unkomplizierten – akuten zu einem chronisch persistierenden oder chronisch rezidivierenden Schmerz gekennzeichnet. Somatische Faktoren stehen in den meisten Fällen dabei am Anfang der Kausalkette und verlieren aufgrund multipler Beeinflussung durch psychosoziale Faktoren zunehmend an Bedeutung. Es entsteht ein eigenständiges Krankheitsbild, das geprägt ist durch Auswirkungen auf der körperlichen Ebene (z.B. körperliche Dekonditionierung), psychische Beeinträchtigungen (Angst, Depressivität), Veränderung im Verhalten (z.B. Schon- und Vermeidungsverhalten), inadäquate Krankheitsbewältigung sowie soziale Auswirkungen (Arbeitsplatzverlust, soziale Isolation) (Hasenbring und Pfingsten 2007).

Obwohl der Prozess der Chronifizierung ein individuell sehr unterschiedliches Geschehen ist, lassen sich auch übergeordnete Mechanismen identifizieren. Zunächst einmal kommt es durch anhaltendes Schmerzerleben auch auf der körperlichen Seite zu Veränderungen, die das weitere Auftreten von Schmerzen begünstigen, z.B. Veränderungen im Schmerzleitungssystem und Veränderungen der peripheren und zentralen Schmerzverarbeitung. Auf der psychologischen Seite wirken Prozesse der Wahrnehmung und Aufmerksamkeit, der kognitiven Bewertung und der emotionalen Befindlichkeit mit. Persönlichkeitseigenschaften und Lernerfahrungen können dabei sowohl Wahrnehmungsorientierungen und Bewertungen beeinflussen wie auch bestimmte Verhaltensorientierungen nach sich ziehen. Darüber hinaus nimmt auch das medizinische System selbst als sog. iatrogener Faktor Einfluss, indem betroffene Patienten z.B. durch unnötige diagnostische und therapeutische Maßnahmen (Bildgebung, Spritzen, Blockade-Serien) in ihrer somatischen Fixierung bestärkt werden und damit ein adäquater interdisziplinärer Ansatz verhindert wird (Pfingsten und Müller 2004).

Die meisten Ergebnisse zum Verständnis der Chronifizierung liegen für den muskuloskelettalen Schmerz vor. In prospektiven Studien (Boersma und Linton 2006) zeigt sich nahezu konsistent, dass

1. psychischer Disstress (psychische Belastung im weitesten Sinne; auch Depressivität),
2. maladaptive Kognitionen und schmerzbezogene Angst sowie (daraus resultierend)
3. die Vermeidung normaler (körperlicher) Aktivitäten

wichtige Chronifizierungsfaktoren darstellen.

„Psychischer Disstress" deckt dabei eine große Bandbreite individueller psychischer Beeinträchtigung ab und beschreibt eine „psychosomatische" Kausalität im engeren Sinn: die Bandbreite von der Reaktion auf Traumatisierung (z.B. Gewalterfahrung) bis hin zu Reaktionen auf permanentes Stresserleben. Dies können auch biografische Belastungsfaktoren sein oder individuell überfordernde äußere oder intrapsychische Konfliktsituationen, die in einem engen zeitlichen Zusammenhang zur Ausbildung der Symptomatik stehen; Letzteres lässt sich sowohl lerntheoretisch als auch psychodynamisch erklären (Häuser et al. 2006). Diese Patienten gehören in die Hände erfahrener Diagnostiker und Psychotherapeuten, die Behandlung ist in diesen Fällen individuell am identifizierten psychosomatischen Zusammenhang ausgerichtet und weitestgehend durch psychotherapeutische Interventionen bestimmt.

Dagegen lassen sich die Punkte 2 und 3 einem Mechanismus zuordnen, der durch eine verhaltensmedizinische Sequenz gekennzeichnet ist, nämlich dass Kognitionen der betroffenen Patienten Ängste auslösen und beides zusammen das resultierende Verhalten der Betroffenen bestimmt (s.u.).

1.5.4 Psychologische Faktoren und Rückenschmerz

Schmerzbezogene Kognitionen

Schmerzkognitionen sind konkrete, relativ automatisch ablaufende Gedanken, die sich direkt oder indirekt auf den Schmerz beziehen. Ihnen wird eine steuernde Funktion bei der Wahrnehmung, der Erinnerung, den Emotionen und der Handlungsregulation zugesprochen. Ihnen kommt besondere Bedeutung dafür zu, wie Personen mit ihrem Schmerz umgehen (Schmerzbewältigung). Dabei unterscheidet man verschiedene Gruppen von Schmerzkognitionen:

- *Kontrollüberzeugungen* sind subjektive Einschätzungen über die Beeinflussbarkeit einer Erkrankung. Das Erleben von Kontrolle wird dabei in zwei grundsätzliche Dimensionen unterteilt: Interne Kontrolle wird erlebt, wenn das Individuum die Überzeugung hat, das Leben und wichtige Ereignisse selbst bestimmen und beeinflussen zu können. Externe Kontrolle liegt dagegen vor, wenn die Überzeugung der Machtlosigkeit und Abhängigkeit von anderen oder Schicksalsmächten dominiert. Die Untersuchungen an chronischen Schmerzpatienten zeigen, dass sich *externale* Kontrollüberzeugungen im therapeutischen Kontext hemmend, *internale* Kontrolle dagegen förderlich auswirken. Eine geringe internale Kontrolle ist verbunden mit passiver Behandlungserwartung und geringer Bewältigungsaktivität und zieht das Erleben von Hilflosigkeit mit dem Risiko depressiven Erlebens/Verhaltens nach sich. Die Überzeugung, Schmerzen selbst beeinflussen zu können, und die Entwicklung der Bereitschaft, zumindest partiell Verantwortung für die eigene Gesundheit zu übernehmen, werden allgemein als eine Grundlage für verhaltensmedizinische Interventionen angesehen. Das Erleben von Kompetenz und Kontrolle wirkt dabei positiv auf das Schmerzerleben zurück (Nilges 1992).
- *Selbsteffizienzerwartungen:* Selbsteffizienz (Self-efficacy) bezeichnet die Überzeugung eines Individuums, dass es ein bestimmtes Verhalten erfolgreich ausführen kann. Für den Prozess der Schmerzbewältigung ist die Einschätzung der eigenen Kompetenz von zentraler Bedeutung: Personen mit hohen Selbsteffizienzerwartungen setzen eher Bewältigungsmaßnahmen in Gang und behalten diese – auch bei auftretenden Schwierigkeiten – länger bei als Personen mit niedriger Kompetenzeinschätzung. Nur wenn Patienten glauben, dass sie eine Bewältigungsstrategie beherrschen, wenden sie sie auch an (Schermelleh-Engel 1992).
- Ergebniserwartung (*Antizipation*): Menschen leben nicht nur im „Heute", sondern auch in der Zukunft. Antizipatorische Kognitionen beschreiben die Erwartung eines Individuums in Bezug auf das Eintreten bestimmter Ereignisse. Antizipation bestimmt offensichtlich auch den langfristigen Krankheitsverlauf. In mehreren Untersuchungen konnte z.B. gezeigt werden, dass die eigene Erwartung der beste Prädiktor für die Rückkehr an den Arbeitsplatz war (Turner et al. 2006).

- *Katastrophisieren* bezeichnet ein bestimmtes kognitives Muster, in dem Ereignisse vorrangig als negativ und einen schlechten Verlauf nehmend bewertet werden. Der negative Einfluss katastrophisierender Gedanken auf den Verlauf von Schmerzerkrankungen wurde vielfach nachgewiesen.
  Der Katastrophisierer hat Angst vor weiterer Verletzung/Verschlimmerung und vermeidet in der Folge Belastung und Bewegung. Diese Vermeidung führt zu einer inadäquaten Anpassung an die Beeinträchtigung sowie zur Etablierung depressiven Verhaltens und Erlebens. Katastrophisierer neigten dazu, ihre Aufmerksamkeit mehr auf die negativen Aspekte der Situation zu lenken, und nehmen allgemeine physiologische Erregung eher als Schmerz wahr. Durch diese Aufmerksamkeitslenkung werden interozeptive Information eher bemerkt, leichter als bedrohlich interpretiert oder als Signal für eine erneute Verletzung bewertet (Crombez et al. 1998).
  Der Nichtkatastrophisierer setzt sich dagegen aktiv mit seiner Verletzung auseinander, konfrontiert sich mit steigerndem Bewegungsverhalten und beschleunigt damit seine Gesundung.

Schmerz und Krankheitsverhalten

Schmerzverhalten beinhaltet die verbale und nonverbale Mitteilung der Schmerzen, die Reduzierung körperlicher Aktivität, die Verringerung der Bereitschaft, in Haushalt und Beruf Verantwortung zu übernehmen, sowie das Medikamentenverhalten und andere Formen der Inanspruchnahme des medizinischen Systems.

Wie jede Form des Verhaltens, so ist auch Schmerzverhalten durch Lernprozesse beeinflussbar. Ein Patient kann z.B. die Erfahrung machen, dass Schmerzäußerungen mit positiven Folgen verbunden sind, wie erhöhte Aufmerksamkeit durch einen besorgten Partner, verbesserte Stimmung durch Medikamente oder Vermeidung unangenehmer familiärer oder beruflicher Aufgaben. Diese positiven Konsequenzen führen zu einer höheren Wahrscheinlichkeit des weiteren Auftretens des Krankheitsverhaltens (dieser Prozess wird als Verstärkung bezeichnet). Auf diese Weise nimmt das Krankheitsverhalten einen immer größeren Raum ein und unterdrückt schließlich alle positiven, aktiven Bewältigungsanstrengungen. Dieser Prozess verläuft i.d.R. schleichend, sodass der Betroffene (oder das direkte soziale Umfeld) die drastische Veränderung der Lebensgewohnheiten nicht einmal bemerkt. Letztendlich kann es zu einem vollständigen Verlust angenehmer Gefühlslagen und einem andauernden Zustand von Schmerz, Angst und Depression kommen. Eintretende Arbeitsunfähigkeit kann diesen Prozess erheblich beschleunigen, indem sie den Bruch in den Lebensgewohnheiten verstärkt und den Zugang zu wichtigen alternativen Verstärkerquellen verhindert. Die verringerte körperliche und soziale Aktivität führt wiederum zu Konsequenzen im emotionalen und kognitiven Bereich, indem sie quasi zwangsläufig zu depressiver Verstimmung und katastrophisierenden Gedanken führt.

Angstvermeidungsmodell

Das Angstvermeidungsmodell ist ein gutes Beispiel für den Zusammenhang von verhaltensbezogenen einerseits und kognitiv-emotionalen Faktoren andererseits (Vlaeyen et al. 1995). An diesem Modell lässt sich der Mechanismus der Entwicklung von einem einfachen akuten Schmerzerleben bis hin zu einem komplexen chronischen Schmerzsyndrom verdeutlichen. Im Mittelpunkt der Konzeption steht das *Vermeidungsverhalten* als zunächst normale Reaktion auf Verletzungen. Die Vermeidung von Schmerz auslösenden Reizen ist eine instinktive Reaktion auf unangenehme Reize: Insofern ist z.B. körperliche Schonung als Antwort auf einen akuten Schmerz sinnvoll. Als fortgesetzter Zustand ist Vermeidungsverhalten bzw. Schonung jedoch nicht von Vorteil und führt auch nicht zu einer Reduktion der Schmerzen. Im Gegenteil nimmt das Vermeidungsverhalten *eine aktive Rolle* im Prozess der Chronifizierung ein, indem es durch die permanente Ruhigstellung körperlicher Strukturen zu Struktur- und Funktionsveränderungen kommt, die in der Folge zusätzliche Ursachen für Schmerzen sein können.

Psychologische Faktoren sind in diesen Prozess eingebunden: Durch wiederholtes Zusammentreffen von „Schmerz" und „Bewegung/Aktivität" werden beide Erfahrungen kognitiv miteinander assoziiert (klassische Konditionierung). Als Konsequenz auf diese Assoziation wird nicht nur Schmerz, sondern auch Bewegung mit Angst verbunden und die Patienten reagieren darauf mit einer (angstmotivierten) Vermeidung von Bewegung und Belastung. Dadurch, dass sie Bewegung/Belastung vermeiden, wird auch die Angst reduziert (im lernpsychologischen Sinn ein operanter Lernvorgang mit „negativer" Verstärkung). Angst vor Schmerz lässt auf diese Weise eine hohe Motivation zur generellen Vermeidung potenziell schmerzhafter Aktivitäten entstehen und führt schließlich zu einer ausgeprägten Immobilisierung. Dieses (Vermeidungs-)Verhalten ist ausgesprochen löschungsresistent, da die betreffende Person nicht mehr die Erfahrung macht, dass zwischen Reiz (Bewegung) und Schmerz keine notwendige (und kausale) Verbindung besteht.

In Studien verschiedener internationaler Arbeitsgruppen wurde die Wirkung der Angstvermeidungsüberzeugungen bzw. der Schmerzerwartung für die Chronifizierung von Rückenschmerzen nachgewiesen; in einer umfassenden Meta-Analyse ergab sich eine weitgehende Bestätigung der modellimmanenten Hypothesen (vgl. zusammenfassend Leuuw et al. 2007).

Stressfaktoren

Aktuelle Stressoren im Alltag, hier insbesondere chronisch anhaltende Belastungen im beruflichen oder privaten Alltag, gehören ebenfalls zu den relevanten Risikofaktoren für eine Chronifizierung von Schmerzen. Laborexperimentelle Ergebnisse belegen z.B. einen Zusammenhang zwischen chronisch anhaltenden Alltagsbelastungen und muskulärer Reaktion. Bereits eine einminütige Konfrontation mit einer persönlich relevanten Alltagsbelastung führte zu einer signifikanten Erhöhung der muskulären EMG-Aktivität im Bereich des Erector spinae. Davies et al. konnten z.B. an 60 Freiwilligen zeigen, dass gleichzeitiger mentaler Stress bei einem einfachen Hebevorgang zu einem signifikanten Anstieg der Wirbelsäulenbelastung führte (EMG-Aktivität) (Davies et al. 2002). Insofern ist das Erlernen einer angemessenen Stressbewältigung ein wichtiger Zielpunkt in der psychotherapeutischen Schmerzbehandlung (➤ Kap. 3.6).

1.5.5 Psychologische Interventionen

Verhaltenstherapeutische Ansätze, Stress- und Schmerzbewältigung

Bei den verhaltenstherapeutischen Konzepten der Stress- und Schmerzbewältigung (➤ Kap. 3.6 bzw. ➤ Kap. 3.7) lassen sich prinzipiell *behaviorale und kognitive Verfahren* unterscheiden (Pfingsten et al. 2009).

Behaviorale Verfahren zielen auf die Veränderung des offenen Verhaltens wie Medikamentenkonsum und Inanspruchnahme des Gesundheitssystems sowie weitere Aspekte der allgemeinen Aktivität in Beruf, Familie und Freizeit. Der Aufbau von Aktivitäten ist ein wesentlicher Fokus der Therapie. Dieser Schritt wird durch eine ausgiebige edukative Phase, die auch dem Angstabbau und Motivationsaufbau für die entsprechende Absolvierung dieser Phase dient, ergänzt. Ziel der Therapie ist die Verringerung des passiven Schmerzverhaltens und die Etablierung angemessenerer, i.d.R. aktiver Verhaltensformen. Die Veränderung beginnt mit der Erstellung einer Zielliste, in der konkretisiert wird, was ein Patient erreichen möchte (z.B. wieder einmal ins Hallenbad gehen und schwimmen). Dabei müssen die Ziele realistisch, konkret und positiv sein; komplexere oder schwierige Ziele werden durch Zwischenzielbildung sukzessiv angegangen; die Grenzen des Machbaren (z.B. äußere Widerstände, ungünstige Rahmenbedingungen) sind sorgsam zu berücksichtigen. Durch die Ausweitung von Aktivitäten wird auch die soziale Reintegration (Familie, Freunde, Vereine) wahrscheinlicher. Die dort empfangene Unterstützung scheint für die Aufrechterhaltung der Aktivitäten nach Ende der Therapie von Bedeutung zu sein. Häufig ist jedoch nicht nur Aktivität zu fördern, sondern sind auch Ruhe und Entspannungsphasen als Schutz vor Selbstüberforderung einzuplanen.

Dagegen sind *kognitiv-emotionale Modifikationsstrategien* vorrangig auf die Veränderung gedanklicher Prozesse (Überzeugungen, Einstellungen, Erwartungen, „automatische" Gedanken) ausgerichtet. Der Schwerpunkt liegt in der Vermittlung von *Bewältigungsfertigkeiten* (syn.: Bewältigungsstrategien, Coping-Strategien, -Mechanismen). Darunter sind unterschiedliche Techniken zu verstehen, die dem Patienten ein neues, adäquateres Repertoire des Umgangs mit Schmerz und Beeinträchtigung vermitteln sollen. Die Patienten sollen z.B. lernen, spezifische, Schmerz auslösende und aufrecht erhaltende Gedanken zu identifizieren, Situationsmerkmale wahrzunehmen und alternative Bewältigungsstrategien zu entwickeln. Durch die Vermittlung von adäquaten Bewältigungsfertigkeiten sollen die Kontrollfähigkeit und das Kompetenzvertrauen gesteigert, Gefühle der Hilflosigkeit abgebaut und die Eigenaktivität der Patienten gefördert werden. Zu den therapeutischen Zielen gehört auch die Überprüfung der (dem Patienten meist unbewussten) Funktion der Symptomäußerungen im Interesse der Kontrolle und Manipulation der sozialen Umwelt. Es sollen adäquate soziale Fertigkeiten beispielsweise zum Durchsetzen eigener Interessen vermittelt werden, sodass das Schmerzverhalten diese Funktion nicht übernehmen muss.

Wesentliches Werkzeug der Verhaltenstherapie ist die funktionale Problemanalyse. Dabei werden zusammen mit dem Patienten in systematischer Weise Informationen darüber gesammelt, wie innere und/oder äußere Ereignisse mit dem Schmerzerleben und dem Schmerzverhalten verbunden sind. Gleichzeitig wird genau erfasst, welches die Folgen des Verhaltens sind und welche Funktionen diese möglicherweise haben (z.B. Funktion im beruflichen Umfeld oder in der Partnerschaft). Aus der Analyse dieser Situationen kann ein

Bild über die Einbindung des Schmerzerlebens in die situativen, kognitiv-emotionalen und behavioralen Merkmale und seiner Aufrechterhaltung entwickelt werden. Daran anschließend lassen sich Ziele und Maßnahmen ableiten, die den zuvor beschriebenen Prozess durchbrechen sollen (s. ausführlich: Kröner-Herwig und Pfingsten 2004; Pfingsten et al. 2009). In ➤ Tab. 1.4 sind typische Ziele psychologischer Interventionen aufgeführt, wie sie in standardisierten Behandlungsprogrammen mit verhaltenstherapeutischer Ausrichtung verfolgt werden.

Entspannungsverfahren

Entspannungsverfahren (➤ Kap. 3.8) sind die am häufigsten verwendeten Techniken der psychologischen Schmerzbehandlung (Rehfisch und Basler 2007). Grundlage der Wirkung sind das Trainieren und bewusste Herbeiführen der Entspannungsreaktion als stress- und schmerzinkompatibler psychophysiologischer Prozess. Gut erlernte Entspannungsübungen wirken einer kurzfristigen physiologischen Erregung entgegen (Wirkung auf neuronaler Ebene) und verhindern eine positive Rückkopplung von Schmerz und Stress. Durch das fortschreitende Erlernen dieser Techniken wird innerliche Anspannung besser wahrgenommen, was dazu führt, dass individuelle Stresssituationen und eventuell -auslöser bewusst werden (kognitive Ebene). Durch einige Techniken (wie die Progressive Muskelentspannung) entsteht oftmals ein verbessertes Körperempfinden für Verspannungen der Muskulatur, was zur Identifikation von Anspannungszuständen genutzt werden kann.

Tab. 1.4 Interventionen und Zielbereiche der Verhaltenstherapie (nach Kröner-Herwig und Pfingsten 2004)

Verfahren	Zielbereich
Patientenschulung	Edukation, d.h. Erweiterung der subjektiven Schmerztheorie des Patienten (Integration psychosozialer Aspekte)
Entspannungstraining	Erlernen von Entspannung als Schmerz- und Stressbewältigungsverfahren
Verbesserung der Selbstbeobachtung	Finden von individuellen Verbindungen zwischen Schmerz und inneren oder äußeren Ereignissen, auf deren Basis Kontrollmöglichkeiten gefunden und etabliert werden können Analyse schmerz- und stressfördernder Bedingungen
Regulation von Aktivitäten	Optimierung des Aktivitätsniveaus (Balance von Ruhe und Aktivität): Abbau angstmotivierter Vermeidung und Aufbau von Aktivitäten
Kognitive Umstrukturierung	Modifikation katastrophisierender und depressiver Kognitionen
Genießen lernen	Aufbau genuss- und lustbetonter Aktivitäten
Kommunikation	Veränderung inadäquater Schmerzkommunikation und Interaktion
Schmerzcoping	Optimierung eigener Schmerzbewältigungsfertigkeiten
Erarbeitung von Zukunftsperspektiven	Entwicklung realistischer Zukunftsperspektiven (Beruf, Familie) und Initiierung der Handlungsplanung
Einbezug von Bezugspersonen	Einbezug von Bezugspersonen des Patienten zur Förderung der angestrebten Therapieziele

Die bekanntesten Entspannungstechniken sind Progressive Muskelrelaxation nach Jacobson (PMR), Autogenes Training (AT), Hypnose und andere Imaginations-, Atem- und Meditationstechniken. Alle diese Verfahren benötigen eine längere Einübungszeit bis zur Beherrschung; anhaltende Erfolge müssen in der Regel mit Ausdauer erarbeitet werden. Sie sind in akuten Schmerzsituationen weniger erfolgreich, daher kommen Entspannungsverfahren üblicherweise eher bei der Behandlung chronischer Schmerzen zum Einsatz.

Multimodale Verfahren

In der modernen Schmerztherapie werden therapeutische Verfahren in der Regel nicht isoliert, sondern unter einem übergeordneten Gesamtkonzept angewandt. Das schließt die Kombination von Verfahren aus ganz unterschiedlichen Bereichen ein; i.d.R. werden medizinische Behandlungen mit psychologischen und physiotherapeutischen Techniken kombiniert (Pfingsten 2004).

Im deutschsprachigen Raum haben sich z.B. mehrere manual gesteuerte multimodale verhaltensmedizinische Programme zur Kopfschmerztherapie empirisch bewährt: das *Marburger Schmerzbewältigungsprogramm* (Basler und Kröner-Herwig 1999) und die *Konkordanztherapie* (Gerber et al. 1989). Für chronische Rückenschmerzen besonders geeignet sind sog. Functional-Restoration-Programme, wie das *Göttinger Rücken-Intensiv-Programm GRIP* (Pfingsten 2001). Bei diesen Programmen steht die Schmerzreduktion als Behandlungsziel nicht im Vordergrund, sondern die Wiederherstellung der Funktionsfähigkeit in Alltag und Beruf. Primäres Ziel der Behandlung ist die Reduktion des subjektiven Beeinträchtigungserlebens und der bewegungsbezogenen Angst. In die Behandlung sind sporttherapeutische, ergotherapeutische, physiotherapeutische und psychotherapeutische Interventionen unter einem standardisierten Gesamtkonzept integriert. Im körperlichen Bereich gehören hierzu in der Regel eine Steigerung der allgemeinen Fitness, die Verbesserung der kardiovaskulären und pulmonalen Kapazität, die Verbesserung der Koordination und Körperwahrnehmung sowie die Verbesserung der Eigenkontrolle hinsichtlich der individuellen Belastungskapazität. Die psychotherapeutischen Interventionen dienen der Veränderung der emotionalen Beeinträchtigung (antidepressive Therapie), des auf Schonung ausgerichteten Krankheitsverhaltens sowie der kognitiv repräsentierten Einstellungen bzw. Befürchtungen in Bezug auf Aktivität und Arbeitsfähigkeit. Die psychologischen Effekte des körperlichen Trainings sind dabei mindestens so bedeutsam wie die erreichten Veränderungen in Bezug auf Kraft, Ausdauer und Koordination. Durch die intensive körperliche Aktivität

- werden bewegungsbezogene Ängste und motorische Hemmungen abgebaut
- kommt es zur Löschung der gelernten Verbindung zwischen Schmerz und Aktivität und zu einem notwendigen Training von Belastungen.

Darüber hinaus beeinflussen Spaß und Freude, die üblicherweise mit den spielerischen Anteilen verbunden sind, das emotionale Erleben. In den letzten Jahren ist eine Vielzahl von Erfahrungsberichten und Wirksamkeitsstudien derartiger Programme sowie Meta-Analysen veröffentlicht worden, welche die deutliche Überlegenheit derartiger Vorgehensweisen belegen (Airaksinen et al. 2006). Weitere multimodale Programme werden in ➤ Kap. 1.1.3 genannt.

1.5.6 Wirksamkeit psychologischer Behandlungsverfahren

Die Effektivität psychologischer Schmerztherapie bei Patienten mit chronischen Schmerzen ist hinreichend belegt. In mehreren Meta-Analysen konnte nachgewiesen werden, dass nach kognitiv-behavioraler Schmerzbehandlung etwa zwei von drei chronischen Schmerzpatienten an den Arbeitsplatz zurückkehrten. Kognitiv-behaviorale Behandlungstechniken sind gegenüber ausschließlich medikamentöser Behandlung effektiv in Bezug auf die Reduktion des Schmerzerlebens, die Verbesserung der Schmerzbewältigungsfertigkeiten, die Reduktion von Schmerzverhalten sowie die Steigerung der Funktionsfähigkeit; die meisten Effekte zeigten sich zeitstabil (McCracken und Turk 2002; von Tulder et al. 2003). In einer neuen Studie einer schwedischen Arbeitsgruppe zeigten Patienten, die zusätzlich zu der üblichen medizinischen Behandlung kognitiv-verhaltenstherapeutische Interventionen erhalten hatten, noch nach fünf Jahren eine erheblich bessere Behandlungseffektivität als Patienten, die neben der ärztlichen Behandlung nur eine zusätzliche Information bekamen. Das relative Risiko für eine anhaltende Beeinträchtigung war bei der kognitiv-verhaltenstherapeutischen Gruppe dreimal geringer als bei der anderen (Linton und Nordin 2006).

Ein Problem besteht darin, dass es sich bei der verhaltenstherapeutischen Behandlung nicht um ein einzelnes Verfahren handelt, sondern um eine Gruppe von Interventionsmethoden, die i.d.R. zusammen eingesetzt werden, um möglichst viele Ziele zu erreichen (s.o.). Daraus resultiert allerdings der Nachteil, dass oftmals nicht eindeutig ist, was letztlich genau zum Erfolg führt. Die Wirkung insgesamt ist offensichtlich nachgewiesen. Warum und in welcher Kombination die Interventionen wirksam sind, scheint dagegen bislang weit weniger geklärt zu sein.

1.5.7 Empfehlungen für die Rückenschule

Ein wichtiger Kritikpunkt an der traditionellen Konzeption von Rückenschulen ist die Fokussierung auf Bewegungs*vermeidung* statt auf Bewegungs*training*: Bei Anwendung rückenentlastender (biomechanisch grundsätzlich sinnvoller) Regeln muss nicht nur auf eine Integration rückengerechten Verhaltens in den normalen Alltag geachtet werden, sondern auch auf Vermeidung unnötigen habituierten Schon- und Vermeidungsverhaltens. Moderne Rückenschulen beziehen aktive Übungen zur Verbesserung der körperlichen Leistungsfähigkeit einschließlich der Beweglichkeit mit ein und bieten u.a. die Vermittlung adäquater Ausgleichsbewegungen zur Kompensation ungünstiger Bewegungen am Arbeitsplatz bzw. im Alltag. Dies macht selbstverständlich eine entsprechende berufsbezogene Diagnostik im Vorfeld erforderlich. Am besten schneiden Vorgehensweisen ab, die körperliches Training mit Edukation/Information verbinden und die an verhaltenstherapeutischen Konzepten orientiert sind.

Rückenschulen sollten einem biopsychosozialen Ansatz folgen, an modernen Konzepten wie z.B. dem Angstvermeidungsmodell oder dem Functional-Restoration-Konzept orientiert sein, körperliche/sportliche Aktivität und Wissensvermittlung in den Vordergrund stellen und nicht mit den klassischen Richtig-falsch-Dichotomien arbeiten. Der Ablauf sollte thematisch nach Lektionen aufgebaut sein und einen theoretischen sowie einen praktischen Teil enthalten.

Im theoretischen Teil sollten zielgruppenorientiert folgende Inhalte vermittelt werden:

- medizinische Grundkenntnisse (Funktion der Wirbelsäule als Bewegungsorgan)
- Vorteile körperlicher Aktivität, Aufrechterhaltung der Alltagsaktivitäten, Nachteile von passivem Verhalten (Bettruhe)
- Diagnose und Therapie unspezifischer Rückenschmerzen; begrenzter Nutzen bildgebender Verfahren; Zurückhaltung beim Einsatz invasiver Verfahren
- Abbau schmerzbezogener Ängste.

Während des praktischen Teils sollten Patienten lernen, sich selbst zu beobachten, Bewegungen bewusst und kontrolliert nachzuvollziehen, die unterschiedlichen Maßnahmen auszuprobieren und das Erlernte in das Alltagsverhalten konsequent zu integrieren. Bei der „Verschreibung" von Rückenschulen ist darauf zu achten, dass ein solches Angebot insbesondere für Patienten sinnvoll ist, die mehrere Riskofaktoren, wie inaktiver Lebensstil oder gehobenes Lebensalter, auf sich vereinen. Das PMR-Entspannungstraining kann ein sinnvoller Beitrag innerhalb von Rückenschulen sein. Die Betroffenen sollen lernen, dass ein individuell ausgewogenes Verhältnis zwischen körperlicher Aktivität und Belastung einerseits und Entlastung/Entspannung andererseits den besten Schutz vor Rückenschmerzen darstellt.

LITERATUR

Airaksinen O, Brox JI, Cedraschi C, Hildebrandt J et al. (2006). European guidelines for the management of chronic non-specific low back pain. Eur Spine J 15 (Suppl 2): 192–300.

Basler HD, Kröner-Herwig B (1999). Psychologische Therapie bei Kopf- und Rückenschmerzen; 2. aktualisierte Aufl. München: Quintessenz.

Boersma K, Linton S (2006), Psychological processes underlying the development of a chronic pain problem. Clin J Pain 22: 160–166.

Crombez G, Eccleston C, Baeyens F, Eelen P (1998). When somatic information threatens, catastrophic thinking enhances attentional interference. Pain 75: 187–198.

Davies KG, Marras WS, Heaney CA, Waters TR, Gupta P (2002). The impact of mental processing and pacing on spinal load. Spine 27: 2.645–2.653.

Egle UT, Hoffmann SO, Lehmann KA und Nix WA (2003). Handbuch chronischer Schmerz. Stuttgart: Schattauer.

Flor H, Herrmann C (2007) Der kognitiv-behaviorale Ansatz. In: Kröner-Herwig B, Frettlöh J, Klinger R, Nilges P (Hrsg.). Schmerzpsychologie, 6. Aufl. Berlin: Springer, S. 603–616.

Gerber WD, Miltner W, Birbaumer N, Haag G (1989). Konkordanztherapie. München: Röttger.

Hasenbring M, Pfingsten M (2007). Mechanismen der Chronifizierung. In: Kröner-Herwig B, Frettlöh J, Klinger R, Nilges P (Hrsg.). Schmerzpsychologie, 6. Aufl. Berlin: Springer, S. 103–122.

Häuser W, Bernardy K, Arnold B (2006). Das Fibromyalgiesyndrom – eine somatoforme (Schmerz)störung? Schmerz 20: 128–139.

Kröner-Herwig B, Pfingsten M (2004). Psychologisch fundierte Behandlungsverfahren. In: Hildebrandt J, Müller G, Pfingsten M (Hrsg.). Die Lendenwirbelsäule. München: Elsevier/Urban und Fischer, S. 484–495.

Leeuw M, Goossens M, Linton S, Crombez G, Boersma K, Vlaeyen J (2007). The fear-avoidance-model of musculoskeletal pain: current state of evidence. J Behav Med 30: 77–94.

Linton SJ, Nordin E (2006). A 5-year follow-up evaluation of the health and economic consequences of an early cognitive behavioral intervention for back pain: A randomized, controlled trial. Spine 31: 853–858.

McCracken LM, Turk DC (2002). Behavioral and cognitive-behavioral treatment for chronic pain. Spine 15: 2564–2573.

Nilges P (1992). Schmerz und Kontrollüberzeugungen. In: Geissner E, Jungnitsch G (Hrsg.). Psychologie des Schmerzes. Weinheim: Psychologie Verlags Union, S. 123–132.

Pfingsten M (2001). Multimodale Verfahren – auf die Mischung kommt es an. Schmerz 15: 492–498.

Pfingsten M, Hrabal V, Traue HC (2009). Grundlagen psychologischer Behandlungsverfahren. In: Wippert PM, Beckmann J (Hrsg.). Stress- und Schmerzursachen verstehen. Stuttgart: Thieme Verlag, S. 224–233.

Pfingsten M, Müller G (2004). Vom Symptom zur Krankheit. In: Hildebrandt J, Müller G, Pfingsten M (Hrsg.). Die Lendenwirbelsäule. München: Elsevier/Urban und Fischer, S. 55–66.

Rehfisch P, Basler HD (2007) Entspannung und Imagination. In: Kröner-Herwig B, Frettlöh J, Klinger R, Nilges P (Hrsg.). Schmerzpsychologie, 6. Aufl. Berlin: Springer, S. 551–564.

Schermelleh-Engel K (1992). Die Bedeutung der Kompetenzeinschätzung für die Schmerzbewältigung. In: Geissner E, Jungnitsch G (Hrsg.). Psychologie des Schmerzes. Weinheim: Psychologie Verlags Union, S. 133–146.

van Tulder MW, Ostelo RW, Vlaeyan JW, Linton SJ, Morley SJ, Assendelft WJ (2003). Behavioral treatment for low back pain (Cochrane Review). Cochrane Library, Issue 2, Oxford.

Traue HC, Kessler H, Horn A, Deighton RM (2005). Psychobiologische Einflüsse auf das subjektive Schmerzerleben – ein Überblick. Zeitschrift für Hypnose und Hypnotherapie 1+2: 51–69.

Turner JA, Franklin G et al. (2006). Work recovery expectations and fear-avoidance predict work disability. Spine 31: 682–689.

Vlaeyen JW, Kole-Snijders AM, Boeren RG, vanEek H (1995). Fear of movement/(re)injury in chronic low back pain. Pain 62: 363–372.

1.6 Evaluation von Rückenschulprogrammen

Jana Buchmann, Jana Hofmann, Klaus Pfeifer

1.6.1 Evaluation bewegungsbezogener Maßnahmen zur Förderung der Rückengesundheit

Notwendigkeit von Evaluation

Evaluation ist sowohl für den Anbieter von Rückenschulkursen, für den Kursteilnehmer als Kunden als auch für die Krankenkassen als mögliche Kostenträger von Bedeutung: Der *Kursleiter* möchte beurteilen, ob sein Angebot den Erwartungen und Anforderungen seiner Kunden entspricht und wie er sein Angebot ggf. optimieren kann; der *Kursteilnehmer* ist an einer möglichst effektiven Maßnahme interessiert, die seinen Bedürfnissen entspricht, und die *Kostenträger* sind interessiert an *„[...] Verfahren zur Sicherung der Angebotsqualität, der Dokumentation und zur Erfolgskontrolle"* (GKV 2008b).

Für Leistungserbringer von Angeboten zur Förderung der Rückengesundheit, deren Leistungen durch Krankenkassen finanziert werden, ergibt sich die Verpflichtung, erreichte Gesundheitswirkungen im Rahmen einer Erfolgskontrolle mithilfe geeigneter Verfahren zu evaluieren.

Evaluation und Evaluationsarten

Allgemein ist unter Evaluation ein *„ziel- und zweckorientierter Prozess zur Bewertung eines Evaluationsobjektes"* (Mittag 2003, S. 123) zu verstehen. Je nachdem, welches Erkenntnisinteresse im Vordergrund steht oder zu welchem Zeitpunkt der Entwicklung des Programms evaluiert wird, lassen sich verschiedene Evaluationsarten voneinander unterscheiden. Die häufigste Unterscheidung findet zwischen formativer und summativer Evaluation statt. *Formative Evaluation* bezieht sich auf die *„Entwicklung, Ausgestaltung, Umsetzung und Erprobung eines Programms bzw. einer Programmkonzeption"* (Mittag 2003, S. 126). Ziel ist es, Stärken und Schwächen in diesen Bereichen zu identifizieren und damit bereits während der Konzeption oder der Umsetzungsphase das Programm bzw. die Maßnahme zu optimieren. Demgegenüber bezieht sich *summative Evaluation* vor allem auf die Feststellung des Ergebnisses bzw. der Wirksamkeit anhand überprüfbarer Zielsetzungen eines durchgeführten Programms. Summative Evaluation beinhaltet die systematische Anwendung empirischer Forschungsmethoden zur Bewertung des Nutzens, der Effektivität und Effizienz der Maßnahme mit dem Ziel der Qualitätssicherung und Optimierung, der Kontrolle von beabsichtigten Wirkungen und Nebenwirkungen sowie der Legitimation mittels Nachweis eines durch die Intervention geschaffenen Mehrwertes (Mittag 2003; Huber 2004; Bortz und Döring 2006).

Evaluation als Bestandteil von Qualitätsmanagement

Zur Beurteilung der Qualität von Gesundheitsangeboten hat sich allgemein eine Dreiteilung in die Ebenen der Struktur-, Prozess- und Ergebnisqualität etabliert (Donabedian 1992), mit jeweils spezifischen Qualitätsindikatoren für jede Ebene.

Zu den struktur- und prozessbezogenen Qualitätsindikatoren gehören insbesondere eine konkrete Zieldefinition und die Ableitung operationalisierter (überprüfbarer) Zielkriterien sowie weitere Qualitätskriterien, wie sie im Leitfaden Prävention (GKV 2008a) formuliert sind (z.B. Vorliegen eines Kursleiter- und Teilnehmermanuals, nachvollziehbarer Zielgruppenbezug, räumliche und personelle Voraussetzungen etc.). Zur Erfassung der Struktur- und Prozessqualität werden vor allem formative Evaluationsstrategien unter Nutzung qualitativer Methoden (z.B. systematische Beobachtung und Befragung) angewendet.

Die summative Evaluation der Ergebnisqualität beinhaltet die meist quantitative Erfassung von Veränderungen in den Zielkriterien mittels adäquater Messinstrumente. Voraussetzung dafür ist die Auswahl eines entsprechenden methodischen Vorgehens, die Anwendung angemessener statistischer Analyseverfahren sowie eine schriftliche Dokumentation des methodischen Vorgehens und der Ergebnisse in Form eines Berichts. Dabei lassen sich erwünschte Veränderungen in definierten Zielkriterien nur erzielen, wenn die durchgeführte Intervention eine hohe Struktur- und Prozessqualität aufweist.

Formative und summative Evaluationsstrategien sollten im Kontext eines umfassenden Evaluationsprozesses in den einzelnen Evaluationsphasen von der Interventionsentwicklung über die Implementation bis hin zum Nachweis der Wirksamkeit aufeinander abgestimmt werden und sich gegenseitig ergänzen (Mittag 2003; Huber 2004; Bortz und Döring 2006). Sie können so zur Evidenzbasierung von Angeboten zur Förderung der Rückengesundheit beitragen.

Voraussetzungen zur Evaluation

Die Evaluation der Wirksamkeit bewegungsbezogener Interventionen zur Förderung der Rückengesundheit setzt insbesondere voraus, dass festgelegt wird, bei wem welche Gesundheitswirkungen wodurch erzielt werden sollen. Hieraus ergibt sich die Notwendigkeit einer genauen Definition von Zielgruppe und Zielsetzungen sowie der Beschreibung von Inhalten und Methoden zur Zielerreichung in Form einer Manualisierung. Nachfolgend werden Zielgruppe und Zielsetzungen bewegungsbezogener Interventionen einschließlich daraus abzuleitender, operationalisierbarer (Ziel-)Kriterien der Erfolgskontrolle beschrieben.

Zielgruppe

Da eine echte Primärprävention im Sinne der Verhinderung des Auftretens von Rückenschmerzen nicht möglich ist, richten sich bewegungsbezogene Interventionen vor allem auf eine Verhinderung der Chronifizierung von Rückenschmerzen. Zielgruppe bewegungsbezogener Interventionen zur Förderung der Rückengesundheit sind daher Personen, die einen bewegungsarmen Lebensstil aufweisen, die bereits eine Rückenschmerzepisode innerhalb des letzten Jahres erlebt haben, für sich selbst ein hohes Risiko einschätzen, wieder Rückenschmerz zu erleiden, und spezifische Risikofaktoren für eine Chronifizierung von Rückenschmerzen aufweisen (Pfeifer 2007; ➤ Kap. 2.3).

Zielsetzungen und Zielkriterien zur Förderung der Rückengesundheit

In Anlehnung an die aktuellen Europäischen Leitlinien zur Prävention von Rückenschmerzen (Burton 2005) und die Vorgaben zur Gesundheitsförderung im Leitfaden Prävention (GKV 2008a) ergeben sich für Interventionsmaßnahmen zur Förderung der Rückengesundheit folgende Zielsetzungen (Pfeifer 2005, 2007; ➤ Kap. 1.4 und ➤ Kap. 2.1):

- die Förderung physischer und psychosozialer Gesundheitsressourcen
- die Bewältigung von Beschwerden und Missbefinden
- die Verminderung spezieller Risikofaktoren
- die Bindung an körperliche Aktivität.

Anhand jener Zielsetzung erfolgt die Auswahl von Messverfahren zur Erfassung von Veränderungen in den Zielkriterien. Im Folgenden werden methodische Standards und Messverfahren zur Erfassung der Zielkriterien beschrieben.

1.6.2 Methodische Grundlagen der Evaluationsforschung

Die summative Evaluation der Wirksamkeit bewegungsbezogener Interventionen, also der erzielten Gesundheitswirkungen, setzt voraus, dass allgemeine Zielsetzungen anhand von festgelegten und operationalisierten Zielkriterien (➤ Tab. 1.5) überprüfbar sind. Insgesamt ist es das Ziel der summativen Ergebnisevaluation, denjenigen Anteil an gemessenen Veränderungen in festgelegten Zielkriterien zu bestimmen, der allein auf die Durchführung der bewegungsbezogenen Intervention zurückzuführen ist. Dabei geht es insbesondere darum, den Einfluss anderer Faktoren als Erklärung für aufgetretene Veränderungen auszuschließen. Dies wird durch ein spezifisches methodisches Vorgehen mithilfe geeigneter Versuchspläne erreicht (Mittag 2003). Im Folgenden werden ausgewählte methodische Grundlagen der empirischen Evaluationsforschung sowie mögliche Assessmentverfahren zur Evaluation von bewegungsspezifischen Interventionen dargestellt. Weiterführende Literatur zur Vertiefung forschungsmethodischer Grundlagen der Evaluation sowie der Datenauswertung und Dokumentation findet sich in den Lehrbüchern von Bortz (2005), Bortz und Döring (2006) sowie von Wottawa und Thierau (2003), bei Faller und Reusch (2004) sowie im CONSORT-Statement (Moher et al. 2004).

Versuchsdesigns in der Evaluation

Zur Messung von kurz- und mittelfristigen Veränderungen in vorab zu definierenden Zielmerkmalen wird empfohlen, die Daten jeweils vor, am Ende und nach einem je nach Fragestellung angemessen langen Nachbeobachtungszeitraum (z.B. sechs Monate) nach Durchführung der Maßnahme zu erheben (GKV 2008b). Zur Abschätzung von langfristigen Effekten ist es angebracht, nach zwölf Monaten eine weitere Messung vorzunehmen. Darüber hinaus sollte man sich zur Gewinnung valider Informationen bei der Auswahl des Versuchsdesigns nach Möglichkeit an experimentellen Standards orientieren (Faller und Reusch 2004). Die Beantwortung der Frage, ob eine Behandlungsmaßnahme wirksam ist, basiert auf dem Nachweis des kausalen Zusammenhangs, dass allein die Intervention die Ursache des Behandlungsergebnisses ist. Die größte Sicherheit eines solchen Kausalschlusses (interne Validität) ist bei Verwendung eines randomisierten Kontrollgruppendesigns gewährleistet. Dabei werden Personen zufällig entweder der Interventions- oder einer Kontrollgruppe zugewiesen, welche eine Alternativ- oder Standardbehandlung erhält oder ohne Behandlung verbleibt (z.B. Personen auf einer Warteliste). Der Nachweis der Wirksamkeit einer Behandlung ergibt sich dabei aus dem statistischen Vergleich (t-Test) der Messwerte von Interventions- und Kontrollgruppe nach Beendigung der Maßnahme (Faller und Reusch 2004).

In der Evaluations- und Feldforschung werden aus ethischen oder Praktikabilitätsgründen vielfach quasiexperimentelle Versuchspläne verwendet, bei denen eine Kontrolle möglicher Störgrößen angestrebt wird, aber keine zufällige Zuordnung der Probanden in Bezug auf Interventions- und Kontrollgruppe erfolgt (Faller et al. 1999; Bortz und Döring 2006). Dies macht es jedoch schwieriger, die gefundenen Unterschiede zwischen Interventions- und Kontrollgruppe kausal auf die Wirkung der Intervention zurückzuführen, da z.B. bestimmte systematische Verzerrungen dazu geführt haben können, dass sich die Patienten der Interventions- und Kontrollgruppe schon in bestimmten Ausgangsmerkmalen unterscheiden (Selektionseffekt). Im Fall bedeutsamer Unterschiede beispielsweise in den Ausgangswerten des Zielkriteriums sollten diese als Kovariate in eine Kovarianzanalyse einbezogen werden (Vickers und Altmann 2001; Bortz 2005). Der Vorteil quasi-experimenteller Designs liegt darin, dass sie je nach Feldbedingungen leichter realisierbar sind und eine höhere externe Validität (Generalisierbarkeit) erreichen können. Zu den Möglichkeiten und Grenzen quasi-experimenteller Designs siehe auch Vogel (2004).

Bei Verzicht auf die Kontrolle von Störeffekten, beispielsweise im Ein-Gruppen-Prä-Post-Design, müssen für ermittelte statistische Veränderungen zwischen den Messzeitpunkten andere mögliche Alternativerklärungen in Betracht gezogen werden. Dazu gehören Erwartungseffekte (Placeboeffekt), von der Intervention unabhängige externe und interne Entwicklungen (z.B. Effekte anderer Behandlungen, Spontanremissionen, natürliche Schwankungen im Krankheitsverlauf) oder der statistische Effekt der Regression zur Mitte (Faller und Reusch 2004; Faller und Lang 2006). Eine kausale Interpretation ist im Rahmen eines Ein-Gruppen-Prä-Post-Designs aufgrund der geringen internen Validität also nicht möglich. Es können lediglich Schätzungen der durchschnittlichen Veränderung zwischen zwei Messzeitpunkten vorgenommen werden (Faller et al. 1999).

Können dagegen keine Hinweise auf Veränderungen im Verlauf der Intervention oder im Falle eines randomisierten, kontrollierten Versuchdesigns keine Nachweise über die Wirksamkeit eines Programms erbracht werden, muss dies gleichfalls nicht bedeuten, dass das Programm unwirksam oder ungeeignet ist. Als alternative Gründe kommen hier z.B. eine mangelnde „Ausführungsintegrität", d.h., dass die Intervention nicht wie vorgesehen durchgeführt wurde, die Möglichkeit, dass die angestrebte Zielgruppe nur unzureichend erreicht wurde (Programmreichweite/Zielgruppenallokation), oder dass Teilnehmer im Verlauf der Maßnahme ausgeschieden sind, in Frage (Mittag 2003). Bei der Interpretation von Messergebnissen ist zu beachten, dass potenzielle statistische Effekte abhängig vom Ausgangsniveau der Stichprobe sind. Beispielsweise sind die zu erwartenden Wirkungen von Interventionen bei Stichproben mit niedrigen zielgrößenspezifischen Belastungen geringer als die Effekte für Stichproben mit höherer Belastung.

Qualitätskriterien von empirischen Assessmentverfahren

Zur Sicherstellung der Vergleichbarkeit von z.B. zu verschiedenen Messzeitpunkten erhobenen empirischen Daten müssen die verwendeten Messinstrumente bestimmten Güte- bzw. Qualitätskriterien genügen. Diese sind nach den üblichen Definitionen umso höher, je besser eine Standardisierung (Konstanthaltung) von Untersuchungsinhalt, -ablauf und -situation realisiert werden kann. Der an den Prinzipien der Testtheorie und Fragebogenentwicklung interessierte Leser sei an dieser Stelle auf ausführlichere Beschreibungen verwiesen (Lienert und Raatz 1998; Fissini 2004; Bortz und Döring 2006; Faller und Lang 2006).

Nach Lienert und Raatz (1998) unterscheidet man zwischen Haupt- und Nebengütekriterien von Messinstrumenten. Erstere beinhalten das Ausmaß, in dem die Ergebnisse in Bezug auf Durchführung, Auswertung und Interpretation unabhängig von Einflüssen des Untersuchers zustande gekommen sind (*Objektivität*), die Zuverlässigkeit bzw. Genauigkeit von Maßen (*Reliabilität*) und die Gültigkeit bzw. das Ausmaß, in dem ein Messinstrument tatsächlich das misst, was es zu messen vorgibt (*Validität*). Zur Beantwortung der Frage, ob sich zwischen den Messzeitpunkten Veränderungen in den Zielmerkmalen ergeben haben, müssen die verwendeten Instrumente zudem eine hohe *Änderungssensitivität* aufweisen (Igl et al. 2005). Zu den im Evaluationsbereich ebenso wichtigen Nebengütekriterien zählen unter anderem die Bereitstellung von Vergleichswerten geeigneter Populationen zur relationalen Bewertung einzelner Ergebnisse (*Normierung*), das durch die Verwendung von Messinstrumenten gegebene Verhältnis von Aufwand und Nutzen (*Ökonomie*), die *Zumutbarkeit* gegenüber dem Befragten und das Ausmaß, in dem ein Verfahren zu der Beantwortung bestimmter Fragestellungen taugt (*Nützlichkeit*).

Assessmentverfahren: Standards

Der Einsatz von Assessmentverfahren zur Evaluation von Gesundheitstrainings stellt die Basis für die Dokumentation von Behandlungseffekten, eine professionelle Kommunikation von Ergebnissen sowie die empirisch fundierte Weiterentwicklung von Behandlungsmaßnahmen dar und liefert dadurch einen essentiellen Beitrag zur Qualitätssicherung in Praxis und Forschung (Biefang et al. 1999).

Verfahren zur Evaluation von Maßnahmen des Individualansatzes der Arbeitsgemeinschaft der Spitzenverbände der Krankenkassen

Im Zuge von Bestrebungen der Vereinheitlichung von Evaluationsmaßnahmen zur Sicherung der Angebotsqualität, zur Dokumentation und Erfolgskontrolle von Prävention und Gesundheitsförderung gemäß § 20 SGB V wurde im Auftrag der Arbeitsgemeinschaft der Spitzenverbände der Krankenkassen ein empirisch geprüftes Inventarium nebst Anleitungen zur Evaluation von Bewegungs-, Ernährungs- und Stressreduktionskursen veröffentlicht[3] (GKV 2008b; Kliche et al. unveröffentl.). Voraussetzung für die Zusammenstellung der Messinstrumente zur Erfassung von maßnahmenübergreifenden allgemeinen Gesundheitswirkungen waren unter anderem die empirisch belegte psychometrische Qualität inklusive Änderungssensitivität der Skalen, eine vertretbare Länge sowie das Vorliegen repräsentativer Normwerte aus möglichst großen Studien (Gesundheitssurvey), zumal in dem Evaluationssystem auf die Anwendung eines kontrollierten Studiendesigns aus Gründen des mit einem Routineeinsatz verbundenen Aufwands verzichtet wird. Weitere Vergleichswerte zur Einschätzung von Ausgangslage und Effekten werden in Kürze auf Basis von krankenkassenübergreifenden Erhebungen zur Erprobung/Validierung der Inventare veröffentlicht (Kliche et al. unveröffentl.).

Aus ökonomischen Gründen besteht das entwickelte Evaluationsinventar der Arbeitsgemeinschaft der Spitzenverbände der Krankenkassen (GKV 2008b) aus einem zwei Seiten umfassenden Kurzinstrument, welches sich auf einige wenige globale Zielgrößen in Bezug auf das Gesundheitsverhalten und den Gesundheitsstatus (Beschwerden, Lebensqualität, subjektive Gesundheit) beschränkt. Für eine vertiefende Einschätzung von Veränderungen und Wirkeffekten sowie für die Weiterentwicklung und Optimierung von Angeboten zur Förderung der Rückengesundheit ist jedoch die (möglichst standardisierte) Erfassung zusätzlicher Zielkriterien bzw. Einflussgrößen bei bestimmten Stichproben erforderlich. Die folgende Darstellung ausgewählter Messinstrumente soll diesem Sachverhalt Rechnung tragen. Das Instrument der Arbeitsgemeinschaft der Spitzenverbände der Krankenkassen (GKV 2008b) wird hier für die Evaluation von Interventionen zur Förderung der Rückengesundheit unter Berücksichtigung internationaler empirischer Standards diskutiert und um Vorschläge für ausgewählte Zielkriterien, wie die Stärke und Häufigkeit der Rückenschmerzen, rückenschmerzbedingte Beeinträchtigung, die Stadien der Verhaltensveränderung in Bezug auf körperliche Aktivität, Parameter der kognitiven und verhaltensbezogenen Schmerzbewältigung sowie der Depressivität, erweitert (➤ Tab. 1.5). In Abhängigkeit von Zielsetzungen, Fragestellungen, Wünschen des Auftraggebers etc. kann hieraus vor dem Hintergrund der Praktikabilität eine begrenzte Auswahl von primären Zielkriterien erhoben und um einige wenige sekundäre Zielkriterien ergänzt werden.

Die hier eher willkürlich vorgenommene Differenzierung von primären und sekundären Zielkriterien orientiert sich vor allem an einer Unterscheidung von Ergebnis- und Einflussvariablen. Ein Teil der vorgestellten Instrumente ist frei im Internet erhältlich, andere sind bei den entsprechenden Verlagen zu erwerben.

Stichprobenmerkmale und Kontrollvariablen

Der Grunddatensatz von Erhebungen besteht in der Regel aus einem Minimum an soziodemografischen Angaben zum Geschlecht, Alter, Schulabschluss und beruflicher Position. Von der Erfragung des Einkommens ist in diesem Kontext eher abzuraten, da dadurch mit zusätzlichen Verringerungen des Rücklaufs zu rechnen ist (GKV 2008b). Die Angabe des vollständigen Geburtsdatums dient dabei zur Abfrage des Alters und kann gleichfalls als Teilnehmercode verwendet werden, um eine personenspezifische Zuordnung der Fragebogen zu den verschiedenen Messzeitpunkten zu gewährleisten. Des Weiteren sind sozialmedizinische Variablen zu erheben, wie die Frage zur Anzahl der Krankheitstage aus dem Bundesgesundheitssurvey 1998 sowie gegebenenfalls die Krankenkassenzugehörigkeit (GKV 2008b). Die Verringerung von Krankheitstagen oder Fehlzeiten kann zugleich auch ein wichtiges Zielkriterium darstellen.

Zusätzlich können auch andere individuelle Teilnehmermerkmale, sogenannte Confounder (z.B. BMI, körperliche Beschwerden, erlebte soziale Unterstützung), und Kursmerkmale (Anzahl der Treffen, Kursdauer) die Wirksamkeit sowie die Stabilität von Effekten beeinflussen. Zur groben Kontrolle von ausgewählten Störfaktoren werden im Evaluationssystem der Arbeitsgemeinschaft der Spitzenverbände der Krankenkassen (GKV 2008b) die Teilnahme an anderen von den Krankenkassen finanzierten Kursen, der Anteil besuchter Kurstreffen und das Auftreten belastender Lebensereignisse erfasst.

[3] Weitere Informationen erhältlich unter: www.g-k-v.de/gkv/index.php?id=670.

Tab. 1.5 Übersicht über geeignete Zielkriterien, Stichprobenmerkmale und Kontrollvariablen und deren Operationalisierung zur Evaluation der Wirksamkeit bewegungsbezogener Interventionen

Zielkriterien (inkl. Stichprobenmerkmalen und Kontrollvariablen)	Messzeitpunkt			Operationalisierung	Itemzahl
	t_1	t_2	t_3		
Informationsquellen	×			GKV-Inventar	1
Struktur- und Prozessqualität		×		GKV-Inventar	8
Soziodemografische Faktoren					
• Geschlecht, Schulabschluss, berufliche Position	×			GKV-Inventar	3
• Geburtsdatum	×	×	×	GKV-Inventar	1
Sozialmedizinische Faktoren					
• Krankenkasse	×			GKV-Inventar	1
• Arbeitsunfähigkeitstage	×		×	GKV-Inventar	1
Kontrollvariablen					
• Teilnahme an anderen Kursen	×		×	GKV-Inventar	1
• Anzahl besuchter Kurstreffen		×		GKV-Inventar	1
• BMI (Gewicht, Größe)	×	×	×	GKV-Inventar	2
Gesundheitsstatus/Lebensqualität					
• subjektiver Gesundheitszustand	×	×	×	SF-36	2
• Vitalität	×	×	×	SF-36	4
• psychisches Wohlbefinden	×	×	×	SF-36	5
Beschwerden					
• Schmerzstärke	×	×	×	SF-36/GCPS	1/3
• Schmerzhäufigkeit, -dauer	×	×	×	Schmidt et al. (2007)	2
• schmerzbezogene Beeinträchtigung	×	×	×	SF-36/GCPS	1/4
• schmerzbezogene Funktionsfähigkeit	×	×	×	FFbH-R	12
Körperliche Aktivität	×	×	×	GKV-Inventar	2
Bindung an körperliche Aktivität					
• soziale Einbindung, Freude an Aktivität	×	×	×	GKV-Inventar	2
• Stufen der Verhaltensänderung	×	×	×	HAPA- Algorithmus	2
Angstvermeidungseinstellungen	×	×	×	FABQ Skala 3	5
Schmerzbewältigungsstrategien					
• Katastrophisieren, Durchhalteappell	×	×	×	KSI	9
• aktive Schmerzbewältigungsstrategien	×	×	×	KSI	4
• Ruhe- und Entspannungstechniken	×	×	×	FESV	4
Depressivität	×	×	×	PHQ-D	8

Erläuterung: t_1, t_2, t_3 = Messzeitpunkte vor, nach Beendigung der Maßnahme sowie Follow-up-Messung nach sechs bzw. zwölf Monaten

Primäre Zielkriterien

Subjektiver Gesundheitsstatus

Abgesehen von einigen wenigen Fragen zu Informationsquellen, Struktur- und Prozessqualität (patientenfreundliche Rahmenbedingungen, infrastrukturelle Voraussetzungen, Qualität der Vermittlung) liegt der Fokus des Inventariums der Arbeitsgemeinschaft der Spitzenverbände der Krankenkassen (GKV 2008b) auf der Erfassung von maßnahmenübergreifenden Gesundheitswirkungen. Als Maß der subjektiven Gesundheit aus Patientensicht gewinnt dabei das Konstrukt der „gesundheitsbezogenen Lebensqualität" in zunehmendem Maße als Erfolgskriterium therapeutischer Maßnahmen an Bedeutung. Auch im Rahmen des Evaluationssystems der gesetzlichen Krankenkassen gilt die subjektive Lebensqualität, erfasst mittels ausgewählter Skalen des SF-36 (Bullinger und Kirchberger 1998), als zentrales

Zielkriterium. Dazu zählen die aus jeweils vier bzw. fünf Items bestehenden Skalen „Vitalität" (z.B. „Wie oft waren Sie in den vergangenen vier Wochen voller Schwung?") und „Psychisches Wohlbefinden" (z.B. „Wie oft waren Sie in den vergangenen vier Wochen entmutigt und traurig?") sowie zwei Items zur subjektiven Einschätzung des Gesundheitszustandes (z.B. „Wie würden Sie Ihren Gesundheitszustand im Allgemeinen beschreiben?"). Darüber hinaus werden allgemeine Beschwerden mittels der Skala „Körperliche Schmerzen" erfasst, welche je ein Item zur allgemeinen Schmerzstärke (z.B. „Wie stark waren Ihre Schmerzen in den vergangen vier Wochen?") und zur schmerzbedingten Beeinträchtigung von Alltagstätigkeiten („Inwieweit haben Ihre Schmerzen Sie in den vergangenen vier Wochen bei der Ausübung Ihrer Alltagstätigkeiten zu Hause und im Beruf behindert?") enthält.

Rückenschmerzbezogene Beschwerden

Über die Erfassung allgemeiner Beschwerden hinaus gelten Variablen wie die Stärke, Häufigkeit und Dauer der Rückenschmerzen sowie die damit verbundene schmerzbedingte Beeinträchtigung/Funktionsfähigkeit für die Evaluation von Angeboten zur Förderung der Rückengesundheit als bedeutsame Outcome-Parameter (Deyo 1998; Bombardier 2000; Pincus et al. 2008). In Bezug auf die Erfassung der Schmerzstärke hat sich die Verwendung von numerischen Rating-Skalen (NRS) bewährt, wie sie z.B. in der „Graded Chronic Pain Scale" (GCPS) von Von Korff et al. (1992) Anwendung findet. Die GCPS ist eine Skala zur Erfassung und Kategorisierung des Schweregrades von chronischen Schmerzerkrankungen. Als deutsche Übersetzung wurde diese unter anderem in einer Studie von Klasen et al. (2004) erfolgreich auf ihre psychometrische Qualität getestet und in einer weiteren groß angelegten epidemiologischen Studie von Schmidt et al. (2007) zum Vorkommen von Rückenschmerzen in der erwachsenen Bevölkerung in Deutschland eingesetzt. Dabei wird die Person zum einen gebeten, die gegenwärtige, die durchschnittliche und die größte Schmerzstärke während der letzten drei Monate auf einer elfstufigen Skala mit den Polen „kein Schmerz" versus „stärkster vorstellbarer Schmerz" einzuschätzen. Des Weiteren wird empfohlen (Bombardier 2000), zwei weitere offene Fragen (siehe Schmidt et al. 2007[4]) zur Häufigkeit („An wie vielen Tagen hatten Sie in den letzten 3 Monaten Rückenschmerzen?") und zur Dauer auftretender Rückenschmerzen („Seit wie vielen Tagen haben Sie diese Rückenschmerzen ohne Unterbrechung …?") zu implementieren.

Ebenfalls alternativ einsetzbar zu dem entsprechenden Item der Skala „Körperliche Schmerzen" des SF-36 enthält die GCPS vier weitere Items zur Einschätzung der alltäglichen Beeinträchtigung durch Rückenschmerzen. Diese beziehen sich zum einen auf zeitliche Aspekte (z.B. „An wie vielen Tagen konnten Sie in den letzten 3 Monaten aufgrund von Rückenschmerzen nicht Ihren alltäglichen Aktivitäten nachgehen …?"). Zum anderen wird das subjektive Ausmaß der Beeinträchtigung anhand von drei Items mittels elfstufiger NRS-Skala (z.B. „In welchem Maße haben Rückenschmerzen in den letzten 3 Monaten Ihre Arbeitsfähigkeit [einschließlich Hausarbeit] beeinträchtigt?") mit den Polen „keine Beeinträchtigung" versus „keine Aktivität mehr möglich" gemessen.

Im Falle einer Ausrichtung von bewegungsspezifischen Interventionsangeboten auf stärker belastete Zielgruppen mit (chronischen) Beschwerden der Wirbelsäule ist es sinnvoll, der Erfassung des Ausmaßes der Funktionstüchtigkeit bzw. der Teilhabe am Alltagsleben einen größeren Stellenwert einzuräumen. Ergänzend eignet sich hierzu insbesondere der aus zwölf Items bestehende „Funktionsfragebogen Hannover zur alltagsnahen Diagnostik der Funktionsbeeinträchtigung durch Rückenschmerzen" (FFbH-R[5]; Kohlmann und Raspe 1994, 1996). Der FFbH-R enthält Items, wie „Können Sie sich strecken, um z.B. ein Buch von einem hohen Schrank oder Regal zu holen?", welche mithilfe einer dreistufigen Antwortskala („Ja", „Ja, aber mit Mühe" bzw. „Nein oder nur mit fremder Hilfe") zu beantworten sind. Zum FFbH-R liegen zwar keine Normwerte, jedoch umfangreiche Vergleichsdaten aus verschiedenen epidemiologischen Studien vor (vgl. Kohlmann und Raspe 1996).

Körperliche Aktivität

In Bezug auf die angestrebten Zielverhaltensmerkmale von Bewegungs-, Ernährungs- und Stressbewältigungskursen wurden im Rahmen der Entwicklung des Inventariums zur Evaluation von Gesundheitskursen der Krankenkassen für die in Frage stehenden Verhaltensbereiche jeweils vier Items neu konstruiert, die das gesundheitsförderliche Verhalten in Bezug auf die letzten vier Wochen mittels einer fünfstufigen Skala mit den Polen „immer" bzw. „nie" erfassen (GKV 2008b). Diese beinhalten für den hier wesentlichen Bereich der Bewe-

4 Fragebogen zur epidemiologischen Studie von Schmidt et al. (2007) beinhaltet deutsche Übersetzung der GCPS und zusätzlich empfohlene Schmerzparameter, erhältlich beim Verfasser.

5 FFbH-R erhältlich unter: www. drk-schmerz-zentrum.de/content/07_infos/7-5_schmerzfragebogen.htm.

gung jeweils ein Item zum Ausmaß der Nutzung von Bewegungsmöglichkeiten im Alltag („In den letzten 4 Wochen habe ich Bewegungsmöglichkeiten im Alltag genutzt …") und zur Regelmäßigkeit sportlicher Betätigung („… mindestens einmal in der Woche Sport getrieben") sowie Fragen zur sozialen Einbindung und zur *„Freude an Bewegung"* als Zielkriterien zum Aufbau und Bindung an langfristige körperliche Aktivität (Pfeifer 2007).

Auch bei der Erfassung des Ausmaßes körperlicher Aktivität müssen methodische Aspekte berücksichtigt werden. Dazu gehören einerseits die Wahl eines zielgruppenadäquaten, ausreichend spezifischen sowie an aktuellen und anerkannten Empfehlungen orientierten Kriteriums zur Durchführung gesundheitssportlicher Aktivität[6] und andererseits die Wahl einer geeigneten Form der Skalierung auf dem Kontinuum zwischen Auflösungsgrad und Komplexität[7].

Eine sinnvolle Ergänzung zu den genannten Indikatoren zur Bindung an körperliche Aktivität sind sogenannte Stufenalgorithmen zur Erfassung der Veränderungsbereitschaft von Bewegungsverhalten (Schmid et al. 1999; Basler et al. 1999, 2001; Leonhardt et al. 2007). Auf Basis von Modellen zur Veränderung von Gesundheitsverhalten, z.B. dem transtheoretischen Modell (TTM; Prochaska und DiClemente 1983), dem sozial-kognitiven Prozessmodell des Gesundheitsverhaltens (Health Action Process Approach, HAPA; Schwarzer 2004), dem Berliner Sportstadienmodell (BSM; Fuchs 2001) oder dem Multi-Stage Model of Health Behavior Change (MSM; Lippke und Ziegelmann 2006), erfassen diese sogenannte präintentionale (motivationale) und postintentionale (volitionale) Stadien der Bindung an körperliche Aktivität. Jene reichen von der Unentschlossenheit über die Absichtsbildung bis hin zur Initiierung und Stabilisierung/Aufrechterhaltung des in Frage stehenden Zielverhaltens. Der im Folgenden vorgeschlagene Algorithmus (➤ Abb. 1.5) wurde in einer Studie (Lippke et al. 2009) anhand einer Stichprobe von 1.850 Personen validiert und orientiert sich an aktuellen Empfehlungen internationaler Public-Health-Organisationen.

Hierbei ist jedoch zu beachten, dass das für den Algorithmus verwendete Aktivitätskriterium mit jenen Empfehlungen zur Durchführung körperlicher Aktivität übereinstimmen sollte, die den Teilnehmern in den zu evaluierenden Kursen vermittelt werden. Andere mögliche Formulierungen sowie Hinweise zur Interpretation der Antwortkategorien finden sich in Lippke et al. 2004, 2005, 2009; Lippke und Ziegelmann 2006.

Stress- bzw. Schmerzbewältigung

Im Bereich der Stressbewältigung (➤ Kap. 3.6) beziehen sich die Fragen der Arbeitsgemeinschaft der Spitzenverbände der Krankenkassen (GKV 2008b) auf die Beschäftigung mit den Ursachen von Stress, der Fähigkeit zum Umgang mit Stresssituationen, Selbstmanagementkompetenzen („In den letzten vier Wochen habe ich versucht, gegen die Ursachen von Stress etwas zu tun") und der Fähigkeit zur Selbstregulation durch geeignete Entspannungsmethoden („… hatte

Haben Sie sich in der letzten Zeit an mindestens 5 Tagen pro Woche 30 Min. oder länger (oder mehr als 2,5 Stunden in der Woche) so bewegt, dass Sie das angestrengt hat?

Bitte kreuzen Sie die Aussage an, die auf Sie am besten zutrifft.

- **Nein**, und ich habe es auch **nicht** vor. ☐
- **Nein**, aber ich **denke darüber nach**. ☐
- **Nein**, aber ich habe die feste **Absicht** dazu. ☐
- **Ja**, **aber** es fällt mir sehr schwer. ☐
- **Ja**, und es fällt mir leicht. ☐

Seit wann sind Sie schon so körperlich aktiv wie zur Zeit?

Seit … ____ Woche(n)/ ____ Monat(en)/ ____ Jahr(en)

Abb. 1.5 Stadienalgorithmus zur Erfassung der Veränderungsmotivation nach Lippke et al. 2009 [L143]

---

[6] Gemäß aktueller Empfehlungen internationaler Public-Health-Organisationen wie dem American College of Sports Medicine (ACSM) und der American Heart Association (AHA) sollten Erwachsene zwischen 18 und 65 Jahren mindestens 30 Minuten an moderater körperlicher (aerober) Aktivität an mindestens fünf Tagen der Woche ausüben, was einem zusätzlichen Kalorienverbrauch von ca. 200 kcal pro Tag entspricht. Als moderat gelten körperliche Aktivitäten wie z.B. schnelles Gehen, welche den Herzschlag merklich erhöhen oder bei denen man etwas schwerer atmen muss als normalerweise. Alternativ wird empfohlen, mindestens 20 Minuten intensiver körperlicher (aerober) Aktivität an drei Tagen nachzugehen. Dazu zählen Aktivitäten wie z.B. Laufen, die zu schneller Atmung und einem substantiellen Anstieg des Herzschlags führen (Haskell et al. 2007).

[7] Bestehende, jedoch für diesen Zweck zu umfassende Messinstrumente erfassen i.d.R. Art, Häufigkeit und Dauer alltagsbezogener und gesundheitssportlicher Aktivität entweder in Form von absoluten Zeitangaben (z.B. Tätigkeit bestimmter Intensität X min, X Tage/Woche), z.B. der Freiburger Fragebogen zur körperlichen Aktivität (Frey et al. 1999; Frey und Berg 2002), oder in Form einer Likert-Skala mit relativen Häufigkeitsabstufungen (z.B. „In meiner Freizeit treibe ich Sport: sehr oft/oft/manchmal/selten/nie"), wie es unter anderem bei der deutschen Übersetzung des „Questionnaire for the Measurement of Habitual Physical Activity in Epidemiological Studies" durch Wagner und Singer (2003) der Fall ist.

ich gute Methoden, um mich zu entspannen"). Bei Maßnahmen zur Förderung der Rückengesundheit, denen Zielsetzungen zur Verbesserung des Umgangs mit Rückenschmerzen im Sinne eines spezifischen Stressors zugrunde liegen, ist es stattdessen angebracht, bewährte und normierte Instrumente zur Erfassung von adaptiven, verhaltensbezogenen Strategien der Schmerzbewältigung einzusetzen, z.B. die Skala „Ruhe- und Entspannungstechniken" (z.B. „Wenn ich Schmerzen habe, wende ich eine Entspannungstechnik an" oder „... konzentriere ich mich auf einen ruhigen und entspannten Atem") aus dem „Fragebogen zur Erfassung der Schmerzverarbeitung" (FESV; Geissner 1991) oder die Skala „Aktive Maßnahmen" (z.B. „Wenn ich Schmerzen habe, mache ich krankengymnastische Übungen") aus dem „Kieler Schmerzinventar" (KSI; Hasenbring 1994). Gegebenenfalls können auch weitere Skalen zur Abbildung von Facetten der adaptiven Schmerzbewältigung eingesetzt werden, z.B. die Skalen „Mentale Ablenkung" und „Gegensteuernde Aktivitäten" des FESV oder die Skala „Coping-Signal" aus dem KSI.

Dem entwickelten Evaluationsinstrument der Arbeitsgemeinschaft der Spitzenverbände der Krankenkassen (GKV 2008b) fehlen darüber hinaus Maße, die sich insbesondere auf die Risikofaktoren und Erkrankungsmechanismen bei chronischen unspezifischen Rückenschmerzen bzw. auf die Zielsetzungen von am biopsychosozialen Ansatz orientierten, bewegungsspezifischen Interventionen beziehen, z.B. schmerzbezogene Kognitionen wie Angstvermeidungseinstellungen, Katastrophisieren sowie Depressivität (Linton 2000; Pincus et al. 2008) und suppressive Schmerzbewältigungsformen (Hasenbring 1988, 1993; Hasenbring et al. 1994; Waddell 2004; Bahrke et al. 2006).

Sekundäre Zielkriterien

Katastrophisieren

Unter Katastrophisieren versteht man im Allgemeinen eine übertriebene negative kognitive Orientierung gegenüber Schmerzreizen (Sullivan und Bishop 1995; ➤ Kap. 1.5). Bestehende Studien zur Bedeutung von katastrophisierenden Gedanken (Spanos et al 1979; Rosenstil und Keefe 1983; Chaves und Brown 1987) für die Schmerzwahrnehmung betonen dabei die von Angst und Besorgnis begleitete Tendenz zur Übertreibung der Bedrohlichkeit der Schmerzerfahrung („Vielleicht passiert etwas Schlimmes"), die Unfähigkeit, sich vom Schmerz abzulenken („Ich muss ständig an die Schmerzen denken"), bis hin zur Einnahme von Positionen der Hilflosigkeit in Bezug auf die eigene Fähigkeit, Schmerzen zu bewältigen („Es ist schrecklich und es wird niemals besser").

Bestehende Skalen zur Erfassung von Katastrophisieren beziehen sich in unterschiedlichem Ausmaß auf diese drei Komponenten (Übertreibung, Grübeln, Hilflosigkeit). Während zum Beispiel in der deutschen Fassung der „Pain Catastrophizing Scale" (PCS; Meyer et al. 2008) alle drei Komponenten als Dimensionen des einen Konstrukts „Katastrophisieren" operationalisiert sind, hat sich bei der Entwicklung des „Kieler Schmerzinventars" (KSI) von Hasenbring (1994) faktorenanalytisch eine Trennung der Skalen „Katastrophisieren" („Es wird doch keine schlimme Krankheit dahinter stecken?") und „Hilf-/Hoffnungslosigkeit" („Was mache ich nur, wenn sie wieder schlimmer werden?") ergeben. Andere Skalen zur Erfassung des Konstrukts, z.B. im „Fragebogen kognitiver Kontrollüberzeugungen" (FSK; Flor 1991) oder in der deutschen Übersetzung des „Coping Strategies Questionnaire" (CSQ; Luka-Krausgrill et al. 1994) betonen in stärkerem Maße die handlungsbezogene Komponente der Hilflosigkeit. Studien zum Einfluss von maladaptiven, schmerzbezogenen Kognitionen auf Depressivität (Hasenbring 1993; Klasen et al. 2006) lassen jedoch den Schluss zu, dass die Tendenz zur bedrohlichen Überbewertung des Schmerzreizes als der eigentliche Kern des Konstrukts „Katastrophisieren" auch bei nicht schmerzchronifizierten Personen als kurzfristige, automatisierte gedankliche Reaktion auf akute Schmerzreize vorkommt, während der kognitive Stil der Hilflosigkeit vor allem in fortgeschrittenen Chronifizierungsstadien zum Tragen kommt.

Zusammenfassend wird hier zur Erfassung des Konstrukts „Katastrophisieren" die gleichnamige, bewährte Skala des KSI empfohlen, da mit deren Neuauflage (KSI II) in Kürze Normen zur Verfügung gestellt werden und das in Frage stehende Konstrukt im Rahmen der Evaluation von Präventionsmaßnahmen zielgruppengerecht und relativ effizient mithilfe von fünf Items erfasst werden kann.

Angstvermeidungsüberzeugungen

Zu einem der wichtigsten veränderbaren Risikofaktoren bei Patienten mit akuten Rückenschmerzen zählen Angstvermeidungsüberzeugungen (Hasenbring et al. 1994; Klenerman et al. 1995; Linton 2000; Pfingsten 2004; ➤ Kap. 1.5). Die gegenwärtig existierende Methode der Wahl (Pincus et al. 2008) zur Erfassung von Angstvermeidungsüberzeugungen ist der „Fear Avoidance Belief Questionnaire" (FABQ), dessen psychometrische Qualität hinreichend belegt ist (Pfingsten et al. 1997, 2000; Pfingsten 2004). Von insgesamt drei haben sich dabei zwei Subskalen als durch therapeutische Intervention veränderbar erwiesen (Pfingsten 2004). Diese erfassen mit jeweils fünf Items einerseits die prognostische Annahme von Personen über die wahrscheinliche Wiederaufnahme ihrer Berufstätigkeit („Ich glaube nicht, dass ich mit meinen augenblicklichen Schmerzen an meine Arbeit zurückkehren kann") und andererseits laienhafte Vorstellungen über die Zusammenhänge zwischen Bewegung und Schmerz („Meine Rückenschmerzen wurden durch körperliche Aktivitäten verursacht"). Unter anwendungsspezifischen Gesichtspunkten erscheint dabei vor allem die letztere Subskala „Verursachung durch Aktivität" relevant, da die auf die Prognose der Arbeitswiederaufnahme bezogene Skala eher für die Evaluation rehabilitativer Maßnahmen geeignet ist. Der FABQ ist frei im Internet erhältlich[8]. Zur relativen Bewertung von in der Stichprobe vorliegenden, standardisierten Werten liegen Studienergebnisse von 302 Patienten einer Göttinger Schmerzambulanz vor, die zur Orientierung genutzt werden können (Pfingsten 2004). Daten zu einer Normstichprobe stehen derzeit noch nicht zur Verfügung.

Eine Alternative zur Erfassung von Angstvermeidungsüberzeugungen ist die deutsche Übersetzung der „Tampa Scale of Kinesiophobia" (TSK-DE; Nigbur et al. 2009) mit einem Umfang von siebzehn Items. Im Unterschied zum FABQ fokussiert die TSK-DE stärker auf emotionale Aspekte von Angstvermeidungsüberzeugungen, d.h. auf die Erfassung von Angst vor Bewegung und neuen Verletzungen (z.B. „Ich habe Angst davor, dass ich mich möglicherweise verletzte, wenn ich Sport treibe").

Durchhaltestrategien

Als ein weiterer bedeutsamer Risikofaktor für die Chronifizierung von Schmerzen gilt die suppressive Form der Schmerzbewältigung. Während der kognitive Stil des „Durchhalteappells" über kognitive Anstrengungen, sowohl Schmerzempfindungen als auch schmerzbezogene Emotionen und Gedanken zu unterdrücken („Reiß Dich zusammen!", „Wichtig ist, dass ich mich jetzt nicht so gehen lasse!"), definiert wird, ist Durchhalteverhalten durch die Tendenz gekennzeichnet, trotz anhaltender oder sich verstärkender Schmerzen gegenwärtige Aktivitäten fortzusetzen oder vereinbarte Termine einzuhalten („Wenn ich Schmerzen habe, beiße ich die Zähne zusammen") (Hasenbring 1994). Die Annahme des Avoidance-Endurance-Modells, dass suppressive kognitive und behaviorale Schmerzverarbeitung zu einer Verstärkung und längerfristig zu einer Chronifizierung der Schmerzen führt, konnte jeweils für Personen mit subakuten unspezifischen Rückenschmerzen (Hasenbring unveröffentl.) sowie bei akuten, radikulären Rückenschmerzen (Hasenbring 1988, 1993; Hasenbring et al. 1994) nachgewiesen werden. Das „Kieler Schmerzinventar" (KSI; Hasenbring 1994) ist das einzige Assessmentverfahren, mit dem gegenwärtig Durchhaltestrategien reliabel und valide erfasst werden können. Dafür stehen eine aus elf Items bestehende verhaltensbezogene Skala („Durchhaltestrategien") sowie eine aus Gründen der Praktikabilität zu empfehlende Skala „Durchhalteappell" mit vier Items zur Verfügung.

Depressivität

Depressivität gilt als ein bedeutsamer Faktor im Prozess der Chronifizierung und Aufrechterhaltung von Schmerzsymptomen (Hautzinger 1995; Vlaeyen et al. 1995; Linton 2000; Hasenbring et al. 2001; Klasen et al. 2006). Insbesondere bei Zielgruppen mit einer länger andauernden Schmerzproblematik ist die zusätzliche Erfassung des Schweregrades der Depressivität sowie dessen Veränderung anhand entsprechend änderungssensitiver und praktikabler Skalen angezeigt.

Die (im Schmerzkontext) am häufigsten international eingesetzten Depressionsskalen sind die deutschen Übersetzungen der „Center for Epidemiological Studies-Depression Scale" (CES-D; Kohlmann und Gerbershagen 2006[9]), des „Beck-Depressions-Inventars" (BDI; Hautzinger et al. 1995), der „Hospital Anxiety and Depression Scale" (HADS-D; Hermann et al. 1995) und der „Self-Rating Depression Scale" (SDS; Zung 1986). Im Verband mit einer Reihe weiterer zu erhebender Konstrukte ist der Einsatz dieser Instrumente aufgrund des Umfangs von 14 bis 21 Items jedoch als relativ unpraktikabel zu bewerten. Als Alternative findet die aus insgesamt neun Items bestehende Depressionsskala des „Gesundheitsfragebogens für Patienten" (PHQ-D[10]; Spitzer et al. 1999; Löwe et al. 2002, 2004; Gräfe et al. 2004) international zunehmend Verwendung als praktikables, valides und änderungssensitives Instrument zur Diagnostik und Schwerebeurteilung depressiver Störungen. Alternativ kann der PHQ-D unter

8 FABQ erhältlich unter: www.drk-schmerz-zentrum.de/content/07_infos/7-5_schmerzfragebogen.php.

9 CES-D (Kohlmann und Gerbershagen 2006) erhältlich unter: www. drk-schmerz-zentrum.de/content/ 07_infos/7-5_schmerzfragebogen.htm.

10 PHQ-D erhältlich bei: Prof. Dr. B. Löwe, Hamburg.

Ausschluss eines Items mit Bezug auf suizidale und selbstschädigende Tendenzen auch in einer in der Testgüte vergleichbaren Version mit acht Items verwendet werden (Kroenke 2002).

Screeninginventare zur Erfassung des Chronifizierungsrisikos

Eine weitere Möglichkeit für die Erfassung von Risikofaktoren der Schmerzchronifizierung ist der Einsatz von übergreifenden, validierten Inventaren zur Risikobeurteilung, wie dem „Heidelberger Kurzfragebogen" (HKF; Neubauer et al. 2005) oder dem „Örebro Musculoskeletal Pain Screening Questionnaire" (ÖMPSQ; Boersma und Linton 2002, 2005; Linton 2003; Westman et al. 2008). Beide Fragebögen erfassen mit jeweils 27 bzw. 25 Items eine Auswahl von für eine Schmerzchronifizierung relevanten Risikofaktoren wie Depressivität, schmerzbezogene Parameter sowie schmerzbezogene Kognitionen und eignen sich auch für Personen, die durch ein fortgeschrittenes Chronifizierungsstadium gekennzeichnet sind. So enthält der HKF beispielsweise neben der Skala „Katastrophisieren" auch die Skala „Hilf-/Hoffnungslosigkeit" aus dem „Kieler Schmerzinventar". Demgegenüber enthält der ÖMPSQ-Fragebogen neben drei Items zu Angstvermeidungsüberzeugungen eine Frage zur subjektiv wahrgenommenen Wahrscheinlichkeit der Arbeitswiederaufnahme („Wie hoch ist die Chance, dass Sie in spätestens 6 Monaten wieder an Ihrem Arbeitsplatz sind?"). Darüber hinaus bestehen Unterschiede in Bezug auf die Erfassung von Depressivität (HKF: fünf Items vs. ÖMPSQ: ein Item) und die schmerzbezogene Beeinträchtigung von Alltagstätigkeiten (HKF: kein Item vs. ÖMPSQ: vier Items).

Der „Heidelberger Kurzfragebogen" als auch Auswertungsbogen und Anweisungen zur Datenauswertung sowie eine teilautomatisierte Auswertungshilfe sind im Internet erhältlich[11]. Die deutsche Übersetzung des ÖMPSQ-Fragebogens, dessen Validierung noch aussteht, kann bei den Verfassern bezogen werden[12].

[11] HKF erhältlich unter: www.igost.de/upload/files/z_downloaddateien_199649_hkfr_10_neu.pdf, Auswertungsanweisungen und -hilfe erhältlich unter: www.igost.de/statisch/news4.html.

[12] Örebro-Fragebogen erhältlich bei: Prof. Dr. T. Kohlmann, Greifswald, bzw. Prof. Dr. M. Pfingsten, Göttingen.

1.6.3 Zusammenfassung

Zur Sicherung und Verbesserung der Qualität bewegungsbezogener Interventionen zur Förderung der Rückengesundheit bedarf es einer umfassenden Evaluationsstrategie von der Interventionsentwicklung über die Implementation bis hin zum Nachweis der Wirksamkeit innerhalb eines kontinuierlichen Qualitätsmanagements. Dies setzt vielfältige Kompetenzen in der Planung, Durchführung und Auswertung bewegungsbezogener Interventionen voraus. Dazu gehören insbesondere Kenntnisse zu biopsychosozialen Chronifizierungsmechanismen und Risikofaktoren von Rückenschmerzen, einer ressourcenorientierten Gesundheitsförderung durch bewegungsbezogene Interventionen, der Ableitung von Zielsetzungen und operationalisierbaren Zielkriterien über die Auswahl des methodischen Vorgehens und der Zusammenstellung entsprechender Assessmentverfahren bis hin zur Anwendung statistischer Verfahren zur Datenauswertung und der Dokumentation/ Präsentation des Vorgehens und der Ergebnisse in Form eines Berichts. Die wichtigsten Indikatoren und Schritte zur Sicherung der Angebotsqualität im Rahmen formativer und summativer Evaluation sind in ➤ Abb. 1.6 zusammenfassend dargestellt.

Im Zuge von Bestrebungen der Vereinheitlichung von Evaluationsmaßnahmen zur Sicherung der Angebotsqualität sowie zur Dokumentation und Erfolgskontrolle von Prävention und Gesundheitsförderung gemäß § 20 SGB V wurde im Auftrag der Arbeitsgemeinschaft der Spitzenverbände der Krankenkassen ein Erhebungsinstrument entwickelt, welches für den routinemäßigen Einsatz bei ergebnisbezogenen Evaluationsmaßnahmen von Gesundheitskursen vorgeschlagen wird. Vor dem Hintergrund einer kursübergreifenden, praktikablen summativen Evaluationsstrategie beschränkt sich die Ausgestaltung dieses Inventars allerdings auf einige wenige globale Zielgrößen in Bezug auf das Gesundheitsverhalten und den Gesundheitsstatus. Für eine vertiefende Einschätzung von Veränderungen und Wirkeffekten sowie für die Weiterentwicklung und Optimierung von Angeboten zur Förderung der Rückengesundheit ist jedoch die (standardisierte) Erfassung zusätzlicher Zielkriterien bzw. Einflussgrößen bei bestimmten Stichproben erforderlich. Zu diesem Zweck wurde eine Auswahl relevanter Zielkriterien inklusive geeigneter Messinstrumente vorgestellt, z.B. in Bezug auf rückenschmerzbedingte Beschwerden, die Bindung an körperliche Aktivität sowie Parameter der kognitiven und verhaltensbezogenen Schmerzbewältigung und der Depressivität.

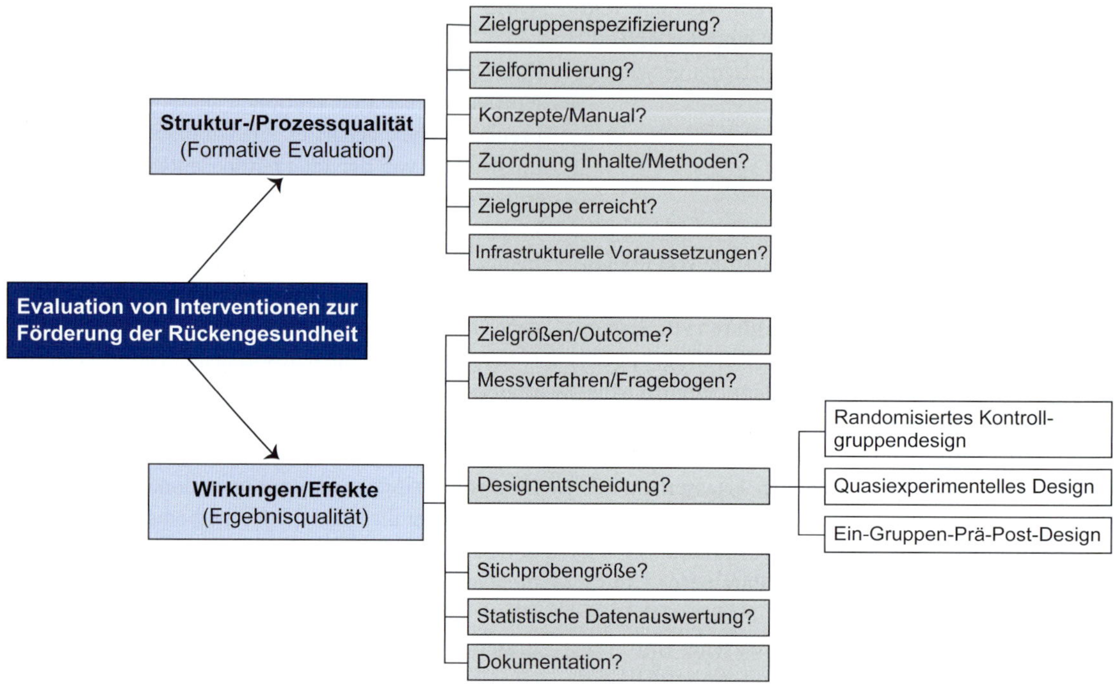

Abb. 1.6 Überblick zur Evaluation von Interventionen zur Förderung der Rückengesundheit [L143]

LITERATUR

Bahrke U, Bandemer-Greulich U, Fikentscher E, Müller K, Schreiber B, Konzag TA (2006). Chronischer Rückenschmerz mit suppressiver Schmerzverarbeitung – Zur Optimierung des Rehabilitationserfolgs einer bislang vernachlässigten Rehabilitandengruppe. Rehabilitation 45: 336–344.

Basler HD, Bloem R, Kaluza G, Keller S, Kreutz AC (2001). Motivation zur sportlichen Aktivität und Befinden. Zeitschrift für Gesundheitspsychologie 9: 32–37.

Basler HD, Jäckle C, Baum E, Keller S (1999). Selbstwirksamkeit, Entscheidungsbalance und die Motivation zu sportlicher Aktivität. Zeitschrift für Differenzielle und Diagnostische Psychologie 20: 203–216.

Biefang S, Potthoff P, Schliehe F (1999). Assessmentverfahren für die Rehabilitation. Göttingen: Hogrefe.

Boersma K, Linton SJ (2002). Early assessment of psychological factors: the Örebro Screening Questionnaire for Pain. In: Linton SJ (Ed.). New avenues for the prevention of chronic musculoskeletal pain and disability. Amsterdam: Elsevier Science, p. 205–213.

Boersma K, Linton SJ (2005). Screening to identify patients at risk. Profiles of psychological risk factors for early intervention. The Clinical Journal of Pain 21 (1): 38–43.

Bombardier C (2000). Outcome assessments in the evaluation of treatment of spinal disorders. Summary and general recommendations. Spine 25: 3.100–3.102.

Bortz J (2005). Statistik: Für Human- und Sozialwissenschaftler, 6. Aufl. Heidelberg: Springer Medizin Verlag.

Bortz J, Döring N (2006). Forschungsmethoden und Evaluation für Human- und Sozialwissenschaftler, 4. Aufl. Berlin: Springer Verlag.

Bullinger M, Kirchberger I (1998). Der SF-36 Fragebogen zum Gesundheitszustand, 1. Aufl. Göttingen: Hogrefe.

Burton AK (2005). How to prevent back pain? Best Pract Res Clin Rheumatol 19 (4): 541–555.

Chaves JF, Brown JM (1987). Spontaneous cognitive strategies for the control of clinical pain and stress. Journal of Behavioral Medicine 10: 263–276.

Deyo R (1998). Outcome measures for low back pain research: a proposal for standardized use. Spine 23 (18): 2.003–2.013.

Donabedian A (1992). The role of outcomes in quality assessment and assurance. Qual Rev Bull 18: 356–360.

Faller H, Haaf G, Kohlmann T, Löschmann C, Maurischiat C, Petermann F, Schulz H, Zwingmann C (1999). Orientierungshilfen und Empfehlungen für die Anlage, Durchführung und Interpretation von Studien in der Rehabilitationsforschung (Forschungsleitlinien im Förderschwerpunkt Rehabilitationswissenschaften des BMBF und der Deutschen Rentenversicherung). DRV-Schriften 16: 9–52.

Faller H, Lang H (2006). Medizinische Psychologie und Soziologie, 2. Aufl. Berlin: Springer.

Faller H, Reusch A (2004). Das experimentelle Design bei der Evaluation von Patientenschulungen. Praxis Klinische Verhaltensmedizin und Rehabilitation 65: 13–18.

Fissini HJ (2004). Lehrbuch der psychologischen Diagnostik. 3. Aufl. Göttingen: Hogrefe.

Flor H (1991). Psychobiologie des Schmerzes. Göttingen: Verlag Hans Huber.

Frey I, Berg A (2002). Erfassung der körperlichen Aktivität in Klinik und Praxis. In: Samitz G, Mensink G (Hrsg.). Körperliche Aktivtät in Prävention und Therapie. Evidenzbasierter Leitfaden für Klinik und Praxis. München: Hans Marseille Verlag, S. 81–86.

Frey I, Berg A, Grathwohl D, Keul J (1999). Freiburger Fragebogen zur körperlichen Aktivität – Entwicklung, Prüfung und Anwendung. Sozial- und Präventivmedizin 44: 55–64.
Fuchs R (2001). Entwicklungsstadien zum Sporttreiben. Sportwissenschaft 31: 255–281.
Geissner E (1991). Fragebogen zur Erfassung der Schmerzverarbeitung (FESV). Göttingen: Hogrefe.
GKV – Arbeitsgemeinschaft der Spitzenverbände der Krankenkassen (2008b). Gemeinsame und einheitliche Evaluationsverfahren zu §20 SGB V der Spitzenverbände der Krankenkassen. Anwenderhandbuch Evaluation Teil 1: Evaluation des Individuellen Ansatzes (Bewegungs-, Ernährungs- und Stressreduktionskurse) in der Fassung vom Juni 2008. g-k-v.de/gkv/fileadmin/user_upload/Projekte/Primaerpraevention_und_betriebliche_Gesundheitsfoerderung/Handbuch_1_Individualansatz_2008-06.pdf bzw. g-k-v.de/gkv/index.php?id=670 [Zugriff am 12.11.2009].
GKV – Arbeitsgemeinschaft der Spitzenverbände der Krankenkassen (2008a). Gemeinsame und einheitliche Handlungsfelder und Kriterien der Spitzenverbände der Krankenkassen zur Umsetzung von §§ 20 und 20a SGB V vom 21. Juni 2000 in der Fassung vom 2. Juni 2008. www.g-k-v.de [Zugriff am 30.8.2008].
Gräfe K, Zipfel S, Herzog W, Löwe B (2004). Screening psychischer Störungen mit dem „Gesundheitsfragebogen für Patienten (PHQ-D)". Ergebnisse einer deutschen Validierungsstudie. Diagnostika 50 (4): 171–181.
Hasenbring MI (1988). Psychological predictors of therapy outcome in chronic low back pain patients. In: Bishoff C, Traue H, Zenz H (eds.) Clinical persepectives on headache and low back pain. New York: Leviston, p. 135–146.
Hasenbring MI (1993). Durchhaltestrategien – ein in Schmerzforschung und Therapie vernachlässigtes Phänomen? Schmerz 7: 304–313.
Hasenbring MI (1994). Kieler Schmerz-Inventar (KSI). Bern: Verlag Hans Huber.
Hasenbring MI, Hallner D, Klasen B (2001). Psychologische Mechanismen im Prozess der Schmerzchronifizierung. Unter- oder überbewertet? Schmerz 15: 442–447.
Hasenbring MI, Hallner D, Klasen B, Streitlein-Böhme I, Willburger R, Rusche H. Fear-avoidance- and endurance-related responses and response pattern in the prediction of future pain and disability: A prospective analysis. Unveröffentlichtes Manuskript.
Hasenbring MI, Matienfeld M, Kuhlendahl D, Soyka D (1994). Risk factors of chronicity in lumbar disc patients: A prospective investigation of biologic, psychologic, and social predictors of therapy outcome. Spine 20: 2.716–2.765.
Haskell WL, Lee IM, Pate RR, Powell KE, Blair SN, Franklin BA, Macera CA, Heath GW, Thompson PD, Bauman A (2007). Physical activity and puplic health: updated recommendation for adults from the American College of Sports Medicine and the American Heart Association. Medicine und Science in Sports und Exercise 39 (8): 1.423–1.434.
Hautzinger M (1999). Behandlung von Depression und Angst bei Schmerzzuständen. In: Basler HD, Franz C, Kröner-Herwig B, Rehfisch HP, Seemann H (Hrsg.). Psychologische Schmerztherapie. Berlin: Springer, S. 570–577.
Hautzinger M, Bailer M, Worall H, Keller F (1995). Beck-Depressions-Inventar (BDI): Testhandbuch, 2. Aufl. Bern: Huber.
Hermann C, Buss U, Snaith RP (1995). HADS-D – Hospital Anxiety and Depression Scale – Deutsche Version: Ein Fragebogen zur Erfassung von Angst und Depressivität in der somatischen Medizin, Testdokumentation und Handanweisung. Bern: Huber.
Huber G (2004). Evaluation in der Sporttherapie. In: Schüle K, Huber G (Hrsg.). Grundlagen der Sporttherapie. München: Elsevier GmbH, S. 147–157.
Igl W, Zwingmann C, Faller H (2005). Änderungssensitivität. Rehabilitation 44: 100–106.
Klasen BW, Brüggert J, Hasenbring M (2006). Der Beitrag kognitiver Schmerzverarbeitung zur Depressivität bei Rückenschmerzpatienten. Eine pfadanalytische Untersuchung an Patienten aus der primärärztlichen Versorgung. Schmerz 20: 398–410.
Klasen BW, Hallner D, Schaub C, Willburger R, Hasenbring M (2004). Validation and reliability of the German version of the Chronic Pain Grade questionaire in primary care back pain patients. Psycho-Social-Medicine 1. www.egms.de/en/journals/psm/2004-1/psm000007.shtml [Zugriff am 4.5.2010].
Klenerman L, Slade PD, Stanley IM, Pennie B, Reilly JP, Troup JDG, Rose MJ (1995). The prediction of chronicity in patients with an acute attack of low back pain. Spine 20: 478–484.
Kliche T, Schreiner-Kürten K, Wanek V, Koch U. Gesundheitswirkungen von Prävention: Erprobung des Evaluationssystems der Krankenkassen im Individualansatz und erste Befunde aus 212 Gesundheitskursen. Unveröffentlichtes Manuskript.
Kohlmann T, Raspe HH (1994). Die patientennahe Diagnostik von Funktionseinschränkungen im Alltag. Psychomed 6: 21–27.
Kohlmann T, Raspe HH (1996). Der Funktionsfragebogen Hannover zur alltagsnahen Diagnostik der Funktionsbeeinträchtigung durch Rückenschmerzen (FFbH-R). Rehabilitation 35: I–VIII.
Kroenke K (2002). The PHQ-9: A new depression diagnostic and severity measure. Psychiatric Annals 32 (9): 509–521.
Leonhardt C, Keller S, Becker A, Luckmann J, Baum E, Donner-Banzhoff N, Pfingsten M, Hildebrandt J, Chenot JF, Kochen MM, Basler HD (2007). Depressivität, Bewegungsangst-Kognitionen und körperliche Aktivität bei Patienten mit Rückenschmerz. Zeitschrift für Sportpsychologie 14 (1): 29–43.
Lienert GA, Raatz U (1998). Testaufbau und Testanalyse, 6. Aufl. Weinheim: Beltz-Verlag.
Linton SJ (2000). A review of psychological risk factors in back and neck pain. Spine 25: 1.148–1.156.
Linton SJ (2003). Early identification of patients at risk of developing a persistent back problem: The predictive validity of the Örebro Musculoskeletal Pain Questionnaire. The Clinical Journal of Pain 19: 80–86.
Lippke S, Ziegelmann JP (2006). Understanding and Modeling Health Behavior. The Multi-Stage Model of Health Behavior Change. Journal of Health Psychology 11 (1): 37–50.
Lippke S, Ziegelmann JP, Schwarzer R (2004). Initiation and maintenance of physical exercise: Stage specific effects of a planning intervention. Research in Sports Medicine 12: 221–240.
Lippke S, Ziegelmann JP, Schwarzer R (2005). Stage-specific adoption and maintenance of physical activity: testing a three-stage model. Psychology of Sport und Exercise 6: 585–603.
Lippke S, Ziegelmann JP, Schwarzer R, Velicer W F (2009). Validity of stage assessment in the adoption and maintenance of physical activity and fruit and vegetable consumption. Health Psychology 28 (2): 183–193.

Löwe B, Spitzer RL, Gräfe K, Kroenke K, Quenter A, Zipfel S, Buchholz C, Witte S, Herzog W (2004). Comparative validity of three screening questionnaires for DSM-IV depressive disorders and physicians' diagnoses. Journal of Affective Disorders 78: 131–140.

Löwe B, Spitzer RL, Zipfel S, Herzog W (2002). Gesundheitsfragebogen für Patienten (PHQ-D). Manual und Testunterlagen, 2. Aufl. Karlsruhe: Pfizer.

Luka-Krausgrill U, Wurmthaler C, Becker T (1994). Die Beziehung zwischen Schmerzbewältigung, Beeinträchtigung und Depression bei chronischem Schmerz. In: Wahl R, Hautzinger M. (Hrsg.). Psychotherapeutische Medizin bei chronischen Schmerzen. Köln: Deutscher Ärzte-Verlag, S. 175–188.

Meyer K, Sprott H, Mannion AF (2008). Cross-cultural adaptation, reliability and validity of the German version of the Pain Catastrophizing Scale. Journal of Psychosomatic Research 64 (5): 469–478.

Mittag W (2003). Qualitätssicherung und Evaluation. In: Jerusalem M, Weber H (Hrsg.). Psychologische Gesundheitsförderung: Diagnostik und Prävention. Göttingen: Hogrefe, S. 121–137.

Moher D, Schulz KF, Altman DG für die CONSORT-Gruppe (2004). Das CONSORT Statement: Überarbeitete Empfehlungen zur Qualitätsverbesserung von Reports randomisierter Studien im Parallel-Design. Dtsch Med Wochenschr 129: T16–T20.

Neubauer E, Pirron P, Junge A, Seemann M, Schiltenwolf M (2005). Welche Fragen sind geeignet, ein Chronifizierungsrisiko von akuten Rückenschmerzen vorherzusagen? Eine prospektive klinische Studie. Zeitschrift für Orthopädie und Unfallchirurgie 143: 299–302.

Nigbur KA, Rusu C, Hallner D, Hasenbring MI (2009). Fear of movement/(re)injury in chronic pain: Preliminary validation of a German version of the Tampa Scale for Kinesiophobia. European Journal of Pain 13 (Suppl. 1): 239.

Pfeifer K (2005). Die präventive Rückenschule im Spiegel der Evidenz – Welche Weiterentwicklungen sind notwendig? Die Säule 15 (1): 8–16.

Pfeifer K (2007). Rückengesundheit – Neue aktive Wege: Grundlagen und Module zur Planung von Kursen. Köln: Deutscher Ärzte-Verlag.

Pfingsten M (2004). Angstvermeidungs-Überzeugungen bei Rückenschmerzen. Güterkriterien und prognostische Relevanz des FABQ. Schmerz 18: 17–27.

Pfingsten M, Kröner-Herweg B, Leibing E, Kronshage U, Hildebrandt J (2000). Validation of the German version of the Fear-Avoidance beliefs Questionaire (FABQ). European Journal of pain 4: 259–266.

Pfingsten M, Leibing E, Franz C, Bansemer D, Busch O, Hildebrandt J (1997). Erfassung der „fear-avoidance-beliefs" bei Patienten mit Rückenschmerzen. Deutsche Version des „fear-avoidance-beliefs questionaire" (FABQ-D). Schmerz 11: 387–395.

Pincus T, Santos R, Breen A, Burton AK, Underwood M (2008). A review and proposal for a Core of Factros for prospective cohorts in low bach pain: A Consensus statement. Arthritis und Rheumatism (Arthritis Care and research) 59 (1): 14–24.

Prochaska JO, DiClemente CC (1983). Stages and processes of self-change of smoking: Toward an integrative model of change. Journal of Consulting and Clinical Psychology 51: 390–395.

Rosenstil AK, Keefe FJ (1983). The use of coping strategies in chronic low back pain patients: relationship to patient characteristics and current adjustment. Pain 17: 33–44.

Schmid S, Keller S, Jäckle C, Baum E, Basler HD (1999). Kognition und Motivation zu sportlicher Aktivität – Eine Längsschnittstudie zum Transtheoretischen Modell. Zeitschrift für Gesundheitspsychologie 7: 21–26.

Schmidt CO, Raspe H, Pfingsten M, Hasenbring M, Basler HD, Eich W, Kohlmann T (2007). Back pain in the german adult population. Prevalence, severity, and sociodemographic correlates in a multiregional survey. Spine 32 (18): 2.005–2.011.

Schwarzer R (2004). Psychologie des Gesundheitsverhaltens. Eine Einführung in die Gesundheitspsychologie. Göttingen: Hogrefe.

Spanos NP, Radtke-Bodorik HL, Ferguson JD, Jones B (1979). The effects of hypnotik susceptibility, suggestions for analgesia, and utilization of cognitive strategies on the reduction of pain. Journal of Abnormal Psychology 88: 282–292.

Spitzer RL, Kroenke K, Williams JB (1999). Validation and utility of a self-report version of PRIME-MD: The PHQ primary care study. JAMA 282: 1.737–1.744.

Sullivan MJ, Bishop SR (1995). The Pain Catastrophizing Scale: Development and Validation. Psychological Assessment 7 (4): 524–532.

Vickers AJ, Altman DG (2001). Analysing controlled trails with baseline and follow up measurement. BMJ 323: 1.123–1.124.

Vlaeyen JWS, Kole-Snijders AMJ, Boeren RGB, van Eek H (1995). Fear of movement/(re)injury in chronic low back pain and its relation to behavioural performance. Pain 120: 36–43.

Vogel H (2004). Quasi-experimentelle Designs und Fragen der internen und externen Validität am Beispiel der Evaluation von Patientenschulungen. Praxis Klinische Verhaltensmedizin und Rehabilitation 65: 19–25.

Von Korff M, Ormel J, Keefe F, Dworkin SF (1992). Grading the severity of chronic pain. Pain 50: 133–149.

Waddell G (2004). The back pain revolution. 2nd ed. Edinburgh: Churchill Livingstone.

Wagner P, Singer R (2003). Ein Fragebogen zur Erfassung der habituellen körperlichen Aktivität verschiedener Bevölkerungsgruppen. Sportwissenschaft 33 (4): 383–397.

Westman A, Linton SJ, Öhrvik J, Wahlén P, Leppert J (2008). Do psychosocial factors predict disability and health at a 3-year follow-up for patients with non-acute musculoskeletal pain? A validation of the Örebro Musculoskeletal Pain Screening Questionnaire. European Journal of Pain 12: 641–649.

Wottawa H, Thierau H (2003). Lehrbuch Evaluation, 3. Aufl. Bern: Huber.

Zung WWK (1986). Self-Rating Depression Scale. Selbstbeurteilungsdepressions-Skala (SDS). Internationale Skalen für Psychiatrie. Weinheim: Beltz.

KAPITEL

2 Grundlagen der Neuen Rückenschule

Was die Neue Rückenschule heute kennzeichnet und wie sie sich von der klassischen Rückenschule unterscheidet, beschreibt der erste Beitrag „Die Neue Rückenschule“ von Hans-Dieter Kempf und Ulrich Kuhnt (➤ Kap. 2.1).

Die Neue Rückenschule als bewegungsorientiertes Gruppenprogramm ist von der „pädagogischen“ Interaktion des Kursleiters und seiner Kursteilnehmer geprägt (Kempf 2010). Diese ist beeinflusst von den jeweiligen Zielen, Erwartungen und Bedürfnissen, von den Inhalten, den benutzten Lehr- und Lernverfahren sowie den Rahmenbedingungen. Wie die in der Neuen Rückenschule ablaufenden Lehr- und Lernprozesse positiv gestaltet werden können, wird in den folgenden Beiträgen dargestellt.

Mit der Basis der Neuen Rückenschule, den Zielen und den Inhalten, beschäftigt sich der zweite Beitrag „Ziele und Inhalte der Neuen Rückenschule“ von Hans-Dieter Kempf und Martin Steinau (➤ Kap. 2.2). Spätestens durch den Paradigmenwechsel der Ottawa-Charta for Health Promotion (WHO 1986), die auf ein höheres Maß an Selbstbestimmung und Selbstbefähigung abzielt, wird klar, dass die Prinzipien der traditionellen Gesundheitserziehung (Kursleiter als Experte, Teilnehmer als zu behandelndes Subjekt, Methoden der Belehrung und Kontrolle) durch neue, teilnehmerorientierte Ansätze erweitert werden müssen. In der Gesundheitsbildung mit Erwachsenen geht es um Lehren und Lernen, wobei dem der Teilnehmer die wichtigste Rolle spielt. Der Kursleiter als Rückenexperte sieht den Teilnehmer hier gleichberechtigt als selbstbestimmte, mündige Person („Experte für sein Leben“). Sie wird durch Information, Beratung, Motivation und Unterstützung in ihren Kompetenzen zur Selbsthilfe gestärkt (VDR 2000, Bengel 2003).

Der dritte Beitrag „Zielgruppe der Neuen Rückenschule“ von Hans-Dieter Kempf betrachtet deshalb die anvisierte Zielgruppe, erarbeitet Trennschärfekriterien und zeigt Möglichkeiten auf, die Voraussetzungen der Kursteilnehmer herauszuarbeiten (➤ Kap. 2.3).

Der vierte Beitrag „Qualifikationen für die erfolgreiche Durchführung einer Rückenschule“ von Marion Sulprizio beschäftigt sich mit der Rolle des Kursleiters und den notwendigen Qualifikationen, um dieser Rolle im Kursablauf gerecht zu werden (➤ Kap. 2.4).

Abschließend beschäftigt sich der fünfte Beitrag „Didaktisch-methodische Aspekte der Neuen Rückenschule“ von Jürgen Wicharz und Hans-Dieter Kempf (➤ Kap. 2.5) mit den pädagogischen Prinzipien der Auswahl und Vermittlung der Inhalte in der Neuen Rückenschule. Fragen zu den organisatorischen Rahmenbedingungen werden in ➤ Kap. 5 geklärt.

2.1 Die Neue Rückenschule

Hans-Dieter Kempf, Ulrich Kuhnt

2.1.1 Die Neue Rückenschule

Die Neue Rückenschule ist ein standardisiertes Rückenschulkonzept der Konföderation der deutschen Rückenschulen (KddR). Entstanden ist sie aus dem Bestreben heraus, die Rückenschule, als dem bekanntesten und am häufigsten angebotenen Programm zur Prävention von Rückenschmerzen (Kröner-Herwig 2003), zu vereinheitlichen und qualitativ weiterzuentwickeln.

Das Kursprogramm der Neuen Rückenschule beinhaltet verhaltens- und verhältnispräventive Aspekte mit biopsychosozialem Ansatz. Pädagogisch-psychologische Vermittlungsstrategien fördern die Eigenverantwortlichkeit und die Fähigkeit, selbstwirksam zu handeln. Damit leistet die Neue Rückenschule einen wichtigen gesellschaftlichen Beitrag zu mehr Rückengesundheit.

Die besonderen Kennzeichen der Neuen Rückenschule lassen sich in folgenden Punkten zusammenfassen, die in nachfolgenden Kapiteln näher beleuchtet werden:

- salutogenetische und biopsychosoziale Betrachtungsweise
- bewegungs- und erlebnisorientierte Lernprozesse
- evidenzbasierte und interdisziplinäre Ausrichtung
- positiver Umgang mit Rückenschmerz
- zielorientierte Auswahl der Praxisbausteine
- multimodaler Ansatz und modulartiges Baukastensystem
- Rückenschule als Kurssystem
- Multifunktion des Rückenschullehrers (Kempf 2010).

2.1.2 Nutzen der Neuen Rückenschule für den Rückenschulteilnehmer

Da es sich bei der Neuen Rückenschule um ein multimodales Programm handelt, kann der individuelle Nutzen für den Rückenschulteilnehmer naturgemäß unterschiedlich sein (➤ Kap. 2.2). Besonders hervorzuheben sind folgende Aspekte:

- Der Teilnehmer erlangt geeignete Bewältigungsstrategien zum Umgang mit seinen Rückenschmerzen. Der Mensch lernt, selbstbestimmt und angemessen mit vorhandenen oder auftretenden Schmerzen umzugehen und dem Problemfeld Rückenschmerz insgesamt nicht ängstlich, katastrophisierend und hilflos gegenüberzustehen. Eine verbesserte Selbstwirksamkeit, der Glaube an den Erfolg sowie eine positive Lebenseinstellung helfen, angemessen mit Rückenleiden umzugehen. Die Teilnehmer wissen um die Bedeutung körperlicher Aktivität und kennen den negativen Kreislauf, den sie durch anhaltende Ruhe und Schonung in Gang bringen und mit dem sie ihrem Rücken eher schaden als nutzen. Diese veränderte Einstellung zum Schmerz wird beispielsweise durch Wissensvermittlung über die Schmerzphysiologie und die Entstehungsmechanismen der Schmerzchronifizierung erreicht.
  Freude, Spaß und Austausch in der Gruppenstunde, das positive Erleben des eigenen Körpers in der Bewegung und in der Entspannung sowie die ressourcenorientierte Umstellung der Umgebung helfen, das Wohlbefinden in der Freizeit und im Berufsalltag zu steigern und damit die Lebensqualität nachhaltig zu verbessern.
- Die Teilnehmer stärken ihre körperliche, besonders ihre rückenspezifische Leistungsfähigkeit.
  Auch wenn der ganze Mensch im Mittelpunkt des Interesses steht, ist die Verbesserung der Wirbelsäulenfunktion hinsichtlich ihrer Stabilität und ihrer Beweglichkeit im Alltag ein zentrales Anliegen in einem Rückenprogramm. Grundlage für diese Verbesserung ist ein bewusster Umgang mit dem eigenen Rücken, z.B. durch eine verbesserte Körperwahrnehmung, und auch eine verbesserte Stabilisierungsfähigkeit durch eine verbesserte Koordination und Muskelkraft. Die Teilnehmer erlangen die Fähigkeit zur Zusammenstellung eines individuellen Bewegungsprogramms und zur Selbstregulierung ihres Trainings. Durch regelmäßige körperliche Aktivität steigern sie ihre Belastbarkeit, weshalb gerade die Bindung an gesundheitssportliche Aktivität besondere Beachtung findet. Die Gebote der klassischen Rückenschule zur „richtigen" Körperhaltung werden ersetzt durch Handlungskompetenz für ein individuell rückenfreundliches Alltagsverhalten, das sich z.B. durch einfache Botschaften beschreiben lässt, wie „Die beste Sitzposition ist deine nächste!", „Aufrecht sitzen? Nicht immer, aber immer öfter" oder „Bleibe oder werde aktiv". Die Aussage des deutschen Philosophen A. Schopenhauer – *„Gesundheit ist ein Weg, der erst entsteht, wenn man ihn geht"* – trifft die Zielsetzung der Neuen Rückenschule auf den Punkt: Die Menschen beginnen einen Weg und erhalten die Kompetenzen, ihr Gesundheitspotenzial eigenverantwortlich zu verbessern.
- Die Teilnehmer stärken ihre psychosozialen Potenziale. Eine starke Überzeugung von der Belastbarkeit des eigenen Körpers, speziell der Wirbelsäule, gepaart mit dem Glauben an die eigenen Kenntnisse, Fähigkeiten und Fertigkeiten, führen zu einer nachhaltigen Steigerung der Selbstwirksamkeit und der Selbstverantwortung für einen positiven Umgang mit den Rückenschmerzen und für die Führung eines aktiven und rückenfreundlichen Lebensstils.

2.1.3 Die Neue und die klassische Rückenschule – Gemeinsamkeiten und Unterschiede

Bei der Konzeption der Neuen Rückenschule hat die KddR den aktuellen Erkenntnissen nach bewährte Ziele und Inhalte der klassischen Rückenschule beibehalten, sie verändert oder anders gewichtet sowie neue Ziele und Inhalte hinzugefügt (➤ Tab. 2.1).

1. **Haltungs- und Bewegungsschulung**
   In der klassischen Rückenschule wurden falsche Haltungs- und Bewegungsmuster als eine der Hauptursachen für Rückenschmerzen angesehen. Eine Sitzhaltung war falsch, wenn eine Person ihre Wirbelsäule nicht in der „Doppel-S-Form" hielt, oder das Bücken bei der Gartenarbeit wurde als rückenschädlich bezeichnet, wenn der Rücken dabei nicht konsequent gerade gehalten werden konnte. Dieses übertriebene „Geradehalten" der Wirbelsäule ist für die Verbesserung oder den Erhalt ihrer Funktion eher kontraproduktiv. Die Wirbelsäule und ihre Strukturen benötigen für eine gute Funktion alle Bewegungen, die sie grundsätzlich ausführen können. Darüber hinaus wurden durch strenge Haltungsvorgaben die Personen eher verunsichert und schränkten durch die Verbote ihre körperliche Aktivität noch mehr ein (Lühmann et al. 1998).
   In der Neuen Rückenschule gibt es keine grundsätzlich rückenschädlichen Haltungen und Bewegungs-

muster. Die Einteilung in falsche und richtige Verhaltensweisen wird aufgegeben. Die Beurteilung erfolgt ausschließlich unter Berücksichtigung der individuellen Voraussetzungen der Kursteilnehmer. Der Fokus liegt nun verstärkt auf dem aktiv-dynamischen Bewegungsverhalten, bei dem der Haltungswechsel eine größere Bedeutung gewinnt. Ebenso wird das individuelle Verhalten stärker mit den Zielen der rückenspezifischen Verhältnisprävention verzahnt. Kursteilnehmer sollen beispielsweise in die Lage versetzt werden, beim Heben und Umsetzen von Lasten möglichst günstige Bewegungsabläufe zu wählen, ihre Wirbelsäule bei den hohen Belastungen zu stabilisieren und gleichzeitig die Verhältnisse (Lasten, Hilfsmittel, Arbeitsumgebung) optimal anzupassen (➤ Kap. 3.5).

2. **Üben und Trainieren**
   In der klassischen Rückenschule bestand das motorische Training überwiegend aus funktionellen, gymnastischen Übungen. Die Übungsauswahl orientierte sich u.a. an der Einteilung der Skelettmuskulatur in phasische und tonische Muskeln (Spring et al. 2005). Die phasischen Muskeln sollten vorrangig gekräftigt und die tonischen Muskeln vorrangig gedehnt werden. Während der Ausführung der funktionellen Übungen sollte die Wirbelsäule möglichst in ihrer natürlichen Form gehalten werden. Vor dem Hintergrund der aktuellen sportwissenschaftlichen Erkenntnisse sind diese dogmatischen Trainingsempfehlungen überholt und wurden für die Neue Rückenschule entsprechend angepasst. Die klassische Funktionsgymnastik hat eine deutliche Erweiterung erfahren. Die Übungsvielfalt, die Ausgangsstellungen und die eingesetzten Kleingeräte sind zur Verbesserung der Koordination, Kraft und Beweglichkeit variabler und komplexer geworden (Kempf 2009). Im Mittelpunkt steht vor allem die Verbindung von Übungen zur Verbesserung der Körperwahrnehmung, der Atmung und der Stabilisierungsfähigkeit der Rumpfmuskulatur (sensomotorisches Training, segmentale Stabilisation, allgemeine Kräftigungsübungen). Da ein rückenspezifisches Training mehr umfasst als nur ein Training der Rückenmuskulatur, werden im Sinne eines Ganzkörpertrainings auch die Beckenmuskulatur und die beckenstabilisierende Muskulatur, die Bein- und Fußmuskulatur sowie die Schulter-, Nacken- und Armmuskulatur mit einbezogen. Auch das Aufzeigen der Möglichkeiten zur Verbesserung der allgemeinen Fitness im Sinne eines Ausdauertrainings findet eine stärkere Berücksichtigung (➤ Kap. 1.4 und ➤ Kap. 3.2).
3. **Wissensvermittlung und Verhaltensänderung**
   In der klassischen Rückenschule wurden den Kursteilnehmern sehr ausführlich die Verschleißerscheinungen an den Bandscheiben und der Wirbelsäule sowie die Vielfalt der Wirbelsäulenerkrankungen vermittelt. Die starke Fokussierung auf die körperlichen Aspekte der Rückengesundheit findet in der Neuen Rückenschule so nicht mehr statt. An die Stelle der Risikofaktoren treten vermehrt die Aufbaufaktoren. Die zentrale Fragestellung lautet „Was hält den Rücken gesund?" und nicht „Was macht den Rücken krank?" Die Kursteilnehmer erhalten verstärkt Informationen darüber, welche individuellen Verhaltensweisen sie in ihren rückenfreundlichen Lebensstil integrieren können (Handlungswissen) und welche positiven Effekte dieses Verhalten für ihre Gesundheit bewirken kann (Effektwissen). Die Steigerung der regelmäßigen körperlichen Aktivität ist ein zentrales Ziel der Verhaltensänderung.
4. **Psychosomatik der Rückenschmerzen**
   In der Neuen Rückenschule wird das Thema „Rückenschmerzen" aus einem anderen Blickwinkel betrachtet. Während die klassische Rückenschule den Fokus für die Entstehung von Rückenschmerzen hauptsächlich auf die Wirbelsäule richtete, rückt die Neue Rückenschule, insbesondere bei der Chronifizierung von Rückenschmerz, mehr die psychischen, die sozialen und die verhaltensorientierten Aspekte in den Mittelpunkt (➤ Kap. 1.5). „Im Kopf" wird das Schmerzgeschehen durch vielfältige psychosomatische Prozesse beeinflusst. So können Angst und Stress Rückenschmerzen verstärken und Entspannungs- und Stressbewältigungsverfahren den Schmerz lindern (➤ Kap. 3.6 und ➤ Kap. 3.7).
5. **Verhältnisprävention**
   Der multimodale Ansatz der Neuen Rückenschule zielt nicht nur auf eine Änderung der individuellen Verhaltensweisen, sondern auch auf die Änderung der materiellen und sozialen Umgebung. Personen, die viele Stunden im Büro verbringen, sollen nicht nur ein rückenfreundliches Bewegungsverhalten lernen, sondern auch über einen ergonomischen Bürostuhl verfügen und diesen zweckmäßig einstellen können. Darüber hinaus soll diese Person mit der Arbeit zufrieden sein und ein entsprechendes Angebot an gesundheitsförderlichen Bewegungsangeboten vorfinden (➤ Kap. 3.9).
6. **Multifunktion des Kursleiters**
   In der Neuen Rückenschule hat sich das Bild des Kursleiters verändert. Durch die anspruchsvolle Zielsetzung der Neuen Rückenschule hat die Kursleitung nicht nur die Rolle eines Experten und fachlich-partnerschaftlichen Beraters (Coach), sondern ebenso die

Tab. 2.1 Vergleich von klassischer und Neuer Rückenschule.

	Klassische Rückenschule	Neue Rückenschule
Rückenschmerzen	medizinisches Modell	biopsychosoziales Modell
Zielgruppenfindung	keine systematischen Maßnahmen	• Indikationsbögen • individueller Ansatz und Setting-Anssatz
Leitziele	Rückenschmerzen vorbeugen bzw. kontrollieren	• Verbesserung der Rückengesundheit • Verhinderung einer Chronifizierung
Inhaltsschwerpunkte	• theorielastig • viel Haltungsschulung (aufrechte Haltung – Zahnradmodell) • geringer Trainingsteil	• multimodal • bewegungsorientiert (intensiver Übungsteil, aufrechte und dynamische Haltung)
Gesundheitspädagogische Ausrichtung	• Abbau von Risikofaktoren (Risiko-, Defizit-, Krankheitsorientierung) • Falsch-richtig-Dichotomie • sachorientiert – „Schulcharakter"	• Aufbau von Schutzfaktoren und Verminderung von Risikofaktoren • ressourcenorientiert • handlungs- und erlebnisorientiert • teilnehmerorientiert
Methodik	• vortrags- und informationslastig • Einzelarbeit • deduktive Lehrmethode • Belehrung, Kontrolle	• geeigneter Methodeneinsatz (induktive und deduktive Lehrmethode, Partner- und Gruppenarbeit) • Information, Beratung, Unterstützung
Menschenbild	Patient	Teilnehmer ist mündig, selbstbestimmt und gleichberechtigt
Kursleiter	Experte	Berater, Moderator, Vorbild
Dauer der Rückenschule	Begrenzung meist auf einen Kurs	mehrstufig – mehrere aufeinander aufbauende Kurse
Evaluation	selten durchgeführt, Abfrage	Abfrage, qualitative und quantitative Tests, standardisierte Evaluationsbögen
Weiterbildung der Kursleitung	heterogene Ausbildungsstruktur	einheitlich (Richtlinien der KddR)

eines Moderators und vor allem eines Vorbilds. Da Lernen auch durch Beobachten, Imitieren und Nachahmen stattfindet, kann der Kursleiter als Vorbild „neue" oder erwünschte Verhaltensweisen und Handlungsstrategien präsentieren und damit dem Teilnehmer erlauben, seine eigenen Erfahrungen mit denen der Beobachtung zu kombinieren. Die Prozesse des Lernens und Behaltens, die stark von der Aufmerksamkeit, den positiven Emotionen und der Motivation der Teilnehmer abhängig sind, kann der Kursleiter durch seine Begeisterung fördern. Deshalb ist es besonders wichtig, dass der Kursleiter – neben seiner Fachkompetenz – sein Fach liebt, gerne mit seinen Teilnehmern arbeitet und sich freut, die Rückenschulstunden durchführen zu können. Selbstverständlich sind Rückenschullehrer pädagogisch gut ausgebildete „Dienstleister", die ihr Handeln an den Bedürfnissen und Wünschen ihrer Teilnehmer ausrichten, sich authentisch geben und den Ansatz der Neuen Rückenschule überzeugend präsentieren. Zur nachhaltigen Bindung der Kursteilnehmer an die gesundheitsorientierte Bewegung werden die Inhalte der Neuen Rückenschule in einem Einführungskurs und sich daran anschließenden Aufbaukursen angeboten.

LITERATUR

Kempf HD (2010). Die Neue Rückenschule. Das Praxisbuch. Heidelberg: Springer.

Kempf HD (2009). Ganzkörpertraining: Kraft, Beweglichkeit, Koordination. Wiesbaden: Limpert.

Kröner-Herwig B (2003). Schmerz. In: Jerusalem M, Weber H (Hrsg.). Psychologische Gesundheitsförderung. Diagnostik und Prävention. Göttingen: Hogrefe, S. 599–620.

Lühmann D, Kohlmann T, Raspe H (1998). Die Evaluation von Rückenschulprogrammen als medizinische Technologie. Schriftenreihe des DIMDI 2: 122 S.

Spring H, Illi U, Kunz HR, Röthlin K, Schneider W, Tritschler T (2005). Dehn- und Kräftigungsgymnastik. 6. Aufl. Stuttgart: Thieme.

2.2 Ziele und Inhalte der Neuen Rückenschule

Hans-Dieter Kempf, Martin Steinau

Ausgangspunkt für die Entwicklung des Curriculums der Neuen Rückenschule ist es, die Teilnehmer zur erfolgreichen Bewältigung ihrer Lebenssituationen zu befähigen, speziell derer, die einen Bezug zu ihrer Rückengesundheit haben.

2.2.1 Leitziele der Neuen Rückenschule

Das Auftreten von Rückenschmerzen ist bei Erwachsenen seit Jahrzehnten gleich bleibend hoch (Waddell 1998). Im Allgemeinen verfügt der Mensch bei ausreichender Pflege („Kunst vernünftig zu leben", griechisch diaita) über genügend Mechanismen, sich gesund zu erhalten und Rückenschmerzen zu bewältigen, die scheinbar zum Leben dazugehören wie graue Haare oder Schnupfen (Waddell 1998; Schipperges 1988, 1991). Problematisch ist einerseits die zunehmende chronische Beeinträchtigung, die Menschen durch Rückenschmerzen empfinden (Waddell 1996; Palmer 2000), und andererseits der stetige Anstieg von Rückenschmerzen bei Jugendlichen seit den 1990er-Jahren (Hakala et al. 2002). Scheinbar hat sich der Umgang mit Rückenschmerzen verändert und/oder die Kompensationsmechanismen reichen nicht mehr aus. Die Tatsache, dass bis zu 85% aller Bundesbürger (Schmidt 2007) im Laufe ihres Lebens Rückenschmerzen erleiden, lässt darauf schließen, dass eine Verhinderung von Rückenschmerzen im Sinne einer Primärprävention möglicherweise unrealistisch ist. In Deutschland leiden derzeit 22% der Frauen und 15% der Männer an chronischen Rückenschmerzen (Ellert 2006). Neben der individuellen Beeinträchtigung ist dieser Zustand mit hohen volkswirtschaftlichen Kosten verbunden. Somit vermittelt die Rückenschule ihren Teilnehmern Kompetenzen, die helfen sollen, den Rücken (bzw. den Menschen) gesund zu erhalten, mit Rückenschmerzen besser umzugehen und sie möglichst nicht zu behalten.

Deshalb strebt die Rückenschule die übergeordneten *Leitziele*

- Förderung der Rückengesundheit und
- Prävention der Chronifizierung von Rückenbeschwerden an.

*„**Rückengesundheit** ist dann gegeben, wenn die Menschen möglichst wenige Rückenschmerzen haben, wenn auftretende oder bestehende Rückenschmerzen sie in ihrer funktionalen Gesundheit nicht beeinträchtigen und wenn sie in Bezug auf ihr Wissen, ihre Einstellung und ihre individuelle Handlungsfähigkeit zur Führung eines gesundheitsförderlichen aktiven Lebensstils befähigt sind"* (KddR 2006).

Grundlage dieser Definition sind unter anderem Konzepte wie die Internationale Klassifikation der Funktionsfähigkeit, Behinderung und Gesundheit (ICF), das Salutogenesemodell (➤ Kap. 1.2) und das biopsychosoziale Modell des chronischen Rückenschmerzes (➤ Kap. 1.2).

Rückengesundheit – eine komplexe Angelegenheit (ICF-Modell)

Eine Beschreibung der *Komponenten der (Rücken-)Gesundheit* und der damit zusammenhängenden Zustände leistet die Internationale Klassifikation der Funktionsfähigkeit, Behinderung und Gesundheit (ICF) (DIMDI 2005). In dieser wird unter Einbeziehung des biopsychosozialen Modells der gesamte Lebenshintergrund der Betroffenen berücksichtigt.

Der *Gesundheitszustand* ergibt sich aus

- den *„körperlichen Funktionen (einschließlich des mentalen Bereichs) und den Körperstrukturen, die denen eines gesunden Menschen entsprechen (Konzepte der Körperfunktionen und -strukturen)"* und dass
- eine Person *„all das tut oder tun kann, was von einem Menschen ohne Gesundheitsproblem (ICD) erwartet wird (Konzept der Aktivitäten)"* und dass
- eine Person *„ihr Dasein in allen Lebensbereichen, die ihr wichtig sind, in der Weise und dem Umfang entfalten kann, wie es von einem Menschen ohne gesundheitsbedingte Beeinträchtigung der Körperfunktionen oder -strukturen oder der Aktivitäten erwartet wird (Konzept der Partizipation)"* (DIMDI 2005, S. 4).

Der Ist-Zustand einer Person lässt sich gemäß ICF beispielsweise so ausdrücken: *„Die Person … weist belastungsabhängige Schmerzen in der LWS und eine eingeschränkte Beweglichkeit auf (Körperfunktion und -struktur), Bücken und Ankleiden sind nur verlangsamt möglich (Aktivitäten), es besteht eine mobilitätsbedingte Einschränkung der Beteiligung am gesellschaftlichen Leben (Teilhabe), sie ist wirtschaftlich abgesichert (umweltbezogene Faktoren, hier Förderfaktor) und sie ist allein lebend (personenbezogene Faktoren, hier Barriere)."*

Das Konzept der Salutogenese

Während eine pathogenetische Fragestellung nach den Gründen für das Auftreten bzw. Beibehalten einer Krankheit bzw. Symptomen sucht (→ *Risikofaktoren*), orientiert sich die salutogenetische Fragestellung eher an der Suche nach Merkmalen (→ *Schutzfaktoren*), die einer Person helfen, trotz krankheitserzeugender Bedingungen gesund zu bleiben oder bei Vorhandensein von Erkrankungen/Symptomen sich gesund zu fühlen (➤ Kap. 1.1). Solche Merkmale sind z.B. die Widerstandsfähigkeit, der Kohärenzsinn (Antonovsky 1981) oder das Konzept der Selbstwirksamkeit (Bandura 2003). Nach Antonovsky (1981) ist ein Mensch nicht „gesund" oder „krank", sondern beide Zustände bilden ein Kontinuum mit fließendem Übergang, welches Antonovsky als „Health-ease/Dis-ease"-Kontinuum (*HE-DE-Kontinuum*) bezeichnet. Das ist auch der Grund, weshalb der Mensch immer wieder gefordert ist, seine „Rückengesundheit" zu erlangen oder zu bewahren. Faktoren, welche das Gesundheitsniveau beeinflussen, sind im Konzept der Salutogenese die Einwirkung von Stressoren, die Effizienz der Spannungsbewältigung, generalisierte Widerstandsquellen und der Kohärenzsinn. Ein *Stressor* ist eine Anforderung, die von der inneren oder äußeren Umgebung eines Organismus gestellt wird und dessen Gleichgewicht („Homöostase") beeinträchtigt. Auf Stressoren reagiert ein Organismus zunächst mit einem Zustand der Spannung („tension"), der pathologische, neutrale oder heilsame Auswirkungen haben kann. Eine gute *Spannungs-(Stress-)bewältigung* hat einen gesundheitsförderlichen Effekt und führt zu einer Verschiebung auf dem HEDE-Kontinuum in Richtung Gesundheit, eine schlechte Spannungsbewältigung zu einer Verschiebung in Richtung Krankheit. Erfolgreiche Spannungsbewältigung erklärt Antonovsky mit dem Begriff der *generalisierten Widerstandsquellen*, die erlauben, eine Vielzahl von Stressoren zu vermeiden oder zu bekämpfen. So sind materieller Wohlstand, Wissen und Intelligenz, Ich-Identität, Rationalität, Flexibilität und Weitsichtigkeit beim Lösen sozialer Probleme, soziale Unterstützungssysteme sowie intakte Sozialstrukturen und eine funktionierende Gesellschaft wichtige Faktoren bei der Bewältigung eines Stresszustandes. Der *Kohärenzsinn* („sense of coherence") ist die wichtige vermittelnde Variable zur erfolgreichen Spannungsbeseitigung. Man kann ihn als ein Gefühl des Vertrauens bezeichnen, den Anforderungen gerecht zu werden (ausführliche Information s.a. Bengel et al. 2002).

Das biopsychosoziale Modell

Mittlerweise ist weitgehend akzeptiert, dass Rückenschmerzen und damit einhergehende Beeinträchtigungen nur unter Zuhilfenahme eines biopsychosozialen Modells verstanden und behandelt werden können (Waddell 1987; Waddell 2004) (➤ Kap. 1.2). Der Beginn der Symptomatik steht häufig im Zusammenhang mit einem körperlichen Trauma an einer Struktur der Wirbelsäule. Dies erklärt aber nicht die Aufrechterhaltung des Schmerzes über Monate bis Jahre (Thomas 1999; Pfingsten 2005). Das rein somatische Geschehen der Schmerzgenese wird beeinflusst durch sogenannte „weiche" Faktoren wie beispielsweise subjektive Theorien der Betroffenen, das individuelle Krankheitsverhalten und die Einflüsse der Umwelt von Bezugspersonen. Dies findet auch in den heutigen Versorgungspfaden zur Therapie des Kreuzschmerzes seinen Niederschlag in dem Modell der gelben und roten Flaggen bzw. deren Wegweiserfunktionen (Bertelsmann-Stiftung 2007). Psychische Beeinträchtigungen (Disstress, Arbeitsunzufriedenheit) und individuelle Einstellungen (z.B. Furchtvermeidungsdenken) gelten neben den physischen Belastungen (z.B. Bücken und Drehen, Vibrationen, Heben, statische Haltungen) als Risikofaktoren für die Chronifizierung und hängen mit den wahrgenommenen Beeinträchtigungen zusammen (Waddel 1993, 2004; Vingard und Nachemson 2000; Linton und Andersson 2000; Sjölie 2002; Lühmann et al. 2003; Peters et al. 2005). Nach Pfingsten (2003) entwickelt der Rückenschmerzpatient im Sinne des Fear-Avoidance-Modells *Lernmechanismen* innerhalb der *Kognition* (Überzeugung, dass generelle Aktivität zu Schmerzen führt), *Emotion* (Angst vor Rückenschmerzzunahme) und des *Verhaltens* (Vermeidungsverhalten) (➤ Kap. 1.5). Letzteres begünstigt die Dekonditionierung u.a. der Rückenmuskulatur (Moseley 2004) und damit der Gefahr von weiteren Schmerzgenesen.

2.2.2 Kernziele der Neuen Rückenschule

Die Ziele der Rückenschule sind auf individueller Ebene darauf ausgelegt, *Wissen zu vermitteln*, *Denken zu modifizieren*, *Handlungskompetenz* aufzubauen und *Emotionen* zu wecken (DiClemente 2007).

Die Ansteuerung der beiden oben genannten Leitziele erfolgt in Anlehnung an die Kernziele bewegungsbezogener Gesundheitsprogramme (Brehm und Bös 2006) über die folgenden fünf Kernziele:

1. physische Gesundheitsressourcen stärken (im ICF-Modell: b260, b760)
2. psychosoziale Gesundheitsressourcen stärken (im ICF-Modell: d240; d7200)
3. an gesundheitsorientierte Aktivität binden (im ICF-Modell: d570)
4. für haltungs- und bewegungsförderliche Verhältnisse sensibilisieren (im ICF-Modell: d429)
5. die Risikofaktoren für Rückenschmerzen reduzieren.

Physische Gesundheitsressourcen stärken

Übereinstimmung besteht darin, dass spätestens mit dem Auftreten von Rückenschmerzen die Muskulatur (Kraft, Kraftausdauer) schwächer wird und sich histologisch verändert (Kankaanpaa et al. 1998; Mengiardi et al. 2006). Darüber hinaus gelten reduzierte Rumpfmuskelkraft und „physical fitness" als ein Prädiktor für das

Auftreten von lumbalen Rückenschmerzen (McGill 2007), wobei es hier durchaus widersprüchliche Ergebnisse gibt (Hamberg-van Reenen et al. 2007; Paalanne et al. 2008) (➤ Kap. 1.4 und ➤ Kap. 3.2).

Es gibt eine eindeutige Evidenz, dass körperliche Übungen und Bewegungstherapie (physical exercises, exercise therapy) zur Prävention von Rückenschmerzen und zur Behandlung chronischer Schmerzen geeignet sind (Linton 2000; Pfeifer 2004; Kofotolis und Sambanis 2005; Koes et al. 2006; Airaksinen et al. 2006). Des Weiteren ist ein Muskelaufbautraining bei chronisch-rezidivierenden Schmerzpatienten in der Lage, die Schmerzen zu reduzieren und die Funktion zu verbessern (Mannion et al. 1999; Hayden et al. 2005). Dies gelingt vor allem durch eine verbesserte Ansteuerung der Muskulatur, die positiv in Alltagsaktivitäten übertragen wird (Richardson et al. 2004; Wagner et al. 2005). Gleichzeitig mit der Kraftzunahme nimmt als weiterer Effekt die Verminderung der psychosozialen Dysfunktion ab (Risch et al. 1993). So liegt der Erfolg von „exercise therapy" möglicherweise weniger an der objektivierbaren körperlichen Veränderung selbst als vielmehr an der günstigen Beeinflussung psychosozialer Parameter wie z.B. der Angstvermeidungsüberzeugung (Mannion et al. 1999; Klaber-Moffet et al. 2004).

Aus all dem ist abzuleiten, dass die Rückengesundheit nicht nur – aber natürlich auch – vom Status der Rumpfmuskulatur sowie dem richtigen Heben und Tragen abhängt (Marras et al. 1995; Norman et al. 1998; Nieuwenhuyse et al. 2004; McGill 2007), sondern weitreichender von der Möglichkeit, Aktivitäten und Teilhabe vollziehen zu können. Dies beinhaltet neben der Funktionsverbesserung die (Alltags-)Bewältigung vor allem im Sinne von Coping-Strategien, Einstellungs- und Verhaltensänderungen, Aufbau von Bindungen und Selbstmanagement.

Psychosoziale Gesundheitsressourcen stärken

Der Stärkung der psychosozialen Gesundheitsressourcen dienen verhaltensorientierte Maßnahmen und kognitive Interventionen. Letztere sind vorrangig auf die Veränderung von Einstellungen zum Rückenschmerz und zu den gedanklichen Prozessen ausgerichtet, die beispielsweise ein Angstvermeidungsverhalten fördern. In der klassischen Rückenschule dienten Vermeidungsbotschaften wie beispielsweise „Vermeiden Sie, sich mit rundem Rücken zu bücken" als Verstärker der Angstvermeidungseinstellungen. Dagegen helfen rückenbezogene Informationen wie auch Positivbotschaften, den Rückenschmerz zu entdramatisieren und die Fertigkeiten zur Schmerzbewältigung zu verbessern (Symonds et al. 1995; Burton et al. 1999; Buchbinder et al. 2001). Hat der Betroffene mehr Kenntnisse über die Physiologie des Schmerzes, wird dieser von ihm als weniger bedrohlich wahrgenommen, und er kann besser damit umgehen (Moseley 2004).

Damit durch die veränderten Einstellungen eine positive Verhaltensrelevanz entsteht bzw. stabilisiert wird, sind neben der Informationsvermittlung Motivation und Aktivierung notwendig (van Tulder und Waddell 2000). Die *Motivation* ist eng verknüpft mit positiven Emotionen innerhalb des Gesundheitserlebens. Nach Mayring (2003) spielt hier das Wohlbefinden eine zentrale Rolle und muss von daher in der Rückenschule vermittelt bzw. in den Unterrichtseinheiten geschaffen werden. Die *Aktivierung* ist im Sinne der verhaltenstherapeutischen Orientierung zu initiieren oder durch eine konkrete, realistische Zielfestlegung der Teilnehmer (➤ Kap. 1.4 und ➤ Kap. 2.4) zu begleiten.

Ein wichtiger Schlüssel zur Umkehrung des Angstvermeidungsverhaltens liegt in der Wiedererlangung des Vertrauens in die eigene Kontrollfähigkeit und die körpereigene Belastbarkeit (Strathmann 2008). Das Erlernen und Durchführen von Entspannungsverfahren zur Schmerz- und Stressbewältigung, der Aufbau und die Regulation von (körperlichen) Aktivitäten sowie das positive Erleben der Belastungsverträglichkeit wirken hier als positiver Verstärker.

Gerade diese Kombination aus *Edukation*, *Verhaltenstherapie* und *Bewegungstherapie* innerhalb eines biopsychosozialen, multidisziplinären Interventionsansatzes ist nachweislich geeignet, bei chronischen Rückenschmerzpatienten die Schmerzen zu reduzieren und eine Funktionsverbesserung herbeizuführen (Hildebrandt 2005).

An gesundheitsorientierte Aktivität binden

Verstärkt wird diese Zielbegründung durch Studienergebnisse, nach denen körperliches Training, Bewegungstherapie und körperliche Aktivität in der Freizeit das Auftreten von Rückenschmerzen verhindern und bewältigen helfen (Vuori 2001; van Tulder et al. 2003; Hayden et al. 2005; Enthoven et al. 2006; Hartvingsten et al. 2007). Gleichzeitig bedeutet dies, dass die Rückenschule eben nicht nur den Rücken im Blickpunkt hat, sondern den gesamten Körper bzw. den ganzen Menschen. In dieser Zielvorgabe spiegelt sich ebenso der Ansatz des Ressourcenaufbaus der Rückenschule wider

(Schüle und Huber 2004). Dies steht im Einklang mit der ICF, die im Sinne der gesundheitsbezogenen Funktionsfähigkeit die Aktivitäten beschreibt, die einen positiven Aspekt darstellen und zu denen die Durchführung von sportlicher Betätigung zählt. Hierin eingeschlossen ist als positiver gesundheitsfördernder Aspekt der Aktivität und Teilhabe das Nutzen von Netzwerken. Vom Blickwinkel der „Umwelt" her wird dies im Sinne eines Förderfaktors unterstützt durch das Wissen um und das (ausreichende) Vorhandensein von Vereinigungen und Organisationen, die Dienste für Freizeit, Hobby und Sport bzw. Gesundheitsförderung und Krankheitsvorbeugung anbieten (➤ Kap. 1.4 und ➤ Kap. 3.4).

Für haltungs- und bewegungsförderliche Verhältnisse sensibilisieren

Diese Zielformulierung fußt auf den Inhalten der Ottawa-Charta. Auf dieser internationalen Konferenz zur Gesundheitsförderung (1986) wurden Maßnahmen für das Schaffen von gesundheitsförderlichen Lebenswelten und die Entwicklung der persönlichen Kompetenzen formuliert, hier vor allem der Eigenkompetenz im Sinne von Transferleistungen im Rahmen der Verhältnis- und Verhaltensprävention. Damit sich Letztere entwickeln können, ist das Erleben der Wirksamkeit veränderter Rahmenbedingungen in Beruf (Ergonomie), Alltag und Freizeit von Bedeutung. Eingeschlossen in diesen Zielbereich sind u.a. die Fragestellungen „Wie baue ich Barrieren ab?" und „Wie schaffe ich bewegungsfreundliche Umweltbedingungen?" (➤ Kap. 3.9).

Risikofaktoren für Rückenschmerzen reduzieren

Innerhalb eines präventiven (Rückenschul-)Ansatzes muss nicht nur die Symptomorientierung, sondern auch die Ursachenorientierung eine Rolle spielen. Pfeifer (2004, 2007) hat basierend u.a. auf einer Expertise von Lühmann et al. (2003) zusammenfassend aufgeführt, welche Risikofaktoren für das Auftreten von rezidivierenden und chronischen Rückenschmerzen eine Rolle spielen (➤ Kap. 2.3.1). Herausgegriffen sind hier die Risikofaktoren, die auch durch die Rückenschule zu beeinflussen sind. Im Bereich der Psyche sind dies Furchtvermeidungsdenken und Katastrophisieren, Depression sowie psychische Beeinträchtigungen (Disstress) (➤ Kap. 1.5). Hinzu kommen die arbeitsplatzbezogenen Faktoren wie Ganzkörpervibration, Bücken und Drehen sowie bezüglich der Material- und Patientenbewegung das Heben, Tragen, Schieben und Ziehen sowie die Zufriedenheit am Arbeitsplatz. Innerhalb der Biologie und Verhaltensabhängigkeit schließlich sind ehemals stattgefundene Rückenschmerzen, Begleiterkrankungen sowie das Rauchen zu nennen (Pfeifer 2007). Die Provokation der Auseinandersetzung der Betroffenen mit ihren individuellen Rahmenbedingungen bzw. Risikofaktoren hat hierbei parallel zum Aufbau der Schutzfaktoren im Sinne des Ressourcenmodells zu erfolgen.

2.2.3 Struktur zur Umsetzung der Neuen Rückenschule

Die fünf Kernziele der Rückenschule bilden die Umgrenzung dessen, was die Rückenschule in Abstimmung mit dem Kursteilnehmer erreichen will. Um eine Operationalisierung und Überprüfung der Kernziele zu ermöglichen, ist eine weitere Ausdifferenzierung nötig, die an präzise formulierten Zielqualifikationen des Könnens, Wissens und Verhaltens (Ehni 2001; Größing 2007) gebunden ist. In einer vertikalen Ordnung (Taxonomie) werden die Kernziele deshalb jeweils in Grob- und Feinziele (➤ Abb. 2.1) gegliedert, wobei hier aus Gründen der Überschneidung zu den anderen Kernzielen auf eine weitere Differenzierung des Kernziels Verminderung von Risikofaktoren (Erlernen rückenfreundlicher Haltungen und Bewegungsabläufe zur Bewältigung der Anforderungen bei körperlich beanspruchenden Tätigkeiten, Erlernen von Möglichkeiten zur Vermeidung psychischer Beeinträchtigungen, Information über die Risikofaktoren zur Chronifizierung) verzichtet wird.

Die Grundvoraussetzung für die Formulierung von Zielen aus Sicht der Rückenschule (*Angebotsprinzip*) lautet, dass diese dem Stand des derzeitigen Wissens entsprechen müssen. Darüber hinaus müssen sie relevant, d.h. für den Rückenkursteilnehmer bedeutsam (*Teilnehmerorientierung*) und durch das Verhalten des Kursteilnehmers beeinflussbar sein (Schüle und Huber 2004). Die Ziele der Rückenschule sollten eindeutig und verständlich formuliert sowie messbar sein (➤ Kap. 1.4). Für den motorischen und kognitiven Bereich ist dies in der Regel aufgrund existierender Möglichkeiten zur Zielüberprüfung leichter möglich als für den affektiven und sozialen Bereich, da es ungleich schwieriger ist, hierfür abprüfbare Kennzahlen festzulegen (im Gegensatz zu z.B. ROM oder Wissensfragen). Beispiele für eine Differenzierung der Ziele mit entsprechender praktischer Umsetzung zeigen ➤ Abb. 2.1 und ➤ Abb. 2.2. Das Beispiel „Auf den virtuellen Körper zugreifen" von

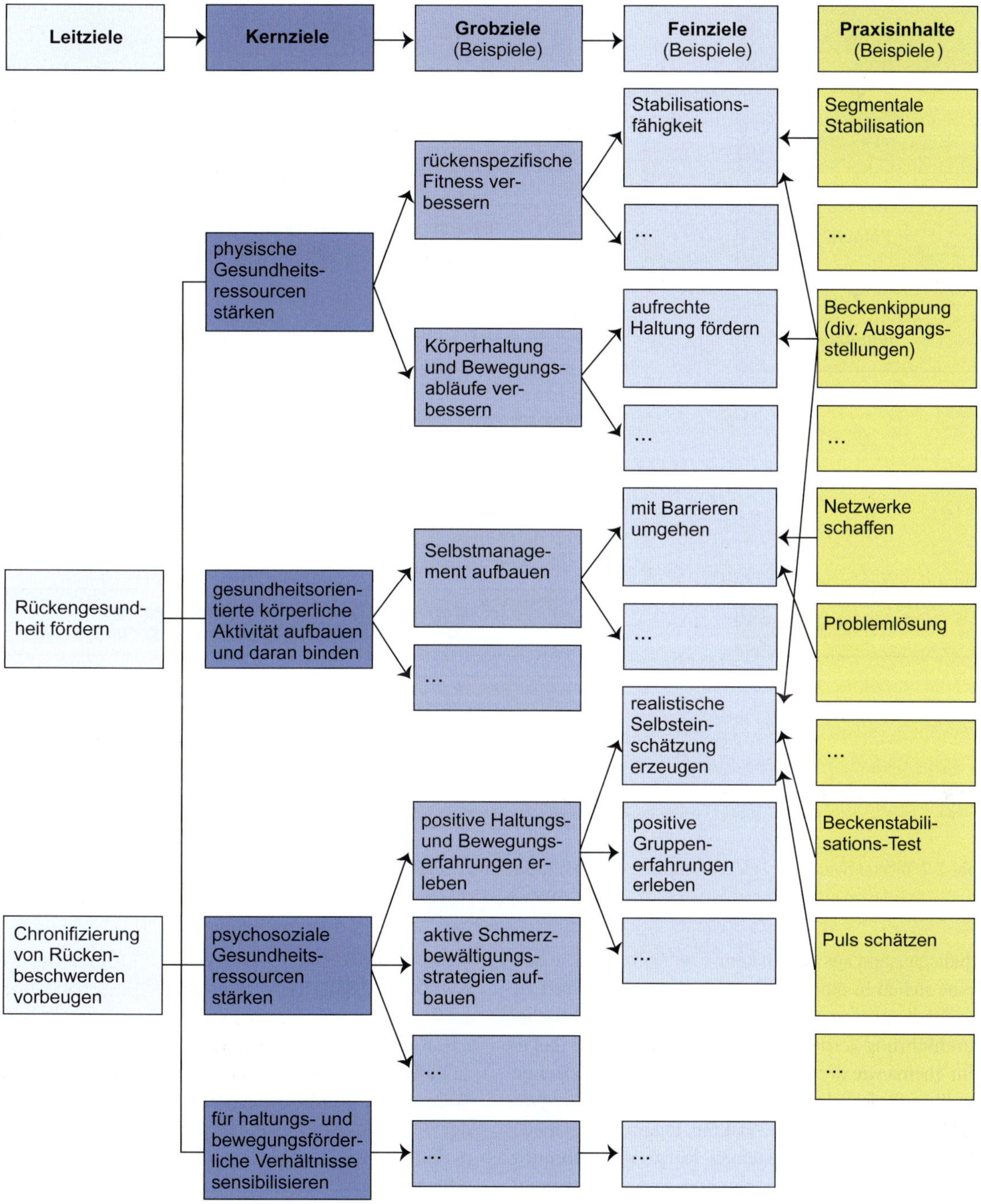

Abb. 2.1 Darstellung der komplexen Struktur von Zielen und Inhalten der Rückenschule [L143]

Butler und Moseley (2009) soll als Strategie zur Schmerzbewältigung Hirnareale aktivieren, die normalerweise bei einer Bewegung bzw. einer Schmerzerfahrung aktiviert werden (Schmerzgedächtnis), ohne dabei aber allerdings Schmerzen auszulösen.

2.2.4 Inhalte der Neuen Rückenschule

Der modulartige Aufbau („Baukasten") der Rückenschulinhalte gewährleistet, dass der Kursleiter in Bezug zur Unterrichtssituation das passende Modul bzw. den

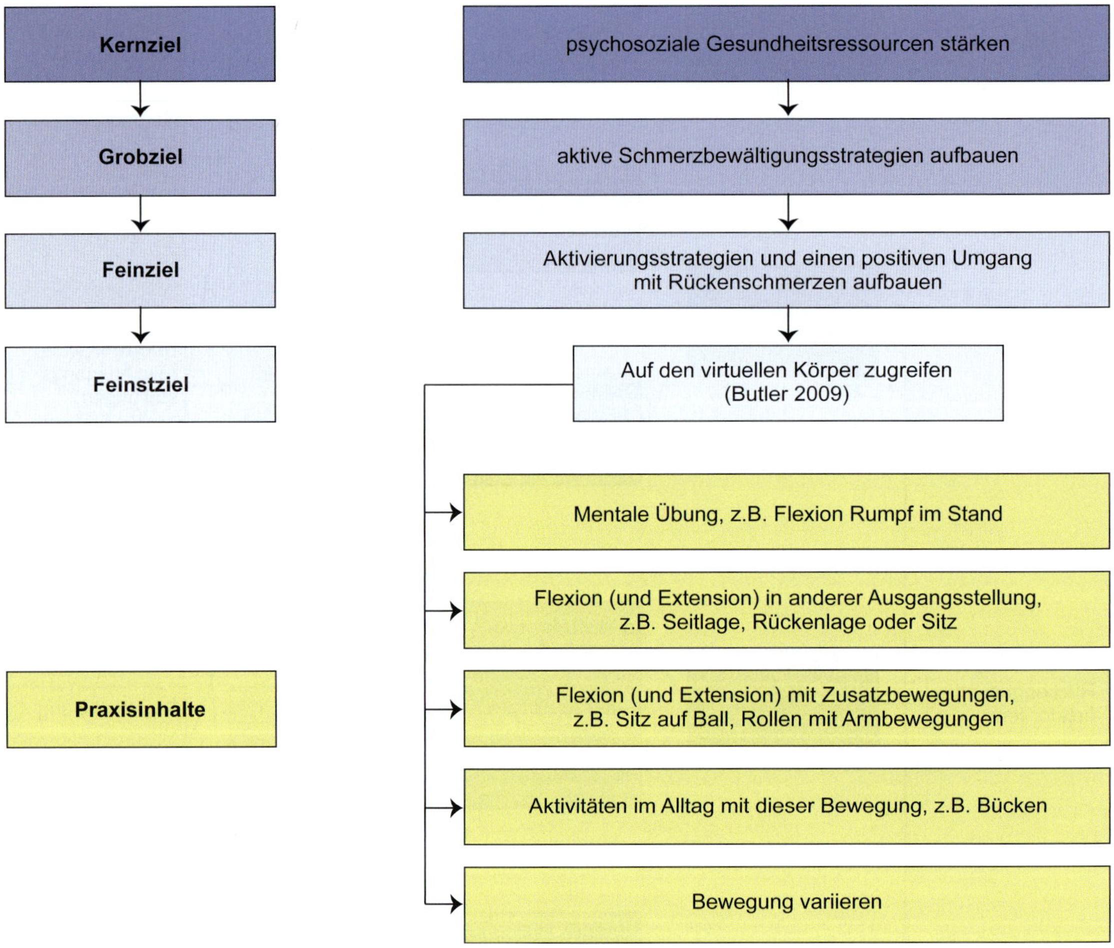

Abb. 2.2 Differenzierung der Ziele am Beispiel „Auf den virtuellen Körper zugreifen" und Beispiele für die praktische Umsetzung [L143]

Inhaltsbaustein auswählen kann (➤ Abb. 2.3). Die Bausteine stehen in einem engen Zusammenhang zueinander und müssen entsprechend in der praktischen Durchführung vernetzt werden. So kommen z.B. bei einem Thema wie der Durchführung selbstgesteuerter gesundheitsförderlicher körperlicher Aktivität (z.B. gymnastische Übungsformen, Walking, Jogging) verschiedene Inhalte aus den Bausteinen Körperwahrnehmung, Haltungs- und Bewegungsschulung, Training der motorischen Grundeigenschaften, Kleine Spiele, Wissensvermittlung und Verhältnisprävention zum Tragen. Je nach zielgruppenspezifischen Bedürfnissen, Rahmenbedingungen und Kursleiterqualifikationen können einzelne Bausteine einen mehr oder weniger großen Raum einnehmen. Exemplarisch ist im Folgenden jeder Inhaltsbereich näher beleuchtet. Eine darüber hinausgehende Darstellung findet sich in den einzelnen Kapiteln zu den Inhalten (➤ Kap. 3).

Körperwahrnehmung und Körpererfahrung

(➤ Kap. 3.1)

Ziele: Verbesserung der Wahrnehmungsfähigkeit, Wahrnehmen und Erleben des Körpers in Ruhe und in der Bewegung, Verbesserung des Selbstbildes und Körperkonzeptes, Erlangen einer realistischen Selbsteinschätzung, Erleben der positiven Wirkung von Bewegung.

Inhalte:

- Bewegungs- bzw. körperorientierte Verfahren (z.B. Alexander-Technik, Feldenkrais-Arbeit, Gindler-Arbeit, Eutonie, Tanz)
- Übungen zum Kontrastwahrnehmen von Bewegungsverhalten, von be- und entlastendem Arbeits- und Aktivitätsverhalten
- Übungen zur Aufmerksamkeitslenkung

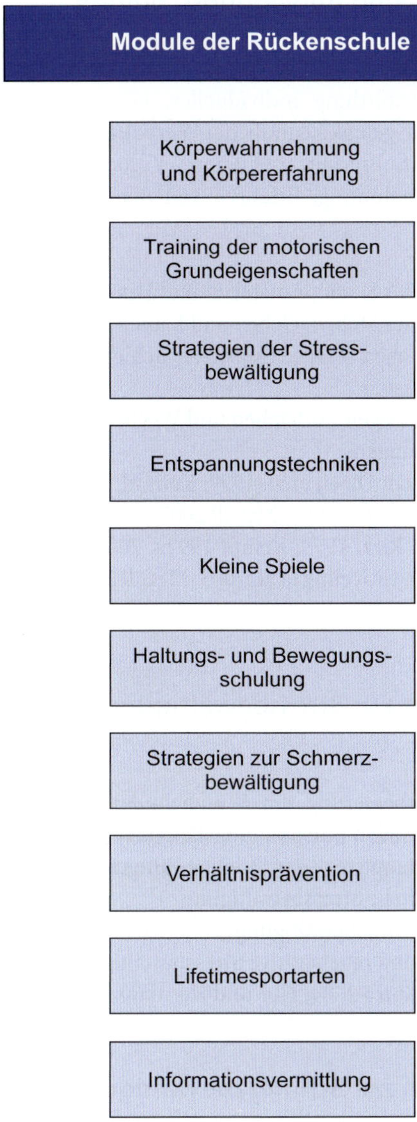

Abb. 2.3 Module der Rückenschule [L143]

- Partnerübungen (z.B. „Wettermassage", passive Bewegungen)
- Übungen zur taktilen Wahrnehmung durch Experimentieren mit verschiedenen Materialien (z.B. Tennisbälle, Igelbälle, Weichbodenmatten)
- Hilfe zur Bewegungswahrnehmung mit Spiegel, Partner, taktiler Hilfe oder Videoeinsatz (Eigen- und Fremdwahrnehmung)
- fernöstliche Ansätze, z.B. Yoga, Tai Chi, Qigong, Shiatsu
- Aspekte der Körpersprache: Gestik, Haltung, Mimik und Stimme, Aufmerksamkeitslenkung.

Evidenzen: Moseley et al. 2008; Tsao und Hodges 2008.

Literatur: Milz 1992; Sygusch 2007, Butler und Moseley 2009.

Training der motorischen Grundeigenschaften

(➤ Kap. 3.2)

Ziele: Kräftigung der Rumpf- und Extremitätenmuskulatur, Erreichung/Erhaltung einer altersgerechten Beweglichkeit (Bewegungsamplitude) in den Gelenksystemen (indikations- und zielgruppenabhängig), Verbesserung der Koordination, Verbesserung der allgemeinen aeroben Ausdauer.

Inhalte:

- Übungen zur Kräftigung der Rumpf- und Extremitätenmuskulatur, vorzugsweise aktiv-dynamisch mit oder ohne Kleingerät wie Gymnastikstäben, Kurzhanteln, Therabändern, Tubes, Gewichtsbällen
  - Rumpfextensoren und -flexoren (Verbesserung der muskulären Stabilisation)
  - Stabilisation für die tiefe Rückenmuskulatur
  - Halswirbelsäulen-, Schulter-Nacken-, Schultergürtel- und Armmuskulatur
  - Lenden-, Becken-, Hüft- und Beinmuskulatur
  - spezielle Fußgymnastik
  - Übungen für die Beckenbodenmuskulatur
- Dehn-, Lockerungs-, Mobilisationsübungen, vorzugsweise aktiv-dynamisch
- Übungen zur Förderung der Bewegungskoordination und einzelner koordinativer Fähigkeiten, z.B.:
  - Sensomotorik (Reaktionsschnelligkeit, Orientierungs- und Antizipationsfähigkeit)
  - muskuläre Koordination bei der Bewältigung komplexer Bewegungssituationen
  - Gleichgewichtsfähigkeit unter Einsatz von beweglichen, instabilen Unterlagen, z.B. Fußwippen, Kreisel, Ballkissen, Balancepad (Weichkissen), Aerostep, Matten usw.
  - koordinative Gymnastik mit Musik, Aerobic und Volkstänzen
  - Pezziballgymnastik
  - Elemente aus der rhythmischen Gymnastik
  - Übungen zur Förderung der Reaktionsfähigkeit/Wahrnehmungsschnelligkeit
  - Einführung in das Jonglieren
  - Übungen zur Förderung einfacher Reaktionen (auf feststehende Signale) und komplexer Reaktionen (Auswahlreaktion)
  - Bewegungsformen zur Verbesserung der allgemeinen aeroben Ausdauer, z.B. Walking, Jogging, Aerobic, Tanz etc.

Evidenzen: Saxton et al. 1993; Quenzer und Nepper 1999; Cholewicki und VanVliet 2002; Bruhn 2003; Richardson et al. 2004; Kavcic et al. 2004; Pfeifer 2004; Streicher 2005; Smith et al. 2006; Anders et al. 2007; Stevens et al. 2007; McGill 2007; McKeon et al. 2008.

Literatur: Radlinger et al. 1998; Quenzer und Nepper 1999; Schoenthaler und Ohlendorf 2002; Hirtz et al. 2004; Boeck-Behrens und Buskies 2007; McGill 2007; Puta und Herbsleb 2007; Gottlob 2009; Kempf 2009a.

Kleine Spiele

(➤ Kap. 3.3)

Ziele: Einstimmen und Umschalten auf die Stunde, Erleben von Bewegungsfreude, Verbesserung des Wohlbefindens, Verbesserung der Koordination, Erlangen einer realistischen Selbsteinschätzung von Noch-Können und Wieder-Können, Erleben positiver Gruppenerfahrungen, Förderung von Kreativität, Stärkung von gegenseitigem Vertrauen.

Inhalte:
- Kennenlernspiele, Aufwärmspiele
- kooperative Spiele, z.B. „gordischer Knoten"
- Spielformen mit Kleingeräten (Gymnastikbälle, Fallschirm, Kirschkernsäckchen, Luftballons, Jongliertücher, Springseile, Reifen, Zeitungspapier, Bierdeckel, Stäbe)
- kleine Sportspiele, einfache Rückschlagspiele
- Hindernis- und Alltagstrainingsparcours.

Literatur: Kempf 1992b, c, 2009b; Huber 1996; Hanke 2000; Kolb 2007; Sygusch 2007.

Lifetimesportarten

(➤ Kap. 3.4)

Ziele: Hinführung zum Aufbau einer dauerhaften Bindung an den Freizeit- und Gesundheitssport, Aufbau und Nutzung von Netzwerken, Vorstellung und Einführung in Lifetimesportarten.

Inhalte: Gehen (Walking), Nordic Walking, Wandern, Jogging (Laufen), Tanzen, Aerobic, Radfahren, Aquagymnastik und Schwimmen etc.

Evidenzen: Pate et al. 1995; Blair et al. 2004; Nelson et al. 2007; Haskel et al. 2007.

Literatur: Steffens und Grüning 2003; Kempf 2003; Mommert-Jauch et al. 2005; Bös et al. 2006; Kempf 2009b.

Haltungs- und Bewegungsschulung

(➤ Kap. 3.5)

Ziele: Vermittlung individueller, körpergerechter, rücken- und gelenkfreundlicher Verhaltensweisen in Alltag, Beruf, Freizeit und Sport, Verbesserung der Körperwahrnehmung, Erfahren von Bewegungserlebnissen.

Inhalte:
- dynamisches Sitzen, Aufstehen und Hinsetzen
- dynamisches Stehen, Gehen und Laufen
- Bücken, Heben, Tragen, Absetzen, Schieben und Ziehen von Lasten
- Hinlegen, Liegen, Aufstehen und Wechseln von Ausgangsstellungen.

Evidenzen: van Dieen et al. 1999; Konrad 2000; Cardon et al. 2002; Waddell 2004; McGill 2007.

Literatur: Rizzi 1979; Kempf 1992a, 2003; Klein-Vogelbach 2000; Graveling et al. 2003; McGill 2007; Cheung et al. 2007.

Strategien zur Stressbewältigung

(➤ Kap. 3.6)

Ziele: Verbesserung des Wohlbefindens, Verbesserung der mentalen Entspannungsfähigkeit.

Inhalte: Hauptwege der Stressbewältigung:
- instrumentelle Stressbewältigung
- kognitive Stressbewältigung
- palliative und regenerative Stressbewältigung.

Literatur: Kaluza 2004; Flor und Hermann 2007.

Strategien zur Schmerzbewältigung

(➤ Kap. 3.7)

Ziele: Modifikation katastrophisierender, dysfunktionaler Kognitionen, Abbau des Angst- und Schmerzvermeidungsverhaltens, Aufbau von Aktivierungsstrategien, Erlernen von Entspannungsmöglichkeiten und Stressmanagement.

Inhalte:
- Informationen zur Schmerzphysiologie
- Körperwahrnehmungsübungen
- Entspannungsmethoden
- Spielformen
- Ausdauertraining
- Krafttraining
- Übungen zur kognitiven Umstrukturierung
- Genusstraining
- Work-Hardening (arbeitsspezifisches Training).

Evidenzen: Rehfisch et al. 1989; Flor et al. 1992; Nicholas et al. 1992; Turner et al. 1993; Guzman et al. 2001; Moseley et al. 2004; Scascighini et al. 2008.

Literatur: Jungnitsch 1992; Basler und Kröner-Herwig 1998; Basler et al. 2001; Hildebrandt et al. 2003; Kaluza 2004; Kempf 2005; Kanfer et al. 2009.

Entspannungstechniken

(➤ Kap. 3.8)

Ziele: Verbesserung des Wohlbefindens, Verbesserung der mentalen Entspannungsfähigkeit.

Inhalte:

- Progressive Muskelrelaxation
- mentale Entspannungsformen (Elemente des Autogenen Trainings, Imagination, Visualisierung und Phantasiereisen)
- einfache Entspannungsformen, Entspannung über Atmung
- bewegungsorientierte Methoden: Alexander-Technik, Eutonie, Feldenkrais, Tai Chi, Qigong, stressreduzierendes Ausdauertraining, rhythmische Gymnastik.

Evidenzen: Rehfisch und Basler 1989; Turner und Jensen 1993; Grawe et al. 1994; Karljalainen et al. 2001, 2003; van Tulder et al. 2001; Doubrawa 2006, Guzman et al. 2006.

Literatur: Rehfisch et al. 1989; Müller 2000; Vaitl und Petermann 2000; Kaluza 2004; Bernstein und Borkovec 2007; Derra 2007; Rehfisch und Basler 2007.

Verhältnisprävention

(➤ Kap. 3.9)

Ziele: Optimale Gestaltung physikalischer Umgebungsbedingungen, Verbesserung arbeitsorganisatorischer Maßnahmen, Verbesserung individueller Haltungs- und Bewegungsmuster am Arbeitsplatz.

Inhalte:

- technische Maßnahmen: ergonomische Grundlagen in Alltag, Freizeit und Beruf, z.B. Büro- und Bildschirmarbeitsplatz, Haushalt (Küche, Bett), Freizeit (Garten, Heimwerker, Fahrrad, Ruhemöbel), Schnittstelle Sitzen im Auto, Sitzen auf dem Fahrrad und Mensch
- administrative Maßnahmen: Jobrotation, Jobenlargement, Jobenrichment
- personelle Maßnahmen: Hebe-Tragetraining, Ausgleichsmaßnahmen, Bewegungstraining.

Evidenzen: Marras et al. 2000; Amik et al. 2003; Burton et al. 2004, 2005; Tveito et al. 2004; Lühmann et al. 2006; Williams et al. 2006; Bos et al. 2006.

Literatur: Grandjean 1991; Strasser 1993; BMAS 1996; Graveling et al. 2003; Cheung et al. 2007; Zimolong et al. 2008.

Informationsvermittlung

(➤ Kap. 1.2 und ➤ Kap. 1.4)

Ziele: Veränderung von Einstellungen, Erwartungen und Intentionen, Aufbau von Kompetenzen, Wecken von Emotionen, Beeinflussen der Risikowahrnehmung.

Inhalte: Hintergrund-, Handlungs- und Effektwissen, z.B.

- zu Ursachen, Verlauf und Auswirkungen und zum Umgang mit Rückenschmerzen
- zur Durchführung aktiver Selbsthilfemaßnahmen bei Schmerz (Coping-Strategien)
- über den Zusammenhang von Rückengesundheit und gesunder Lebensweise
- zur Anatomie, Physiologie, Biomechanik und Pathologie der Wirbelsäule (und der großen Gelenke)
- zur Bedeutung regelmäßiger körperlicher Aktivität, deren Integration in den Alltag (z.B. Treppensteigen, Heimprogramme) und deren positiver Wirkung
- zur individuellen Belastungssteuerung und zur Vermeidung von Überlastungen in Beruf und Alltag
- zur Durchführung rücken- und gelenkfreundlicher Haltungen und Bewegungen in Alltag, Beruf, Freizeit und Sport
- zu Stressreaktionen und zum Umgang mit Stressbelastungen
- über ergonomische/gesundheitsförderliche Gestaltung der Umgebung
- zu Strategien der Verhaltensmodifikation
- über die Bedeutung und Wirkungsweisen sozialer Bindungen auf die psychische Stabilität.

Evidenzen: Symonds et al. 1995; Burton et al. 1999; Buchbinder et al. 2001; Moseley et al. 2004; Lühmann et al. 2006; DiClemente 2007.

Literatur: zu den Themen Rücken, Sport und Gesundheit z.B. Nilges 2001; Kempf 2003; Bös und Brehm 2006; Butler und Moseley 2009.

LITERATUR

Airaksinen O, Brox JI, Cedraschi C, Hildebrandt J, Klaber-Moffett J, Kovacs F, Mannion AF, Reis S, Staal JB, Ursin H, Zanoli G (2006). European Guidelines for the management of chronic non-specific low back pain. Eur Spine J 15 (Suppl. 2): 192–300.

Amik BC, Robertson MM, DeRango K, Bazzani L, Moore A, Rooney T, Harrist R (2003). Effect of Office Ergonomics Intervention on Reducing Musculoskeletal Symptoms. Spine 28 (24): 2.706–2.711.
Anders C, Wenzel B, Scholle HC (2007). Cyclic upperbodyperturbations caused by a flexible pole: influence of oscillation frequency and direction on trunk muscle co-ordination. Joumal of Back and Musculoskeletal Rehabilitation 20: 167–175.
Antonovsky A (1981). Health, stress and coping. 3rd Ed. San Francisco: Jossey-Bass.
Bandura A (2003). Cultivate self-efficacy for personal and organizational effectiveness. In: Locke ED (Ed.). The Blackwell handbook of principles of organizational behaviour. Oxford: Blackwell, p. 120–136.
Banzer W, Pfeifer K, Vogt L (2004). Funktionsdiagnostik des Bewegungssystems in der Sportmedizin. Heidelberg: Springer.
Basler HD, Kröner-Herwig B (1998). Psychologische Therapie bei Kopf- und Rückenschmerzen. 2. Aufl. München: Quintessenz.
Basler HD (2001). Chronische Kopf- und Rückenschmerzen. Psychologisches Trainingsprogramm. Göttingen: Vandenhoeck & Ruprecht.
Beckers E, Schmidt-Millard T (1991). Kursleiter-Anforderungen und Aufgaben. In: Kruse C, Thiele J (Hrsg.). Gesundheit und Bewegung. (Gesundheitsbildung durch Wahrnehmungsentwicklung und Bewegungserfahrung; Bd. 2). Köln: Sport und Buch Strauss, S. 76–94.
Bengel J, Strittmatter R, Willmann H (2002). Antonowskys Modell der Salutogenese. Diskussionsstand und Stellenwert. 7. erw. Neuaufl. Köln: BZGA.
Bertelsmann Stiftung (Hrsg.) (2007). Gesundheitspfad Rücken. Gütersloh.
Bernstein DA, Borkovec TD (2007). Entspannungstraining. Handbuch der Progressiven Muskelentspannung. 12. Aufl. München: Pfeiffer.
Blair SN, LaMonte MJ, Nichaman MZ (2004). The evolution of physical activity recommendations: how much is enough? Am J Clin Nutrition 79: 913–920.
BMAS (Hrsg.) (1996). Gesetz über die Durchführung von Maßnahmen des Arbeitsschutzes zur Verbesserung der Sicherheit und des Gesundheitsschutzes der Beschäftigten bei der Arbeit (Arbeitsschutzgesetz – ArbSchG) vom 7. August 1996 (BGBl. I S. 1.246), geändert durch Artikel 9 des Gesetzes vom 27. September 1996 (BGBl. I S. 1.461).
Bös K, Tiemann M, Brehm W, Mommert-Jauch P (2006). Walking und mehr: Schritt für Schritt zur Fitness. 2. Aufl. Aachen: Meyer & Meyer.
Bös K, Wydra G, Karisch G (1992). Gesundheitsförderung durch Bewegung, Spiel und Sport. Erlangen: perimed.
Bös K (Hrsg.) (2001). Handbuch sportmotorischer Tests. 2. Aufl. Göttingen: Hogrefe.
Bös K, Brehm W (2006). Gesundheitssport. Ein Handbuch. Schorndorf: Hofmann.
Bos EH, Krol B, van der Star A, Groothoff JW (2006). The effects of occupational interventions on reduction of musculoskeletal symptoms in the nursing profession. Ergonomics 49: 706–723.
Boeck-Behrens WU, Buskies W (2007). Fitness-Krafttraining. 11. Aufl. Reinbek: Rowohlt.
Brehm W, Bös K (2006). Gesundheitssport: Ein zentrales Element der Prävention und der Gesundheitsförderung. In: Bös K, Brehm W (Hrsg.). Gesundheitssport. Ein Handbuch. Schorndorf: Hofmann, S. 9–28.
Bruhn S (2003). Sensomotorisches Training und Bewegungskoordination. Habilitationsschrift. Freiburg.
Buchbinder R, Jolley D, Wyatt M (2001). Population based intervention to change back pain beliefs and disability: three part evaluation. BMJ 322: 1.516–1.520.
Bullock-Saxton JE, Janda V, Bullock MI (1993). Reflex activation of gluteal muscles in walking. Spine 18 (6): 704–708.
Burgess-Limerick R (2003). Stoop, squat, or something in-between. International Journal of Industrial Ergonomics 31: 143–148.
Burton AK (2005). How to prevent low back pain. Best Pract Res Clin Rheumatol 19 (4): 541–555.
Burton AK, Balagué F, Cardon G, Eriksen HR, Henrotin Y, Lahad A, Leclerc A, Müller G, van der Beek AJ (2004). Chapter 2 European guidelines for prevention in low back pain. Eur Spine J 15 (Suppl 2): 136–168.
Burton AK, Waddel G, Tillotson KM, Summerton N (1999). Information and advice to patients with back pain can have a positive effect. Spine 24 (23): 2.484–2.491.
Butler DS, Moseley LG (2009). Schmerzen verstehen. 2. Aufl. Heidelberg: Springer.
Cardon G, de Clercq D, de Bourdeaudhuij I (2002). Back education efficacy in elementary schoolchildren: a 1-year follow-up study. Spine 27 (3): 299–305.
Cheung Z, Feletto M, Galante J, Waters T (2007). Ergonomic guidelines for manual material handling. DHHS (NIOSH) Publication 2.007–131.
Cholewicki J, Van Vliet IJ (2002). Relative contribution of trunk muscles to the stability of the lumbar spine during isometric exertions. Clinical Biomechanics 17 (2): 99–105.
Derra C (2007). Progressive Relaxation: Grundlagen und praktische Durchführung für Ärzte und Therapeuten. Köln: Deutscher Ärzte-Verlag.
DiClemente R, Salazar L, Crosby R, Wingood G (2007). Interventionsstrategien. In: Kerr J, Weitkunat R, Moretti, M (Hrsg). ABC der Verhaltensänderung. München: Urban & Fischer, S. 206–220.
DIMDI – Deutsches Institut für Medizinische Dokumentation und Information (Hrsg.) (2005). Internationale Klassifikation der Funktionsfähigkeit, Behinderung und Gesundheit. Köln: DIMDI.
Döring KW, Ritter-Amczek B (2001). Lehren und Trainieren in der Weiterbildung. Weinheim: Studien-Verlag.
Doubrawa R (2006). Progressive Relaxation – neuere Forschungsergebnisse zur klinischen Wirksamkeit. Entspannungsverfahren 23: 6–18.
Ehni H (2001). Aufgaben und Ziele. In: Haag H, Hummel A (Hrsg.). Handbuch Sportpädagogik. Schorndorf: Hofman, S. 175–191.
Ellert U, Wirz J, Ziese T (2006). Beiträge zur Gesundheitsberichterstattung des Bundes. Telefonischer Gesundheitssurvey des Robert Koch-Instituts (2. Welle). Deskriptiver Ergebnisbericht 2006. Berlin: Robert Koch-Institut.
Enthoven P, Skargen E, Carstensen J, Oberg B (2006). Predictive factors for 1-year and 5-year outcome for disability in a working population of patients with low back pain treated in primary care. Pain 122 (1–2): 137–144.
Flor H, Fydrich T, Turk DC (1992). Efficacy of multidisciplinary pain treatment centers: a meta-analytic review. Pain 49: 221–230.
Gottlob A (2009). Differenziertes Krafttraining mit Schwerpunkt Wirbelsäule. 3. Aufl. München: Elsevier/Urban und Fischer.

Grandjean E (1991). Physiologische Arbeitsgestaltung. 4. Aufl. Thun: Ott.
Graveling RA, Melrose AS, Hanson MA (2003). The principles of good manual handling: Achieving a consensus. Research Report 097. Health & Safety Executive. Sudbury: HSE Books.
Grawe K, Donati R, Bernauer F (1994). Psychotherapie im Wandel. Von der Konfession zur Profession. Göttingen: Hogrefe.
Grenier SG, McGill SM (2007). Quantification of lumbar stability by using 2 different abdominal activation strategies. Archives of Physical Medicine and Rehabilitation 88: 54.
Größing S (2007). Einführung in die Sportdidaktik. 9. Aufl. Wiesbaden: Limpert.
Gruber M, Gollhofer A (2004). Impact of sensorimotor training on the rate of force devel-opment and neural activation. European Journal of Applied Physiology 92: 98–105.
Guzmán J, Esmail R, Karjalainen K, Malmivaara A, Irvin E, Bombardier C (2001). Multidisciplinary rehabilitation for chronic low back pain: systematic review. BMJ 322: 1.511–1.516.
Hänsel F, Baumgärtner S (2010). Qualitätssicherung und Evaluation. In: Kempf HD (Hrsg.). Die Neue Rückenschule. Das Praxishandbuch. Heidelberg: Springer.
Hamberg-van Reenen HH, Ariens GAM, Blatter BM, van Mechelen W, Bongers PM (2007). A systematic review of the relation between physical capacity and future low back and neck/shoulder pain. Pain 130: 93–107.
Hanke U (2000). Spiele in Herzgruppen. In: Kempf HD, Reuß P (Hrsg.). Praxisbuch Herzgruppe. Stuttgart: Thieme, S. 163–176
Hakala P, Rimpela A, Salminen JJ, Virtanen SM, Rimpela M (2002). Back, neck and shoulder pain in Finnish Adolescents: national cross sectional surveys. British Medical Journal 325: 743–747.
Hayden JA, van Tulder MW, Tomlinson G (2005). Systematic review: strategies for using exercise therapy to improve outcomes in chronic low back pain. Annals of Internal Medicine 142 (9): 776–785.
Hartvigsen J, Christensen K (2007). Active lifestyle protects against incident low back pain in seniors: a population-based 2-year prospective study of 1.387 Danish twins aged 70–100 years. Spine 32 (1): 76–81.
Haskell WL, Lee I-M, Pate RR, Powell KE, Blair SN, Franklin BA et al. (2007). Physical activity and public health: updated recommendation for adults from the American College of Sports Medicine and the American Heart Association. Medicine and Science in Sports and Exercise 39 (8): 1.423–1.434.
Hildebrandt J (2005). Paradigmenwechsel im Umgang mit dem Rückenschmerz. Bewegungstherapie und Gesundheitssport 21: 146–151.
Hildebrandt J, Pfingsten M, Lüder S, Lucan S et al. (2003). Göttinger Rücken-Intensiv-Programm (GRIP). Berlin: congress compact.
Hildebrandt J, Pfingsten M, Ensink FB (1993). Die Problematik der Therapie von Rückenschmerzen. Anästhesiol Intensivmed Notfallmed Schmerzther 28: 148–155.
Hirtz P, Hotz A, Ludwig G (2004). Gleichgewicht. 2. Aufl. Schorndorf: Hofmann.
Hodges PW, Richardson CA (1999). Altered trunk muscle recruitment in people with low back pain with upper limb movement at different speeds. Arch Phys Med Rehabil 80: 1.005–1.012.
Huber G (1996). Kleine Spiele. In: Rieder H, Huber G, Wehrle J (Hrsg.). Sport mit Sondergruppen. Schorndorf: Hofmann, S. 146–157.
Jungnitsch G (1992). Schmerz- und Krankheitsbewältigung bei rheumatischen Erkrankungen: Psychologische Hilfen im Einzel- und Gruppentraining. München: Quintessenz.
Karjalainen K, Malmivaara A, van Tulder M, Roine R, Jauhiainen M, Hurri H, Koes B (2001). Multidisciplinary biopsychosocial rehabilitation for subacute low back pain in working-age adults: a systematic review within the framework of the Cochrane Collaboration Back Review Group. Spine 26 (3): 262–269.
Karjalainen K, Malmivaara A, van Tulder M, Roine R, Jauhiainen M, Hurri H, Koes B (2003). Multidisciplinary biopsychosocial rehabilitation for subacute low back pain among working age adults. Cochrane Database Syst Rev (2): CD002193.
Kaluza G (2004). Stressbewältigung. Trainingsmanual zur psychologischen Gesundheitsförderung. Heidelberg: Springer.
Kanfer FH, Reinecker H, Schmelzer D (2009). Selbstmanagement-Therapie: ein Lehrbuch für die klinische Praxis. 4. Aufl. Berlin: Springer.
Kankaanpaa M, Taimela S, Laaksonen D, Hanninen O, Airaksinen O (1998). Back and hip extensor fatigability in chronic low back pain patients and controls. Arch Phys Med Rehabil 79: 412–417.
Kavcic N, Grenier SG, McGill S (2004). Determining the stabilizing role of individual torso muscles during rehabilitation exercises. Spine 29 (11): 1.254–1.265.
KddR – Konföderation der deutschen Rückenschule (Hrsg.) (2006). Curriculum 2006. www.kddr.de/download/KddRCurriculumVS30-01-2007.pdf; [Zugriff am 21.9.2009].
Kelsey JL, White AA (1980). Epidemiology and impact of low-back pain. Spine 5: 133–142.
Kempf HD (2010). Die Neue Rückenschule. Das Praxisbuch. Heidelberg: Springer.
Kempf HD (2009a). Ganzkörpertraining: Kraft, Beweglichkeit, Koordination. Wiesbaden: Limpert.
Kempf HD (2009b). Gesund und aktiv im Wasser. Übungsbeispiele für Kursleiter und alle, die aktiv etwas für ihre Gesundheit tun wollen. 4. Aufl. Celle: Pohl.
Kempf HD (2008). Die Rückenschule. 33. Aufl. Reinbek: Rowohlt.
Kempf HD (Hrsg.) (2003). Rückenschule: Grundlagen, Konzepte und Übungen. 2. Aufl. München: Urban & Fischer.
Kempf HD (1992a). Methodische Übungsreihen zum Alltagsverhalten. Krankengymnastik (KG) 44: 580–589.
Kempf HD (1992b). Kleine Spiele – Bedeutung, Ziele und Anwendung in der präventiven Rückenschule. Krankengymnastik (KG) 44: 590–594.
Kempf HD (1992c). Kleine Spiele in der präventiven Rückenschule – Praxis. Krankengymnastik (KG) 44: 594–608.
Kempf HD, Gassen M, Ziegler C (2005). Schnellhelfer Rückenschmerz. Reinbek: Rowohlt.
Klaber-Moffett JA, Carr J, Howarth E (2004). High fear-avoiders of physical activity benefit from an exercise program for patients with back pain. Spine 29 (11): 1.167–1.172.
Klein-Vogelbach S (2000). Funktionelle Bewegungslehre, 5. Aufl. Heidelberg: Springer.
Koes BW, van Tulder MW, Thomas S (2006). Diagnosis and treatment of low back pain. BMJ 332: 1.430–1.434.

Kofotolis N, Sambanis M (2005). The influence of exercise on musculoskeletal disorders of the lumbar spine. Journal of Sports Medicine and Physical Fitness 45 (1): 84–92.
Kolb M (2007). Spiele für den Herz- und Alterssport: Perspektive und Praxis einer spielorientierten Bewegungstherapie. 5. Aufl. Aachen: Meyer und Meyer.
Konrad P (2000). Experimentell abgesicherte Trainingshinweise zur Haltungskoordination und zu ausgewählten Kräftigungsübungen der Rumpfmuskulatur. Die Säule 10: 12–19.
Linton SJ (2000). Psychological risk factors for neck and back pain. In: Nachemson A, Jonsson E (Eds.). Neck and back pain: The scientific evidence of causes, diagnosis, and treatment. Philadelphia: Lippincott, Williams and Wilkins, p. 57–78.
Linton SJ, van Tulder MW (2001). Preventive interventions for back and neck pain problems. Spine 26 (7): 778–787.
Linton SJ, Andersson T (2000). Can chronic disability be prevented? A randomized trial of a cognitive-behavior intervention and two forms of information for patients with spinal pain. Spine 25 (21): 2.825–2.831.
Lühmann D, Müller V.E, Raspe H (2003). Prävention von Rückenschmerzen. Lübeck: Expertise der Bertelsmann Stiftung.
Lühmann D, Burkhardt-Hammer T, Stoll S, Raspe R (2006). Prävention rezidivierender Rückenschmerzen. Köln: Deutscher Ärzte-Verlag.
Mannion AF, Münterer M, Taimela S, Dvorak J (1999). A randomized clinical trial of three active therapies for chronic low back pain. Spine 24 (23): 2.435–2.448.
Marras WS, Lavender SA, Leurgans SE, Fathallah FA, Ferguson SA, Allread WG, Rajulu SL (1995). Biomechanical risk factors for occupationally related low back disorders. Ergonomics, 38: 377–410.
Marras WS, Allread WG, Burr DL, Fathallah FA (2000). Prospective validation of a low-back disorder risk model and assessment of ergonomic interventions associated with manual materials handling tasks. Ergonomics 43 (11): 1.866–1.886.
Mayring P (2003). Gesundheit und Wohlbefinden. In: Jerusalem M, Weber H (Hrsg.). Psychologische Gesundheitsförderung. Diagnostik und Prävention. Göttingen: Hogrefe, S. 1–16.
Mengiardi B, Schmid MR, Boos N, Pfirrmann CW, Brunner F, Elfering A, Hodler J (2006). Fat content of lumbar paraspinal muscles in patients with chronic low back pain and in asymptomatic volunteers: quantification with MR spectroscopy. Radiology 240 (3): 786–792.
McGill S (2007). Low back disorders. 2nd ed. Campaign: Human Kinetics.
McGill S (1998). Low back exercises: evidence for improving exercise regimens. Physical Therapy 78 (7): 754–765.
McKeon PO, Ingersoll CD, Kerrigan DC, Saliba E, Bennett BC, Hertel J (2008). Balance Training Improves Function and Postural Control in Those with Chronic Ankle Instability. Medicine & Science in Sports & Exercise 40 (10): 1.810–1.819.
Milz H (1998). Der wiederentdeckte Körper. München: Artemis + Winkler.
Mommert-Jauch P (2005). Nordic-Walking. Manual. Aachen: Meyer & Meyer.
Moseley GL, Zalucki NM, Wiech K (2008). Tactile discrimination, but not tactile stimulation alone, reduces chronic limb pain. Pain 137 (3): 600–608.
Moseley GL, Nicholas MK, Hodges PW (2004). A randomized controlled trial of intensive neurophysiology education in chronic low back pain. Clinical Journal of Pain 20 (5): 324–330.
Müller E (2000). Entspannungsmethoden in der Rehabilitation. Balingen: Spitta.
Nachemson A, Jonsson E (Eds.) (2000). Neck and back pain: the scientific evidence of causes, diagnosis, and treatment. Philadelphia: Lippincott, Williams and Wilkins.
Nelson ME, Rejeski WJ, Blair SN, Duncon PW, Judge JO, King AC et al. (2007). Physical activity and public health in older adults: recommendation from the American College of Sports Medicine and the American Heart Association. Medicine and Science in Sports and Exercise 39 (8): 1.435–1.445.
Nilges P (2000). Das Rückenbuch. 2. Aufl. Übersetzung Back Book. Mainz: DRK-Zentrum.
Nieuwenhuyse AV, Fatkhutdinova L, Verbeke G, Pirenne D et al. (2004). Risk factors for first-ever low back pain among workers in their first employment. Occupational Medicine 54: 513–519.
Nicholas MK, Wilson PH, Goyen J (1992). Comparison of cognitive-behavioral group treatment and an alternative non-psychological treatment for chronic low back pain. Pain 48: 339–347.
Norman R, Wells R, Neumann P, Frank J, Shannon H, Kerr M (1998). A comparison of peak vs cumulative physical work exposure risk factors for the reporting of low back pain in the automotive industry. Clinical Biomechanics 13: 561–573.
Paalanne N, Korpelainen R, Taimela S, Remes J, Mutanen P, Karppinen J (2008). Isometric trunk muscle strength and body sway in relation to low back pain in young adults. Spine 33 (13): 435–441.
Palmer KT, Walsh K, Bendall H, Cooper C, Coggon D (2000). Back pain in Britain: comparison of two prevalence surveys at an interval of 10 years. BMJ 320 (10): 1.577–1.578.
Pate RR, Pratt M, Blair SN, Haskell WL, Macera CA, Bouchard C, Buchner D, Ettinger W, Heath GW, King AC et al. (1995). Physical activity and public health. A recommendation from the Centers for Disease Control and Prevention and the American College of Sports Medicine. JAMA 273: 402–407.
Peters ML, Vlaeyen JW, Weber WE (2005). The joint contribution of physical pathology, pain-related fear and catastrophizing to chronic back pain disability. Pain 113: 45–50.
Pfeifer K (2007). Rückengesundheit. Köln: Ärzte-Verlag.
Pfeifer K (2004). Expertise zur Prävention von Rückenschmerzen durch bewegungsbezogene Interventionen. Lübeck: Expertise der Bertelsmannstiftung.
Pfingsten M (2005). Bio-psycho-soziale Einflussfaktoren bei Rückenschmerz und Konsequenzen für die Bewegungstherapie. Bewegungstherapie und Gesundheitssport 21: 152–158.
Pfingsten M, Wendt A (2003). Psychotherapeutische Intervention. In: Hildebrandt J, Pfingsten M, Lüder S, Lucan S et al. (Hrsg.). Göttinger Rücken-Intensiv-Programm (GRIP). Berlin: congress compact, S. 37–95.
Puta C, Herbsleb M (2007). PROPRIOMED. Broschüre der Firma Haider Bioswing.
Radlinger L, Bachmann W, Homburg J, Leuenberger U, Thaddey G (1998). Rehabilitatives Krafttraining. Stuttgart: Thieme.
Rehfisch HP, Basler HD, Seemann H (1989). Psychologische Schmerzbehandlung bei Rheuma. Heidelberg: Springer.
Rehfisch HP, Basler HD (2004). Entspannung & Imagination. In: Basler HD, Franz C, Kröner-Herwig B, Rehfisch HP (Hrsg.). Psychologische Schmerztherapie. 5. Aufl. Heidelberg: Springer, S. 537–550.

Richardson C, Jull G, Hodges P, Hides J (2004). Therapeutic exercise for spinal segmental stabilization in low back pain. 2. Aufl. Edinburgh: Churchill Livingstone.
Rizzi MA (1979). Die menschliche Haltung und die Wirbelsäule. Stuttgart: Hippokrates.
Robert Koch-Institut (Hrsg.) (2006). Gesundheit in Deutschland. Gesundheitsberichterstattung des Bundes. Berlin: Robert Koch-Institut.
Scascighini L, Toma V, Dober-Spielmann S, Sprott H (2008). Multidisciplinary treatment for chronic pain: a systematic review of interventions and outcomes. Rheumatology Advance Access. Rheumatology, doi:10.1093/rheumatology/ken021.
Schipperges H (1991). Heilkunst als Lebensfreude oder die Kunst, vernünftig zu leben. Heidelberg: Springer.
Schipperges H, Vescovi G, Geue B, Schlemmer J (1988). Die Regelkreise der Lebensführung. Köln: Deutscher Ärzte-Verlag.
Schmidt CO, Raspe H, Pfingsten M, Hasenbring M, Basler HD, Eich W, Kohlmann T (2007). Back pain in the German adult population: prevalence, severity, and sociodemographic correlates in a multiregional survey. Spine 32 (18): 2.005–2.011.
Schüle K, Huber G (Hrsg.) (2004). Grundlagen der Sporttherapie. 2. Aufl. München u. Jena: Urban und Fischer.
Schulz von Thun F (1994). Miteinander Reden. Reinbek: Rowohlt.
Schmidt CO Kohlmann T (2005). Was wissen wir über das Symptom Rückenschmerz? Epidemiologische Ergebnisse zu Prävalenz, Inzidenz, Verlauf, Risikofaktoren. Z Orthop 143: 292–298.
Schmidt CO, Raspe H, Pfingsten M, Hasenbring M, Basler HD, Eich W, Kohlmann T (2007). Back pain in the German adult population: prevalence, severity, and sociodemographic correlates in a multiregional survey. Spine 32 (18): 2.005–2.011.
Schönthaler S, Ohlendorf K (2002). Biomechanische und neurophysiologische Veränderungen nach ein- und mehrfach seriellem passiv-statischem Beweglichkeitstraining. Köln: Sport und Buch Strauß.
Sjölie A (2002). Psychosocial correlates of low-back pain in adolescents. European Spine Journal 11: 582–588.
Smith MD, Russell A, Hodges PW (2006). Disorders of breathing and continence have a stronger association with back pain than obesity and physical activity. Australian Journal of Physiotherapy 52 (1): 11–16.
Steffens T, Grüning M (2003). Das Laufbuch. 7. Aufl. Reinbek: Rowohlt.
Stemper T, Schöttler B, Lagerström D (1983). Fit durch Bewegungsspiele. Erlangen: perimed.
Stevens VK, Coorevits PL, Bouche KG, Mahieu NN, Vanderstraeten GG, Danneels LA (2007). The influence of specific training on trunc muscle recruitment patterns in healthy subjects during stabilization exercises. Manual Therapy 12: 271–279.
Strasser H (1993). Ergonomie – Arbeitsplatz. In: Hettinger T, Wobbe G. (Hrsg.). Kompendium der Arbeitswissenschaft. Ludwigshafen: Kiehl, S. 142–442.
Strathmann M (2008). Unspezifische chronische Rückenschmerzen – ein aktueller Stand und eine Darstellung der Europäischen Leitlinien. PT – Zeitschrift für Physiotherapeuten 60 (5): 534–539.
Streicher H (2005). Neue Ansätze in der Rückenschule? Effekte einer therapeutischen Rückenschule mit integrativem propriozeptiv-koordinativen Training. Deutsche Zeitschrift für Sportmedizin 56 (4): 100–105.
Symonds TL, Burton K, Tillotson KM, Main CJ (1995). Absence resulting from low back trouble can be reduced by psychosocial interventions at work place. Spine 20 (24): 2.738–2.745.
Thomas E, Silman AJ, Croft PR, Papageorgiou AC, Jayson MI, Macfarlane GJ (1999). Predicting who develops chronic low back pain in primary care: a prospective study. British Medical Journal 318 (7199): 1.662–1.667.
Tsao H, Hodges P (2008). Persistence of improvements in postural strategies following motor control training in people with recurrent low back pain. Journal of Electromyography and Kinesiology 18 (4): 559–567.
Turner JA, Jensen MP (1993). Efficacy of cognitive therapy for chronic low back pain. Pain 52 (2): 169–177.
Schuntermann M (2003). Grundsatzpapier der Rentenversicherung zur Internationalen Klassifikation der Funktionsfähigkeit, Behinderung und Gesundheit (ICF) der Weltgesundheitsorganisation (WHO). Deutsche Rentenversicherung 1–2: 52–59.
Stevens VK, Coorevits PL, Bouche KG, Mahieu NN, Vanderstraeten GG, Danneels LA (2007). The influence of specific training on trunc muscle recruitment patterns in healthy subjects during stabilization exercises. Manual Therapy 12: 271–279.
Straker LM (2003). A review of research on techniques for lifting low-lying objects: 2. Evidence for a correct technique. Work 20 (2): 83–96.
Sygusch R (2007). Psychosoziale Ressourcen im Sport. Schorndorf: Hofmann.
Tveito TH, Hysing M, Eriksen HR (2004). Low back pain interventions at the workplace: a systematic literature review. Occupational Medicine 54: 3–13.
Vaitl D, Petermann F (2000). Handbuch der Entspannungsverfahren. Weinheim: Beltz.
van Dieën JH, Hoozemans MJ, Toussaint HM (1999). Stoop or squat: a review of biomechanical studies on lifting technique. Clin Biomech (Bristol, Avon) 14 (10): 685–696.
van Tulder MW, Ostelo R, Vlaeyen JW, Linton SJ, Morley SJ, Assendelft WJ (2001). Behavioral treatment for chronic low back pain: a systematic review within the framework of the Cochrane Back Review Group. Cochrane Collaboration Review. Spine 26 (3): 270–281.
van Tulder MW, Malmivaara A, Esmail R, Koes BW (2003). Exercise therapy for low back pain (Cochrane Review). The Cochrane Library, Issue 3. Oxford: Update Software.
van Tulder MW, Waddell G (2000). Conservative treatment of acute and subacute low back pain. In: Nachemson A, Jonsson E (Eds.). Neck and back pain: the scientific evidence of causes, diagnosis, and treatment. Philadelphia: Lippincott, Williams and Wilkins, p. 241–269.
Vingard E, Nachemson A (2000). Work-related influences on neck and back pain. In: Nachemson A, Jonsson E (Eds.). Neck and back pain: the scientific evidence of causes, diagnosis, and treatment. Philadelphia: Lippincott, Williams and Wilkins, p. 97–126.
Vuori IM (2001). Dose-response of physical activity and low back pain, osteoarthritis, and osteoporosis. Med Sci Sports Exerc 33 (6): S551–S586.
Waddel G (1987). A new clinical model for the treatment of low-back pain. Spine 12 (7): 632–644.
Waddell G, Newton M, Henderson I, Somerville D, Main CJ (1993). A Fear-Avoidance Beliefs Questionnaire (FABQ) and the role of fear-avoidance beliefs in chronic low back pain and disability. Pain 52 (2): 157–168.
Waddell G (1996). Low back pain: a twentieth century health care enigma. Keynote address for primary care forum. Spine 21 (24): 2.820–2.825.

Waddell G (2004). The back pain revolution. 2. ed. Edinburgh: Churchill Livingston.
Wagner H, Anders Ch, Puta C, Petrovitch A, Mörl F, Schilling N, Witte H, Blickhan R (2005). Musculoskeletal support of lumbar spine stability. Pathophysiology 12 (4): 257–265.
WHO. Ottawa-Charta zur Gesundheitsförderung. Erste Internationale Konferenz über Gesundheitsförderung, Ottawa. www.who.int/healthpromotion/conferences/previous/ottawa/en/; [Zugriff am 21.9.2009].
Williams RM, Westmorland MG, Lin C-Y, Schmuck G, Creen M (2006). A systematic review of workplace rehabilitation interventions for work-related low back pain. International Journal of Disability Management Research 1: 21–30.
Zimolong B, Elke Gabriele, Bierhoff HW (2008). Den Rücken stärken. Grundlagen und Programme der betrieblichen Gesundheitsförderung. Göttingen: Hogrefe.

2.3 Zielgruppenbestimmung

Hans-Dieter Kempf

2.3.1 Zielgruppe der präventiven Rückenschule

Die präventive Rückenschule wendet sich aufgrund ihres biopsychosozialen Ansatzes prinzipiell an *alle Menschen*, d.h. an alle Bevölkerungsgruppen jeden Alters (Bevölkerungsstrategie). Ausgeschlossen sind jedoch Personen mit behandlungsbedürftigen Erkrankungen. Die Teilnehmer der präventiven Rückenschule sollten daher als Kriterium *weitgehend schmerzfrei und belastbar* sein. Das bedeutet, dass die Menschen in der Lage sein sollten, aktiv an den Bewegungsprozessen der präventive Rückenschule ohne Beschwerdeverschlechterung teilzunehmen.

Aufgrund ihrer Zielsetzungen (➤ Kap 2.2) sieht die präventive Rückenschule primär ihre Zielgruppe (Risikogruppenstrategie) vor allem in jenen Menschen, die

- sich *wenig bewegen* (< 1 Std. körperliche Aktivität/Woche)
- *schon Rückenschmerzen hatten*, vor allem im letzten Jahr (Waddell 1998, 2004)
- ein *erhöhtes Risiko für Rückenschmerzen* aufweisen (➤ Tab. 2.2) (Kendall et al. 1997; Waddell 1998, 2004; Nachemson und Jonnsson 2000)
- ihr Risiko, Rückenschmerzen zu erleiden, selbst als hoch einschätzen (Pfeifer 2004; KddR 2006a, b).

Da die präventive Rückenschule darauf abzielt, ein Fortschreiten der Chronifizierung von Rückenschmerzen zu vermeiden, sind in der oben genannten Zielgruppe deshalb auch Teilnehmer mit *ärztlich abgeklärten, unspezi-*

Tab. 2.2 Zusammenfassung der Risikofaktoren für Rückenschmerzen (aus: Lühmann et al. 2003, S. 39)

Risikofaktorstatus wahrscheinlich (gesichert)	Risikofaktorstatus unwahrscheinlich (ungesichert)
Arbeitsplatzbezogene Risikofaktoren	
Bücken und Drehen	
Ganzkörpervibration	
Material- und Patientenbewegung: Heben, Tragen, Schieben, Ziehen	
psychosoziale Arbeitsplatzbelastungen (Arbeitsunzufriedenheit, fehlende soziale Unterstützung am Arbeitsplatz)	
Individuelle biologische und verhaltensabhängige Merkmale	
beeinträchtigende Komorbidität	Alter, Geschlecht, Körpergröße – widersprüchliche Studienergebnisse
Rauchen	
vorangegangene Episode von Rückenschmerzen	
Physiologische Einflussgrößen: Muskelkraft, Haltung, Topographie	
	Auffälligkeiten in der 3D-Darstellung der Rückenoberfläche
	Ausdauer der Rumpfmuskulatur (inkonsistente Ergebnisse)*
	Beweglichkeit der Wirbelsäule (inkonsistente Ergebnisse)*
	körperliche Fitness (inkonsistente Ergebnisse)*
	Rumpfmuskelstärke (inkonsistente Ergebnisse)*
	sitzende Körperhaltung während der Berufsausübung
Psychologische Einflussfaktoren	
Depression	Intelligenz und Persönlichkeitsmerkmale („pain personality")
Furchtvermeidungsdenken, Katastrophisieren	
psychische Beeinträchtigung („Disstress")	
sexueller und körperlicher Missbrauch	
Schichtzugehörigkeit: Zusammenhang zu Ausfallzeiten am Arbeitsplatz wegen Rückenschmerzen	Arbeitslosigkeit (ggf. Zusammenhang mit Leistungsinanspruchnahme)

Tab. 2.2 Zusammenfassung der Risikofaktoren für Rückenschmerzen (aus: Lühmann et al. 2003, S. 39) *(Forts.)*

Risikofaktorstatus wahrscheinlich (gesichert)	Risikofaktorstatus unwahrscheinlich (ungesichert)
Soziale Einflussfaktoren	
Ausbildungsniveau (geht in Schichtindex ein)	familiärer und sozialer Rückhalt (widersprüchliche Studienergebnisse)
	kultureller Hintergrund (Status unklar)

* Für die genannten Messgrößen liegen Informationen aus Querschnittsstudien vor, die belegen, dass die Parameter sich in Patientenpopulationen mit Rückenschmerzen deutlich von den in beschwerdefreien Gruppen gefundenen Werten unterscheiden.

fischen Rückenschmerzen (vor allem) im frühen Stadium der Chronifizierung angesprochen (Croft et al. 1998; Walter et al. 2002; Kempf 2010).

Die Frage nach der Zielgruppe ist insofern wichtig, als dass gesundheitsförderliche Maßnahmen möglichst klar an spezifischen Zielgruppen ausgerichtet sein sollten. Jedes Präventionsprogramm kann letztlich nur so erfolgreich sein, wie es seine Ziele tatsächlich erreicht. Hier stellt die richtig ausgewählte und letztlich auch erreichte Zielgruppe eine wichtige Erfolgsgröße dar (Walter et al. 2002b).

In eigenen Untersuchungen innerhalb der letzten 20 Jahre stellten wir fest, dass in erster Linie Menschen, die Rückenschmerzen haben oder hatten, an Rückenschul- und Rückentrainingskursen teilnehmen (Kempf 1992, 2007). Ähnliche Erfahrungen machten auch Tiemann et al. (2001), während Schneider et al. (2004) fanden, dass häufig weibliche Teilzeitbeschäftigte oder Hausfrauen aus der Mittelschicht, die Sport treiben und sich gesund ernähren, allgemeine Rückenschulprogramme besuchen. In diesem Zusammenhang scheint es besonders darauf anzukommen, durch geeignete Zugangswege die Zielgruppe auch wirklich zu erreichen.

2.3.2 Trennschärfe – Abgrenzung der präventiven Rückenschule zur medizinischen Therapie

Nach der Zielgruppendefinition gibt es wenige Personen, die nicht für eine präventive Rückenschule geeignet sind. Rückenschmerzen und selbst ausstrahlende Schmerzen in Beine oder Arme stellen keine generelle Kontraindikation für die Teilnahme an der Rückenschule dar. Die ➤ Tab. 2.3 der KddR (2006b) zur Trennschärfe dient als Hilfestellung, geeignete Zielgruppen (Indikationen) zu erreichen und behandlungsbedürftige Personen einer gezielten ärztlichen Beurteilung zuzuführen.

Tab. 2.3 Indikationen zur Teilnahme an einer präventiven Rückenschule (KddR 2006b)

Indikationen der präventiven Rückenschule
Personen mit bewegungsarmem Lebensstil und nachfolgenden Risikofaktoren bzw. Voraussetzungen
dauerhafter Bewegungs- und Trainingsmangel
Dekonditionierungssymptome (Kraft, Ausdauer), z.B. muskuläre Insuffizienzen und Haltungsschwächen
Koordinationsschwächen
Personen mit Haltungsschäden (Rückenschule als ergänzende Maßnahme)
Personen mit (arbeits-)physiologischen Risikofaktoren
Personen mit besonders erhöhter körperlicher Beanspruchung (z.B. Pflegeberufe, Bauhandwerk, Montage/Akkord, Stahlwerker, Straßenwerker, metallverarbeitendes Gewerbe)
Personen mit erkennbarem Missverhältnis zwischen körperlicher Belastungsfähigkeit und Beanspruchbarkeit
wiederholtes (schweres) Heben-Tragen-Absetzen-Ziehen
sich ständig wiederholende (stereotype) Bewegungsmuster
Vibrationen
wiederkehrende und langanhaltende monotone Körperhaltungen (z.B. Sitzen, Stehen)
Zwangshaltungen
Personen mit (arbeits-)psychologischen und psychosozialen Risikofaktoren
Depression und Angstzustände
erhöhte psychische Stressbelastung
erkennbares Missverhältnis zwischen psychischer/seelischer Belastungsfähigkeit und Beanspruchbarkeit
fehlende psychosoziale Unterstützung
Furchtvermeidungsdenken; passive Coping-Strategien und Störung der Schmerzwahrnehmung
Personen mit erlebten Schmerzepisoden
(ver-)spannungsbedingte Muskel-, Gelenk- und/oder Rückenbeschwerden
nach erstmalig aufgetretenem Rückenschmerz

Eine deutliche Abgrenzung lässt sich ziehen zu akuten Traumata und Operationen an der Wirbelsäule, akuten neurologischen Ausfallerscheinungen, Tumorerkrankungen an der Wirbelsäule und fortgeschrittenen Osteoporosestadien, in denen eine akute Knochenbruchgefahr besteht. Die Rekonvaleszensphase der Therapie stellt quasi einen Übergangsbereich dar, in dem funktionell, psychisch und sozial stabilisierte Patienten der präventiven Rückenschule zugeführt werden können.

Folgende klinische Symptome, orientiert an dem Rote-Flaggen-Modell[1] (➤ Kap 1.2), sind aus Sicht der KddR *absolute Kontraindikationen, die unbedingt einer vorherigen Abklärung* durch einen Arzt bedürfen:

- orthopädische, traumatologische, rheumatologische, neurologische Problemstellungen
  - Protrusio, Prolaps sowie Zustand nach Bandscheiben-OP mit akuten neurologischen Ausfallerscheinungen
  - postoperative Phase nach Bandscheiben-OP bis zu 8/9 Wochen bei komplikationslosem Verlauf
  - akute entzündliche Prozesse/Schmerzen, Tumoren an der WS, nicht verheilte WK-Frakturen
  - akute Erkrankungen, Fieber
  - Personen, die nicht in der Lage sind, mindestens 30 Minuten aktiv an den Bewegungsprozessen der Rückenschule (Sitzen, Stehen, Liegen und Bewegen) ohne Beschwerdeverschlechterung teilzunehmen
  - schwere depressive Verstimmungen
  - akuter Schmerz (Ruhe-, Bewegungs-, Nachtschmerz [entstehend nach Intervention])
- internistisch-kardiologische Problemstellungen
  - Herz-, Kreislauf- und Atemwegserkrankungen nach ärztlichem Ausschluss.

Die Wirksamkeit der Rückenschule ist bei chronischen Rückenschmerzen nachgewiesen, vor allem wenn sie in ein multimodales Programm eingebunden ist (Guzman et al. 2001; van Tulder et al. 2003; Heymanns et al. 2005; Airaksinen et al. 2006). Rückenschul- und Bewegungsprogramme sind deshalb in der Behandlung von Rückenschmerzen von besonderer Bedeutung (Schäfer et al. 2000). Hier ist die interdisziplinäre Zusammenarbeit mit den anderen beteiligten Berufsgruppen, z.B. Psychologie und Medizin, besonders wichtig. Das gilt auch, wenn bei bestimmten Patienten eine Rückenschulmaßnahme nicht wirksam ist (➤ Kap 1.2).

2.3.3 Kontraindikationsbogen der KddR

Der Kontraindikationsfragebogen (➤ Abb. 2.4) wurde im Jahre 2006 von der KddR erstellt. Er dient der Abschätzung des gesundheitlichen Risikos der Teilnehmer. Ebenso enthält er eine Haftungsausschlusserklärung. Der Kursleiter kann den KddR-Kontraindikationsbogen darüber hinaus auch dazu nutzen, den Teilnehmer aufgrund der vorliegenden Angaben (berufliche Tätigkeit, Beschwerdeproblematik) individuell zu beraten. Gleichzeitig kann er den Bogen auch als Evaluationsinstrument einsetzen.

Neben dem Kontraindikationsbogen der KddR kann auch der Einstiegsfragebogen für Sporttreibende der Deutschen Gesellschaft für Sportmedizin (www.dgsp.de/Fragebogen.doc) als Eingangscheck dienen. Er ist an den PAR-Q (Physical Activity Readiness Questionnaire) der Canadian Society for Exercise Physiology angelehnt und wird von der American Heart Association und dem American College of Sports Medicine empfohlen. Beantwortet der Teilnehmer eine oder mehrere der sieben Fragen mit ja, wird ihm vor der Kursteilnahme ein Arztbesuch angeraten.

2.3.4 Zielgruppenerreichung

Damit die Rückenschule Einfluss auf die Rückengesundheit nehmen kann, existieren unterschiedliche Interventionsebenen (➤ Abb. 2.5; ➤ Kap. 1.1).

Individuelle Ebene

Auf der individuellen Ebene wendet sich die Rückenschule an die in ➤ Kap. 2.3.1 beschriebene Zielgruppe. Dort wurde bereits die Problematik angesprochen, die avisierte Zielgruppe tatsächlich zu erreichen. Selbst bei definierter Zielgruppe und kostenintensiver, gezielter, individueller Ansprache sind oft nur relativ wenige Personen zur Teilnahme zu bewegen (Walter et al. 2002b). Das deckt sich mit unseren Erfahrungen mit Kursangeboten für chronische Rückenschmerzpatienten an einer Schmerzambulanz.

Auch werden bis auf wenige Ausnahmen Rückenschulkurse, wie Gymnastikkurse allgemein, deutlich mehr von Frauen als von Männern besucht. In den offenen Angeboten konnten wir durch die Art des Rückenschul- bzw. Rückentrainingsangebots allerdings eine männliche Teilnehmerrate von 50% erreichen (Walter et al. 2002b; Kempf 2007).

Am Beginn aller Präventionsprojekte steht die Aufgabe, die Zielgruppe zu verstehen und ihre Bedürfnisse zu ermitteln bzw. zu bewerten (McKenzie 2007). Die Kenntnis der Erwartungen, Bedürfnisse, Gewohnheiten der Zielgruppe und des sozial förderlichen und hemmenden Kontextes ist für die Akzeptanz und Motivation der Zielpersonen sowie auch für die didaktische und or-

---

[1] Rote Flaggen (s.a. van Tulder et al. 2003; Koes et al. 2006), d.h. Zeichen in Verbindung mit Rückenschmerzen, sind „medizinische" Faktoren, die mit einem höheren Risiko einer ernsthaften Störung assoziiert sind.

Kontraindikationsbogen der Konföderation der deutschen Rückenschulen

Konföderation der deutschen Rückenschulen

Eingangsfragebogen zur Abschätzung des gesundheitlichen Risikos für Sporttreibende

Mit Hilfe der folgenden Fragen möchten wir einen Eindruck von Ihrer individuellen Belastbarkeit und sportlichen Vorerfahrung erhalten. Wir benötigen diese Informationen, um ein auf Ihre Bedürfnisse abgestimmtes Kursprogramm entwickeln zu können. Sämtliche Angaben unterliegen der Schweigepflicht und den geltenden Datenschutzbestimmungen.

Name: ____________________

Vorname: ____________________

Geburtsdatum: ____________________

Geschlecht:

☐ männlich

☐ weiblich

1. Wie würden Sie Ihre Tätigkeit im Beruf beschreiben?

☐ überwiegend sitzend ☐ überwiegend stehend ☐ überwiegend in Bewegung

2. Wie viel körperliche Anstrengung erfordert diese Tätigkeit?

☐ keine besondere Anstrengung ☐ mäßige körperliche Anstrengung ☐ hohe körperliche Anstrengung

3. Haben Sie derzeit Schmerzen?

☐ Ja ☐ Nein

3a. Wenn „Ja", wo haben Sie Schmerzen? (bitte einzeichnen !)

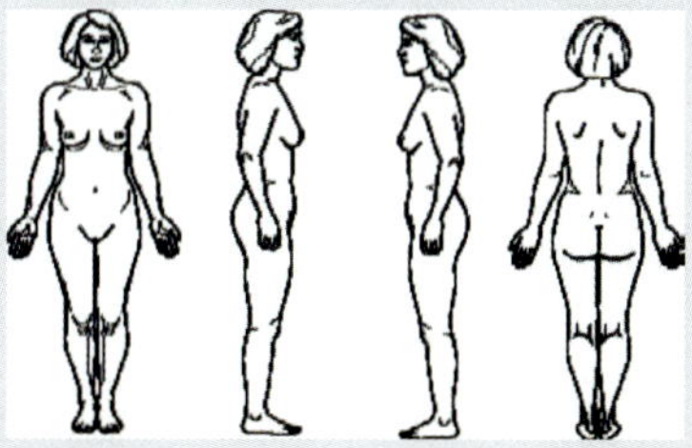

3b. Wenn „Ja", wann haben Sie Schmerzen?

☐ konstant ☐ belastungsabhängig ☐ hin und wieder ☐ eher selten

4. Wie stark schätzen Sie Ihre Schmerzen zur Zeit ein?

(**0** = keine Schmerzen - **10**=die schlimmsten vorstellbaren Schmerzen)

0	1	2	3	4	5	6	7	8	9	**10**

5. Wie stark fühlen Sie sich durch Ihre Schmerzen in Ihren Tätigkeiten und Bedürfnissen eingeschränkt?

(**0** = gar nicht – **10** = absolut)

0	1	2	3	4	5	6	7	8	9	**10**

Abb. 2.4 Kontraindikationsbogen der KddR (2006c) [X305]

6. Wurden bei Ihnen eine der folgenden Erkrankungen des Bewegungssystems von einem Arzt festgestellt?

☐ Nein ☐ Arthrose ☐ M. Bechterew
☐ Bandscheibenvorfall ☐ Osteoporose ☐ entzündliches Rheuma
☐ Skoliose ☐ sonstige Rückenleiden

☐ Unfallfolgen, und zwar ____________________

☐ Operationen, und zwar ____________________

☐ sonstiges, und zwar ____________________

6a. Sind Sie zur Zeit wegen dieser Erkrankungen in ärztlicher oder physiotherapeutischer Behandlung?

☐ Ja ☐ Nein

7. Wurde bei Ihnen eine der folgenden Erkrankungen des Herz- Kreislaufsystems oder der Atmungsorgane von einem Arzt festgestellt?

☐ Nein ☐ hoher Blutdruck ☐ Herzinfarkt
☐ Herzinsuffizienz / Schwäche ☐ Angina pectoris ☐ Herzmuskelentzündung
☐ Asthma bronchiale ☐ chronische Bronchitis
☐ insulinpflichtiger Diabetes ☐ obstruktive Atemwegserkrankungen
☐ sonstige, und zwar ____________________

7a. Fühlen Sie sich durch die genannte Erkrankung in der körperlichen Aktivität eingeschränkt?

☐ Ja ☐ Nein

7b. Sind Sie zur Zeit wegen dieser Erkrankungen in ärztlicher Behandlung?

☐ Ja ☐ Nein

Haftungsausschlussvereinbarung

Im Rahmen der Beratungen und Kursangebote werden Ihnen Empfehlungen zur Ernährung, Bewegung und Entspannung, unter anderem auch zu speziellen Krankheitsbildern gegeben. Diese Empfehlungen basieren auf den von Ihnen gemachten Angaben und werden nach bestem Wissen und Kenntnisstand gegeben. Bei der Umsetzung der Empfehlungen ist aber eine genaue „Dosierung", entsprechend Ihres Zustandes, notwendig.

Sie haben bereits den Eingangsfragebogen ausgefüllt. Ausdrücklich geben wir deshalb nochmals zu bedenken, dass bei bestimmten Indikationen grundsätzlich das Einverständnis und/oder eine Abklärung mit dem Hausarzt oder Facharzt notwendig ist.

Zu diesen Indikationen gehören unter anderem:

- Zustand nach einem abgelaufenen Herzinfarkt oder Schlaganfall
- Verengung der Herzkranzgefäße (sog. Koronare Herzkrankheit)
- Bestimmte Formen von Herzrhythmusstörungen
- Blutdruck systolisch über 160 mmHg und/oder diastolisch über 95 mmHg
- Diabetes mellitus Typ I und II
- Zustand bei akutem oder postoperativem Bandscheibenvorfall
- Tumorerkrankungen

Diese Aufzählung erhebt keinerlei Anspruch auf Vollständigkeit.

Beachten Sie, dass vor Beginn des Kursangebots und vor allem auch nach der Intervention keine Schmerzen auftreten sollten. In diesem Fall ist der Kursleiter darauf hinzuweisen und zwingend der Arzt aufzusuchen.

Alle Kurse in den Bereichen Bewegung und Entspannung/Stressbewältigung setzen einen guten Gesundheitszustand voraus. Zwar sind auch im Falle einer der genannten Erkrankungen Präventionsprogramme sinnvoll, aber um mögliche Zwischenfälle auszuschließen, ist in allen oben genannten Fällen eine medizinische Abklärung notwendig. Sollten Sie in dem ein oder anderen Bereich Probleme haben, z. B. Rückenbeschwerden, Herz-Kreislauf-Probleme, psychische Erkrankungen, andere ungeklärte Symptome oder über den Schweregrad einer Erkrankung unsicher sein, sprechen Sie bitte vor der Kursanmeldung mit Ihrem Haus-, Fach- oder Werksarzt.

Jegliche Teilnahme an Ernährungs-, Bewegungs- bzw. Entspannungsprogrammen erfolgt auf eigene Verantwortung. Eine Haftung für Zwischenfälle bei der Umsetzung von Empfehlungen kann nicht übernommen werden.

Hiermit bestätige ich die Kenntnisnahme des obigen Sachverhaltes und den Eingangsfragebogen wahrheitsgemäß ausgefüllt zu haben.

Ort.____________ Datum:________ Unterschrift:____________________

Abb. 2.4 Kontraindikationsbogen der KddR (2006c) *(Forts.)* [X305]

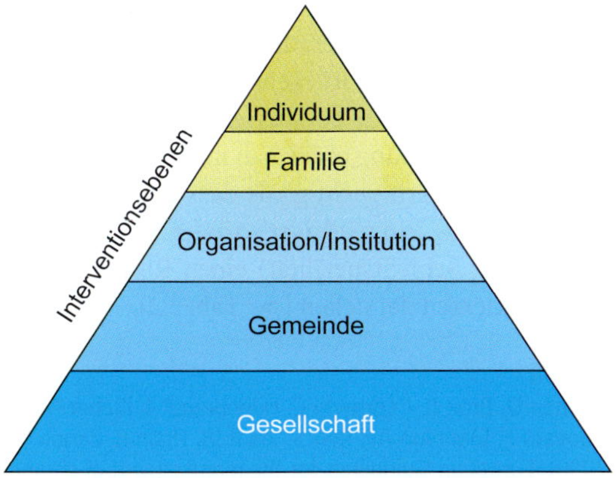

Abb. 2.5 Interventionsebenen auf die Rückengesundheit anhand des sozialökologischen Modells zum Gesundheitsverhalten [L143]

ganisatorische Ausgestaltung der Maßnahme (➤ Kap. 2.2) unentbehrlich (Walter et al. 2000b).

Im ➤ Kap. 5.5 „Marketing – die Neue Rückenschule erfolgreich etablieren" werden Wege vorgestellt, wie Sie potenzielle Teilnehmer auf Ihr Rückenschulangebot aufmerksam machen können. Wichtig dabei ist, dass die Information bei den Teilnehmern die Gewichtung der Vor- und Nachteile in Richtung der Vorteile einer Verhaltensänderung (z.B. Kursteilnahme) verschiebt (Prochaska 2007). Als Kursleiter sollte man sich dazu ganz konkret mit dem Nutzen der Rückenschule für den Teilnehmer beschäftigen (➤ Kap. 2.1). Eine Möglichkeit, sich in den Nutzer hineinzuversetzen, bietet das sogenannte Personas-Konzept. Ausgangspunkt dafür ist eine möglichst genaue Beschreibung der „fiktiven" Nutzer und ihrer Ziele (Thissen 2003).

Erwartungen und Bedürfnisse der Teilnehmer

Die Neue Rückenschule verbindet in ihrem Kurskonzept das Angebotsprinzip mit der Teilnehmerorientierung. Das *Angebotsprinzip* erfordert vom Kursleiter eine Auseinandersetzung mit den Lernzielen, Inhalten (➤ Kap. 2.2) und Methoden (➤ Kap. 2.5) der Neuen Rückenschule. Die *Teilnehmerorientierung* verlangt die Ermittlung der Erwartungs- und Bedürfnislage sowie der Voraussetzungen der Teilnehmer (z.B. Alter, Schmerzen, Schäden und Beeinträchtigungen, Vorwissen und Kenntnisse, Fähigkeiten und Fertigkeiten, Handlungsbereitschaft, Gefühle und Einstellungen). Das ist deshalb wichtig, da sich Rückenschulkurse oft schon allein aufgrund der Gruppenzusammenstellung unterscheiden und der Erfolg der Rückenschule bzw. ihrer Teilnehmer davon abhängt, inwieweit sie sich aktiv am Kurs beteiligen können und sich mit ihren individuellen Zielen und Wünschen im Kursablauf wiederfinden. Zufriedenheit ist abhängig von den Konsequenzerfahrungen (Selbstbeobachtung, Selbsteinschätzung – Erfahrungen) und den zuvor entwickelten Konsequenzerwartungen (Ziele, Nutzen) (Rothmann 2000). Die erreichten Ergebnisse, Erfolge und Misserfolge, werden bewertet und Schlussfolgerungen für das künftige Handeln gezogen. Zu hohe Ansprüche und unrealistische Zielsetzung, aufseiten der Teilnehmer wie auch der Kursleitung, führen oft zu Gefühlen der Frustration und zum Abbruch des Programms (Vögele 2007).

Befragungen von Rückenschulteilnehmern ergaben, dass die überwiegende Mehrheit der Kursteilnehmer rückenfreundliches Verhalten lernen, (erneuten) Rückenbeschwerden vorbeugen, etwas für die Gesundheit tun, die Körperhaltung verbessern, die Muskulatur trainieren, Informationen über den Rücken bekommen sowie bestehende Rückenbeschwerden lindern möchte (Kempf 1992, 2007).

Die Haltungs- und Bewegungsschulung (99%), die Gymnastik und das funktionelle Training (95%) sowie die Informationsvermittlung (78%) sind also für die Kursteilnehmer besonders wichtig, während in der abschließenden Bewertung die Entspannung und die Spielformen ebenfalls hohen Zuspruch erhielten.

Die Teilnehmer äußern neben den Konsequenzerwartungen aber auch Wünsche bezüglich des Kursablaufs, z.B. persönlich angesprochen werden, wissen, was auf einen zukommt, etwas Neues erfahren, sich wohlfühlen, etwas mit nach Hause nehmen, Erfahrungen austauschen können, gefördert und gefordert werden etc., die für den Erfolg des Rückenschulkurses wohl mindestens genauso wichtig sind wie das Erreichen der individuellen Zielsetzung. Diese Wünsche geben einen Hinweis auf die methodischen Aspekte in der Neuen Rückenschule (➤ Kap. 2.5) und die Kompetenzen des Kursleiters (➤ Kap. 2.4).

Psychosoziale Risikofaktoren als Kriterien – gelbe Flaggen

Besonderes Augenmerk bei der Zielgruppenansprache liegt auf Personen, die Risikofaktoren für Rückenschmerzen aufweisen oder ihr Risiko, Rückenschmerzen zu erleiden, selbst als hoch einschätzen. Hier gibt das Konzept der gelben Flaggen von Kendall et al. (1997) ausführliche Hinweise. „Yellow Flags" sind psychosoziale Risikofaktoren, die das Risiko für die Entwicklung oder Aufrechterhaltung von Unfähigkeit, Behinderung

2

und Arbeitsunfähigkeit aufgrund von Rückenschmerzen erhöhen (Übergang akute/chronische Rückenschmerzen), wobei das grundsätzliche Problem bleibt, die verschiedenen Risikofaktoren zu erfassen. Zu den gelben Flaggen (➤ Tab. 2.3) gehören beispielsweise

- Kognitionen und Überzeugung über Rückenschmerz, z.B. die Überzeugung, dass Bewegung schadet, dass Schmerz vor Rückkehr zur Aktivität oder Arbeit verschwunden sein muss und dass Schmerz unkontrollierbar ist
- Emotionen, z.B. die Angst vor mehr Schmerzen bei Bewegung und Arbeit, eine depressive Stimmungslage, Verlust der Freude
- eigenes Verhalten, z.B. ausgeprägtes Schon- bzw. Vermeidungsverhalten, reduziertes Aktivitätslevel mit deutlichem Rückzug von normalen Alltagsaktivitäten, Äußern von extrem hoher Schmerzintensität
- Arbeit, z.B. speziell häufiger Jobwechsel, Arbeitsstress, Unzufriedenheit, geringe Kontakte mit Kollegen, Mangel an beruflicher Orientierung, Überzeugung, dass die Arbeit schadet, wenig Unterstützung am Arbeitsplatz und schlechtes Klima
- Behandlungen, z.B. Erfahrungen mit mehreren (sich widersprechenden) Diagnosen oder Erklärungen von Rückenschmerzen, Angst und Katastrophisieren durch diagnostische Sprache, Dramatisierung von Rückenschmerzen mit der Produktion von Abhängigkeit von besonders passiven Behandlungen, Anzahl der Arzt-/Behandlerbesuche
- Kompensationsergebnis, z.B. längere Arbeitsunfähigkeit (mehr als 12 Wochen), vergangene Rückenschmerzprobleme, Arbeitsunfähigkeit oder Ansprüche und Erfahrungen von ineffektivem Umgang mit der Sache (kein Interesse, Strafe) (Kendall et al. 1997).

Settingebene

Ein Setting kennzeichnet den Lebensbereich, in dem die Menschen einen Großteil ihres Lebens verbringen und *„an dem Gesundheit von den Menschen in ihrer alltäglichen Umwelt geschaffen und gelebt wird"* (WHO 1986). Auf dieser Organisationsebene bieten sich Rückenprogramme in den *verschiedenen Settings* an, z.B. in Betrieben, Schulen, Kindergärten, Arzt- und Physiotherapiepraxen, Krankenhäusern oder Sportvereinen. Bei dieser Vorgehensweise können alle Personen dieser Organisationsebene, z.B. alle Schüler einer Grundschule oder alle Mitarbeiter einer Abteilung, an dem Programm teilnehmen und keine Zielgruppe wird diskriminiert. Des Weiteren kommt es zu einer hierarchie- und gruppenübergreifenden Kooperation und Kommunikation (Rosenbrock 2002). Die Rückenschule kann im Setting-Ansatz auch Lernprozesse speziell für Menschen mit formal geringer Bildung praxisnah initiieren und umsetzen. Das ist insofern wichtig, als dass ein geringes Bildungsniveau bzw. ein niedriger sozialer Status (geht ein in den Faktor Schichtspezifität) einen Risikofaktor für Rückenschmerzen darstellen (➤ Tab. 2.2).

LITERATUR

Airaksinen O, Brox JI, Cedraschi C, Hildebrandt J, Klaber-Moffett J, Kovacs F, Mannion AF, Reis S, Staal JB, Ursin H, Zanoli G (2006). European Guidelines for the management of chronic non-specific low back pain. Eur Spine J 15 (Suppl. 2): 192–300.

Croft PR, Macfarlane GJ, Papageorgiou AC, Thomas E, Silman AJ (1998). Outcome of low back pain in general practice: a prospective study. BMJ 316: 1.356–1.359.

DiClemente R, Salazar L, Crosby R, Wingood G (2007). Interventionsstrategien. In: Kerr J, Weitkunat R, Moretti, M (Hrsg.). ABC der Verhaltensänderung. München: Urban & Fischer, S. 206–220.

Guzmán J, Esmail R, Karjalainen K, Malmivaara A, Irvin E, Bombardier C (2001). Multidisciplinary rehabilitation for chronic low back pain: systematic review. BMJ 322: 1.511–1.516.

Heymans MW, van Tulder MW, Esmail R, Bombardier C, Koes BW (2005). Back schools for non-specific low-back pain: A systematic review within the framework of the Cochrane Collaboration Back Review Group. Spine 30 (19), 2.153–2.163.

KddR – Konföderation der deutschen Rückenschule (Hrsg.) (2006a). Curriculum. www.kddr.de/download/KddRCurriculumVS30-01-2007.pdf [Zugriff am 21.9.2009].

KddR – Konföderation der deutschen Rückenschule (Hrsg.) (2006b). Trennschärfe. www.kddr.de/download/KddRTrennschaerfe.pdf [Zugriff am 21.9.2009].

KddR – Konföderation der deutschen Rückenschule (Hrsg.) (2006c). Kontraindikationsbogen. www.kddr.de/download/KddRKontraindikationsbogen.pdf [Zugriff am 21.9.2009].

Kendall NAS, Linton SJ, Main CJ (1997). Guide to assessing psychosocial yellow flags in acute low back pain: risk factors for long-term disability and work loss. Wellington, New Zealand: Accident Rehabilitation & Compensation Insurance Corporation of New Zealand and the National Health Committee.

Kempf HD (2010). Die Neue Rückenschule. Das Praxisbuch. Heidelberg: Springer.

Kempf HD (2007). Die präventive Rückenschule mit Teilnehmern aus dem universitären Bereich. Bewegungssport und Sporttherapie 23: 243–253.

Kempf HD (1992). Die Präventive Rückenschule und ihre Auswirkung auf Einstellung und Verhalten in Bezug auf ein gesundheitsorientiertes, rückenfreundliches Bewegungsverhalten. In: Hamsen G. Sport an Hochschulen: Forschung, Lehre, Hochschulsport. Beiträge zum 4. Landessymposium der Baden-Württembergischen Institute für Sport und Sportwissenschaft. Heidelberg: ISSW, S. 137–161.

Koes BW, van Tulder MW, Thomas S (2006). Diagnosis and treatment of low back pain. BMJ 332: 1.430–1.434.
Lühmann D, Müller VE, Raspe H (2003). Prävention von Rückenschmerzen. Lübeck: Expertise der Bertelsmann Stiftung.
McKenzie J (2007). Planung und Evaluation von Interventionen. In: Kerr J, Weitkunat R, Moretti, M (Hrsg.). ABC der Verhaltensänderung. München: Urban & Fischer, S. 44–57.
Nachemson A, Jonsson E (Eds.) (2000). Neck and back pain: the scientific evidence of causes, diagnosis, and treatment. Philadelphia: Lippincott, Williams and Wilkins.
Pfeifer K (2004). Expertise zur Prävention von Rückenschmerzen durch bewegungsbezogene Interventionen. Lübeck: Expertise der Bertelsmannstiftung.
Prochaska J (2007). Stages of Change – Phasen der Verhaltensänderung, Bereitschaft und Motivation. In: Kerr J, Weitkunat R, Moretti, M (Hrsg.). ABC der Verhaltensänderung. München: Urban & Fischer, p. 118–132.
Rosenbrock R (2002). Krankenkassen und Primärprävention – Anforderungen und Erwartungen an die Qualität. In: Walter U, Drupp M, Schwartz FW (Hrsg.). Prävention durch Krankenkasssen. Weinheim: Juventa, S. 40–57.
Rothman AJ (2000). Toward a theory-based analysis of behavioral maintenance. Health psychology 19: 64–69.
Schäfer H, Döll S, Müller D (2000). Bewegung und Körperliches Training. In: VDR (Hrsg.). Aktiv Gesundheit fördern. Stuttgart: Schattauer, S. 330–411.
Schneider S, Hauf C, Schiltenwolf M (2004). Ineffektive Rückenschmerzprävention wegen mangelhafter Zielgruppenerreichung – Eine bundesweite Repräsentativstudie zu Nutzerstruktur und Teilnahmefaktoren an Rückenschulen. Der Schmerz 18 (Suppl. 1): 94–95.
Thissen F (2003). Kompendium Screen-Design. 3. Aufl. Heidelberg: Springer.
Tiemann M (2006). Handlungswissen und Effektwissen. In: Bös K, Brehm W (Hrsg.). Gesundheitssport. Ein Handbuch. 2. Aufl. Schorndorf: Hofmann, S. 231–239.
van Tulder MW, Malmivaara A, Esmail R, Koes BW (2003). Exercise therapy for low back pain (Cochrane Review) In: The Cochrane Library, Issue 3. Oxford: Update Software.
Vögele C (2007). Gesundheitsförderung und Gesundheitserziehung. In: Kerr J, Weitkunat R, Moretti, M (Hrsg.). ABC der Verhaltensänderung. München: Urban & Fischer, S. 293–312.
Waddell G (1998). The Back Pain Revolution. Edinburgh: Churchill Livingston.
Waddell G (2004). The Back Pain Revolution. 2. ed. Edinburgh: Churchill Livingston.
Walter U, Hoopmann M, Krauth C, Reichle C, Schwartz FW (2002a). Unspezifische Rückenbeschwerden. Dtsch. Ärztebl. 99 (34–35): A2.257–2.261.
Walter U, Reichle C, Lorenz C, Schwartz FW (2002b). Risikogruppen gezielt auswählen und erreichen. In: Walter U, Drupp M, Schwartz FW (Hrsg.). Prävention durch Krankenkassen. Zielgruppen, Zugangswege, Wirksamkeit und Wirtschaftlichkeit. Weinheim: Juventa 97–110.
WHO (1986). Ottawa-Charta zur Gesundheitsförderung. Erste Internationale Konferenz über Gesundheitsförderung, Ottawa, 1986. www.who.int/healthpromotion/conferences/previous/ottawa/en/; [Zugriff am 21.9.2009].

2.4 Qualifikationen für die erfolgreiche Durchführung der Neuen Rückenschule

Marion Sulprizio

2.4.1 Einleitung

Die *Handlungskompetenz*, die ein Kursleiter der Neuen Rückenschule für die erfolgreiche Durchführung seines Kurses benötigt, kann in vier grundlegende Bereiche differenziert werden (Knauf 2003; Heuermann und Krätzkamp 2003):

- Selbstkompetenz: WER bin ich?
- Sozialkompetenz: WELCHEN Umgang pflege ich mit anderen?
- Fachkompetenz: WAS mache ich im Kurs?
- Methodenkompetenz: WIE mache ich das im Kurs?

Selbstkompetenz als Basis der Handlungskompetenz beinhaltet individuelle Fähigkeiten und Einstellungen (➤ Kap. 2.4.2); *Sozialkompetenz* bezeichnet den Umgang mit anderen Personen (➤ Kap. 2.4.3); *Fachkompetenz* beinhaltet konkretes themenbezogenes Wissen (➤ Kap. 2.4.4) und *Methodenwissen* bezieht sich auf die Fähigkeiten zur Umsetzung (➤ Kap. 2.4.5).

➤ Abb. 2.6 verdeutlicht, dass diese Kompetenzen keinesfalls isoliert voneinander trainiert, geübt oder auch vermittelt werden können; dazu überschneiden sich die Inhalte zu sehr und auch die Umsetzung in der realen Situation erfordert niemals einzelne Fähigkeiten (Deutscher Manager Verband 2003, 2004a, b). Vielmehr gehen wir im Sinne der – aktuell in der Bildungslandschaft immer mehr geforderten – Schlüsselqualifikationen davon aus, dass zum Planen und Durchführen eines Rückenschulkurses sowie zum Bewältigen kritischer Situationen beim Umgang mit den Teilnehmern immer mehrere Kompetenzbereiche gefordert sind und das Fachwissen allein in keinem Fall ausreicht, um eine erfolgreiche Durchführung des Kurses zu garantieren.

Die Kompetenzbereiche ergeben aber auch Überschneidungen: So kann beispielsweise eine Fähigkeit wie „Empathie“ als Persönlichkeitseigenschaft betrach-

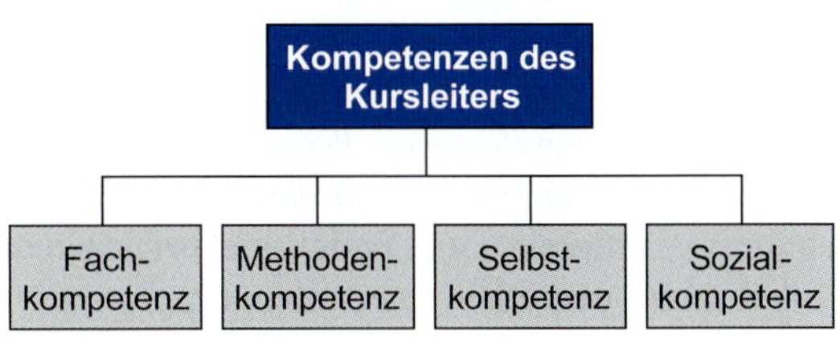

Abb. 2.6 Kompetenzen des Kursleiters [L143]

tet zur Selbstkompetenz oder als soziale Sensibilität betrachtet zur Sozialkompetenz zugeordnet werden. Vor diesem Hintergrund wird dennoch eine analytische Trennung versucht, um die einzelnen Kompetenzbereiche differenzierter zu beschreiben. In ➤ Kap. 2.4.6 werden ausgewählte „Soft Skills“ detaillierter dargestellt.

2.4.2 Selbstkompetenz

Der Bereich der Selbstkompetenz (oder auch Personenkompetenz) umfasst Persönlichkeitseigenschaften und Einstellungen wie Leistungsbereitschaft, Engagement, (Eigen-)Initiative, Motivation, Flexibilität, Kreativität, Humor, Ausdauer, Zuverlässigkeit, Selbstständigkeit, Mobilität, Anpassungsfähigkeit, Belastbarkeit, Vorbild und allgemeine Führungsqualitäten. Die Selbstkompetenz kann sowohl als Grundlage, aber auch als Voraussetzung für den Erwerb der sozialen, fachlichen und methodischen Kompetenzen gesehen werden. Weitere wesentliche Aspekte der Selbstkompetenz sind, eigene Fähigkeiten und Stärken zu erkennen, aber auch eigene Fehler einzugestehen, die eigene Belastbarkeit realistisch einzuschätzen und das eigene Handeln angemessen zu reflektieren. Besonders wichtig wird ein optimales Zeitmanagement, ohne dass die Gefahr von Stress und anderen Überlastungserscheinungen (z.B. Erschöpfung, Überforderung, Burn-out, psychosomatische Erkrankungen) erhöht ist.

Die Bereitschaft, sich selbst ständig kritisch zu reflektieren, das eigene Verhalten zu hinterfragen und – wenn nötig – zu verändern, an Fortbildungen (z.B. zu Stress- oder Konfliktmanagement) teilzunehmen und das eigene Handeln als einen Prozess „lebenslangen Lernens“ zu betrachten, sind weitere wichtige Qualitäten, die zur Selbstkompetenz des Kursleiters zu zählen sind.

2.4.3 Sozialkompetenz

Obwohl der Begriff der Sozialkompetenz intensiv in der Forschung beachtet wird und auch im Berufsleben immer mehr an Bedeutung gewinnt, ist eine genaue Definition schwer zu finden. Nach Kanning (2002) bezeichnet Sozialkompetenz die *„Gesamtheit des Wissens, der Fähigkeiten und Fertigkeiten einer Person, welche die Qualität eigenen Sozialverhaltens fördert“* (S. 155). Diese Kenntnisse, Fertigkeiten und Fähigkeiten befähigen den Rückenschulleiter dazu, in den Beziehungen zu anderen Menschen (z.B. Kursteilnehmern, Verwaltungsinstanzen, Hausmeistern etc.) situationsadäquat zu handeln und z.B. Kommunikationsfähigkeit, Kooperationsfähigkeit, Konfliktfähigkeit, Einfühlungsvermögen (Empathie) oder emotionale Intelligenz zu demonstrieren. Eine besondere Herausforderung stellt in diesem Zusammenhang der Umgang mit schwierigen Teilnehmern (oder anderen Interaktionspartnern) dar. Ein „gesundes“ Maß an Diplomatie, aber auch die Bereitschaft zur gewaltfreien Kommunikation (Rosenberg 2007) und Konfliktlösung sind in diesen Situationen besonders gefordert. Dabei sind spezifische Techniken der Gesprächsführung, die im Beratungs- und Therapiesetting erfolgreich erprobt sind (Gesprächspsychotherapie-Methoden von Rogers 1985), auch in diesem Zusammenhang unerlässlich. So gelten z.B. das „Paraphrasieren“ (= Wiederholen des Gesagten in eigenen Worten) oder „Spiegeln“ von Emotionen als wichtige Tools des aktiven Zuhörens. Es geht darum, den Interaktionspartner vorbehaltlos zu verstehen, sich ohne eigene Wertungen oder Sichtweisen in die Kommunikation einzubringen und so die Basis für Mediations- oder Konfliktlösungen zu schaffen. Auch der Rückenschulleiter sollte über diese psychosozial relevanten Methoden verfügen und sie gezielt einsetzen können. Die Qualität des Umgangs mit anderen Menschen entscheidet schließlich darüber, ob Erwartungen und Ziele auf fachlicher Ebene erreicht werden (Langmaack 2004).

Für den Kursleiter in der Neuen Rückenschule bedeutet dies auch, seine eigenen – realistischen – Ziele zu verfolgen, dabei aber soziale Akzeptanz zu wahren, indem er auf Wünsche und Anregungen der Gruppe eingeht. Es gilt, das richtige Maß zu finden und dabei das Ziel nicht durch zu starke Rücksichtnahme aus den Augen zu verlieren. In der Literatur findet sich eine ganze Reihe von Synonymen für soziale Kompetenz und darüber hinaus noch mehr Eigenschaften, die als positives soziales Verhalten gelten. Eine umfassende Auswahl an Kompetenzen, über die jeder Kursleiter kritisch reflektieren sollte, haben z.B. Peters-Kühlinger und John unter dem Titel „Soft Skills“ (2007) zusammengestellt (➤ Kap. 2.4.6).

2.4.4 Fachkompetenz

Fachkompetenz setzt sich zusammen aus Kenntnissen, Fähigkeiten und Fertigkeiten über die relevanten Inhalte der Neuen Rückenschule sowie der Kompetenz, die für den Teilnehmer wichtigen Kenntnisse, Fähigkeiten und Fertigkeiten zielgerichtet und individuell angepasst auszuwählen. Die Vermittlung von Handlungs- und Effektwissen an die Teilnehmer ist zentraler Zielgegenstand der Fachkompetenz, um die Haltungs- und Bewegungs-

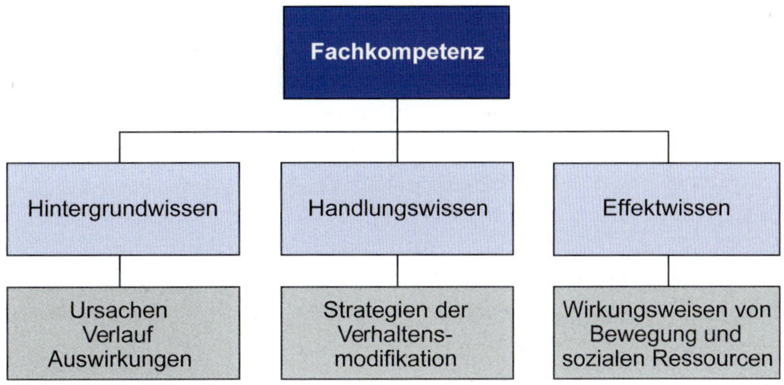

Abb. 2.7 Fachkompetenz und Wissensvermittlung als Zielgegenstand [L143]

kompetenz der Teilnehmer zu stärken oder zu verbessern (➢ Abb. 2.7).

So sollte der Kursleiter beispielsweise Kenntnisse über Funktionen und Wirkweise der (Rücken-)Muskulatur besitzen sowie über Ursachen, Verlauf und Auswirkungen von Rückenschmerzen informiert sein; er sollte Übungen zur Verbesserung der Haltung und Schmerzbewältigung kennen, die Handhabung von Sportmaterialien (z.B. Stäbe, Theraband, Tubes, Propriomed, Hanteln) beherrschen und zum korrekten Umgang mit diesen Materialien anleiten können. Außerdem sollte er selbst über ausreichende Bewegungsfertigkeiten verfügen, um Bewegungen optimal zu demonstrieren und anzuleiten.

Überdies fungiert der Kursleiter in der Neuen Rückenschule als „Coach" oder Berater (Migge 2007) der Teilnehmer. Seine Rolle geht dabei über die Vermittlung verschiedener Bewegungstechniken zur Verbesserung der Rückengesundheit hinaus, indem er die Teilnehmer auch bei der Integration neuer Bewegungen und Verhaltensweisen in ihren Alltag unterstützt. Im Sinne des biopsychosozialen Modells hilft er so den Teilnehmern bei deren selbstständiger Optimierung ihrer eigenen körperlichen und psychosozialen Ressourcen. Das Wohlbefinden des einzelnen Teilnehmers und die Stärkung seiner individuellen Ressourcen rücken dabei in einen zentralen Fokus der Neuen Rückenschule. Dabei gelangt der Rückenschulleiter zweifelsohne in die Position eines „Vertrauten", dem die Teilnehmer viele persönliche Informationen offenbaren. In dieser Position ist es besonders wichtig, sensibel mit diesem Wissen umzugehen. In der Gruppe sollte außerdem ein Code vereinbart werden, wie grundsätzlich mit persönlichen Informationen umgegangen wird; es empfiehlt sich, einen „Gruppenkodex" zu erarbeiten, damit alle Teilnehmer sich an die – selbst entwickelten – Regeln halten können. Der Kursleiter selbst sollte vor diesem Hintergrund als integere Persönlichkeit Ansprechpartner für alle Teilnehmer sein und damit seine Rolle als „Vorbild" aus körperlicher und psychosozialer Perspektive optimal erfüllen.

Spielregeln oder „Unser Gruppenkodex"

- Nichts, was im Kurs an persönlichen Infos ausgetauscht wird, wird nach außen weitergegeben.
- Wir vertrauen uns gegenseitig und bringen uns in Gruppengesprächen ein.
- Wir helfen einander und geben uns gegenseitig Tipps und Hinweise, wenn Probleme auftauchen.
- Unser Kursleiter ist unser Coach und gleichzeitig Vertrauter.

2.4.5 Methodenkompetenz

Unter Methodenkompetenz werden Kenntnisse, Fertigkeiten und Fähigkeiten verstanden, die es ermöglichen, das eigene Fachwissen anzuwenden, Inhalte optimal zu vermitteln, Probleme im Verlauf des Kurses zu bewältigen sowie die Teilnehmer zu motivieren (➢ Abb. 2.8). Dabei kann die Methodenkompetenz nur sehr schwierig isoliert von den anderen Kompetenzbereichen betrachtet werden, da die Überschneidungen sehr groß sind. So gibt es beispielsweise in den seltensten Fällen rein fachliches Wissen, ohne dass implizit über Vermittlungsmethoden reflektiert wird.

Bezogen auf das *Fachwissen* sollte der Kursleiter den methodisch-didaktischen Aufbau seines Kurse oder einer Übungseinheit optimal planen können. Das Auswählen geeigneter Übungen, beispielweise die Planung als methodische Reihe, und das Umsetzen der geplanten Inhalte in der Kursstunde sind eng verbunden mit den zu vermittelnden Inhalten (Fachkompetenz; ➢ Kap. 2.4.4). Der Rückenschulleiter soll in der Lage sein, spezifische Kurseinheiten und -sequenzen sinnvoll zu gliedern sowie die Trainingseinheiten und methodischen Abschnitte sinnvoll aufeinander aufzubauen. Eine Trainingseinheit sollte immer eine gewisse Struktur aufweisen: Zum Beispiel sollte immer mit wenig anspruchsvollen, bekannten Übungen mit geringer Intensität begonnen werden. Darauf auf-

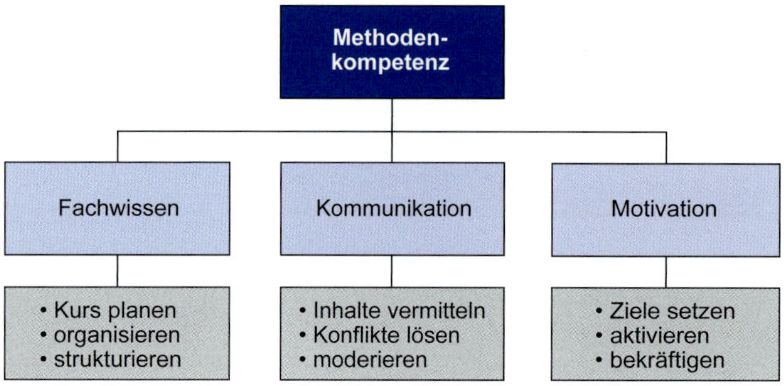

Abb. 2.8 Strukturierung von Methodenkompetenz [L143]

bauend kann zu schwierigeren und unbekannten Übungen übergeleitet werden, sodass die Teilnehmer durch das Lernen von neuen Übungen Erfolgserlebnisse erlangen (➤ Kap. 2.5). In diesem Zusammenhang umfasst Methodenkompetenz Analyse- und Entscheidungskompetenz, aber auch Kreativität, logisches, abstraktes und vernetztes Denken. Die Zufriedenheit der Teilnehmer wird durch ein abwechslungsreiches und individuell anspruchsvolles (Methode der Differenzierung), aber ganzheitliches Konzept gefördert, zu dem auch die Vermittlung von Entspannungselementen, Stressbewältigungsmethoden (z.B. kognitive Umstrukturierung, Veränderung subjektiver Theorien) und Schmerzbewältigungsstrategien gehören.

Das ganzheitliche Vorgehen bildet eine methodische Besonderheit der Neuen Rückenschule. Dies schlägt sich ebenfalls in der *Kommunikation* des Kursleiters mit den Teilnehmern nieder. Seine rhetorischen und kommunikativen Fähigkeiten sollte der Kursleiter besonders zur Herstellung eines optimalen Gruppenklimas nutzen. Kleine Spiele zum Kennenlernen der einzelnen Gruppenmitglieder untereinander anstatt gesprächsorientierte Vorstellungsrunden eignen sich eher, um eine lockere Atmosphäre und von Anfang an über die Bewegung miteinander ein angenehmes Klima zu schaffen (z.B. einen Ball zuwerfen und den eigenen Namen nennen). Der Kursleiter reiht sich bei den Spielen ein und nimmt keine „lehrerhafte" Sonderposition ein. Er versteht sich vor allem als Moderator für Verhaltensänderungsprozesse, d.h. das Erlernen neuer Bewegungen und die Integration in den Alltag, aber auch das Erlernen von Schmerzbewältigungsstrategien. Er sollte auf methodisch-didaktische Vermittlungsstrategien, z.B. Einzel-, Partner- und Gruppenarbeit, zurückgreifen können. Vor allem induktive Lehrmethoden (z.B. das Erarbeiten, Ausprobieren von neuen Bewegungsmustern) sollten im Rahmen der Neuen Rückenschule neben traditionellen Lehrmethoden (wie Vormachen und Vorgeben) besonders genutzt werden. Außerdem ist die Konfliktlösefähigkeit des Kursleiters sehr wichtig, um eigene Konflikte mit den Teilnehmern, aber auch zwischen den Teilnehmern lösen zu können.

Die Methodenkompetenz des Rückenschulleiters umfasst ebenfalls ein Repertoire an Strategien zur *Motivationsförderung*. Die Teilnehmer müssen mit realistischen Zielen (z.B. nach der SMART-Formel[2]) konfrontiert werden. Sie sollten im Kursverlauf optimal bekräftigt und „angefeuert" werden. Vor allem bei der Integration neu erlernter Bewegungsformen in den Alltag ist es wichtig, die Sinnhaftigkeit von Verhaltensänderungen zu verdeutlichen, um die „Compliance" zu erhöhen, d.h. die Bereitschaft, neu erlernte Bewegungen und Verhaltensweisen auch nach den eigentlichen Kursstunden selbst weiterzuverfolgen und umzusetzen. Der Kursleiter sollte außerdem über geeignete Motivierungsstrategien verfügen, um die Teilnehmer bei Fehlschlägen oder Misserfolgen „wieder aufzufangen"; er sollte ihnen positive Entwicklungen aufzeigen und – eventuell auch im Gruppensetting – Motivierungsstrategien erarbeiten.

Die enge Verzahnung aller Kompetenzbereiche wird hier besonders deutlich: So kann beispielsweise ohne die nötige Fachkompetenz kein methodisches Konzept entwickelt werden, und bei mangelnder sozialer Kompetenz des Kursleiters können die Inhalte des Konzepts nicht an andere Personen vermittelt werden.

2.4.6 Ausgewählte Schlüsselqualifikationen oder „Soft Skills" des erfolgreichen Kursleiters der Neuen Rückenschule

Humor

Eine Stunde mit Humor durchzuführen, bedeutet nicht zuletzt, den Teilnehmern mit einer freundlichen und fröhlichen Einstellung zu begegnen (➤ Kap. 2.4.5).

2 SMART: Gewählte Ziele sind spezifisch, messbar, akzeptiert, realistisch, terminiert.

Dies zeigt sich in der Mimik (freundliches Lächeln, echtes Lachen) und der Gestik (offene, lockere Haltung) des Rückenschulleiters. Wenn die Teilnehmer Übungen (noch) nicht optimal durchführen, kann dies humorvoll, aber keinesfalls verletzend kommentiert bzw. korrigiert werden. Das Klima in der Übungsstunde wird dadurch unterhaltsam und positiv getönt. Gruppen, die sich bereits länger kennen, sind häufig auch für ironisch-fröhliche Bemerkungen empfänglich („Jetzt kommt wieder eure 'Lieblingsübung'"). Kritische Situationen, z.B. wenn zwei Teilnehmer einen Konflikt austragen, können häufig mit einer humorvollen Bemerkung entschärft und eventuell gelöst werden.

Vom Kursleiter ist aber beim Einsatz humorvoller Bemerkungen ein besonderes „Fingerspitzengefühl" verlangt. Er sollte die Stimmung der Teilnehmer immer sensibel wahrnehmen, um nicht oberflächlich und „albern" zu wirken. Humor sollte auch nicht überstrapaziert und immer eingesetzt werden; denn sonst entsteht bei den Teilnehmern leicht der Eindruck, nicht ernst genommen zu werden. Diese Gefahr besteht besonders häufig bei ruhigen, zurückhaltenden und schüchternen Teilnehmertypen, die ungern Informationen zu ihrer tatsächlichen emotionalen Lage oder ihren (alltäglichen) Problemen preisgeben.

Kreativität

Das kreative Potenzial des Kursleiters zeigt sich in der Fähigkeit, Stunden immer neu abzuwandeln, z.B. je nach Leistungsfähigkeit der Gruppe neue Herausforderungen und Schwierigkeiten in bewährte Übungen einzubauen. Es bietet sich an, unterschiedliche Techniken oder Variationen einer Übung zu wählen, eine Stunde mal mit ungewöhnlicher Musik oder in anderen Räumlichkeiten (z.B. im Freien) durchzuführen, aber auch ungewöhnliche Ideen der Teilnehmer spontan zuzulassen und diese in den geplanten Ablauf der Stunde zu integrieren, ohne sich verunsichern zu lassen. Die Teilnehmer sollen aktiv angeregt und animiert werden, kreative Ideen in die Stunde einzubringen. Daher sollte der Kursleiter bereits bei der Planung immer Freiraum für die Entwicklung von Eigenkreativität der Teilnehmer vorsehen.

Auch wenn unvorhergesehene Probleme (z.B. Halle nicht verfügbar, Geräte vergessen) auftreten, sollte der Kursleiter ohne langes Planen alternative Ideen haben, wie er schnellstmöglich die gleichen Kursziele, aber unter neuen, ungewöhnlichen Bedingungen, umsetzen kann. Dazu wäre es günstig, bereits im Vorfeld ein „Repertoire" an Alternativideen auch für einen anderen Übungsrahmen zur Verfügung zu haben (Methodenkompetenz). Je mehr Erfahrung der Kursleiter hat, desto einfacher wird ihm das „Improvisieren" fallen.

Konfliktfähigkeit

Hiermit ist einerseits die Fähigkeit des Kursleiters gemeint, Konflikte, die *er selbst* mit den Gruppenmitgliedern hat (z.B. wenn ein Teilnehmer sich weigert, eine Übung zu machen mit der Begründung, sie sei veraltet, unpassend oder zu schmerzhaft), lösungsorientiert auszutragen. In diesem Fall sollte der Kursleiter die Zweifel des Teilnehmers ansprechen, nachhaken, warum diesem die Übung nicht angemessen erscheint, und mithilfe des Teilnehmers oder der gesamten Gruppe eine attraktive alternative Übung finden (Kreativität).

Andererseits sollte der Kursleiter auch als Mediator fungieren, wenn einzelne Gruppenmitglieder miteinander in Konflikt treten oder das Gruppenklima sich ungünstig verändert hat. Hier kann im Rahmen einer Übungsstunde eine Reflexionseinheit eingelegt werden, in der folgende Fragen diskutiert werden (Jiranek und Edmüller 2007, 229 ff.):

1. Was läuft bei uns gut und sollte deshalb beibehalten und verstärkt werden?
2. Was läuft weniger gut und sollte deshalb verändert werden?
3. Wie können wir diese Themen angehen?
4. Welche verbindlichen Vereinbarungen können wir in der Gruppe treffen?

Kritikfähigkeit

Kritikfähigkeit bedeutet beides: 1. eigene Mankos und Defizite anzuerkennen und von einer anderen Person anzunehmen, als auch 2. Kritik an anderen angemessen zu äußern (Peters-Kühlinger und John 2007). Wichtig beim Äußern von Kritik an anderen (in diesem Fall den Kursteilnehmern) ist, den richtigen Ton zu treffen und nicht verletzend, d.h. „persönlich" zu formulieren. Günstiger ist es, „Ich-Botschaften" zu senden (z.B. „Ich fühle mich verunsichert, wenn ihr die Übungen nicht mitmacht") und das Verhalten der Personen („Du verhältst dich ...") anstatt der Eigenschaften („Du bist ...") zu kritisieren.

Empathie

Empathie wird mit dem Begriff *Einfühlungsvermögen* gleichgesetzt und von Goleman und Griese (2001) als ein entscheidender Baustein der emotionalen Intelligenz bezeichnet. Damit ist die Fähigkeit gemeint, sich in Gefühle und Sichtweisen anderer Menschen hineinversetzen zu können und darauf angemessen zu reagieren. Die anderen sollten in ihrem Sein wahrgenommen und akzeptiert werden. Andere Menschen zu akzeptieren, heißt, ihnen mit Respekt entgegenzutreten und Verständnis für ihr Tun und Denken zu haben, ohne damit alles „richtig" zu finden, was sie tun. Der Kursleiter kann in einem Gespräch mit dem Teilnehmer durch „aktives Zuhören", Paraphrasieren oder Spiegeln (➤ Kap. 2.5.5) demonstrieren, dass er ihm zuhört, Interesse an ihm hat und Verständnis für seine Probleme aufbringt. Das aktive Zuhören ist eine Technik, bei der der Zuhörer die Botschaft des Erzählenden lediglich mit eigenen Worten wiederholt („Hab ich dich richtig verstanden, dass …"), ohne eigene Interpretationen bzw. bereits Antworten hinzuzufügen. In der Interaktion mit dem Gesprächspartner wird so Vertrauen aufgebaut und Missverständnissen vorgebeugt. Nicht jeder Teilnehmer wird jedoch offen sagen, was er denkt, und daher ist der Kursleiter auch gefragt, seine Teilnehmer präzise zu beobachten (Peters-Kühlinger und John 2007). So kann er beispielsweise auf der Ebene der nonverbalen Kommunikation auf Mimik, Gestik und Körpersprache seiner Teilnehmer achten und dabei viele nützliche Informationen sammeln, um sich optimal in sie hineinzuversetzen.

LITERATUR

Bancino R, Zevalkink C (2007). Soft Skills. Online-Ressource www.acteonline.org [Zugriff am 20.8.2008].
Borggrefe C, Thiel A, Cachay K (2006). Sozialkompetenz von Trainerinnen und Trainern im Spitzensport. Bundesinstitut für Sportwissenschaften. Wissenschaftliche Berichte und Materialien. Köln: Strauß.
Deutscher Manager Verband (Hrsg.) (2003). Handbuch Soft Skills. Band I; Soziale Kompetenz. Zürich: VDF Hochschulverlag.
Deutscher Manager Verband (Hrsg.) (2004a). Handbuch Soft Skills. Band II; Psychologische Kompetenz. Zürich: VDF Hochschulverlag.
Deutscher Manager Verband (Hrsg.) (2004b). Handbuch Soft Skills. Band III; Methodische Kompetenz. Zürich: VDF Hochschulverlag.
Goleman D, Griese F (2001). Emotionale Intelligenz. München: DTV.
Heuermann A, Krätzkamp M (2003). Selbst-, Methoden- und Sozialkompetenz. Bausteine für die Sekundarstufe 2. Bielefeld: Cornelsen.
Jiranek H, Edmüller A (2007). Konfliktmanagement. Konflikten vorbeugen, sie erkennen und lösen. Planegg: Haufe.
Kanning UP (2002). Soziale Kompetenz – Definition, Strukturen und Prozesse. Zeitschrift für Psychologie 210 (4): 154–163.
Langmaack B (2004). Soziale Kompetenz. Verhalten steuert den Erfolg. Weinheim: Beltz.
Migge B (2007). Handbuch Coaching und Beratung. Weinheim: Beltz.
Peters-Kühlinger G, John F (2007). Soft Skills. Planegg: Haufe.
Rogers CG (1985). Die nicht-direktive Beratung. Counseling & Psychotherapy. 12. Aufl. Frankfurt: Fischer.
Rosenberg M (2007). Gewaltfreie Kommunikation. Paderborn: Jungfermann.

2.5 Didaktisch-methodische Aspekte – Vermittlungsstrategien in der Neuen Rückenschule

Jürgen Wicharz, Hans-Dieter Kempf

„Ich höre und verstehe, ich sehe und erinnere, ich handle und begreife." (Chinesisches Sprichwort)

Die Fähigkeit zu lernen bedeutet für den Menschen, sich den Gegebenheiten des Lebens und der Umwelt anpassen zu können, darin sinnvoll zu agieren und sie gegebenenfalls im eigenen Interesse zu verändern. Im Rahmen des salutogenetischen Arbeitsansatzes (➤ Kap. 2.2.1) wird uns aufgetragen, alle Lernprozesse so zu initiieren, dass jeder Teilnehmer für seine Ressourcen und für die ggf. zu modifizierenden oder zu verändernden Lebensabläufe ein Höchstmaß an Kohärenzgefühl entwickeln kann. Damit verbunden sind die Verstehbarkeit („sense of comprehensibility"), die Handhabbarkeit und Machbarkeit („sense of manageability") und Sinnhaftigkeit („sense of meaningfulness") des Tuns (Antonovsky 1987, 1997).

2.5.1 Die Teilnehmer dort abholen, wo sie stehen

Das sehr eingängige pädagogische Postulat „Jemanden da abholen, wo er steht!" steht am Anfang aller Überlegungen zu Lehr- und Lernprozessen (➤ Kap. 2.4.4).

In diesem Kontext erinnern wir uns sofort an die unverrückbaren *pädagogischen Prinzipien* „Vom Bekannten zum Unbekannten!", „Vom Leichten zum Schweren!" und „Vom Einfachen zum Komplexen!". Wenn diese drei Prinzipien auch leicht und verständlich über die Lippen kommen, verlangt die Umsetzung analytische Planung, Reflexion und dynamische Anpassung der Planung. Insgesamt wird ein außerordentlich flexibles und differenziertes Arbeiten offensichtlich und notwendig.

Der Weg zu neuem Gesundheitsverhalten ist nicht nur eine Lustpartie. Nicht selten ist er mit Unlustgefühlen, Lustverzicht und Fehlschlägen verbunden (Hartmann 1978). Die „Behandlung" dieser Einbrüche sollte oberste Priorität haben. So wie jeder gute Verkäufer lernt, aus Reklamierenden zufriedene Kunden zu machen, so muss der Kursleiter bestrebt sein, bei Fehlschlägen bzw. Misserfolg den oder die Teilnehmer durch Anregung und Hilfestellung zu motivieren, positive Lösungen zu finden. Die Motivation zu lernen, zur Mitgestaltung (Teilhabe), zur Modifikation und Veränderung von Verhalten wird möglich, wenn die *Beziehungsebene* zwischen Kursleiter und Gruppe ebenso wie zwischen Kursleiter und den Individuen (Subjekten) aufgebaut ist. Über die intakte Beziehungsebene kann dann die Inhaltsebene aufgebaut werden (Birkenbihl 2010).

Um über die Voraussetzungen, Erwartungen, Bedürfnisse und Wünsche der Kursteilnehmer mehr zu erfahren, stehen dem Kursleiter in der Praxis verschiedene Möglichkeiten zur Verfügung:

- Exploration durch Fragebögen (➤ Kap. 4.4)
- Exploration durch Telefon-, Einzel- und Gruppengespräche
- Kurzanamnese
- Feedback
- Stimmungsbarometer und Blitzlicht
- Sortierformen, Klebe- und Bewegungsspiele (➤ Kap. 3.5)
- Haltungs- und Bewegungsscreening, Bewegungsbeobachtung (➤ Kap. 3.5, ➤ Kap. 3.6)
- motorische Tests (qualitativ, quantitativ; ➤ Kap. 3.2).

2.5.2 Verstärker pädagogischer Prozesse

Nachstehend aufgeführte Verstärker unterstützen pädagogische Prozesse:

- frühzeitige *Klärung von Gruppenregeln*, an die sich alle zu jeder Zeit halten müssen (Selbstmanagement).

Wichtige Gruppenregeln

1. Schweigepflicht
2. Pünktlichkeit
3. Den anderen *ausreden* lassen!
4. Es kann immer nur *einer* reden!
5. Statt *„man"* und *„wir"* immer *„ich"* verwenden!
6. Über eigene Erlebnisse und Erfahrungen reden und keine Lebensweisheiten und Ratschläge verbreiten!
7. Das eigene Erleben und das der anderen sollte nicht *angezweifelt* werden!
8. Gefühle und Empfindungen möglichst *genau* beschreiben!
9. Jeder darf selbst entscheiden, *was und wie viel* er von sich mitteilen möchte!
10. Wer nicht zur Kursstunde erscheinen kann, muss sich vorher abmelden.

- Optimierung der *Strukturqualität* durch eine Konzeptgestaltung mit variablen, zielgruppengerechten Modulen (➤ Kap. 2.2) und durch die Schaffung bestmöglicher räumlicher, apparativer, medialer und personeller Ausgangsvoraussetzungen vor jeder Intervention (➤ Kap. 5.1).
- Optimierung der *Prozessqualität* durch individuelle und zielgruppenspezifische Modulauswahl mit dem Ziel der Verbesserung der Lernatmosphäre und Motivation. Diese können z.B. durch Stundenmodule, die eine Steigerung des Wohlbefindens und eine Reduzierung von Schmerzen (Zustandsmanagement) sowie die Förderung der Partizipation bewirken, erreicht werden. So können z.B. zu Beginn der Kurseinheit die Umschaltprozesse der Teilnehmer durch einen liebevoll gestalteten Start verbessert werden. Zu möglichen pädagogischen Maßnahmen (Centering, Rapport und Pacing) können gehören: optimierte räumliche (Farben, Belüftung/Luft/Gerüche, Temperatur), mediale und personelle Startsituationen, z.B. „Small Talk", Kurzanamnese, Feedback zu Tagebüchern und „Hausaufgaben". Nachdem der Kursleiter die Gruppe und Einzelne da abgeholt hat, wo sie steht bzw. stehen, „Temperatur" und Tempo der Gruppe aufgenommen hat, kann er mit der Gruppe die Schwerpunkte der Kurseinheit klären, Bedürfnisse berücksichtigen und Notwendigkeiten in einen neuen Bezugsrahmen stellen, neue Blickwinkel ermöglichen und insgesamt die Bereitschaft zur Zusammenarbeit fördern.
- Jede noch so kleine Initiative eines Teilnehmers und jeder noch so kleine Erfolg sollte vom Teilnehmer erlebt und vom Kursleiter *positiv verstärkt* (konditioniert) werden.
- Verbalisierung kognitiv-emotionaler Dissonanzen (Festinger 1978) und gemeinsame *Suche nach der Lösung* dieser Unstimmigkeiten. Derartige Unstimmigkeiten entstehen, wenn ein Teilnehmer ein Thema mit dem Verstand erfasst hat, sich jedoch emotional bewusst und/oder unbewusst dagegen auflehnt und damit verbundene Konsequenzen ablehnt. Die Gründe dafür können in funktionellen, psychischen und sozialen Einschätzungen liegen, berechtigt oder unberechtigt. Zunächst sieht der Teilnehmer durch seine Brille, und seine Wahrheit muss respektiert werden. So kann eine negative Erfahrung z.B. mit Autogenem Training oder die grundsätzliche Ablehnung sanfter Wahrnehmungsprozesse zu einer Ablehnung aller Arbeitsansätze führen, die auf der Basis selektiver und submodaler Wahrnehmung zu einer Innenansicht des Menschen anleiten. In einer vertrauensvollen Feedbackatmosphäre finden die Teilnehmer

die Möglichkeit, Widerstände zu formulieren. Deren Akzeptanz kann mit dem Angebot verbunden werden, nach einer Lösung zu suchen und ggf. doch noch einen Einstieg zu finden. Während dieser Kommunikation können Kursteilnehmer zu Co-Kursleitern oder Modellen werden, wenn sie ihre positiven Erfahrungen mit den betreffenden Angeboten darstellen. Meistern Menschen (Modelle) mit Fähigkeiten, die den eigenen gleichen, eine Aufgabe, traut man sie sich selbst auch eher zu. Dabei gilt: je größer die Ähnlichkeit zur beobachteten Person, desto stärker die Beeinflussung durch das Modell. Die Chance besteht, dass auf diesem Weg aus der Dissonanz eine kognitiv-emotionale Übereinstimmung entsteht.

- Die „*Denkweise*" des Kursleiters sollte nicht geprägt sein von Aufdeckung und Korrektur von Fehlern, sondern von Förderung, Unterstützung und Hilfestellung. Teilnehmer und Kursleiter haben jeweils ihre Sicht der Dinge. Was der Kursleiter für wichtig hält, kann dem Teilnehmer völlig gleichgültig sein. Bereits die Einsicht, dass nicht die „Sicht der Dinge" des Kursleiters die alleinige und richtige Betrachtungsweise der Welt sein muss, wird ihn vor allzu großer „Beschränktheit" in seinem Verhalten bewahren.
- Im Sinne einer „*positiven Pädagogik*" steht die Vermittlung der Ressourcen und Potenziale der Teilnehmer im Vordergrund.
- Die gehirngerechte Erarbeitung der gemeinsam vereinbarten Inhalte zielt auch auf die methodisch sinnvolle Nutzung unserer *Wahrnehmungskanäle* ab. Wir sprechen dann von einer mehrkanaligen Präsentation, wenn z.B. das visuelle, auditive und kinästhetische Repräsentationssystem der Wahrnehmung optimal bedient wird. Natürlich werden auch das olfaktorische und gustatorische System gefordert, wenn die jeweilige Aufgabenstellung oder Situation dazu geeignet ist. So können z.B. im Rahmen von Phantasiereisen, Parabelerzählungen, einem Bewegungszirkus oder Aktivitäten unter freiem Himmel alle Wahrnehmungskanäle bedient, gefordert und geschärft werden. Entscheidend hierbei ist auch die Vermittlung des Effektwissens, z.B. im Schulungs- und Feedbackkreis, zur Einführung in das Thema Wahrnehmung.

2.5.3 Methodische Verfahren – induktive und deduktive, analytische und synthetische

In der Sportdidaktik werden vier Lehr- und Lernverfahren voneinander unterschieden, die mehr oder weniger miteinander im Zusammenhang stehen und die vom Kursleiter situationsgerecht und themenabhängig eingesetzt werden.

Das induktive Verfahren basiert auf der eigenständigen Erarbeitung einer zu bewältigenden Handlungssituation, das deduktive Verfahren auf der Instruktion objektivierter Bewegungsabläufe (Grössing 2007; Prohl 2010). Beim synthetischen Verfahren werden Bewegungen eher als Ganzes gelernt, während das analytische Verfahren eher Teilbewegungen miteinander verknüpft. Die Vermittlungsbemühungen in der Rückenschule sollten bestrebt sein, so früh wie möglich auch induktives Lehren und Lernen zu ermöglichen (➤ Abb. 2.9).

BEISPIEL

Das „Prinzip der Polarisierung" soll die induktive Arbeitsform verdeutlichen. Mit dem Ziel, Bewegung als harmonische, fließende und rhythmische Bewegungsqualität zu erleben, werden durch Bewegungsaufgaben vollkommen gegensätzliche Aktivitäten gespielt und reflektiert. Auf diesem Weg spielen die Teilnehmer übertrieben hektische, verbissene, zackige, reißende Bewegungen ebenso wie übervorsichtige, lähmend langsame, ermüdende und eingeengte körperliche Aktivitäten. Die situativ laufenden Feedbackprozesse unterstützen den Wunsch des Teilnehmers nach einer Bewegungsqualität, die der eigentlichen Zielsetzung entspricht. Gemeinsam werden Bewegungsqualitäten vorgeschlagen und trainiert, die besonnen, gelassen, zutrauend, fließend, bewusst und rhythmisch sind. Alle Übungen können von entsprechender Musik etc. begleitet sein und die Abläufe verstärken.

In der Erwachsenenpädagogik bedient man sich zur Unterstützung des Lerngeschehens verschiedener Arbeitsmethoden (Döring und Ritter-Mamczek 2001), auf die auch der Rückenschullehrer in der Gestaltung seiner Lernsequenzen zurückgreifen kann:

Vortrag Im „Klientendialekt" geeignet für eine kurze Darstellung von Sachverhalten im Rahmen der Vermittlung von Effektwissen; besonders auch als Extraangebot bei besonderen Themen, die von der jeweiligen Gruppe gewünscht werden. Die fachliche Austauschbarkeit der Personen des Rückenschulteams (Rückenschullehrer, Arzt, Psychologe) sollte angestrebt werden.

Einzel-, Kleinstgruppen-, Kleingruppen- und Gruppenarbeit Erarbeitung von Lösungsmöglichkeiten zu allen Modulen und Elementen der Rückenschule. Auf diesem Weg können kognitiv-emotionale Dissonanzen abgebaut und eine kognitiv-emotionale Übereinstimmung (Konsonanz) für Modifikationen und Veränderungen des Verhaltens erzeugt werden, z.B. zum Aufbau von Schutzfaktoren gegen Risikofaktoren, zur Bewältigung von Rückenschmerz bzw. zum Durchbrechen

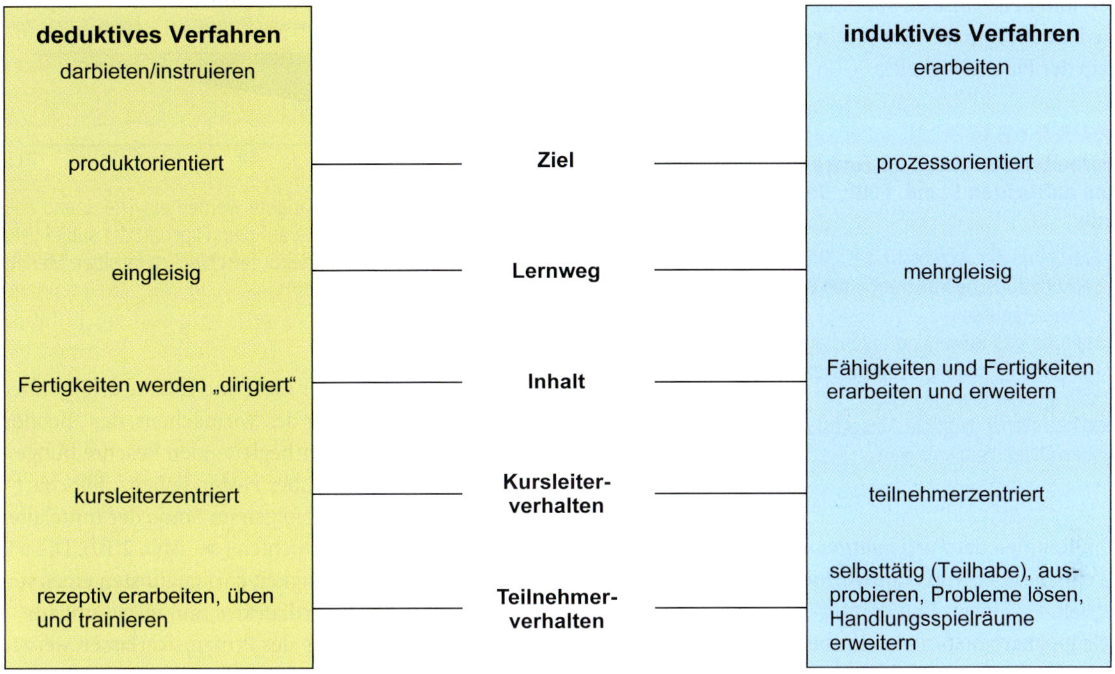

Abb. 2.9 Deduktives versus induktives Lehren und Lernen [L143]

subjektiver Theorien und Kognitionen bei Rückenschmerz.

Einzel-, Kleinstgruppen-, Kleingruppen- und Gruppengespräch Je nach Bedürfnissen, Notwendigkeiten und Wissensstand können die Gespräche eher kursleiterzentriert oder mehr teilnehmerzentriert durchgeführt werden. Geeignet, um in der Informationsvermittlung darstellend-entwickelnd oder fragend-entwickelnd über geschickte Fragestellung (offene/geschlossene bzw. weite/enge Fragen) die Teilnehmer stärker an der Kommunikation zu beteiligen

Rollen- oder Planspiel Diese nutzen als Sonderform der Gruppenarbeit Spielformen zur realen Darstellung z.B. von Alltags-, Berufs- und Schmerzsituationen. Ziel sind die Strukturierung und Übernahme individueller Lösungen zur Bewältigung negativer persönlicher Beanspruchungen.

2.5.4 Didaktische Prinzipien

Die Würze erfolgreicher Vermittlungsstrategien liegt nicht in der Anhäufung von Übungselementen, die dann auch noch möglichst „neu“ sein sollen, sondern in folgenden didaktischen Kunstgriffen bzw. Prinzipien:

- Jedes Element soll so *differenzierbar* sein, dass jeder Teilnehmer für sich eine Realisationsform entwickeln kann, die der erwartbaren Zielsetzung entspricht. Damit werden unterschiedliche Fähigkeiten, Fertigkeiten und Lerntempi berücksichtigt. Diese Innendifferenzierung fördert auch die individuelle Regelung und Steuerung des Trainings der motorischen Grundeigenschaften Koordination, Beweglichkeit, Kraft und Ausdauer im Rahmen der Verwirklichung von Belastungsnormativen (→ Prinzip der Differenzierung).
- Erwachsene werden motiviert durch Wissen und Erfolg. In dem Maße, wie das Neue, also auch modifiziertes oder verändertes Verhalten, erfolgreich praktiziert werden kann und für den Menschen positiv wirkt, in dem Maße wird er bereit sein, das alte, gesundheitsstörende Verhalten durch das Neue zu ersetzen. Entsprechend sorgfältig, differenziert und sensibel muss der Versuch gestartet werden, möglichst jeden in die Lage zu versetzen, durch sich *wiederholendes und vertiefendes Lernen* (redundantes Lernen/redundante Konditionierung) erfolgreiche und motivierende Lösungen zu finden und diese zu trainieren. Dies heißt auch, dass alle Module in einem inneren Zusammenhang vermittelt werden müssen und einen Spannungsbogen aufzeigen. Hierbei lohnt es zur Behandlung von Fehlschlägen immer wieder, für das gleiche Ziel auf Bewährtem aufzubau-

en und neue Ansätze bzw. Zugänge zu wählen, damit jeder auf progressivem Weg weiter kommt (→ Prinzip der Planmäßigkeit).

BEISPIEL

Erarbeiten der Check-up-Funktionseinheiten zum aufrechten Stand: Füße, Becken, Rumpf, Kopf, Knie

1. Erarbeiten der Akzeptanz des „Bärenstandes"
2. sensomotorische Integration bei Bewegung, z.B. Stehen – Gehen – Laufen
3. Haltung und Bewegung auf instabilen Unterflächen; Haltung und Bewegung beim Muskeltraining mit Theraband, Seilzug oder Kleinhanteln.

Im Wesentlichen liegt die Abwechslung im Fortschritt bei den ausgewählten Feinlernzielen.

- Im Rahmen der *Partizipation*, also der Mitgestaltung, Teilhabe oder Mitverantwortung der Teilnehmer, spielt der Einsatz von Partner-, Kleingruppen- und Gruppenarbeitsformen eine bedeutende Rolle. Diese müssen unter einer klaren Aufgabenstellung respektive Zielsetzung stehen. Situativ gibt der Kursleiter Hilfen zur Strukturierung der Aufgabenstellung oder liefert Ideen als „Anschubhilfe". Zur Struktur gehört auch die zielgerichtete Unterstützung durch Material und Medien. Es versteht sich von selbst, dass die jeweiligen Arbeitsergebnisse vom Kursleiter eingeholt und je nach Zielsetzung der gesamten Gruppe vorgetragen werden. Auf einem derartigen Weg kann auch die Gruppe entscheiden, was ins Trainingsrepertoire aufgenommen werden soll (→ Prinzip der Partizipation).
- Ein nach derzeitigen Erkenntnissen erfolgreicher Weg ist die Einbindung von Selbstmanagementelementen (Kogler 2006), die im Wesentlichen auf auch in Rückenschmerzgruppen evaluierten Selbstmanagementprozessen beruhen (Kanfer et al. 2009). Selbstmanagement ist ein Sammelbegriff für alle Maßnahmen der Prävention und Therapie, die Menschen befähigen, sich zur Erreichung persönlicher Ziele selber besser zu steuern und möglichst *aktiv und eigenständig Lösungen* für eigene Probleme zu finden (Kanfer 2000) (→ Prinzip der Selbsttätigkeit).

BEISPIEL

Eines der vielgestaltigen Selbstmanagementelemente ist der Einsatz einer visuellen Analalogskala zu der Fragestellung Schmerz. Eine derartige Form kann zu Beginn und am Ende einer Kursstunde oder einem Entspannungsmodul genutzt werden.

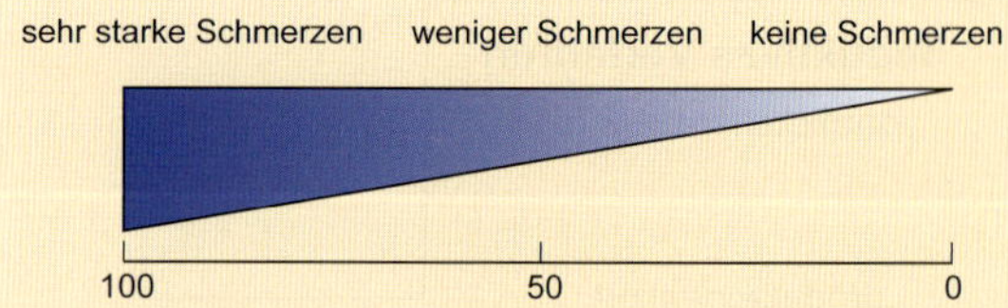

In einer sehr einfachen Variante werden ein Theraband ausgelegt oder auf einer Skala auf dem Flipchart die subjektiven Zustände mit Symbolen oder unterschiedlich farbigen Markierungen dargestellt.

- Die *Visualisierung* der Ziele und Inhalte erfolgt über das klassische Muster des Vormachens, der „Bebilderung der Sprache" der begleitenden Beschreibungen und der Darstellung über Poster, Folien, „Flipchart-Gemälde" oder Bilderfolgen im Sinne der mittelalterlichen Moritatengeschichten (➤ Abb. 2.10). Die wissenschaftliche Genauigkeit darf zugunsten eines verstehbaren Teilnehmerdialektes und insgesamt zur Verständlichmachung des Prinzips verlassen werden. Dies gilt für alle bildlichen Darstellungen und sprachlichen Visualisierungen. Die bloße Übertragung wissenschaftlicher Abbildungen, Grafiken, Tabellen und z.B. anatomischer oder physiologischer Tafeln sollte dem „Laien" nicht zugemutet werden. Es gilt, die Dinge zu vereinfachen (didaktische Reduktion), um mit den Bildern die prinzipiellen Aussagen verstehbar zu machen. Vermeiden Sie unbedingt ermüdende Folien- bzw. Bilderserien mit zahlreichen Bilderfolgen. Bemühen Sie sich selber um klare, präzise Formulierungen. Geben Sie definierten Abläufen und Übungen Signalwörter oder Signalzeichen. Denken Sie auch wieder an den „Methodenmix" und „bebildern" Sie diese Signalwörter vergleichbar mit dem Synonym „Bärenstand" (→ Prinzip der Anschaulichkeit).

2.5.5 Medien – am Beispiel des Metaplan-Systems

Für die Moderation und Präsentation eignen sich in besonderer Weise auch die Metaplan-Methode und das Mind Mapping. Mit der *Metaplan-Methode* (Schnelle-Cölln und Schnelle 2001) oder *Pinnwandmoderation* können im Team Gedanken, Ideen und Aussagen produziert, gesammelt, visualisiert, geordnet, bewertet, Thesen formuliert und Entscheidungsprozesse eingeleitet werden (➤ Abb. 2.11).

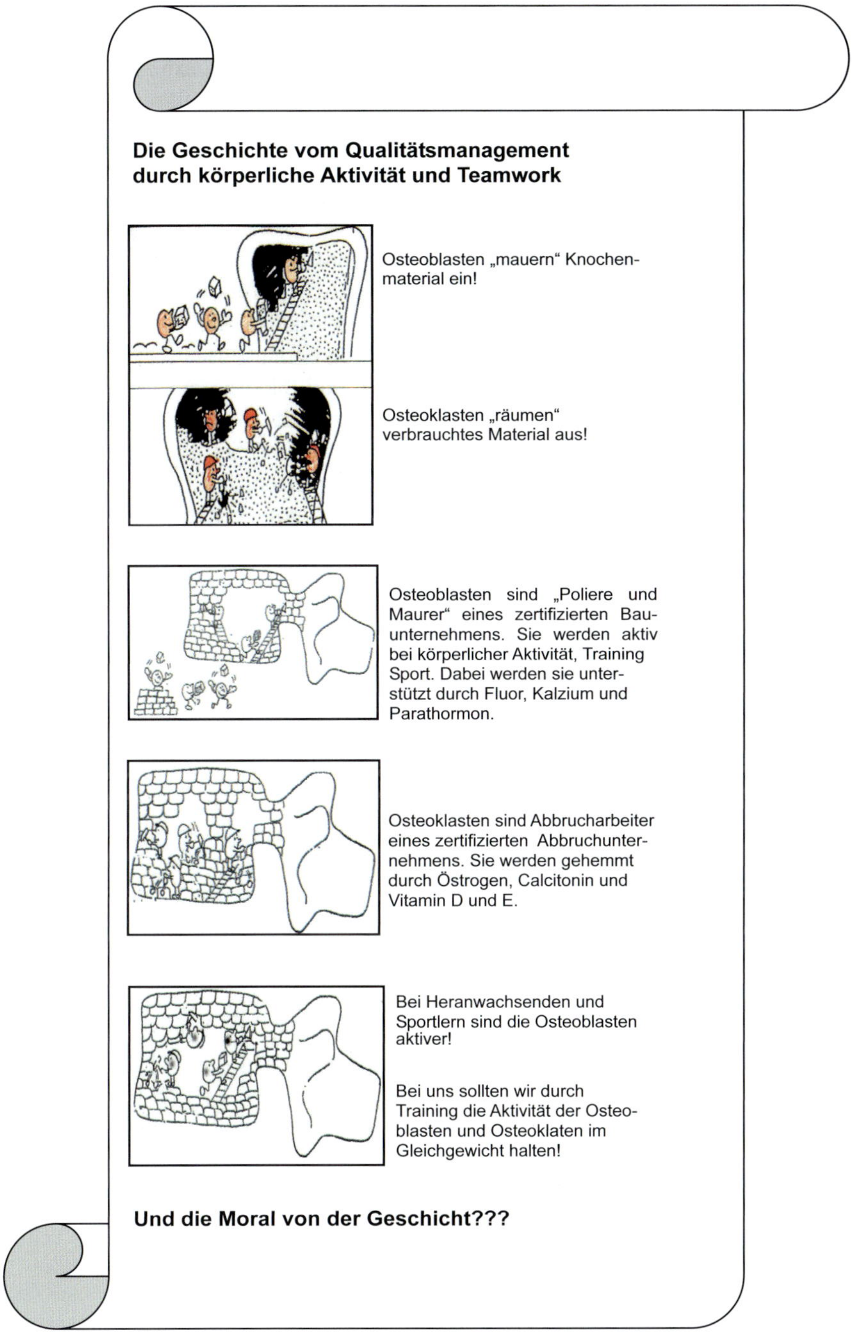

Abb. 2.10 Beispiel einer Moritatengeschichte zur Erklärung der Bedeutung von körperlicher Aktivität und Knochenwachstum [X308]

BEISPIEL

Kartenabfrage mit Moderationskarten zum Thema: „Welche Folgen hat Bewegungsmangel für meine Gesundheit?" Die Durchführung einer Kartenabfrage umfasst folgende Schritte:

1. Fragestellung/Ziel der Abfrage erklären.
2. Methode erklären.
3. Karten und Filzstifte liegen z.B. in der Kreismitte und werden von den Teilnehmern geholt.
4. Jeder Teilnehmer schreibt seine Beiträge auf seine Karten (z.B. innerhalb von 5 Minuten).
5. Jede Karte wird an die Wand gepinnt (anregend für weitere Ideen), entweder durch den Moderator oder vom Teilnehmer selber.
6. Anschließend werden die Karten gemeinsam geordnet und gruppiert (gemeinsames Verständnis der Karten).

7. Mit bunten Klebepunkten kann die Wertigkeit der gesammelten Argumente individuell und gruppenspezifisch geklärt werden. Daraus können wichtige Ziele und Inhalte für die Gruppenarbeit abgeleitet werden. Je nach Bedeutung können die Ziele in eine Rangordnung gesetzt werden, z.B. 1. Priorität, 2. Priorität, 3. Priorität.

Je nach Aufgabe werden dann Visionen konkretisiert und in Ziele übersetzt, Probleme analysiert, Lösungen zu Problemen erarbeitet oder Prioritäten gesetzt.

Der Kursleiter sollte sich und die Teilnehmer bei Nutzung von Metaplan-Systemen, des Flipcharts und ähnlicher Medien dazu erziehen, möglichst präzise und knapp, aber dafür sehr groß, sehr sauber und sehr gut lesbar mit geeigneten Textmakern (breite, schräge Spitze) zu schreiben. Auf eine Metaplankarte gehören nicht mehr als drei groß geschriebene Wörter.

Es empfiehlt sich sehr, sich in dieser wie auch der nachfolgend aufgeführten Methode des Mind Mappings (Buzan und Buzan 2005) weiterzubilden, um diese Methoden gezielt einsetzen zu können. Mind Mapping wird abgeleitet vom englischen „mind map“ (Gedächtniskarte) und ist eine grafische Darstellung, die Beziehungen zwischen verschiedenen Begriffen aufzeigt (➤ Abb. 2.12). Die auf einem großen Papier/Moderationswand entstehenden Protokolle entsprechen gedanklichen Verknüpfungen und stellen damit quasi das gedankliche Netzwerk zu einer Themenstellung dar. Die Gedankensammlung wird mit Wörtern, Symbolen und Bildern um eine zentrale Fragestellung herum verästelt (Baumdiagramm). Im Gegensatz zum Brainstorming, bei dem eine Reihe von unsortierten Begriffen produziert und anschließend mit der Pinnwandmoderation sortiert wird, wird beim Mind Map-

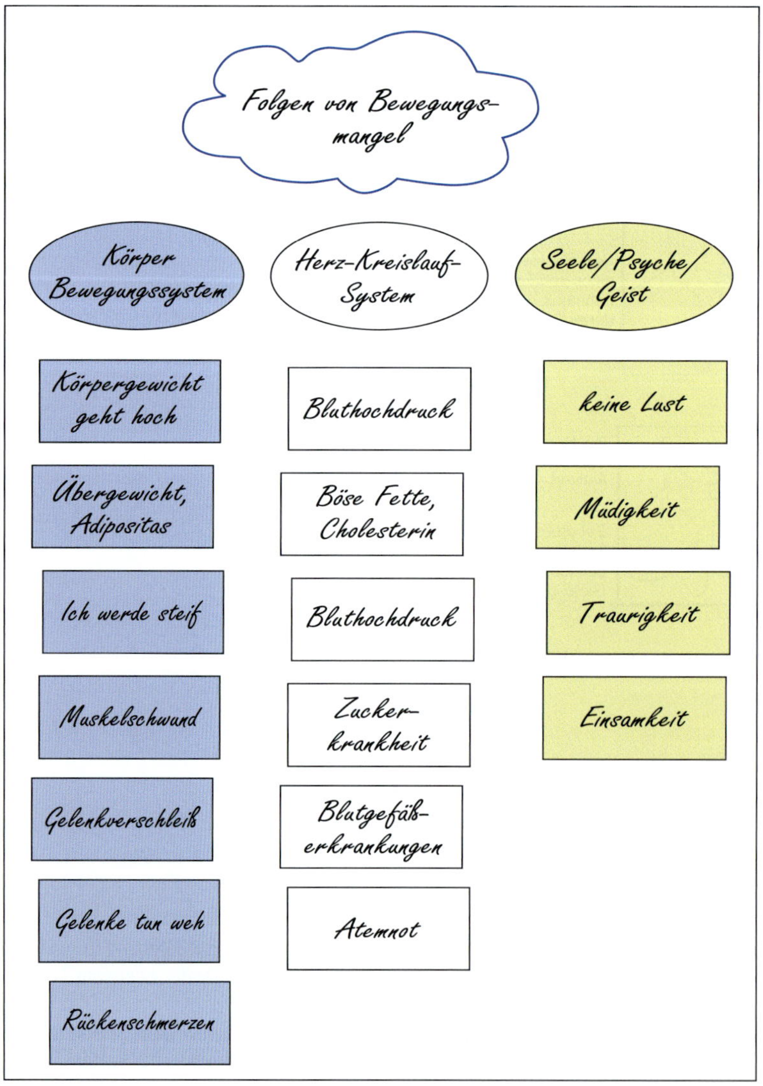

Abb. 2.11 Protokoll einer Pinnwandmoderation nach der Metaplan-Methode zum Thema „Folgen von Bewegungsmangel“ [L143]

ping von Beginn an eine vernetzte Struktur erzeugt. Mind Mapping eignet sich u.a. als Ideensammlung und Brainstorming, zur Strukturierung von Sachthemen, zur Planung und Organisation und zur Wissensvermittlung.

In beiden Fällen unterstützt der Kursleiter als Moderator die Teilnehmer in der Findung und Formulierung von Beiträgen. In derartigen Prozessen lernen Teilnehmer, besser und gezielter über sich zu sprechen, die Beiträge präziser, knapper und wohlformuliert anzubringen.

2.5.6 Planung einer Kurseinheit

Eine systemische Stundenplanung ist eine Voraussetzung für die Freiheit zur Improvisation und situativen Offenheit im Stundenverlauf (Grössing 2007, 232). Zu diesem Zwecke werden Planungshilfen, meist in Form von Planungsschemata (> Abb. 2.13), verwendet. Sie führen den Kursleiter zu einer logisch durchdachten Planung von Kurseinheiten.

Diese berücksichtigt die Ziele und Inhalte der aktuell in der Prävention und Rehabilitation geforderten Dimensionen des Lernens und der damit verbundenen

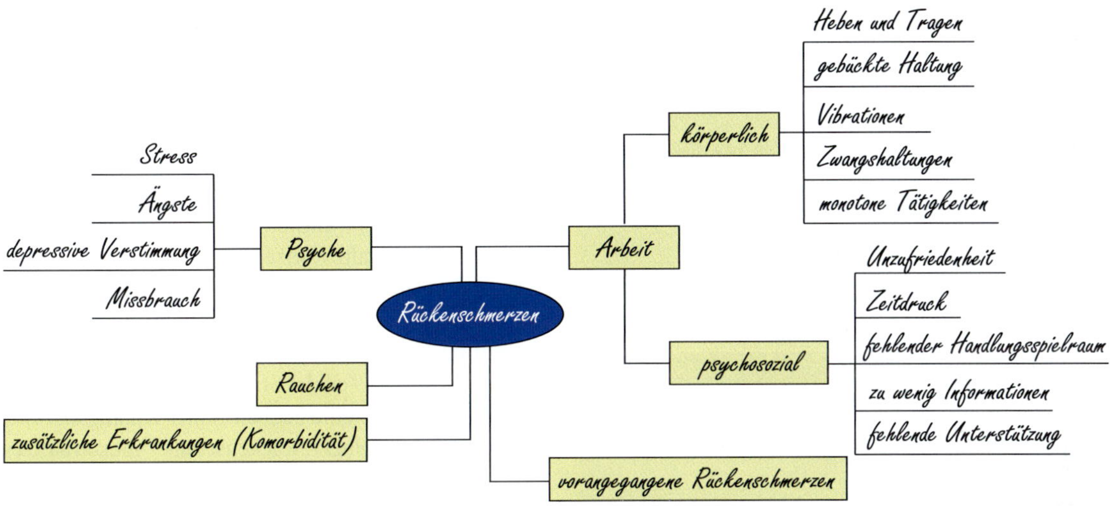

Abb. 2.12 Beispiel einer Mind Map zur Klärung des Entstehens von Rückenschmerzen [L143]

Kurs ....

Stunde ....

Datum ....

Gruppe ....

Zentrales Thema: ....

Ziele der Kurseinheit: ....

Unterrichtsmittel/Methoden: ....

Inhalte: ....

Teilnehmer: ....

Material: ....

Durchführung/Stundenphasen/Mögliche Probleme ....

....

Abb. 2.13 Muster für eine Stundenplanung [L143]

Tab. 2.4 Sequenz Schmerzpunkte kleben

Beeinflussung von Einstellung und Verhalten und von subjektiven Theorien
Mögliche Ziele (n. Pfeifer und Hänsel 2007)
Beeinflussung von schmerz- bzw. krankheitsbezogenen Theorien
Positivierung der Einstellung zu körperlicher Aktivität in Bezug auf das Angst-Schmerz-Vermeidungsverhalten
Positivierung der Einstellung zu körperlicher Aktivität
Aufbau von Entscheidungskompetenz für eigenständige gesundheitliche Aktivität
Grob- oder Feinlernziele
erste Kontaktaufnahme, Interaktion und Kommunikation, „Eisbrecher", Abbau von Kontaktängsten
Anstoß zur Äußerungskompetenz
Schaffung einer „Arbeitsebene"
gemeinsame Erarbeitung realistischer Ziele, Aufbau realistischer Erwartungshaltungen, Korrektur von Erwartungshaltungen
Interesse wecken (Aufmerksamkeitsbereitschaft oder Zweifel/Bewusstwerdung [contemplation], Vorbereitung/Such- und Informationsphase [preparation]) (nach „Stages of Change", Prochaska et al. 1992)
Sensibilisierung zur Partizipation
Methode
teilnehmerzentriertes Gruppengespräch
Zusammenfassung der Gruppenarbeit durch den Kursleiter (Moderator)
mögliche Nutzung der Mind-Map- oder Metaplan-Methode
Hinweise zur Durchführung
Schmerzpunkte kleben; anschließend durch die Gruppe lokalisieren und bewerten lassen; Moderation durch den Kursleiter z.B. mit folgenden Fragen: Was fällt Ihnen auf? Sind Sie von dem, was Sie sehen, überrascht? Was denken Sie zu diesem „Bild"? Warum entstehen diese Schmerzen? Was glauben oder wissen Sie, welche Schmerzursachen für Ihre Schmerzen verantwortlich sind? Was haben Sie bisher gegen die Schmerzen unternommen? War etwas dabei, was für Sie erfolgreich war? Was könnten Sie zusätzlich noch gegen Ihre Schmerzen tun? Was erwarten Sie von unserem Kurs? Bei Nutzung der Metaplan-Methode werden die Teilnehmer gebeten, ihre Antworten mit drei Wörtern groß auf die Metaplan-Karten zu schreiben und an die vorbereitete Pinnwand zu heften. Bei noch zurückhaltender Gruppe übernimmt der Kursleiter/Moderator diese Protokollierung. Unterbrechung durch aktivierende und motivierende Bewegungspausen. Danach Feedback zu den Empfindungen. Abschließend fasst der Moderator die wesentlichen Dinge zusammen und bildet aus den erarbeiteten Bausteinen quasi das „Kursmosaik". Abschließende Frage: Ist bei all diesen Dingen bereits etwas dabei, was Sie schon jetzt verwirklichen möchten? *Dauer*: ca. 30–45 Minuten

Tab. 2.4 Sequenz Schmerzpunkte kleben (Forts.)

Beeinflussung von Einstellung und Verhalten und von subjektiven Theorien
Medien
Schaufensterpuppe oder Ähnliches; Folien, Poster, Moderatorenkoffer (u.a. farbig sortierte Karten, Wolken, Stifte, Druckpins, rote, grüne, gelbe Klebepunkte), Moderatorenwände und entsprechendes Material, Flipchart, Overhead oder Beamer, Leinwand; Ausgabe der schriftlichen Teilnehmerunterlagen, „Hausaufgaben"

Kriterien wie Funktionsfähigkeit, Aktivität und Partizipation. Eine derartige Stundenplanung ist insbesondere für den „Anfänger" bedeutend, um entsprechend seiner Voraussetzungen die möglichen Dimensionen eigener Kompetenzen und Strategien zu klären, zu entdecken, auszubauen und zu „trimmen". Im Prozess regelmäßiger Anwendung ergeben sich eine kognitiv-emotionale Intuition und die sich entwickelnde Fähigkeit, situativ, quasi „aus dem Bauch" heraus, sinnvolle Arbeitsansätze zu gestalten. Dies enthebt den „Erfahrenen" jedoch nicht der Pflicht, alte Konzepte ggf. mit neuen Perspektiven und Wahlmöglichkeiten zu hinterfragen und neue Interventionen gründlich zu planen. Eine derartige Vorbereitung wird zur Visitenkarte verantwortungsbewusster Arbeit und ist Teil der Struktur- und Prozessqualität. Nachfolgend wird eine Sequenz einer Anfangskursstunde im Rahmen einer „Rückenschule" musterhaft entworfen (➤ Tab. 2.4, ➤ Tab. 2.5).

Am Beispiel des „Schmerzpunkteklebens" wird ein vielfach bewährtes Element vorgestellt, das bereits in der 1. Kursstunde Anwendung finden kann. Derartige Elemente passen in die übergeordnete Zielsetzung Modifikation und Veränderung von Einstellung und Verhalten (Pfeifer und Hänsel 2007) sowie von subjektiven Theorien und Kognitionen zum Rückenschmerz.

LITERATUR

Antonovsky A (1979). Health, stress and coping: new perspectives on mental and physical well-being. San Francisco: Jossey-Bass.

Antonovsky A (1987). Unraveling the mystery of health. How people manage stress and stay well. San Francisco: Jossey-Bass.

Birkenbihl VF (2010). Stroh im Kopf? Gebrauchsanleitung für's Gehirn. 50. Aufl. Landsberg a. L.: Mvg Verlag.

Buzan T, Buzan B (2005). Das Mindmap-Buch. Die beste Methode zur Steigerung ihres geistigen Potenzials. 6. Aufl. Landsberg a.L.: Mvg Verlag.

Deutsches Institut für Dokumentation und Information, DIMDI (2005). Internationale Klassifikation der Funktionsfähigkeit, Behinderung und Gesundheit, ICF. Deutschsprachige Übersetzung der englischsprachigen Originalausgabe, World Health Organisation, Geneva 2001. www.dimdi.de/dynamic/de/klassi/downloadcenter/icf/endfassung/icf_endfassung-2005-10-01.pdf [Zugriff am 20.9.2009].

Tab. 2.5 Beispiel einer systemischen Stundenplanung zum „Schmerzpunkte kleben"

Gruppe:						
Ort:						
Termin:						
Schwerpunktthema:			Kennenlernen, Sensibilisieren, realistische Erwartungshaltungen fördern, Ziele aufbauen			
Lernziele		**Lerninhalte**	**Qualitätsmanagement**	**Organisation**	**Hilfsmittel/ Medien**	**Zeit Minuten**
Groblernziele	Feinlernziele	Beratungs-, Betreuungsschritte, methodisches Vorgehen	Lernerfolgskontrolle			
• Interaktion, Kommunikation • Eis brechen • Schaffung einer Arbeitsebene • Aufbau von Äußerungskompetenz • gemeinsame Erarbeitung realistischer Ziele • Aufbau realistischer Erwartungshaltungen • Interesse wecken • Mitarbeit, Partizipation	• eigene Ressourcen erkennen • Möglichkeit der Selbstkompetenz erkennen • eigene Ressourcen entdecken • Einblick > ggf. Einsicht in die Vielschichtigkeit gesunder Lebensführung zur Begegnung von Rückenproblemen • einen neuen Betrachtungsrahmen geben, eine andere Position beziehen, mit anderen Augen sehen • Gesundheitspuzzle	• Begrüßung und Stimmungsbild der Teilnehmer über Kurzanamnese sowie Spiel „Schmerzpunkte kleben" und anschließend lokalisieren • Moderation des Ergebisses: Was fällt Ihnen auf? Sind Sie vom Ergebnis überrascht? Was denken Sie zu diesem „Bild"? Was sagen Sie zu dieser Schmerzproblematik? Wie entstehen diese Schmerzen? Welche Schmerzursachen kennen Sie? Was haben Sie bisher gegen Ihre Schmerzen unternommen? Waren Sie erfolgreich und wenn ja, wie? Was könnten Sie noch gegen Schmerzen tun? Was erwarten Sie vom Kurs?	• Entwicklung von persönlicher Eigendynamik und von Gruppendynamik • allgemeine Aufmerksamkeit und Bereitschaft zur Mitarbeit • Kursbewertungsbogen • Skalierung Wohlbefinden und andere Selbstmanagementskills	• Anwesenheit • Kreis/Halbkreis auf Stühlen, Hockern • andere Sitzalternativen	• Schaufensterpuppe • gelbe, grüne und rote Klebepunkte • Tafel oder Flipchart, ggf. Moderationswände, Papier, Moderationskoffer	20–30

Döring KW, Ritter-Mamczek B (2001). Lehren und Trainieren in der Weiterbildung. 8. Aufl. Weinheim: Deutscher Studien Verlag.

Festinger L (1978). Theorie der kognitiven Dissonanz. Göttingen: Hans Huber Verlag.

Größing S (2007). Einführung in die Sportdidaktik. 9. Aufl. Wiebelsheim: Limpert.

Hartmann F (1978). Gesundheitserziehung – eine neue Dimension der Medizin? Deutsches Ärzteblatt 75: 81 ff.

Kanfer F (2000). Selbstmanagement-Therapie. Ein Lehrbuch für die klinische Praxis, 3.Aufl. Heidelberg: Springer.

Kanfer FH, Reinecker H, Schmelzer D (2009). Selbstmanagement-Therapie. Ein Lehrbuch für die klinische Praxis. 4. Aufl. Wien, New York: Springer.

Kempf HD (2010). Die Neue Rückenschule. Das Praxisbuch. Heidelberg: Springer.

Kogler A (2006). Die Kunst der Höchstleistung: Sportpsychologie, Coaching, Selbstmanagement. Wien, New York: Springer-Verlag.

Pfeifer Kl, Hänsel F (2007). Rückengesundheit. Grundlagen und Module zur Planung von Kursen. Köln: Deutscher Ärzteverlag.

Prochaska JO, DiClemente CC (1992). Stages of change in the modification of problem behaviors. Newbury Park, CA: Sage.

Prohl R (2010). Grundriss der Sportpädagogik. 3. Aufl. Wiebelsheim: Limpert.

Rogers CR (2007). Der neue Mensch. 8. Aufl. Stuttgart: Klett-Cotta.

2

Schnelle-Cölln T, Schnelle E (2001). Visualisieren in der Moderation. Hamburg: Windmühle GmbH.
Wicharz J (1998). Rückenschule im Aufgabenfeld sportpädagogischen Handelns. In: DVGS e.V./FAW gGmbH (Hrsg.). Gesundheitsförderung in Aktion – DVGS-Rückenschule „Rücksicht auf den Rücken". 2. Aufl. Köln: Selbstverlag DVGS e.V., S. 3/27 f.

2

KAPITEL

3 Bausteine der Neuen Rückenschule

Das dritte Kapitel beschreibt die neun wichtigsten Inhaltsbausteine der Neuen Rückenschule. Die Auswahl der Bausteine basiert auf dem wissenschaftlichen Stand zur Rückengesundheit (➤ Kap. 1) sowie den in der Konföderation gemeinsam erarbeiten Zielen, Inhalten und Methoden (➤ Kap. 2). Dieses Kapitel ist kein Rezept für die konkrete Kursgestaltung, sondern stellt eher ein „leckeres Büfett“ dar, aus dessen Bestandteilen sich der Kursleiter einen qualifizierten, teilnehmerorientierten Kurs zusammenstellen kann. Kurse nach der Neuen Rückenschule sollen zwar alle Inhaltsbausteine enthalten, jedoch sollte die Gewichtung unter Berücksichtigung der Voraussetzungen der Zielgruppe variieren. Die Reihenfolge der Bausteine drückt nicht deren Bedeutung für das Konzept aus und sie soll auch keine Hinweise für die Anordnung der Inhalte in einer Einzelstunde oder einem Kurs geben.

Die ersten fünf Bausteine gehören schwerpunktmäßig zu den bewegungsorientierten Inhalten:

- Körpererfahrung und Körperwahrnehmung (➤ Kap. 3.1)
- Training der motorischen Grundeigenschaften (➤ Kap. 3.2)
- Kleine Spiele/Spielformen und Parcours (➤ Kap. 3.3)
- Vorstellung von Lifetimesportarten (➤ Kap. 3.4)
- Haltungs- und Bewegungsschulung (➤ Kap. 3.5).

Die Bausteine 6–9 bestehen hauptsächlich aus mentalen und kognitiven Kursinhalten:

- Stress- und Stressbewältigung (➤ Kap. 3.6)
- Strategien zur Schmerzbewältigung (➤ Kap. 3.7)
- Entspannung (➤ Kap. 3.8)
- Verhältnisprävention (➤ Kap. 3.9)

Die Beiträge in diesem Kapitel definieren und beschreiben den aktuellen Wissensstand auf dem jeweiligen Sachgebiet. Aus Platzgründen können nur die zentralen Inhalte dargestellt werden. Die Literaturangaben helfen dem Kursleiter, die Inhalte je nach Bedarf zu vertiefen und zu erweitern. Darüber hinaus beschreiben die Autoren die mit den dargestellten Rückenschulinhalten angestrebten Ziele. Spezielle Hinweise zur methodischen Gestaltung mit konkreten Praxisbeispielen sollen den Rückenschullehrer dabei unterstützen, eine vollständige Kurskonzeption zu erarbeiten (➤ Kap. 4).

3.1 Körpererfahrung und Körperwahrnehmung

Klaus Gebauer

3.1.1 Hintergründe zum Thema

In der Fachliteratur gibt es keine einheitliche Definition der beiden Begriffe „Körpererfahrung“ und „Körperwahrnehmung“. Manche Autoren begrenzen Körperwahrnehmung auf die Aufnahme und Verarbeitung von taktilen, kinästhetischen oder visuellen Reizen (z.B. den Auflagedruck am Boden in Rückenlage, Wärme in einem Körperbereich). Diese Einschränkung ist nicht hilfreich für die Neue Rückenschule, denn die Wahrnehmungen hängen unmittelbar mit Bewertungen, Gefühlen und Wissen zusammen:

Der Teilnehmer nimmt als ganzer Mensch wahr. Der wichtigste Beitrag zum Thema Körpererfahrung, der Begrifflichkeit und Bedeutung wurde von Bielefeld (1991) verfasst. In diesem Artikel werden die beiden Begriffe wie folgt verwendet:

Körpererfahrung ist die Gesamtheit aller im Verlaufe der individuellen wie gesellschaftlichen Entwicklung erworbenen Erfahrungen mit dem eigenen Körper, die sowohl kognitiv wie affektiv, bewusst wie unbewusst sein können. (Bielefeld 1991)

Körperwahrnehmung: Mit diesem Begriff ist das aktive Lenken der Aufmerksamkeit auf das Wahrnehmen und Erleben des Körpers und damit des eigenen Selbst gemeint. Er darf nicht auf den neurophysiologischen Prozess reduziert werden; er umfasst auch psychische Erlebnisqualitäten. (Beckmann-Neuhaus 1993)

Wesentliche Unterscheidungen zwischen beiden Begriffen sind der Einfluss und die Bedeutung der persönlichen Lebensgeschichte sowie die sozialen und gesellschaftlichen Einflüsse auf den Menschen mit seinem Körper (➤ Abb. 3.1).

Anwendungsbeispiele, wie diese Aufteilung praktisch in der Rückenschule benutzt werden kann, werden in ➤ Kap. 3.1.2 vorgestellt.

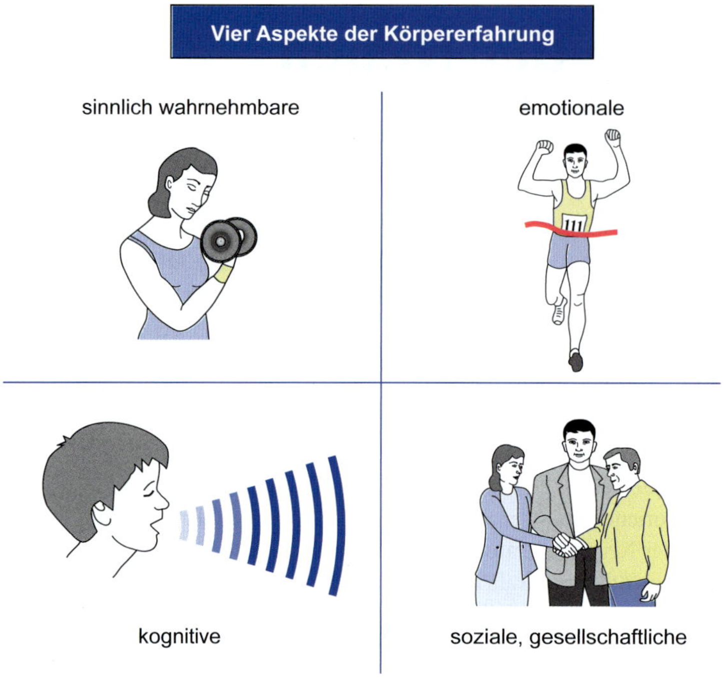
Vier Aspekte der Körpererfahrung
sinnlich wahrnehmbare
emotionale
kognitive
soziale, gesellschaftliche

Abb. 3.1 Vier Aspekte der Körpererfahrung [L143]

Die Sinne bei der Körperwahrnehmung

Hilfreich ist an dieser Stelle zu benennen, welche *Sinne* am Thema „Körperwahrnehmung" beteiligt sind. In der Fachliteratur gibt es keine einheitliche Darstellung der Sinne. Viele Erläuterungen dazu finden sich bei Zimmer (2005). Kurz stellt in einem Beitrag (Kurz 2005) weitere Hintergründe vor:

- Beim Tastsinn spielt die Haut eine besondere Rolle. Der Mensch wird über sie von der Welt berührt und über sie berührt/erkundet der Mensch die Welt. Auch die Temperatur- und Schmerzwahrnehmung gehören in diesen Bereich.
- „Der siebte Sinn", die Tiefensensibilität (manchmal auch Eigenwahrnehmung, Propriozeption oder „kinästhetischer Sinn" genannt), ist unverzichtbar für die Kontrolle unserer Haltung und Bewegung. Er beinhaltet einen Stellungssinn, Bewegungssinn, Spannungssinn und Kraftsinn (Zimmer 2005; Häfelinger und Schuba 2010). Die Rezeptoren nehmen Reize aus dem eigenen Körper auf. Aus dieser Eigenwahrnehmung baut sich u.a. das Körperschema auf.
- Der Gleichgewichtssinn sorgt für die Aufrechterhaltung des Körpers (das Gleichgewicht wird automatisch erhalten bzw. wiederhergestellt) und die Orientierung im Raum. Er steht in enger Verbindung mit der Tiefensensibilität und kann in den unterschiedlichsten Ausgangsstellungen (z.B. im Vierfüßlerstand), nicht nur im Stehen, angeregt werden – vgl. dazu die Methodik bei Mommert-Jauch (2000, S. 109).
- Bedeutsam für die Praxis in der Rückenschule ist die visuelle Wahrnehmung. Sie dominiert in der Vielfalt der täglichen Sinneseindrücke. Ihr bewusster (Nicht-)Einsatz erlaubt Vergleiche zwischen Erspürtem und Gesehenem (z.B. die Höhe der Schultern, die Kopfstellung). Ihr Weglassen im Augenschluss schärft langfristig die Kompetenz der Wahrnehmungsfähigkeit.

Dabei ist für die Bewegungspraxis die Integration der Sinne miteinander und die Bewertung der Eindrücke wichtig, z.B. beim Zusammenspiel von Bewegung und Wahrnehmung in der Gleichgewichtsschulung auf instabilem Untergrund (Wie angespannt oder locker ist jemand dabei, wo ist das zu spüren oder zu sehen?).

Am Beispiel von Partnermassagen des Rückens werden unterschiedliche Sinneseindrücke, Bewertungen oder Handlungsfolgen deutlich:

- das Erspüren von Haut, Muskeln und Knochen durch den „Aktiven"
- sein eigenes Verhalten im Kontakt: vorsichtig, einfühlsam, erkundend, kräftig
- der Eindruck seiner Wirkung auf den Massierten (angenehm, toll, schmerzhaft)
- der Massierte, der die Hand, den Ball wahrnimmt, der den Druck spürt und einschätzt, der das Tun des anderen bewertet, der verantwortlich dafür ist, dass

es ihm gut geht, der „Stopp" oder „bitte noch dort" sagen kann
- der Massierte, der danach Wärme, eine andere Auflage oder Beweglichkeit spürt oder sich „einfach nur gut" fühlt.

Einbettung des Themas Körpererfahrung in weitere Zusammenhänge

Zusätzliche Einflüsse auf das Thema „Körpererfahrung" und Aspekte/Inhalte der Neuen Rückenschule haben folgende Methoden/Themen:
- die Geschichte der „Spürarbeit", die vor allem mit den Namen von Gindler und Selver verbunden ist (Ludwig 2002; Brooks 2005)
- die Entwicklung von Entspannungsverfahren wie Autogenem Training und Progressiver Relaxation und die damit verbundenen Erfahrungen und Forschungen
- westliche Methoden, die mit und über Bewegung „arbeiten": die Feldenkrais-Methode, die Eutonie oder die Alexander-Technik (Feldenkrais 1996, Kjellrup 2000)
- Funktionelle Entspannung oder Konzentrative Bewegungstherapie als therapeutische Wege über die Verbindung von Körpererleben, Beziehung, Bedeutung und Entwicklung
- die fernöstliche Bewegungs- und Erfahrungskultur (Yoga, Tai Chi und Qigong).

In der Sportwissenschaft ist das Thema Körpererfahrung ebenso aufzufinden (z.B. in der Sportpädagogik oder im Gesundheitssport) wie in der Physiotherapie.

Seit etwa zehn Jahren gibt es im Bereich der Psychologie, Psychosomatik und der Körperpsychotherapie verstärkt das Bestreben, das subjektive Erleben des Körpers und leibbezogene Phänomene unter dem Oberbegriff *Körpererleben* zu beschreiben (Röhricht 2005, Joraschky 2009). Augenblicklich hat dieser Begriff noch keinen Einfluss auf die Theorie oder Praxis der Neuen Rückenschule, aber für Interessierte bietet dieses Thema Hintergrundwissen und Forschungsergebnisse.

3.1.2 Körpererfahrung in der Neuen Rückenschule

Die *Dortmunder Deklaration* der Neuen Rückenschule (KddR 2008) stellt drei Bereiche vor, aus denen Menschen/Teilnehmer einen Nutzen ziehen können:
- Verbesserung der Bewältigungsstrategien bei Rückenschmerzen
- Verbesserung der körperlichen Leistungsfähigkeit
- Stärkung der psychosozialen Ressourcen.

Dabei ist Körpererfahrung die zentrale Klammer, welche die Bausteine der Neuen Rückenschule verbindet:
- Körpererfahrung erschließt über Aufmerksamkeitslenkung „unbekannte Bereiche" in ihrem funktionalen Zusammenhang, macht sie lebendig und auch verfügbarer: die Schulterblätter, Rippen, Hüftgelenke, den „unsehbaren" eigenen Rücken.
- Teilnehmer nehmen z.B. die Einflüsse und Auswirkungen von Entspannungsanteilen sinnlich und emotional wahr und bewerten diese. Sie bekommen einen Eindruck davon, was es bedeuten könnte, diese regelmäßig in ihr Leben zu integrieren (z.B. Konzentration, Erholungsfähigkeit, Stressbewältigung, Gesundheit, Salutogenese). Wichtig ist dabei die Wahrnehmungsunterstützung durch den Lehrer, das freiwillige Besprechen dieser Erfahrungen und die persönliche Einschätzung für das eigene Leben (Zitat Teilnehmer: *„Ich fahre früher zum Kurs los, damit ich nicht abgehetzt ankomme."*)
- Wie machen die Teilnehmer z.B. Übungen der Funktionellen Gymnastik: Ist der Mund entspannt, wiederholen sie etwas „verbissen", halten sie vor lauter Anstrengung die Luft an? Hier wird die Übertragung in Beruf und Alltag angeregt: Wie locker/angespannt sind die Teilnehmer im Alltag, am PC, beim Laufen, beim Gespräch mit Kollegen, Mitarbeitern, Vorgesetzten?
- Wie werden intensive Gymnastiksituationen von den Teilnehmern mit- bzw. nachgespürt, z.B. Reaktionen des Herz-Kreislauf-Systems?
- Vgl. auch Aspekte und Verbindungen zum Baustein „Haltungs- und Bewegungsschulung": Verhaltensänderung wird durch Körperwahrnehmung erreicht.
- Über eigene Körpererfahrungen können Teilnehmer erkennen, welche Bewegungsgewohnheiten sie haben (z.B. am Arbeitsplatz mit durchgedrückten Knien oder enger Fußstellung stehen), können Alternativen entdecken und bei Bedarf etwas ändern (Gewinn an Handlungskompetenz, Lebensqualität).
- Eine Schulung der Wahrnehmungsfähigkeit hilft z.B. dabei, aktuelle oder länger anhaltende Körperspannungen über Bewegung und Entspannung zu lösen. Oft gibt es Verbindungen zum Thema Stress (➤ Kap. 3.6) und zu persönlichen Lebenssituationen. Schädigende Einflüsse/Zustände können vielleicht früher erkannt werden bzw. Teilnehmer können früher mit Entspannungspraxis oder Verhaltensänderungen reagieren (Entwicklung von Schutzfaktoren/Salutogenese). Dabei hilft auch das Wissen um psychosoziale Risikofaktoren bei Rückenschmerzen (Stadler 2009).
- Das Erspüren von Verspannungen sowie die Erfahrung und das Wissen (u.a. Handlungs- und Effekt-

wissen) über unterschiedliche Lösungsmöglichkeiten sind ein wichtiges Thema der Neuen Rückenschule. Man kann (chronische) Verspannungen als Vorboten von Schmerzen auffassen.

Auswirkungen einer Verspannung

- Mangeldurchblutung
- „Dauerzug" an den Sehnen
- schlechteres Zusammenspiel der Muskulatur in der Bewegung/Koordinationsprobleme
- Gelenkbelastung, Schmerzen
- Einschränkung der Lebensqualität.

- Die Praxis in den unterschiedlichen Bausteinen der Neuen Rückschule bringt im Kursverlauf spürbare unmittelbare oder etwas später auftretende Tonusveränderungen. Das Handlungswissen ist die wachsende Fülle von Praxisbeispielen, die Teilnehmer im Verlauf der Rückenschule erproben und bewerten, um die eigene Muskelspannung oder Haltung positiv zu beeinflussen (➤ Kap 3.4).
- Die körperliche Leistungsfähigkeit wird verbessert, unnötige Kraftverluste werden vermieden, die Koordination wird besser (Schmerzreduktion, Selbstwirksamkeit, Wohlbefinden). Auf diesen zentralen Punkt beim Effektwissen sollte ein Rückenschullehrer besondere Aufmerksamkeit richten!

Anwendungsbeispiele zum Thema Körpererfahrung in der Rückenschule

Über zwei Beispiele (Körpererfahrung und Atmung, Körpererfahrung und Becken) wird die Idee/der Nutzen eines „umfassenden" Begriffs Körpererfahrung und eine einfache Umgangsform für die Neue Rückenschule aufgezeigt. Dabei entscheidet jeder Rückenschullehrer selbst, welche Aspekte/(Lebens-)Themen er in der jeweiligen Gruppe wann und wie thematisiert: Die Beckenbewegung berührt z.B. immer das Thema Sexualität, Moralvorstellungen oder Einstellungen.

Beispiel 1: „Beobachten Sie Ihre Atembewegung"

(➤ Tab. 3.1)

Tab. 3.1 Körpererfahrung/Atmung

Sinnlich wahrnehmbar	Emotional
• Rippen bewegen sich • Teilnehmer können den Atem in bestimmte Bereiche „lenken" • Vor-/Nachteile bestimmter Atemmuster • Das Zwerchfell hat Ursprünge an der LWS	• Verunsicherung, Angst bei Teilnehmer: „Ich atme falsch" • Zusammenhang Atmung und Gefühle • Etwas ist gut, angenehm • Zufriedenheit: über die Atemerfahrungen sind Verspannungen im Rücken geringer geworden …
Kognitiv	**Sozial/gesellschaftlich**
• Atembewegung spüren • Druckveränderungen bemerken • Bewegungsmöglichkeiten und Grenzen wahrnehmen • Wo bewegt sich was? • Wie reagiert die Atmung, …? • Leichtigkeit, Qualität einer Bewegung	• Atem und Kindheitserfahrungen „Halt die Luft an", „Sei still" • der flache, feste Bauch als Schönheitsideal • Andere Menschen sagen, was richtig ist

Beispiel 2: „Bewegen Sie bitte das Becken Richtung Hohlkreuz und Rundrücken"

(➤ Tab. 3.2)

Tab. 3.2 Körpererfahrung/Becken

Sinnlich wahrnehmbar	Emotional
• zwei Sitzbeinhöcker • ein Beckenkamm • Muskeln mit Ansätzen und Ursprüngen • Das Zwerchfell bewegt den Bauch …	• Angst, dass es schmerzen könnte • glücklich, weil der Schmerz weg ist • Fühle mich gut • Etwas ist angenehm, … • …
Kognitiv	**Sozial/gesellschaftlich**
• Festes (Knochen) spüren • Druckveränderungen bemerken • Bewegungsmöglichkeiten und Grenzen wahrnehmen • Wo bewegt sich was? • Wie reagiert die Atmung, …? • Leichtigkeit, Qualität einer Bewegung	• Beckenbewegungen in der Öffentlichkeit „gehören" sich nicht, macht man nicht • Einstellung zur Sexualität

Für beide Beispiele sind folgende begleitende Fragen/ Reflexionen hilfreich:

- Was spüren Sie?
- Was wissen Sie darüber?
- Wie fühlen Sie sich dabei?
- Haben Sie Verbindungen, Ideen zu Redewendungen, Sprichwörtern, zur Körpersprache, zu Ihrer Lebensgeschichte, zur Kindererziehung, zu „ungeschriebenen Gesetzen" etc. (Milz 1998)?

Entsprechend diesen Beispielen können beliebige Praxiselemente vielseitig bzw. „ganzheitlich" betrachtet werden:

- Das Beugen und Strecken während einer Armbewegung kann mit dem Thema „Geben und Nehmen" verbunden werden.
- Eine Partnerübung mit isometrischen Anspannungen (z.B. Widerstand über den Rücken gegen eine Kraft aufbauen) enthält die Idee, Stabilität und Kraft zu spüren sowie seinen Platz zu behaupten.
- Gehen ist auch emotional und gesellschaftlich bedingt – dies kann in der Praxis, im Tun erspürt werden (z.B. gelangweilt, hektisch, bei Harndrang).

Wie wirkt die Wahrnehmung – ggf. die Veränderung nach einer Bewegungsaktivität – auf den Kursteilnehmer, welche Bedeutung erhält sie für ihn? Eine neue Qualität der Beckenbewegung in der Rückenlage kann sich z.B. im Gangbild oder auf dem Rückweg von der Kursstunde beim Radfahren zeigen. Wenn diese positiven Erfahrungen in das Bewusstsein des Teilnehmers rücken, finden Motivation und Lernen statt.

Hier ist exemplarisch der Transfer von Spürfähigkeit in den Alltag angedeutet. Außerdem wird ein Ziel der Rückenschule deutlich: Sie hilft dem Menschen, sein Leben leichter oder besser zu bewältigen.

Anmerkungen zu Einstellungen oder Haltungen der Teilnehmer

Die Beispiele verdeutlichen, dass ein sensibler und achtsamer Umgang mit sich in jedem Moment des Lebens stattfinden kann. Eine Voraussetzung für Lernen und Veränderung ist dabei das Wahrnehmen dessen, was ist. Dies geschieht in einem persönlichen Prozess, der für jeden Teilnehmer anders verläuft. Es ist wichtig, zu erkennen, dass es weitere Möglichkeiten gibt, etwas zu spüren, zu erleben, zu tun, und sich die Zeit und Freiheit dafür zu nehmen. Je feiner die persönliche Wahrnehmungsfähigkeit ist, je bedeutsamer Bezüge zum eigenen Leben werden, umso größer ist die Chance, in jedem Baustein der Neuen Rückenschule Wichtiges zu entdecken.

In der folgenden Übersicht sind hilfreiche Eigenschaften/Einstellungen für Teilnehmer genannt, um in der Gegenwart, im Moment Eindrücke wahrzunehmen.

Körpererfahrung – innere Haltung

- Bereitschaft zum neutralen, neugierigen Spüren
- Konzentration, Aufmerksamkeit, Achtsamkeit – „beim Handeln/Tun/Spüren sein"
- flexibles Lenken/Verschieben der Aufmerksamkeit – eine innere Lupe einsetzen
- Geduld, Offenheit, Mitgefühl für sich
- Erfahrungen/Reaktionen mitteilen – freiwillig, ohne Zwang.

Eine nicht wertende Wahrnehmung, Konzentration, Aufmerksamkeit, Achtsamkeit, Freundlichkeit zu sich selbst bieten eine Basis, sein eigener Erforscher zu werden und Neues wahrzunehmen:

- Dem Zusammenhang von innerer und äußerer Haltung (z.B. Stimmungen oder Sprichwörter) nachspüren, deren Einfluss auf Atmung, Skelett, Muskulatur, ... (dazu auch Literatur zum Thema Embodiment/ Verkörperung: Damasio 2001, Hüther 2007).
- Bewegungspraxis enthält auch „symbolische Praxis": Vertrauen zum Boden zu entwickeln, der trägt, oder Verantwortung für sich zu übernehmen, eine Übung auszulassen.
- Körperliche Reaktionen bei Gleichgewichtsübungen zum Stehen, zur Qualität des Kontaktes von Fußsohlen zum Boden zu bewerten (im übertragenen Sinn den eigenen Standpunkt im Leben).
- Die Erfahrung von Ruhe, Stille, Langsamkeit in der Entspannung, bei sanften Bewegungsübungen oder beim Qigong (In welchen Situationen im Tages-/Wochenverlauf nimmt sich ein Teilnehmer Zeit für sich, gönnt sich Ruhe?).

Abschließende Begründungen und Zusammenhänge für die Neue Rückenschule

Mit diesen Verknüpfungen und Beispielen wird der *biopsychosoziale Ansatz* der Neuen Rückenschule betont und verdeutlicht:

- Wie bewegen sich die Teilnehmer?
- Was können sie spüren, entdecken?
- Gibt es „bessere", gesündere Alternativen?
- Welche Bedeutung kann das für ihr Leben haben?
- Welche Einflussmöglichkeiten hat jeder Mensch selbst (Selbstwirksamkeit)?

Manchmal gibt es auch „skeptische" oder „kritische" Teilnehmer zu diesem Thema. Im Einzelfall könnten die Argumente und Hintergründe zusammen im Gruppengespräch erörtert und ausgetauscht werden. Hilfreich ist dabei die Frage, welche positiven Erfahrungen, welche Hilfen im Alltag andere Teilnehmer durch die Körpererfahrung bekommen haben.

Körpererfahrung zielt darauf ab, …

- den eigenen Körper besser kennenzulernen
- sensibler für körperliche Vorgänge zu werden
- sich körperlicher Auswirkungen bestimmter Trainingssituationen bewusster zu werden
- die Wahrnehmung für Muskelspannungen zu schärfen
- Haltungs- und Bewegungsqualitäten zu erspüren, zu erkennen und zu verbessern
- Bewegungsgewohnheiten zu entdecken
- körperliche Auswirkungen/die Wechselwirkung von Gefühlen und Körper zu erspüren
- die Persönlichkeitsentwicklung zu unterstützen.

Diese Übersicht enthält viele Aspekte des notwendigen Effektwissens zum Thema, mögliche Bestandteile des Handlungswissens sind in den vielfältigen Praxisbeispielen im Beitrag erwähnt. Zu diesem Thema bietet der Artikel von Kuhnt (2008) weitere Informationen. Damit gibt es verbunden mit den Hintergründen in ➤ Kap. 3.1.3 eine Fülle von Hinweisen und Argumenten, warum Körpererfahrung eine zentrale Rolle in der Rückenschule spielt.

Körpererfahrung – warum?

- Sie ist eine Voraussetzung, um persönliche Belastungen wahrzunehmen und diese im Lebenszusammenhang zu sehen.
- Sie bietet Möglichkeiten, Verspannungen, Erschöpfung, Stressauswirkungen mit eigenen Möglichkeiten zu beeinflussen, zu verändern.
- Sie ist ein Schutzfaktor im Sinne der Salutogenese, gibt Vertrauen in die eigene Wirksamkeit und trägt zur persönlichen Entwicklung bei.

3.1.3 Methodik der Körpererfahrung

Eine wichtige Grundlage für die Körperwahrnehmung ist das *Weber-Fechner-Gesetz* (Leri 2000). Dabei geht es vereinfacht um den Zusammenhang zwischen Reiz- und Empfindungsstärke bzw. um den wahrnehmbaren Unterschied unserer einzelnen Sinne:

- Wann ist eine Suppe versalzen?
- Welche Instrumente/Melodien sind in einem Konzert zu hören?
- Wann kann ein Mensch bei verschiedenen Gewichten einen Unterschied im benötigten Krafteinsatz beim Heben spüren?
- Wie viel Spannungsveränderung in der Muskulatur ist nötig, um eine Auflageveränderung in Rückenlage wahrzunehmen?

Beim Thema der Methodik geht es darum, die Wahrnehmungsfähigkeit zu schulen und zu verfeinern. Das bedeutet, dass kleine Veränderungen besser bei geringen Reizen/Unterschieden wahrzunehmen sind:

- Zwei (oder 100) Glühbirnen brennen, eine wird ausgeschaltet.
- Ein Gewicht heben: 50 g oder 100 g bzw. 10 kg oder 10,050 kg

Dies ist sehr bedeutsam für die Teilnehmer, da sie anfangs oft nicht in der Lage sind, kleine geringfügige Veränderungen wahrzunehmen. Der fehlende Unterschied führt dann zu einer „Geringschätzung" des vorher stattgefundenen Bewegens/Handelns – umso bedeutsamer ist die folgende Erklärung (Effektwissen!):

„Es passiert bei Bewegung immer etwas mit der Muskelspannung, den Gelenkbelastungen, der Durchblutung, beim Stoffwechsel, …, es gibt eine Physiologie der Achtsamkeit – mit der Zeit werden Sie sensibler dafür werden – kein Kind kann in der 1. Klasse Romane schreiben. Jeder Mensch kann lernen, seine Wahrnehmungen zu verfeinern." (Sigel 2007)

Erste Eindrücke

- können z.B. alltägliche Bewegungen vermitteln: Hände falten (gewohnt/ungewohnt – alle Finger eine Lücke weiter), sich die Hände eincremen, die ersten Bewegungen spiegelverkehrt, die körperlichen Gewohnheiten beim täglichen Anziehen bis hin zu einseitigen Bewegungen am Arbeitsplatz
- können Teilnehmer entdecken, wenn sie alltägliche Bewegungen seitenverkehrt durchführen
- werden z.B. durch Fragen zu Beginn und zum Ende einer Stunde entstehen: Wie stehen, gehen, atmen Sie jetzt, wie fühlen Sie sich – im Vergleich zu Beginn der Stunde, ist etwas spürbar anders, was können Sie wahrnehmen?
- kann das einseitige Dehnen vermitteln: Die Teilnehmer sollen erst kurz das Stehen und Gehen anspüren, dann 7–10 Dehnungen auf einer Körperseite vollziehen, danach wieder stehen und gehen und dabei *Seitenvergleiche* erkunden:
  - Qualität der Abroll-/Gehbewegung
  - Veränderungen der Atembewegung
  - Lockerheit im Arm-/Schulterbereich
  - Fühlt sich eine Seite besser an? Welche?
  - Haben Sie dafür im Alltag Zeit?! Wann?

Wichtig ist, sich darüber bewusst zu werden, dass die *Art der Fragestellung* Wahrnehmungen fokussieren, Erfahrungsräume erweitern oder schließen und teilweise suggestiv sein kann:

- Wo spüren Sie Ihre Auflage/den Kontakt mit dem Boden?
- Wie liegt Ihre linke Kniekehle auf (vielleicht gar nicht!)?

- Spüren Sie auch, dass die Schulter jetzt lockerer ist?
- Was ist Ihr erster Eindruck (z.B. nach einer kurzen Entspannungssequenz)?

Kernbereiche einer Methodik der Körpererfahrung

- Aufmerksamkeit lenken und wahrnehmen
- Unterschiede wahrnehmen
- Wahrnehmungen in das Bewusstsein heben/beschreiben
- Wahrnehmungen/Veränderungsprozesse bewerten.

Aufmerksamkeit lenken und wahrnehmen

Für die Wahrnehmungen auf der körperlichen Ebene ist für die Teilnehmer das Lenken ihrer Wahrnehmung durch den Rückenschullehrer wichtig: Die Handlung, das Tun wird in die Bewusstheit gebracht (Gebauer 2006):
- *global*: Wie liegt der Körper/der Rücken auf (Berührpunkte, Abstände)?
- *lokal* (mit dem Bild einer inneren Lupe): Liegt die linke Schulterblattspitze am Boden auf?

Die Fragen/Hinweise durch den Rückenschullehrer geben dem Teilnehmer quasi eine innere Lupe, mit der er Vertrautes spüren oder Neues entdecken kann.

Bei einem bekannten inhaltlichen Element wie der „Reise durch den Körper" gibt es viele Möglichkeiten, *in der Ruhe* Wahrnehmungen in den Vordergrund zu rücken:
- Auflage, Flächen, Abstände, Entfernungen: Wie liegt das Bein auf? Wohin zeigt der große Zeh? Spüren Sie die Fläche der Wade am Boden, den Abstand der Schultern von den Ohren, die Entfernung der Fersen/Zehen vom Bauchnabel, von der Nase etc.?
- Was ist mit offenen oder geschlossenen Augen zu spüren?

Natürlich ist es auch möglich, *in der Bewegung* mit vergleichbaren Fragen die Aufmerksamkeit zu lenken und Erfahrungen anzuregen:
- Wie ist die Qualität einer Bewegung: flüssig, stockend, ruckartig?
- Was ist bei unterschiedlichem Bewegungstempo zu erfahren, vor allem in der Langsamkeit (z.B. der Druckverlauf am Boden, die Mitbeteiligung/Bewegungsübertragung in der Wirbelsäule, im Körper), wohin zeigen bestimmte Körperteile bei einer Bewegung?
- Wie hängen Körperbereiche miteinander zusammen?
  - Die Teilnehmer bewegen im Sitzen das Becken (kippen, aufrichten) und legen nach einigen Wiederholungen während der Bewegung eine Hand in die Kniekehle und eine Hand in den unteren Rücken. Sie nehmen Spannungsveränderungen in der Muskulatur und in den Sehnen sowie deren Verbindungen und Kräfte wahr. Wie könnten Knie- oder Fußprobleme mit dem Becken/Rücken zusammenhängen (erfahrbare Theorie)?
  - mit dem Arm Richtung Zimmerdecke fassen oder oben in einen unsichtbaren Schrank greifen:
    - Wie ist die eigene Reichweite?
    - Welche Körperteile helfen mit (Bild einer Bewegungskette)?
    - Wie ist das Gewicht auf den Füßen verteilt?
    - Gibt es unnötige Spannungen (z.B. verbissener Mund, angespannter Bauch)?
  - Beispiel Mobilisation, Koordination und Bewegungsfluss – in Rückenlage mit aufgestellten Füßen die Knie nach rechts und zurück bewegen
    - Bis wohin geht es leicht, ohne Anstrengung?
    - Was bewegt sich mit? Die eigenen Hände als taktile Hilfe auf der Leiste, der Taille, dem Brustkorb etc.
    - Was machen die Rippen, welche ziehen sich zusammen, welche öffnen sich?
- Können Bilder oder Vorstellungshilfen Körpererfahrung erleichtern/unterstützen (Franklin 2008)?
  - Können Sie sich bei einer Beckenbewegung die Wirbelsäule als bewegtes Röntgenbild vorstellen? Wie verschieben sich Gelenkflächen?
  - Was spüren Sie, wenn Sie sich Ihr Schulterblatt als Floß auf dem Brustkorb vorstellen, wohin kann es treiben, wo ist es angeleint?
  - die unsichtbare Uhr als Hilfe für Beckenbewegungen (Feldenkrais 1996, S. 157–167).

Unterschiede wahrnehmen

Wird die Aufmerksamkeit auf verschiedene Zustände/Situationen gelenkt, können Unterschiede wahrgenommen werden. Die häufigsten Vergleiche werden sicherlich *Vorher-nachher-Vergleiche* oder *Seitenvergleiche (rechts/links)* in unterschiedlichen Ausgangslagen (Stehen, Sitzen, Vierfüßler) sein:
- Vergleich der Auflage oder Flächen (Liegt ein Bein mehr, besser, anders auf? Kontakt der Fußsohlen mit dem Boden etc.)
- räumliche Beziehungen/Abstände: die Öffnung der Achselhöhlen, Taillendreiecke, Berührpunkte der Hände/Finger am Oberschenkel beim Stehen
- Welche horizontalen oder vertikalen Linien, Achsen oder Lote können erkundet und verglichen werden?
- Ist eine Bewegung angenehmer in der Ein- oder Ausatmung?
- „Fehler" machen, zusätzliche Spannungen erzeugen, z.B. bei Rotationsbewegungen bewusst den Bauch anspannen, und vergleichen

3

- Beispiel Mobilisation, Koordination und Bewegungsfluss – in Rückenlage mit aufgestellten Füßen die Knie nach rechts und links bewegen
  - Geht es zu einer Seite anders, leichter?
  - Woran liegt es?
- Wie beeinflussen minimale Variationen einer Ausgangsstellung körperliche Zusammenhänge? – Beispiel: Wo ist der gewöhnliche/übliche Platz für die aufgestellten Füße in Rückenlage? Gibt es für den Rücken einen besseren (schlechteren) Platz, z.B. die Füße ein paar Zentimeter näher zum Becken, mehr auseinander, ganz eng zusammen?
- Bewegungen einseitig ausführen: z.B. Dehnen, sanfte Bewegungen
- zeitliche Vergleiche: in der Stunde, im Kursverlauf: vorher, dabei, nachher.

In der Feldenkrais-Methode spielt z.B. die *„Referenzbewegung"* eine wichtige Rolle in den Lektionen. Dabei handelt es sich um eine Bewegung, die zu Beginn und am Ende einer Stunde, ggf. auch während der Stunde, ausgeführt/erspürt wird. In der Regel ist die Veränderung der Bewegungsqualität, des Bewegungsumfangs dieser Bewegung am Ende sehr deutlich.

Welche Referenz- oder Vergleichsbewegungen können für die Neue Rückenschule sinnvoll sein, um auf Veränderungsprozesse im Kursverlauf hinzuweisen und um Körpererfahrungen zu schärfen?

- die Beckenbewegung: kippen/aufrichten
- die Rückenlage und der Kontakt zum Boden
- der Gang, das Abrollen der Füße.

Wahrnehmungen in das Bewusstsein heben/beschreiben

Dieser und der folgende Abschnitt liefern weitere Hinweise und Begründungen zum Thema „Handlungs- und Effektwissen". Das Lenken der Aufmerksamkeit in oder nach einer Praxissequenz bedeutet noch nicht, dass bei Teilnehmern eine (neue) Wahrnehmung stattfindet. Dies wird für den Rückenschullehrer erst dann deutlich, wenn Teilnehmer sich verbal äußern:

- Meine Schultern liegen anders auf.
- Ein Bein fühlt sich leichter oder länger an.
- Ich fühle mich neugierig, ängstlich, vorsichtig, erfrischt, …

Dabei passiert auch, dass verschiedene Teilnehmer Sinneswahrnehmungen nach der gleichen Aktivität (sanfte Schulterbewegungen in Rückenlage) unterschiedlich oder gegensätzlich beschreiben:

- Ich spüre keinen Unterschied – der Unterschied liegt z.B. außerhalb der Wahrnehmungsschwelle (Weber-Fechner).
  - Hier kann der Kursleiter z.B. den Fokus größer stellen (Ist vielleicht in der Auflage des Beckens etwas anders als vorher?), um neue Vergleiche zu ermöglichen.
  - Gibt es Temperaturunterschiede (vorher/nachher oder rechts/links bei einseitigen Bewegungen)?
- Das eine Bein (die Schulter) liegt mehr oder weniger auf.
- Die Selbstmassage im Rücken ist an unterschiedlichen Stellen angenehm.

Diese Erfahrungen können wertschätzend erklärt werden. Die Teilnehmer werden dadurch beruhigt, dass Wahrnehmungen, Bewertungen und Veränderungsprozesse sehr individuell verlaufen und dass dies richtig ist. Sie werden unabhängiger von Erfahrungen und Meinungen anderer.

An dieser Stelle kann es auch hilfreich sein, (ungewöhnliche) Wahrnehmungen zu erklären:

- Zusammenhang von Körperauflage und Muskeltonus in der Rückenlage
- Veränderungen in der Bewegungsqualität
- Zunahme der Herzfrequenz
- Hintergründe zum Atemanhalten.

Wahrnehmungen sind u.a. auch mit Gefühlen von Zustimmung oder Ablehnung verbunden. Wichtig dabei ist, dass Rückenschullehrer Bewertungen und Mitteilungen von Teilnehmern vorurteilslos annehmen:

- Jeder hat das Recht, über den Augenschluss zu bestimmen – es ist ein Vorschlag, andere/neue Erfahrungen zu sammeln (z.B. Kontrolle).
- Niemand muss seine Eindrücke beschreiben.

Wahrnehmungen/Veränderungsprozesse bewerten/Übertragung in den Alltag

Unterschiede wahrzunehmen, bedeutet auch, verschiedene Qualitäten zu spüren – Wahrnehmungen erhalten Sinn und Bedeutung durch die Ausrichtung auf Handlungen, auf den Alltag:

- Konnten Sie am Arbeitsplatz Verspannungen früher wahrnehmen und etwas dagegen tun?
- Haben Sie in der letzten Woche andere Bücktechniken benutzt?
- Gibt es Veränderungen in Ihrem (Bewegungs-)Leben?

An dieser Stelle ist auch der Vergleich beim Ausführen von Bewegungen als Symbol für alltägliches Handeln möglich, als Kommentar oder Frage für alle:

- Wie gehen Sie mit neuen Anforderungen um?
- Bedeutet Anstrengung mehr Leistung?
- Könnte es wirklich helfen, „dauernd" die Luft anzuhalten?

3.1.4 Abschließende Hinweise zur Kursdurchführung

Mit dem beschriebenen Ansatz wird deutlich, dass das Thema „Körpererfahrung“ zu jedem Zeitpunkt einer Kursstunde in den Vordergrund gelangen kann – es ist nicht an einen bestimmten Zeitrahmen gebunden. Hinweise und Vorschläge zum Nachspüren kann der Kursleiter durch eine etwas langsamere, „leisere“, mit Pausen versehene Sprache/Stimme anleiten.

In einzelnen Fällen können Kursleiter mit „ungewohnten“ Reaktionen konfrontiert werden. Fast alle sind in kurzfristigen mitfühlenden, nichtbewertenden kleinen Dialogen (auch am Rande) zu lösen. Wichtig ist die Verbindung von fachlichem Hintergrund und persönlicher Kommunikationsfähigkeit des Rückenschullehrers.

Stolpersteine für Teilnehmer

- ungewohnte körperliche Erfahrungen
  - Teilnehmer spürt am Ende von Entspannungsphasen Körperbereiche nicht mehr
- kognitive Bewertungen
  - Diese Beckenbewegungen mache ich nicht.
  - Das kann ich am Arbeitsplatz nicht machen.
- gefühlsmäßige Eindrücke
  - Angst beim Augenschluss
- Verbindungen zur Lebensgeschichte, zu Selbsterfahrung und Therapie
  - Thema Sexualität oder „Missbrauch“ in Rückenlage/bei Becken- oder Beinbewegungen etc.

Weitere Informationen dazu finden sich u.a. in ➤ Kap. 1.4. Darüber hinaus besteht die Möglichkeit, über den *Einsatz von Medien/Kleinmaterial* die Wahrnehmungsfähigkeit immer wieder neu herauszufordern bzw. ein Abgleiten in „stupides Üben“ zu verhindern:

- Verschiedenes Material zum Lagern benutzen: z.B. LWS-Kissen, (Halb-)Rollen, Handtücher, Keilkissen.
- Unterschiedlichstes Ballmaterial zur Selbst- oder Partnermassage einsetzen.
- Weiteres Kleinmaterial wie Kirschkern- oder Bohnensäckchen, Stäbe, Luftballons einbeziehen:
  - im Vierfüßlerstand mit warmen Kirschkernsäckchen auf dem Kreuzbein, der Wirbelsäule oder dem Schulterblatt unterschiedliche Bewegungsaufgaben bewältigen
  - in Rückenlage zwei Säckchen unter den Rücken (die Schulterblätter etc.) legen und mit unterschiedlicher Kraft Körperbereiche (z.B. gleichzeitig oder abwechselnd) in die Säckchen drücken (Wo gibt es Mitbewegungen im Skelett, gibt es wahrnehmbare Tonusveränderungen nach einseitiger Bewegung?)

Musik kann z.B. bei ungeübten Teilnehmern den Einstieg in Entspannungssituationen erleichtern, ein Dauereinsatz von Musik in vielen Phasen einer Kursstunde lenkt hingegen bei ihnen Aufmerksamkeit und Spürfähigkeit ab.

Die *Temperatur* im Gruppenraum sollte so angenehm sein, dass 10-minütige Ruhephasen (Entspannung) oder sanfte Sequenzen mit wenig Bewegung nicht zum Auskühlen führen – Unbehagen oder Kältegefühle sind keine Hilfen beim „inneren Eintauchen“.

LITERATUR

Beckmann-Neuhaus D (1993). Mototherapie als Wahrnehmungsförderung in der Einzeltherapie von psychisch Kranken. In: Hölter G (Hrsg.). Mototherapie mit Erwachsenen. Schorndorf: Verlag Karl Hofmann, S. 109–126.

Bernard A et al. (2003). Ideokinese. Bern: Verlag Hans Huber.

Bielefeld J (Hrsg.) (1991). Körpererfahrung. Göttingen: Hogrefe Verlag.

Damasio A (2001). Descartes' Irrtum. München: DTV Verlag.

Feldenkrais M (1996). Bewußtheit durch Bewegung. Frankfurt: Suhrkamp Verlag.

Franklin E (2008). Befreite Körper. 5. Aufl. Kirchzarten: VAK Verlag.

Gebauer K (2004). Einführung in die Feldenkrais-Methode für Rückenschullehrer. Die Säule 4: 167–170.

Häfelinger U, Schuba V (2010). Koordinationstherapie – Propriozeptives Training. 5. Aufl. Aachen: Meyer + Meyer Fachverlag.

Hüther G (2007). Wie Embodiment neurobiologisch erklärt werden kann. In: Storch M, Cantieni B, Hüther G, Tschader W. Embodiment. Bern: Huber Verlag, S. 73–97.

Joraschky P, Loew T, Röhricht F (Hrsg.) (2009). Körpererleben und Körperbild. Stuttgart: Schattauer.

Kempf HD (2007). Praxis der Neuen Rückenschule – Aufbau und Bindung an langfristige körperliche und gesundheitssportliche Aktivität. Die Säule 17 (1): 8–19.

Kjellrup M (2000). Eutonie. München: Ehrenwirth Verlag.

Kolb M (1994). Ziel und Methode der Körperwahrnehmung im Herzsport. Gesundheitssport und Sporttherapie 2: 4–7.

Konföderation der deutschen Rückenschulen KddR (2008). Dortmunder Deklaration 2008. www.kddr.de/download/TDRG2008/Dortmunder_Deklaration2008/pdf [Zugriff am 28.4.2010].

Kuhnt U (2008). Wie erreichen Rückenschullehrer bei ihren Teilnehmern Verhaltensänderungen? Die Säule 18 (1): 8–14.

Kurz D (2005). Der siebte Sinn. Praxis der Psychomotorik 4: 224–233.

Leri D (2000). Kopfmöbel. Karlsfeld: Thomas Kaubisch Verlag.

Ludwig S (2002). Elsa Gindler – von ihrem Leben und Wirken. Hamburg: Christians Verlag.

Milz H (1998). Der wiederentdeckte Körper. München: Artemis Winkler Verlag.

Mommert-Jauch P (2000). Körperwahrnehmung und Schmerzbewältigung im Alltag. Berlin: Springer Verlag.

Röhricht F et al. (2005). Konsensuspapier zur terminologischen Abgrenzung von Teilaspekten des Körpererlebens in Forschung und Praxis. Psychotherapie, Psychosomatik, medizinische Psychologie 55: 183–190.
Siegel D (2007). Das achtsame Gehirn. DVD. Müllheim-Baden: Verlag Auditorium Netzwerk.
Stadler P, Spieß E (2009). Arbeit – Psyche – Rückenschmerzen. ASU Arbeitsmedizin Sozialmedizin Umweltmedizin 2: 68–76.
Storch M, Cantieni B, Hüther G, Tschader (2010). Embodiment. 2. Aufl. Bern: Huber Verlag.
Zimmer R (2005). Handbuch der Sinneswahrnehmung. 8. Aufl. Freiburg: Herder Verlag.

3.2 Training der motorischen Grundeigenschaften

Heike Streicher

Die Rückenschule, als eine vorrangig bewegungsbezogene Intervention, verfolgt unter anderem das Ziel, durch eine spezielle körperliche Aktivität die *physischen Gesundheitsressourcen zu fördern* (Bös und Brehm 2006). Dabei soll der körperliche Trainingszustand im Rahmen der Ausbildung der *motorischen Grundeigenschaften* Kraft, Flexibilität, Koordination, Ausdauer und Schnelligkeit als Komponenten einer *gesundheitsbezogenen Fitness* verbessert werden (Pfeifer 2007; ➤ Kap. 1.4).

3.2.1 Zusammenhang zwischen dem körperlichen Trainingszustand und Rückenschmerzen

Stellt ein schlechter körperlicher Trainingszustand eine Voraussetzung für das Entstehen von Rückenschmerz dar? Bislang liegt für die Bewertung von Fitnessfaktoren keine ausreichende prospektive Studienlage vor (Lühmann 2005). Veränderungen in der Muskelstruktur bei Personen mit Rückenschmerzen scheinen vermutlich eher die Konsequenz als die Ursache der Schmerzen zu sein (➤ Abb. 3.2). Die Veränderungen führen dann sekundär zu Auswirkungen auf die propriozeptiven und koordinativen Leistungen sowie die Ausdauerfähigkeit (Verbunt et al. 2003).

Hingegen kann empirisch belegt werden, dass körperlich aktivierende Behandlungsverfahren effektive Maßnahmen bei Rückenschmerzen darstellen. Dass die körperliche Fitness durch Trainings- und Bewegungsprogramme zur Prävention von Rückenschmerzen gefördert wird, ist z.B. durch Hayden et al. (2005) sowie Linton und van Tulder (2001) gezeigt worden. Auch der Zusammenhang zwischen der Funktionsfähigkeit der

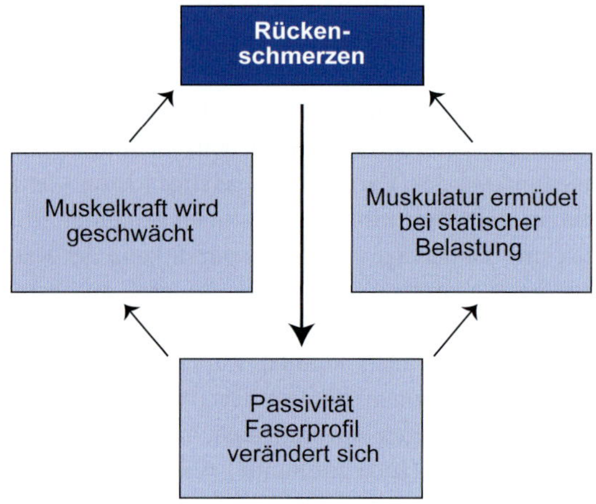

Abb. 3.2 Rückenschmerz und Bewegung [L143]

Rücken- und Rumpfmuskulatur und Rückenschmerzen ist eindeutig belegt (Richardson et al. 1999). Daher erscheint es trotz des unklaren Risikofaktorstatus ratsam, dennoch ein spezielles Training sowohl der Kraft/Kraftausdauer als auch der Koordination der Rumpf- und Rückenmuskulatur einzubeziehen (Pfeifer 2007).

3.2.2 Bedeutung des Trainings der Rumpfmuskulatur im Sinne ihrer Bewegungs- und Haltungsfunktion

Personen mit Rückenschmerzen zeigen ätiologisch betrachtet nicht nur eine Dekonditionierung der Muskelkraft und -masse (Verbunt et al. 2003), bei ihnen ist außerdem die neuromuskuläre Steuerung der wirbelsäulenstabilisierenden Muskulatur verändert und die propriozeptiven Fähigkeiten (gleichbedeutend mit der Tiefensensibilität) sind eingeschränkt (Rudy 1995; McGill 1998; Dalichau und Scheele 2000; Laube und Hildebrandt 2000), wodurch Defizite in der koordinativen Leistungsfähigkeit entstehen. Durch solche defizitären Informationen, die sich in einer veränderten sensorischen Eigenwahrnehmung (Hyposensibilität) widerspiegeln, kommt es im peripheren und zentralen System zu einer verminderten Informationsverarbeitung, welche eine herabgesetzte Efferenz zur Folge hat. Daraus leiten sich möglicherweise eine mangelhafte Bewegungsausführung sowie Fehlsteuerungen bei routinemäßigen Bewegungsabläufen ab (Wilke und Froböse 1998).

Derzeit werden solche identifizierbaren Koordinationsstörungen als einer der wesentlichsten Mechanismen in der Pathogenese vor allem bei Personen mit unspezifischen Rückenschmerzen betrachtet. In der Folge

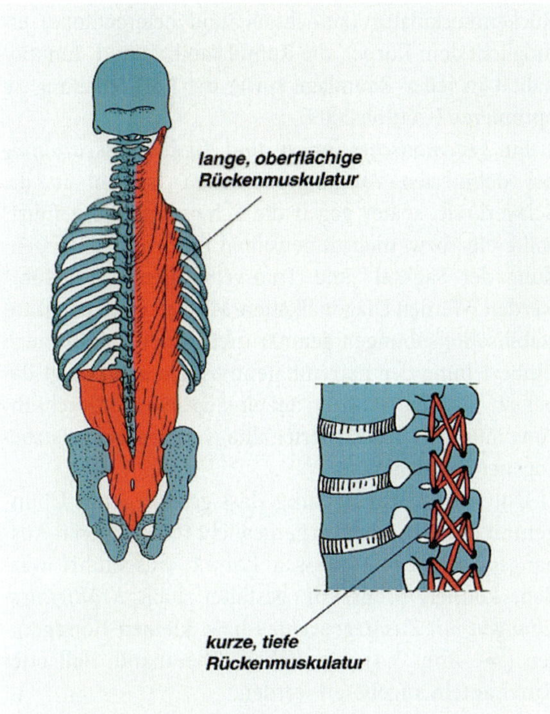

Abb. 3.3 Oberflächliche und tiefliegende Muskeln der Wirbelsäule [X309]

kommt es zu Einschränkungen der notwendigen Stabilisierungsfunktionen der Wirbelsäule.

Die Rückenmuskulatur übernimmt in Bezug auf die Wirbelsäule zwei spezifische Funktionsbereiche, die sich in einem geordneten Zusammenspiel zwischen den *oberflächlichen (wirbelsäulenfernen)* und *tiefliegenden (wirbelsäulennahen) Muskeln* (➤ Abb. 3.3) widerspiegeln:

Eine *Bewegungsfunktion* übernimmt die *globale* (oberflächliche) *Muskulatur* (M. rectus abdominis, M. obliquus abdominis, M. erector spinae – longissimus und iliocostalis) in Zusammenarbeit mit der Extremitätenmuskulatur, um die Wirbelsäule (entsprechend der durch Bewegungsaufgaben und Umwelt entstehenden Anforderung) zu bewegen (Pfeifer 2007) und eine *globale Stabilität* aufrechtzuerhalten.

Eine *Haltungsfunktion* wird durch die wirbelsäulennahen (tiefliegenden) Muskeln (M. multifidus – tiefliegende Anteile, M. transversus abdominis, M. rotatores) abgesichert, um den Rücken bei Fortbewegung bzw. Bewegung der Extremitäten aufrecht und stabil zu halten. Studien belegen deren ausgesprochene Bedeutung für die intersegmentale (lokale) Stabilität der Bewegungssegmente (Hamilton 1997) und stellen fest, dass die Abschwächung und Dyskoordination des M. multifidus und des M. abdominus transversus an spezifischen Schmerzsituationen ursächlich beteiligt sind (Hodges und Richardson 1995).

Der M. multifidus übernimmt zusätzlich eine direkte Kontrolle über Länge, Tiefe und Kompression der Lendenlordose und beeinflusst deren Stabilität. Dem M. transversus abdominis wird eine sogenannte „Feedforward"-Funktion zugeschrieben – bei willkürlichen Armbewegungen erfolgt eine Aktivität dieses Muskels *vor* allen anderen gemessenen Muskeln (anhand von elektromyografischen Ableitungen messbar) (Hodges et al. 1999).

Nach McGill (2001) ist die Fähigkeit zur Stabilisierung der Wirbelsäule einerseits abhängig von der Kraft der sie umgebenden Muskulatur, andererseits aber auch vom qualitativen Einsatz der Muskelkraft im Sinne einer adäquaten Koordination. Umso bedeutsamer ist der Einsatz von Trainingsmethoden, die eine koordinationsschulende Wirkung auf die Rumpfmuskulatur ausüben. In Übungen zur „spinalen segmentalen Stabilisation" wird zunächst gezielt der tiefe quere Bauchmuskel angesteuert und später seine Kokontraktion mit der tiefen Rückenmuskulatur gefördert (Hamilton und Richardson 1999). Es konnte bestätigt werden, dass diese Übungen zur Erhaltung der segmentalen Stabilität der Wirbelsäule wirksam sind (Tsao und Hodges 2007).

Weitere Möglichkeiten zur Beeinflussung der segmentalen Stabilität bieten statische und dynamische Stabilisierungsübungen (inzwischen als „Core"-Training [Pappert und Schmölzer 2009] bekannt – als ein Trainingskonzept mit der Fokussierung auf die innere Muskulatur), die auf instabilen Unterlagen in Form eines Trainings mit hohen sensomotorischen Anforderungen ausgeführt werden. Deren Wirkweise auf die segmentale Stabilität konnte in ersten Untersuchungen indirekt nachgewiesen werden (Gruber 2001; Bruhn 2003). Vielversprechend sind in diesem Zusammenhang auch die Ergebnisse der Studie von Anders et al. (2008), die einen flexiblen, elastischen Schwungstab (Propriomed) für das Rumpfkrafttraining einsetzten und damit einen koordinationsschulenden Effekt für die Rückenmuskulatur nachwiesen. Dabei wird angenommen, dass durch die dosierten Impulse in hoher Reizdichte in Form von kontrollierten Schwingungen des Stabes die tiefliegende Muskulatur besonders angesprochen wird.

Krafttraining

Im Allgemeinen besitzt das Krafttraining zum Erhalt und zur Verbesserung der motorischen Leistungsfähigkeit sowie Belastbarkeit des Halte- und Bewegungsapparates einen hohen Stellenwert. Vor allem im Alter trägt es zum Erhalt der Autonomie bei und verringert das Sturz- und Verletzungsrisiko.

Die Kräftigung dieser lokalen muskulären Bereiche spielt sich in der Rückenschule vorwiegend im Bereich der *aeroben Kraftausdauer* ab. Dabei ist zu beachten, dass sich das Trainung primär im Intensitätsbereich von 40–70% der Maximalkraftfähigkeit bewegen muss, mit entsprechend definierten Belastungsfaktoren wie bspw. einem Umfang von 15–25 Wiederholungen bei 2–3 Sätzen. Die Verbesserung der Kraftausdauer über die Stabilisierung der Rücken- bzw. Rumpfmuskulatur garantiert in der Folge die Vermeidung von bewegungsmangelbedingten Dekonditionierungszuständen.

Als Wirkmechanismen werden bei solchen Interventionen angenommen (Linton und van Tulder 2001):

- eine *Tonussteigerung* der Rücken- und Rumpfmuskulatur
- eine *verbesserte Durchblutung* der Wirbelsäulenmuskulatur, Gelenke und Zwischenwirbelscheiben (woraus sich eine Reduzierung der Anfälligkeit hinsichtlich mikrotraumatischer Schädigungen ergeben kann)
- eine *Verbesserung der Stimmung* (Befindlichkeit) und damit positive Beeinflussung der Schmerzwahrnehmung.

Auch in einer Rückenschule ist zu beachten, dass unveränderte Trainingsbelastungen über einen längeren Zeitraum zwar der Krafterhaltung dienen, aber keine weiteren Leistungsverbesserungen erwartet werden können (Schmidtbleicher 1989). Daher muss die Belastung ständig den jeweiligen Trainingszuständen der Kursteilnehmer angepasst werden, was durch Steigerungs- und Variationsmöglichkeiten (Übungswechsel, Umfangs- und Intensitätssteigerung, veränderte Pausengestaltung) erreicht werden kann.

Kräftigung der Rumpfmuskulatur

Eine gut trainierte Bauchmuskulatur sorgt für eine kräftige und stabile Körpermitte. Diese als Flexoren wirkenden Rumpfmuskeln treten bei allen Oberkörperbewegungen mit der Rückenstreckmuskulatur in ein teils synergistisches, teils antagonistisches Wechselspiel. Weiterhin wird auch die Beckenstellung durch die Bauchmuskulatur beeinflusst. Bei der Ausführung von Bauchmuskelübungen muss darauf geachtet werden, dass diese zu keiner zu hohen Lendenwirbelsäulen-Belastung führen (z.B. durch zu lange Hebelarme, wodurch Drehmomente und Scherkräfte auf die Wirbelsäule wirken). Eine kräftige Rückenmuskulatur (autochtone und heterochtone) ermöglicht dem Körper, die Rumpfstabilität und -funktionalität in jeder Raumlage sowie die Körperhaltung zu optimieren (Gottlob 2009).

Ein *systematisches Bauch- und Rückenmuskeltraining* bei definierten Ausgangspositionen (sowohl in die Schwerkraft, später gegen die Schwerkraft ausgeführt) sollte ein- bzw. mehrdimensional (auch unter Verwendung der Sagittal- und Transversalebene) ausgeführt werden. Werden Diagonalketten/Muskelketten bei Autostabilisationsübungen genutzt (neben der Rumpf- auch Einbeziehung der Extremitätenmuskulatur), erfolgt dabei ein Transfer in Bezug auf eine optimierte Durchführung muskulär abgesicherter alltags- und arbeitsplatzbezogener Tätigkeiten.

Unter der Voraussetzung, dass grundlegende Übungenmit dem eigenen Körpergewicht (bei sauberen Ausgangspositionen) technisch korrekt ausgeführt werden, können progressiv gestaltet auch *Kräftigungsübungen mit Zusatzgewichten* bzw. kleinen Handgeräten (➤ Abb. 3.4) wie Stäben, Theraband, Ball oder Kurzhanteln angeboten werden.

Zwei muskuläre Bereiche des Rumpfes und deren gezielte Beanspruchung in der Rückenschule sollen im Folgenden besonders herausgestellt werden:

Zum einen muss auf die Bedeutung des *Trainings der Beckenbodenmuskulatur* aufmerksam gemacht werden. Diese spielt als ein „tiefes kaudales Stabilisationssystem" eine entscheidende Rolle sowohl bei der aufrechten menschlichen Haltung, der Atmung als auch der komplexen Stabilisation des Rumpfes (und dabei vor allem der Lendenwirbelsäule) als untere Begrenzung der Bauchhöhle (Lewit 2002). Der Beckenboden ist mit seiner Muskulatur zugleich Synergist und Antagonist des Diaphragmas (Zwerchfell) und der Bauchmuskulatur. Es ist sinnvoll, funktionsspezifische Beckenbodenübungen (nachlesbar bei Cariere 2003; Tanzberger 2009) hinsichtlich der Ansteuerung dieser Muskulatur in das Training mit einzubeziehen. Methodisch sollten dabei vor allem bei Übungsanweisungen Metaphern verwendet werden. Hinsichtlich des Übungsrepertoires kann der Einsatz zusätzlicher Kleingeräte (z.B. Pezziball, Redondoball) eine hilfreiche Ergänzung sein.

Zum zweiten muss die *Stabilisation der Halswirbelsäulen- (HWS-) und Schulter-/Nackenmuskulatur* thematisiert werden. Kontinuierliche Fehlbelastungen im Beruf (z.B. dauerhaft fixierte Kopfhaltung an unzureichend ergonomisch gestalteten Bildschirm-Arbeitsplätzen), aber auch sportartenbedingt, verbunden mit einer Reizung der in den Gelenkkapseln angesiedelten Nozizeptoren, führen bei vor allem zusätz-

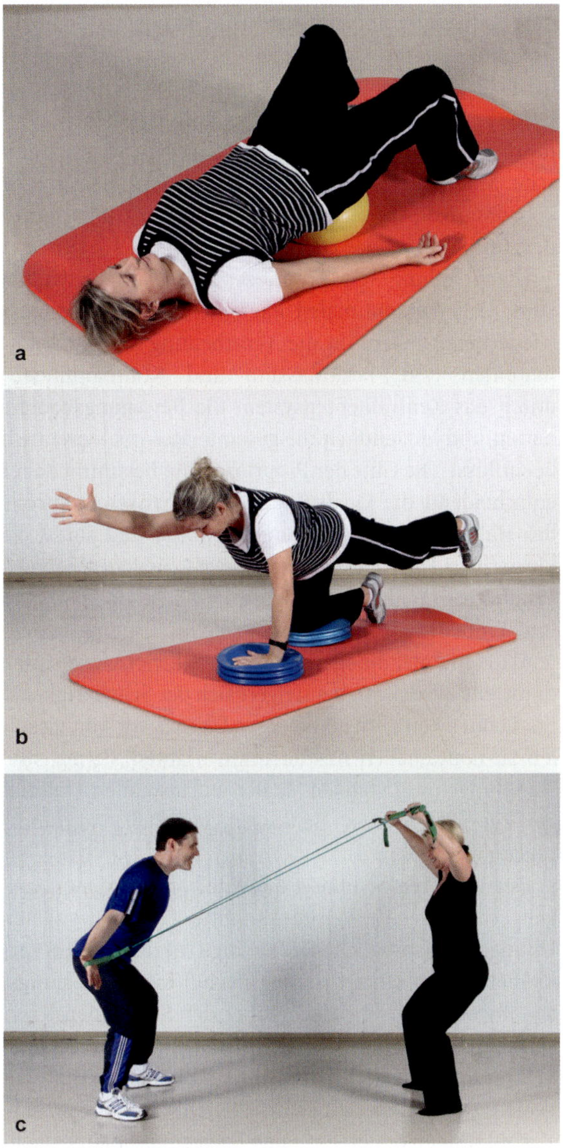

Abb. 3.4 Ausgewählte Beispiele für Kräftigungsübungen mit Kleingeräten [W789]
a) Einsatz eines Redondoballs
b) Vierfüßlerstand auf Ballkissen
c) Partnerübung mit dem Gymstick

lich schwach ausgeprägter Nackenmuskulatur zu Segmentgefüge-Störungen (Tittel 2003). Ein Training der HWS-Muskulatur innerhalb der Rückenschule hat zum Ziel, die Mobilität zu verbessern und die HWS durch ein kräftiges Muskelkorsett besser gegen äußere mechanische Einwirkungen zu schützen (Gottlob 2009). Übungen für die HWS-Muskulatur (Übungsrepertoire nachlesbar bei Kuhnt 2004) sollten mit einer besonders langsamen Bewegungsgeschwindigkeit und keinesfalls schwunghaft ausgeführt werden.

Bedeutung einer Fußgymnastik

Ziele einer Fußgymnastik ist zum einen die Prophylaxe hinsichtlich Verletzungen des Sprunggelenkes, zum anderen sollen Veränderungen in der Haltung verhindert werden, verbunden mit der Vermeidung von Rückenbeschwerden. Chronische Fehlbelastungen der Füße durch Übergewicht, falsches Schuhwerk (oft beengend und zu kleine Lastübertragung durch Absatz) und Fußdeformitäten (Knick-, Senk-, Spreizfuß) bestimmen die beständige Situation – Folgen sind Überbeanspruchung des Vorfußes, eine Verkürzung der Wadenmuskulatur, Achsenfehlstellungen der Beine und vor allem eine Hohlkreuzbildung (Tittel 2004). Die negativen Auswirkungen belaufen sich demnach nicht nur auf die funktionelle Stabilität der Sprung- und Kniegelenke, sondern auch auf die Hals-, Brust- und Lendenwirbelsäule.

Im Speziellen bewirken angeborene oder erworbene *Fußdeformitäten Veränderungen in der Körperstatik*. So lösen Fußfehlformen und Fußschwächen eine Kettenreaktion von funktionellen Veränderungen in den nachfolgenden Gelenken aus (sogenannte „Ursache-Folge-Ketten"). Dabei führt ein Absinken des mittleren Längsgewölbes zu einer Rotation des Unterschenkels. Die Beinachse zeigt eine vermehrte Valgisierung im Kniegelenk. Das Becken reagiert mit einer vermehrten Kippung, welche eine verstärkte Lendenwirbelsäulenlordose zur Folge hat. Das Absinken des inneren Fußgewölbes ist somit verantwortlich für eine Verlagerung des Körperschwerpunktes nach ventral; konsequenterweise muss die Rückenmuskulatur mehr Haltearbeit leisten, um den Körper im Gleichgewicht zu halten.

Auch bei der *propriozeptiven Bewegungssteuerung* spielt der Fuß eine entscheidende Rolle. Impulse von den Mechanorezeptoren der Fußsohle aktivieren die Fußmuskulatur zur Sicherung der funktionellen Gelenkachsen. Kommt es zu einer Störung der kinästhetischen Steuerung des Fußes, verändert sich aufgrund einer verminderten Informationsweiterleitung die Aktivität innerhalb der gesamten Muskelkette.

Deshalb kommt der Fußgymnastik mit dem Ziel, die Unterschenkel- und Fußmuskulatur mittels spezifischer Übungen zu kräftigen, eine maßgebliche Bedeutung zu. Eine grundlegende Voraussetzung für die Stabilisierung in Standpositionen ist das Erarbeiten der „Short-food"-Technik nach Janda (sensomotorische propriozeptive Faszilitationstechnik). Diese Technik bildet ein Aktivierungsprogramm der Extremitäten (und Rumpfmuskulatur) über den Einsatz der Fußmuskulatur (Aufbau einer Grundspannung im Fußlängs- und Fußquergewölbe), das phylogenetisch vorgegebene Bewegungsketten nutzt und intensiviert (Horn und Steinmann 2001).

Weitere Hinweise zur Durchführung des Krafttrainings

Ein Krafttraining kann sich innerhalb der Rückenschule in den üblichen Hauptteil einbetten. Eine entsprechende Erwärmungssequenz,um das Herz-Kreislauf-System anzuregen, die Körperkerntemperatur zu erhöhen, passive Strukturen vorzubereiten und die Teilnehmer mental einzustimmen, ist vorzuschalten.

Um das Übungsgut quantitativ zu betrachten, ist es wichtig, zum einen eine *Vielseitigkeit im Übungsgut* (affektiv-emotionaler Aspekt) anzustreben. Zum anderen sollten aber auch *„Basisübungen"* vermittelt werden, die helfen, eine persönliche Handlungskompetenz zum eigenständigen Ausführen von Übungen zu entwickeln.

Bei jeglichen Übungsausführungen muss auf eine ruhige, der Aktivität angepasste Atmung geachtet werden (die Ausatmung erfolgt in der konzentrischen Phase der Übung); Pressatmung ist zu vermeiden. Während der gesamten Übung wird die Muskelspannung im überwindenden und nachgebenden Teil der Bewegung aufrechterhalten.

Für Kursteilnehmer mit arthrotischen Veränderungen (meist verbunden mit Schmerzen, eingeschränkten Bewegungsamplituden und verminderten Kraftfähigkeiten) müssen mitunter die Übungsauswahl, die Wahl der Ausgangspositionen und die Belastungsgestaltung modifiziert werden.

Koordinatives Training

Koordinative Fähigkeiten sind nicht nur Leistungsvoraussetzungen für Bewegungselemente, sondern wesentliche Bestandteile der menschlichen Motorik generell. Sie werden in jedem Alter benötigt und mit zunehmenden Lebensdekaden steigt ihre Bedeutung für unsere Körperhaltung und Bewegungssicherheit sowie die erfolgreiche Bewältigung der Aufgaben im Alltag. Koordination stellt das Zusammenwirken des Zentralnervensystems (ZNS) als Steuerorgan und der Skelettmuskulatur als Ausführungsorgan innerhalb eines gezielten Bewegungsablaufs dar (Hollmann und Hettinger 2000). Dazu müssen zum einen verschiedene Bewegungsabläufe abgestimmt werden, zum anderen die bei einer Bewegung aktiven Muskeln harmonisch zusammenspielen. Die entsprechenden Leistungsvoraussetzungen dafür bildet eine Vielfalt verschiedener koordinativer Fähigkeiten (Gleichgewichts-, Orientierungs-, Reaktionsfähigkeit sowie Rhythmus- und Differenzierungsfähigkeit).

Meistens lässt sich „Koordination" nur im „Ganzen" entwickeln, d.h., neben der einen Fähigkeit werden andere zeitgleich mit entwickelt. Dies ist normal und trifft besonders auf die Anwendung von Spielen und Spielformen zu.

Im Zentrum des Koordinationstrainings stehen gymnastische Körperübungen. Durch geeignete methodische Maßnahmen können die Anforderungen an die koordinative Schwierigkeit der einzelnen Übung geändert und schrittweise gesteigert werden.

Die Schulung von propriozeptiven Fähigkeiten hat zum Ziel, den optimalen afferenten Informationsfluss wiederherzustellen, da die Verarbeitung solcher Informationen (z.B. Positionssinn und Kraftempfinden) durch das Zentralnervensystem die Bewegungskoordination und letztendlich die gesamte Motorik wesentlich beeinflusst. Die Güte der Propriozeption bestimmt daher entscheidend die Qualität der koordinativen Kontrolle des Haltungs- und Bewegungsapparates und somit die körperliche Leistungsfähigkeit in verschiedenen Lebenssituationen (Wilke und Froböse 1998). Besonders Stand und Einbeinstand sind für ein solches Training bedeutende Elemente, die methodisch in Schwierigkeitsstufen unterteilt werden. Dabei steigert sich der Schwierigkeitsgrad vom zwei- zum einbeinigen Üben sowie von visuellen zu nonvisuellen Ausführungsvarianten. Ferner sind Handlungen auf stabilen, später auf instabilen Unterlagen (gerollte Matten, Ballkissen, Pezziball, Aerosteps) ratsam (➤ Abb. 3.5).

Des Weiteren beinflusst die Wahl verschiedener Ausgangsstellungen die Wirkungsrichtung der verwendeten Übung – eine mögliche Reihenfolge (bezüglich der Verkleinerung der Unterstützungsfläche) wäre die Übungsausführung aus dem Liegen über den Sitz in den Kniestand, Bankstellung, Stand, Schrittstellung und schließlich im Einbeinstand. Fortschreitend können Kombinationen von Bewegungsfertigkeiten in Form von Verbindungen der erworbenen Bewegungsabläufe nacheinander (sukzessiv) oder gleichzeitig (simultan) gefordert werden.

Weitere Hinweise zur Durchführung des Koordinationstrainings

Das koordinative Training wird im *unermüdeten Zustand* der Kursteilnehmer in ruhiger Atmosphäre unter Ausschalten möglichst aller Störfaktoren (z.B. Lärm) durchgeführt, um der hohen konzentrativen Anforderung bei solch einem Training gerecht zu werden. Ausreichende Regenerationszeiten müssen gewährleistet sein. Das Training kann so organisiert sein, dass die Teilnehmer gleichartige Übungen ausführen, wobei die Belastung dem Leistungsniveau des Einzelnen individuell angepasst wird.

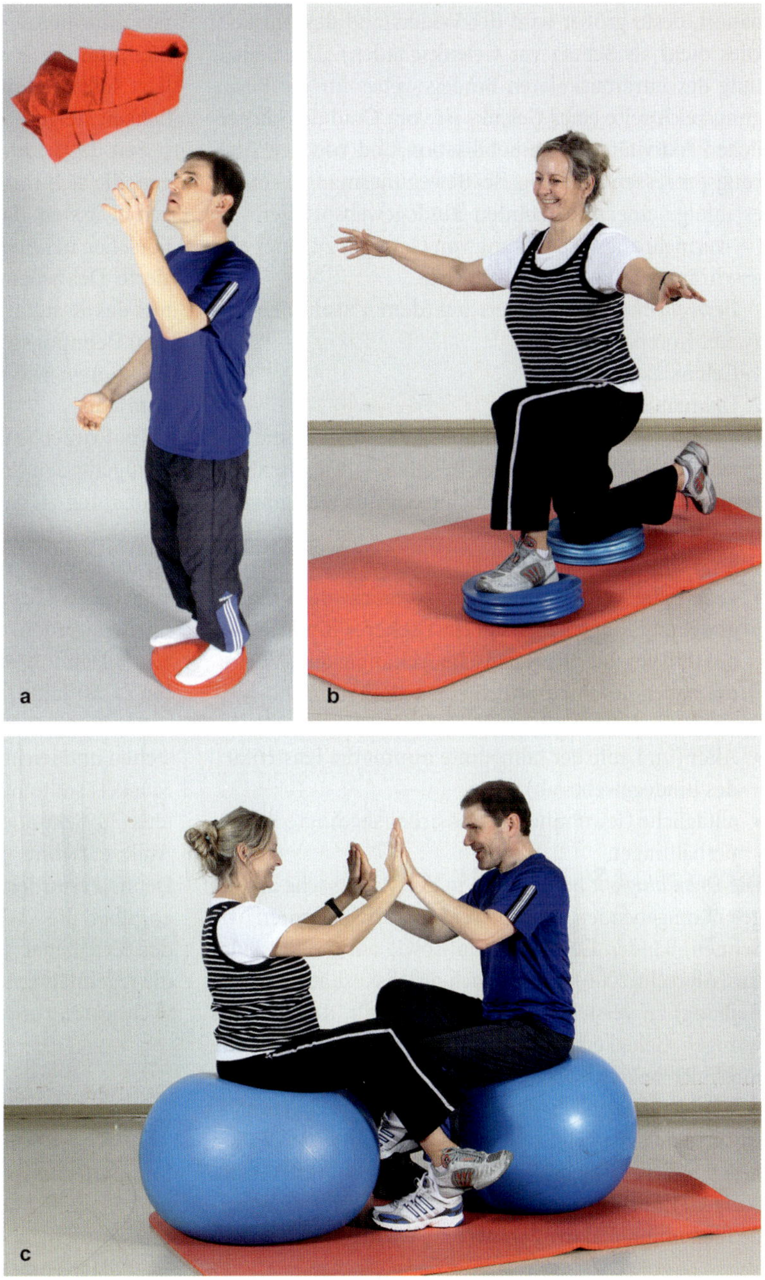

Abb. 3.5 Übungsbeispiele [W789]
a) Stand und Tuch hochwerfen
b) Einbeinkniestand
c) Sitz auf Pezziball partnerweise

Kennzeichnend für die Methodik bei der Ausbildung der Koordination sind *„Irritationen"*, die bei der Bewegungsausführung erzeugt werden. Neue, ungewohnte und komplexe Versionen sowie Übungen, die durch Variation und Kombination aufgerüstet werden, lösen entscheidende Impulse aus. Die Elemente dürfen aufgrund ihrer hohen neuromuskulären Beanspruchung *zeitlich nicht zu umfangreich* ausgeführt werden (z.B. Einbeinstände maximal 20–30 Sek.).

Beweglichkeitstraining

Beweglichkeit bedeutet, Bewegungen mit optimalen Schwingungsweiten der Gelenke ausführen bzw. entsprechende Haltepositionen einnehmen zu können. „Beweglicher werden" bedeutet laut Freiwald (1999) das Erreichen einer größeren Amplitude (= größere Bewegungsweite/Ausnutzen der Möglichkeiten, die ein Gelenk bietet) bei einem höheren *endgradigen Widerstand* (= je mehr sich eine Bewegung dem Gelenkmaximum nähert, desto größer wird der Widerstand des Muskels: Dies dient als Schutz vor Gelenkschäden). Die Bedeutung des intramuskulären Bindegewebes für die Bewegungsreichweite eines Gelenks ist vom Grad der körperlichen Aktivität, der Immobilisation und von den Alterungsprozessen abhängig. Bei Bewegungsmangel kommt es infolge einer sogenannten Bindegewebsproliferation (= -vermehrung, -wucherung von Gewebe) zu einer eingeschränkten Bewegungsreichweite.

Beweglichkeit ist definiert aus dem Zusammenspiel zweier Komponenten:
1. Gelenkigkeit
2. Dehnfähigkeit.

Die *Gelenkigkeit* ergibt sich aus der Struktur und der Form der am Gelenkaufbau beteiligten Knochen. Sie kann im Gegensatz zur Dehnfähigkeit nur wenig beeinflusst werden. Die Gelenkigkeit eines Menschen hängt von verschiedenen Faktoren ab:
- genetische Anlagen (Knochenbau/Stärke des Bindegewebes: Frauen haben ein elastischeres Bindegewebe) und geschlechtsspezifische Abhängigkeit (Männer haben durchschnittlich einen stärkeren Knochenbau als Frauen)
- Alter (im Laufe der Jahrzehnte nimmt die Elastizität des Bindegewebes ab)
- alltägliche Gewohnheiten und arbeitsbedingte Körperhaltungen.

Die *Dehnfähigkeit* bezieht sich in der Hauptsache auf die gelenkumgebenden, bindegewebsartigen Strukturen, wie Sehnen, Bänder, Gelenkkapseln, sowie auf die Muskulatur (Albrecht 2006) und ist auch als Viskosität (= innere Reibung) zu verstehen. Grundsätzlich gilt, dass nur bei wenigen Gelenken die maximale Bewegungsreichweite muskulär begrenzt ist. Ein direkter Schluss von eingeschränkter Beweglichkeit auf muskuläre Verkürzungen ist nicht zulässig (Freiwald 2000). In den meisten Fällen liegen andere Ursachen vor (Freiwald 1999): u.a. Verklebungen, Knochenbau, Gelenkschäden, Ödeme, mangelnde Blutzufuhr, reaktive Schmerzen, Traumen.

Dehnen

Dehnen (Freiwald 1999) ist das Entfernen von Ursprung und Ansatz eines Muskels, gewissermaßen das „Auseinanderziehen", und stellt das Mittel (= die Methode) zum Zweck dar, nämlich die Beweglichkeit (eine motorische Grundeigenschaft) zu erhöhen.

Dehnübungen, vornehmlich dem Stretching, wurde über die letzten zwei Jahrzehnte ein Multifunktionsstatus zugeschrieben. Angeblich konnte durch Dehnung eines Muskels vor dem Sport seine Verletzungsanfälligkeit beim Sport reduziert werden. Daneben sollte Dehnen dazu beitragen, sich bzw. seinen Körper aufzuwärmen, um die erwartete Leistung zu steigern. Nicht zuletzt sollte Dehnung die Gelenkreichweite bzw. Beweglichkeit steigern.

Seit 1995 konnten zunehmend mehr Untersuchungen, die sich mit der Wirksamkeit von Dehnungsübungen befassten, das Allheilmittel Dehnung einschränken. Forscher nehmen an, dass die wahrgenommene reduzierte Dehnspannung während einer Dehnungsübung nur das Resultat einer gestiegenen Toleranz gegenüber dem Dehnungsschmerz sei. Die Dehnung löst im Gehirn Reaktionen wie die eines Schmerzmittels (= Analgetikum) aus.

Im Erwachsenenalter dagegen scheint das Dehnen in Bezug auf den Erhalt der Beweglichkeit immer mehr an Bedeutung zu gewinnen. Bindegewebige Einlagerungen (= Proliferation) im Bereich des Muskel-Gelenk-Komplexes können vermutlich durch Dehnung und durch allgemeine körperliche Bewegung reduziert oder vermieden werden.

Als Dehnungstechnik ist für die höheren Altersklassen (> 50 Jahre) als Einstieg in einen Rückenschulkurs das statische Dehnen zu empfehlen, da es einfach zu verstehen und leicht durchzuführen ist. Die Dehnung eines Muskels sollte mehrere Male in der Woche bei mindestens 30 Sekunden pro Position durchgeführt werden. Andere Dehnungstechniken wie z.B. das rhythmische Dehnen erfordern mehr Körpergefühl und verleiten Laien, über die „Wohl-Weh-Grenze" hinauszugehen. Für den Erhalt der Gelenkbeweglichkeit scheint allerdings die regelmäßige körperliche Bewegung in der Woche am wichtigsten zu sein.

Dehnen – warum und wann auf welche Weise?

Im Sport und in der Therapie sind mit Dehngymnastik und Beweglichkeitstraining gute Erfahrungen gesammelt worden, obwohl die Erklärungsansätze oft jeglicher Grundlage entbehren. Dehnungsübungen, die dem Aufwärmen oder/und der Regeneration dienen, sind kritisch zu beurteilen, hingegen sollte gerade bei Bewegungsmangel und im Hinblick auf die Alterungsprozesse gedehnt werden.

Ein Methodenpluralismus ist empfehlenswert:
- statisches Dehnen: einfach, bequem, leicht durchführbar, deutlich zu identifizieren
- dynamisches Dehnen: besonders für bestimmte Sportarten unabdingbar, da die Reflexaktivität vermutlich nicht abnimmt.

Die ersten 3–5 Dehnungseinheiten sind in Bezug auf Gelenkreichweite und reduzierter Dehnungsspannung die effektivsten. Danach sind nur noch minimale Zuwächse zu erwarten.

- Bewegungen müssen wiederholt bis zur physiologischen Bewegungsgrenze ausgeführt werden, um die Beweglichkeit zu erhalten. Der Körper erhält über die Propriozeptoren die nötigen Signale, um das vorhandene Bewegungsausmaß zu erhalten und sich an Extrempositionen zu gewöhnen.
- Die statischen Formen wie z.B. Stretching erlauben eine bessere Bewegungskontrolle, die wirkenden Kräfte auf das Gelenk sind geringer als bei einer „Wippgymnastik".
- Dynamisches Dehnen löst weder Verletzungen noch Reflexe aus (der Körper „weiß", welche Bewegung er selber macht, und stellt die Muskellänge mittels der Muskelspindeln vorher ein).
- Dehnen verhindert keinen Muskelkater und trägt auch nicht zur schnelleren Regeneration bei.

Muskuläre Dysbalancen/neuromuskuläre Dysbalancen

Die bisherige Konzeption mit Abschwächung und Verkürzung von Muskeln basiert auf Janda (2009). Der Begriff der *muskulären Dysbalance* hat sich im physiotherapeutischen Bereich entwickelt. Er bezeichnet die einseitige Zusammenarbeit von sogenannten „verkürzten" oder „abgeschwächten" Muskeln auf der Grundlage der Theorie von tonischen und phasischen Muskeln. Dies ist eine überholte mechanische Sichtweise (Albrecht 2001), die in der Neuen Rückenschule nicht gelten sollte. Diese pauschale dichotome Einteilung muss mittlerweile kritisch betrachtet werden (Albrecht 2001), weil Muskelbiopsien ergeben haben, dass tonische Muskeln z.T. einen sehr hohen Anteil an schnellen Fasern (FT = fast twitch) und phasische Muskeln z.T. einen hohen Anteil an langsamen (ST = slow twitch) Fasern haben.

Ist die Dysbalance die Folge einer Hypertrophie, so ist der Gegenspieler des hypertrophierten Muskels zu trainieren. Wäre dagegen die Dysbalance auf eine Atrophie zurückzuführen, muss der atrophierte Muskel selbst auftrainiert werden – sofern dem nicht ein pathologischer Zustand entgegensteht. Stellt sich als Ursache einer Dysbalance eine Verschiebung des Arbeitssektors und somit eine funktionsbedingte Verkürzung des einen Muskels und eine Verlängerung des Gegenspielers heraus, müsste als Behandlung direkt eine Rückverlagerung des Arbeitssektors durch Änderung der Alltags- und Trainingsaktivitäten erfolgen (= im Beruf/Alltag durch Änderung der Arbeitsabläufe und -haltungen).

Seit Anfang der 1990er-Jahre beginnen sich neuere Definitionen durchzusetzen, zu Recht als Paradigmenwechsel bezeichnet, z.B. die *weitgefasste Definition*: Freiwald und Engelhardt (1995) unterscheiden zwischen einer im Beruf oder Sport notwendigen neuromuskulären Dysbalance (Spezialnorm) und der „behandlungsbedürftigen" neuromuskulären Dysbalance. *„Erst wenn die durch Trainingsreize modifizierte arthroneuromuskuläre Beziehung beschwerdeverursachend, strukturschädigend oder leistungseinschränkend wirkt, kann von einer neuromuskulären Dysbalance gesprochen werden."* Unter diesem Begriff kann auch mangelnde Koordination (= Dyskoordination) gefasst werden.

Neuromuskuläre Dysbalancen können sowohl

- sinnvolle Anpassungen an spezielle Anforderungen in Alltag, Beruf und Sport sein
- als auch dem Schutz beteiligter Gewebe dienen
- oder eine zentralnervöse Reaktion auf eine Erkrankung sein.

Bekannt ist das Phänomen des „nozizeptiven somatomotorischen Blockierungseffekts", d.h., die zentralnervöse Ansteuerung schont bestimmte Muskeln und vermeidet somit Überlastungsschäden von vorgeschädigtem Gewebe. Hier knüpfen Freiwald und Engelhardt mit ihren Aussagen zur neuromuskulären Dysbalance an.

Handlungsfeld Rückenschule

Innerhalb einer Kurseinheit der Rückenschule empfiehlt es sich, das Dehnen als eigenständige Untereinheit an das Ende einer Einheit zu legen, vor allem wenn die Zielsetzung in der Vorbeugung einer Proliferation steht. Falls das Dehnen im Rahmen des Koordinationstrainings steht oder die Arbeit an der Körperwahrnehmung zum Ziel hat, kann das Dehnen ebenso im Hauptteil integriert sein. Vom üblichen Vorgehen Aufwärmen – Dehnen – Hauptteil sollte Abstand genommen werden, da zum einen der Aufwärmeffekt längst wieder vorbei und zum anderen das Ziel des Dehnens nicht eindeutig definiert ist. Bei der Rückenschul-Klientel handelt es sich oft um ältere Menschen, häufig ohne große sportliche Vorerfahrungen. Für diese Gruppe empfiehlt sich zunächst das statische, auch gehaltenes Dehnen bzw. Stretching genannt. Um den Transfer in die Alltags-, Berufs- und Sportmotorik zu gewährleisten, ist als zweiter Schritt das dynamische Dehnen durchzuführen.

Schulung der Ausdauer als ein zentraler Baustein in der Verbesserung des motorischen Leistungszustandes

Um physische Gesundheitsressourcen ganzheitlich zu fördern, sollte in einer Rückenschule gleichfalls die kardiopulmonale Leistungsfähigkeit der Kursteilnehmer verbessert werden.

Um die Kursteilnehmer dauerhaft an den Freizeit- und Gesundheitssport zu binden, können Maßnahmen zur Ausdauerschulung insbesondere zu einer eigenständigen Durchführung von ausdauerorientierten sportlichen Aktivitäten führen. Interventionen wie z.B. das Walking sind dadurch gekennzeichnet, dass sie sowohl in der Gruppe als auch später individuell einfach umsetzbar und kontrollierbar sind. Unter Beachtung von Selbstwahrnehmungs- und Selbststeuerungsprozessen wären sie damit eine Möglichkeit zur später selbstgesteuerten gesundheitsförderlichen körperlichen Aktivität.

Im Rahmen der Rückenschule ist die Ausbildung der allgemeinen aeroben Ausdauer (dynamische Belastung von mehr als 1/6 der Muskulatur unter Sauerstoffdeckung) von Bedeutung. Studien haben gezeigt, dass es durch ein solches Training gelingen kann, den klinischen Folgen von degenerativen Herz-Kreislauf-Veränderungen entgegenzuwirken (Todd et al. 1992; Rost 2005).

Bezüglich der Methodenwahl können dabei die kontinuierliche Dauermethode (gleichbleibende Leistung über mindestens 10 Min. oder auch 5 Min. ausgeführt), die Wechselmethode oder die extensive Intervallmethode (Wechsel zwischen Be- und Entlastung, mehrfache Wiederholung der einzelnen Phasen) zum Einsatz kommen. Zur Belastungsbeurteilung werden die Pulsfrequenz, der Atemrhythmus (d.h. das Verhältnis von Einatemschritten zu Ausatemschritten; dieses ist im aeroben Bereich, wenn man in der Lage ist, mehr Schritte aus- als einzuatmen) sowie das Anstrengungsgefühl (unter Nutzung der Borg-Skala) als Kontrollparameter genutzt.

Bei der Durchführung solcher ausdauerbetonten Elemente (Walking, Nordic Walking, Rad, Laufen usw.) kann neben Adaptationsprozessen im Herz-Kreislauf-System und Energiestoffwechsel (belastungsfaktorenabhängig) das *Stütz- und Bewegungssystem* gleichlaufend beeinflusst werden, indem bei der Übungsausführung parallel die Rumpf- und Extremitätenmuskulatur gekräftigt werden kann.

Um eine Bewegungs- und Steuerungskompetenz in Bezug auf eine eigenständige gesundheitssportliche Aktivität bei den Kursteilnehmern zu erreichen, darf insbesondere beim Ausdauertraining die Vermittlung von *Handlungswissen* (z.B. Vermittlung der Technik, Erlernen der Pulsfrequenzmessung, Atemrhythmus und Belastungsempfinden) und *Effektwissen* (Bedeutung einer regelmäßigen körperlicher Aktivität und deren Integration in das tägliche Handeln; Wirkung von Bewegungsreizen auf den Organismus, Gewichtsregulation) nicht vernachlässigt werden.

3.2.3 Methodisch-didaktische Hinweise

Der Kursleiter sollte in der *Rolle eines Moderators* vor der Gruppe agieren (➤ Kap. 3.4). Die Förderung der Handlungskompetenz für ein gesundheitsorientiertes Bewegungsverhalten stellt ein übergeordnetes Ziel dieser Form dar. Dabei sollen die Kursteilnehmer auf dem Wege der Weiterentwicklung ihrer Kompetenzen begleitet, das Training aber auch weitestgehend individualisiert werden (Biallas et al. 2007).

Bei der Vermittlung von kognitiven Elementen muss versucht werden, komplizierte trainingsmethodische Sachverhalte mit einfachen Worten verstehbar zu erklären. Dabei sollten in erster Linie viele Beispiele und Vergleiche aus dem Alltag unter Einbeziehung von Metaphern verwendet werden. Das Vermitteln von Wissen ist nicht zwingend als isolierter Stundenteil anzubieten, sondern könnte ebenso in die einzelnen Stundenelemente thematisiert „verpackt" werden (Methode der theoriegeleiteten Praxis; siehe Stundenbilder).

Zu empfehlen ist ausdrücklich die Verwendung eines induktiven Lehrverfahrens, welches sich durch einen teilnehmerzentrierten und interaktiven Weg auszeichnet. Dabei fungiert der Kursleiter lediglich als Berater und nicht als „Kontrolleur". Die Kursteilnehmer und der Rückenschullehrer werden daher gleichberechtigte Partner in einem dynamischen Prozess. Generell sollte der Kursleiter keinen schematischen Bezug für Vormachen – Nachmachen bilden, sondern probieren, suchen, finden und variieren lassen. Bei Erklärungen sollte er sich auf das Wesentliche beschränken, wobei die Instruktion und Hinweise notwendige Ergänzungen bilden. Sind Korrekturen in Lern- und Übungssituationen erforderlich, bringt sich der Rückenschullehrer (wenn nicht als Gruppenkorrektur) unaufdringlich im Zwiegespräch ohne Bloßstellung ein.

Außerdem nimmt der Kursleiter eine beratende Funktion in Bezug auf Empfehlungen für freizeitsportliche, eigenständig ausgeführte Aktivitäten ein. Dabei könnte er seinen Kursteilnehmern aufzeigen, wie ihre bekannte langjährig ausgeübte Sportart rückenschonender zu verwirklichen ist, oder aber auch profane praktische Tipps zur „Versportlichung" des Alltages (Lift statt Treppe, Fahrrad statt Auto usw.) erteilen. Dem Teilnehmer muss unerlässlich vermittelt werden, dass nur eine *fortdauernde sportliche Betätigung* dazu geeignet ist, Rückbildungsprozesse zu verlangsamen und dies zur Erhaltung der Gesundheit und motorischen Leistungsfähigkeit beiträgt. Daher muss eine *Bindung an eine lebensbegleitende sportliche Aktivität* bei jedem Einzelnen erreicht werden. Dies gelingt allerdings nur, wenn die Kursteilnehmer zu einer dauerhaften und regelmäßigen körperlichen Aktivität hingeführt werden (Pfeifer 2007). Die vermittelten Inhalte sollen lebensbegleitend im Alltag umgesetzt werden und damit eine Maßnahme zur Vorbeugung und Linderung von Rückenschmerzen bilden.

LITERATUR

Albrecht K (2001). Stretching – das Expertenhandbuch. 3. Aufl. Nürnberg: Haug.

Albrecht K (2006). Körperhaltung. 2. Aufl. Nürnberg: Haug.

Anders C, Wenzel B, Scholle HC (2008). Aktivierung der Rumpfmuskulatur durch den Gebrauch des Propriomeds. Die Säule – Gesunder Rücken besser leben 18 (4): 168–172.

Biallas B, Wilke D, Froböse I (2007). Rückencoaching – neue Wege für ein altes Problem. In: Deimel H, Huber G, Pfeifer K, Schüle K (Hrsg.). Neue aktive Wege in Prävention und Rehabilitation. Köln: Deutscher Ärzte-Verlag.

Bös K, Brehm W (2006). Gesundheitssport – ein Handbuch. Beiträge zur Lehre und Forschung im Sport. 2. Aufl. Schorndorf: Hofmann.

Brehm W, Sygusch R (2003). Prävention in Sportvereinen. In: Jerusalem M, Weber H (Hrsg.). Psychologische Gesundheitsförderung. Göttingen: Hogrefe, S. 479–497.

Bruhn S (2003). Sensomotorisches Training und Bewegungskoordination. Habilitationsschrift. Universität Freiburg.

Carriere B (2003). Beckenboden. Stuttgart: Thieme.

Dalichau S, Scheele K (2000). Der Stellungssinn der Lendenwirbelsäule männlicher Leistungssportler unter Berücksichtigung von Rückenschmerzen. In: Jerosch J (Hrsg.). Sensomotorik 2000. Essen: Pro Sympos, S. 45–57.

Freiwald J (1999). Dehnen. Zeitschrift für Manuelle Medizin 1: 64–68.

Freiwald J (2000). Dehnen im Sport und in der Therapie. Die Säule – Gesunder Rücken besser leben 10 (4): 27–29.

Freiwald J, Engelhardt K (1995). Neuromuskuläre Aspekte des Aufbautrainings – neuromuskuläre Dysbalance. Zeitschrift des Deutschen Verbandes für Gesundheitssport und Sporttherapie 6: 8–9.

Gottlob A (2009). Differenziertes Krafttraining mit Schwerpunkt Wirbelsäule. München: Elsevier/Urban und Fischer.

Gruber M (2001). Die neuromuskuläre Kontrolle des Kniegelenks vor und nach einem spezifischen sensomotorischen Training beim unverletzten Sportler. Dissertation. Universität Stuttgart.

Hamilton C (1997). Segmentale Stabilisation der LWS – wissenschaftliche Untersuchung – therapeutische Konsequenzen. Krankengymnastik 49 (84): 614–621.

Hayden JA et al. (2005). Meta-Analysis: Exercise therapy for non specific low back pain. Ann Intern Med 142: 765–775.

Hodges PW, Cresswell A, Thorstensson A (1999). Preparatory trunk motio accompanies rapid upper limb movement. Exp Brain Res 124 (1): 69–79.

Hodges PW, Richardson CA (1995). Dysfunction in transversus abdominis associated with chronic low back pain. Manipulative Therapists Association of Australia Biennial Conference.

Hollmann W, Hettinger T (2000). Sportmedizin. Grundlagen für Arbeits-,Trainings- und Präventivmedizin, 4. Aufl. Schattauer: Stuttgart.

Horn HG, Steinmann HJ (2001). Medizinisches Aufbautraining. Stuttgart: Fischer.

Janda V (2009). Manuelle Muskelfunktionsdiagnostik. 4. Aufl. München: Elsevier/Urban & Fischer.

Klee A, Wiemann K (2002). Zur Problematik des Dehnens in der Gymnastik – theoretische und experimentelle Überlegungen. In: Gutsche KJ, Medau HJ (Hrsg.). Gymnastik im neuen Jahrtausend. Herausforderungen – Perspektiven – Innovationen. Schorndorf: Hofmann.

Kuhnt U (2004). Präventive Rückenschule. Das Rückenschulmodell des Bundesverbandes der deutschen Rückenschulen (BdR) e.V. Hannover. Praxisreihe Rückenschule. Hannover.

Larsen C (2007). Gut zu Fuß ein Leben lang. 3. Aufl. Stuttgart: Trias.

Laube W, Hildebrandt HD (2000). Auswirkungen einer defizitären Propriozeption auf die Bewegungsprogrammierung – koordinative Aspekte nach Kniegelenksverletzungen und bei Rückenpatienten. Orthopädie-Technik 51 (6): 534–550.

Lewit K (2002). Bedeutung und Klinik des Beckenbodens. Die Säule – Gesunder Rücken besser leben 12 (1): 18–23.

Linton SJ, van Tulder MW (2001). Preventive interventions for back and neck pain problems: what is evidence. Spine 26 (7): 778–787.

McGill SM (1998): Low back exercises: evidence for improving exercise regimens. Phsy Ther 78 (7): 754–765.

McGill SM (2001). Low back stability: from formal description issuses for performance and rehabilitation. Exerc Sports Sci Rev 29 (1): 26–31.

Panjabi MM (1992). The stabilizing system of the spine. Part I. Function, dysfunction, adaptation and enhancement. J Spinal Disord 4: 383–389.

Pappert G, Schmölzer B (2009). Core-Training für einen gesunden Rücken, 2. Aufl. München, Jena: Urban und Fischer.

Pfeifer K (2007). Rückengesundheit – Grundlagen und Module zur Planung von Kursen. Köln: Deutscher Ärzte-Verlag.

Pfingsten M (2005). Bio-psycho-soziale Einflussfaktoren bei Rückenschmerzen und Konsequenzen für die Bewegungstherapie. Bewegungstherapie und Gesundheitssport 21 (4): 152–158.

Richardson C et al. (1999). Therapeutic exercises for spinal segmental stabilization in low back pain. Edinburgh: Churchill Livingstone.

Rost R (2005). Sport- und Bewegungstherapie bei inneren Krankheiten, 3. Aufl. Köln: Deutscher Ärzte-Verlag.

Rudy TE et al. (1995). Body motion patterns during a repetitive wheel rotation task: a comparative study of normal subjects and low back pain patients. Spine 20: 2.547–2.554.

Schmidtbleicher D (1989). Trainingsmethoden des Muskeltrainings. Sporttherapie in Theorie und Praxis 3: 3–4.

Tanzberger R (2009). Der Beckenboden – Funktion, Anpassung und Therapie – das Tanzberger-Konzept. München: Elsevier/ Urban und Fischer.

Tittel K (2003). Die Bogengelenke der Halswirbelsäule – Editorial. Die Säule – Gesunder Rücken besser leben 13 (3): 117.

Tittel K (2004). Vom Fuß aus beginnt die Haltung – Editorial. Die Säule – Gesunder Rücken besser leben 14 (3): 109.

Todd IC, Wosorno D, Stewart I, Wild T (1992). Cardiac rehabilitation following myocardial infarction. Sports medicine 14: 243–249.

Tsao H, Hodges PW (2007). Immediate changes in feedforward postural adjustment following voluntary motor training. Exp Brain Res 181 (4): 537–546.

Verbunt JA et al. (2003). Disuse and deconditioning in chronic low back pain: concepts and hypotheses on contributing mechanisms. Eur J Pain 7: 9–21.

Weineck J (2003). Sportanatomie. Balingen: Spitta.
Wilke C, Froböse I (1998). Grundlagen der Bewegungssteuerung und des koordinativen Trainings in der Therapie. In: Froböse I, Nellessen G (Hrsg.). Training in der Therapie. Wiesbaden: Ullstein medical, S. 52–77.

3.3 Kleine Spiele

Frank Zechner

3.3.1 Einführung

Die „Kleinen Spiele" entstammen einer Spielbewegung, die gegen Ende der 1960er-Jahre in Kalifornien/USA als Teil einer breit angelegten Alternativkultur entstanden ist. Der Grundsatz war, dass jeder Mensch, und hier vor allem Erwachsene, sozusagen ein Recht auf Spiele und Spielen hat und dieses auch praktizieren sollte. Denn – gerade Erwachsene haben ihre Beziehung zum Spielen im Alltag verloren.

Viele Kleine Spiele sind nicht wirklich neue Spiele, sondern es gibt sie schon lange. Allerdings sind aus der Bewegung selber viele neue Spiele hervorgegangen, die sich schnell etabliert haben. Was man vor allem als „neu" bezeichnen konnte, ist die Einstellung der Beteiligten zum Spiel, d.h., dass der gemeinsame Spaß am Spiel das Wichtigste ist und nicht so sehr das Verlieren oder Gewinnen. Der Wettbewerb im Spiel dient nur dazu, den Anreiz des Spieles und die Motivation der Teilnehmer zu erhöhen.

Eine zentrale Idee der Kleinen Spiele ist die Forderung, dass man die festgelegten Spielregeln jederzeit verändern und der jeweiligen Situation neu anpassen kann. Bringen die Teilnehmer selber Ideen bzw. Vorschläge ein, ist dies umso besser; das Spiel verändert dadurch seine Inhalte, wird neu erlebbar.

Die Kleinen Spiele haben den Grundsatz: Spiel fair, spiel intensiv, tu niemandem weh. Zusätzlich zeichnen sie sich u.a. dadurch aus, dass sie schnell erlernbar sind, keines großen organisatorischen und materiellen Aufwands bedürfen, sich für kleine und große Gruppen eignen. Spaß, Toben, miteinander statt gegeneinander spielen sind weitere Ziele.

Durch den Einsatz Kleiner Spiele in der Rückenschule stehen vielfältige Ziele im Vordergrund. Neben der sensiblen Wahrnehmung des eigenen Körpers, der Körperhaltung, der eigenen Balance, von Spannung, Entspannung, Körperstruktur sollen die Teilnehmer Faktoren wie Spaß, Freude, Wohlbefinden, Gemeinsamkeiten mit anderen etc. z.T. neu kennenlernen. Das Spiel kann für den Teilnehmer eine Möglichkeit sein, das Erleben von Bewegungsfreude und Spaß in einer zwanglosen Gruppenatmosphäre zu erfahren. Spielen ist immer zwanglos und motivierend für die Teilnehmer! Spielen schafft eine Atmosphäre, in der sich die Teilnehmer wohl fühlen, Vertrauen zu anderen schaffen und Beziehungen aufbauen können. Spielen ist ein wesentlicher Beitrag zum Erreichen von sozialen und affektiv-emotionalen Lernzielen in der Rückenschule. Dadurch können die Kleinen Spiele ein wesentlicher Beitrag zur Förderung der Rückengesundheit sein. Durch das „Aufgehen" der Teilnehmer im Spiel, das Toben, Lachen, Schreien, das Miteinander-erleben-können und die daraus resultierenden Erfahrungen, welche die einzelnen machen, unterstützen die Spiele die Vermeidung der Chronifizierung von Rückenbeschwerden – denn wer lacht, wer aktiv ist, wer sich bewegt und dabei Spaß hat, nimmt sich und seinen Körper positiver wahr.

Spiele können in der Rückenschule zum Einstieg eingesetzt werden, um eine lockere Kursatmosphäre zu entwickeln, können zum Aufwärmen vor gymnastischen Übungen dienen oder Teil der Bewegungserfahrungen bei Haltungs- und Bewegungsschulungen wie dem Stehen sein (z.B. das Spiel „Haltung"). Die Auswahl der Spiele sollte immer abgestimmt auf die jeweiligen Stundeninhalte als auch die Teilnehmer sein. Körperliche Voraussetzungen, Wünsche der Teilnehmer, Gruppendynamik und Motivationslage der Gruppe stellen bei der Wahl des Spiels die Grundlage. Deshalb ist es ratsam, z.B. Spiele, bei denen die Teilnehmer Körperkontakt bekommen können, nicht gleich in den ersten Stunden der Rückenschule anzubieten, sondern diese erst dann vorzuschlagen, wenn sich die Gruppe bereits länger kennt und eine grundsätzliche Offenheit wahrzunehmen ist.

Da es Tausende an Kleinen Spiele gibt, fällt die Auswahl für eine Rückenschule schwer. Die Selektion erfolgt in der Regel durch die Kenntnis des Rückenschulleiters im Hinblick auf die zu betreuende Gruppe. Dabei stehen die biopsychosozialen Aspekte der Rückenschule grundsätzlich im Vordergrund, denn einige der beschriebenen Spiele können für manche Teilnehmer eine hohe Belastung für das Herz-Kreislauf-System bzw. den Bewegungsapparat bedeuten. Deshalb ist es wichtig, Prinzipien der Belastungssteuerung, Erholung, aber auch methodische Dinge wie vom Einfachen zum Komplexen, vom Bekannten zum Unbekannten, vom Leichten zum Schweren als Rückenschullehrer zu berücksichtigen. *„Das Spielen von Bewegungsspielen ist eine ganzheitliche Tätigkeit, durch die sinnliche Wahrnehmung, geistige Verarbeitung und motorische Aktivität gleichzeitig und insgesamt gefordert und gefördert werden"* (Jaeschke, 2006). Berücksichtigt man dieses bei der methodisch-didaktischen Auswahl der Spiele, können sie einen weiteren Beitrag zu mehr Rückengesundheit und einem rückenfreundlichen Lebensstil im Sinne der Neuen Rückenschule leisten!

Der Erfolg der Kleinen Spiele hängt maßgeblich von der Animation des Rückenschulleiters ab. *„Spielleiter – und damit sind Anfänger genauso wie Profis gemeint – sollen letztendlich die Mitspieler (und nicht sich selbst) ins Rampenlicht stellen und ihnen helfen, sich menschlich und spielerisch zu entfalten"* (Hechenberger et al. 2001). Wenn jemand die Kleinen Spiele richtig und vor allem effektiv einsetzen will, ist es wichtig, folgende Punkte zu berücksichtigen:

Die Begeisterung des Spielleiters: Wer selber von einer Sache – einer Idee nicht begeistert ist, wird diese kaum anderen vermitteln können. Bei den Spielen gilt dies umso mehr! *„Der Spielleiter sollte mit seinem natürlichen Sein, seiner Art von Humor, seiner Begeisterung [...] echte Spielfreude vermitteln. Genauso wichtig ist das dezente Einladen zum Spiel, das Ernstnehmen der Gruppe und die Fähigkeit, als Spielleiter auch über sich selbst lachen zu können"* (Hechenberger et al. 2001).

Die Begeisterung und Freude am Spiel kann gefördert werden durch
- humorvolles Auftreten
- Einladen zum Spiel
- Ernstnehmen der Ideen und Vorschläge der Gruppe
- Lachen über sich selbst
- die Auswahl der Spiele.

Bei der konkreten Anleitung der Kleinen Spiele sollte man folgendermaßen vorgehen:
- Spielregeln langsam und kurz erklären.
- Wenn nötig, sollte man eine kurze Demonstration durchführen.
- Nachfragen, ob alle Kursteilnehmer das Spiel verstanden haben.

Die Auswahl der nachfolgenden Spiele basiert auf den Erfahrungen des Autoren aus unzähligen Rückenschulstunden bzw. Fortbildungen. Die Spiele sind grundsätzlich so gewählt, dass sie geringe räumliche, materielle und organisatorische Rahmenbedingungen erfordern, von kurzer Zeitdauer sind, bereits mit wenigen Teilnehmern gespielt werden können und ein einfaches Regelwerk haben. Dann steht dem aktiven Spielen nichts mehr im Weg – los geht's!

3.3.2 Kennenlernspiele

Kennenlernspiele sind dann in der Rückenschule gut einsetzbar, wenn es um die Namen der Teilnehmer geht bzw. sich die Gruppe das erste Mal sieht. Sie stellen keine großen Anforderungen an die Kursatmosphäre (z.B. bestehendes Vertrauen) – bestehende Unsicherheiten gegenüber den anderen werden gewahrt und Distanzen eingehalten. Diese Form der Spiele dient aber auch dazu, eine kühle Atmosphäre innerhalb einer Gruppe ein wenig aufzuwärmen.

Die Guten-Morgen-Pantomime

Durchführung

Alle Teilnehmer stehen im Kreis. Die Aufgabe ist schnell erklärt: Der Spielleiter stellt sich vor (Mein Name ist Peter ...) und macht eine pantomimische Übung, was er tun würde, wenn er jetzt gerade nicht in dem Rückenschulkurs wäre (z.B. wenn ich jetzt nicht hier wäre, würde ich am liebsten *Rad fahren*). Alle anderen Teilnehmer machen die Übung mit! Das Radfahren wird von Peter pantomimisch dargestellt. Anschließend kommt Heike dran. Zuerst stellt sie nochmals Peter vor („Das ist Peter, und wenn er nicht hier wäre, würde er am liebsten *Rad fahren*"). Anschließend stellt sie sich vor und macht ebenfalls eine pantomimische Übung für alle vor. Nach und nach kommt jede Person dran, stellt die anderen und sich selbst vor, und so kommen alle in Bewegung und lernen die Namen der anderen Beteiligten kennen.

Hinweise

Dauer: 10 Minuten
Eignung: Schafft eine entspannte Atmosphäre und sorgt für ein vertrauensvolles Kennenlernen der Mitspieler. Das Spiel bietet die Möglichkeiten, sich in unterschiedlichen Bewegungssequenzen spielerisch kennenzulernen und Hemmungen ein wenig abzubauen. Für Gruppen zwischen 10–15 Teilnehmern.

Bewegte Begrüßungsformen

Durchführung

Die Teilnehmer gehen durch den Raum und begrüßen sich erst einmal typisch deutsch – Hände schütteln und den Namen sagen. Anschließend kann man sich Rücken an Rücken bei einer leichten Grätschstellung stellen, durch die Beine hindurchgreifen und die Hände schütteln „Hallo, ich bin ...".
- Bergsteigergruß: Hände schütteln und langsam an den Armen mit den Händen aufwärts klettern

- russischer Gruß: auf die Schultern klopfen und sich dabei vorstellen
- usw. – lasst Eurer Phantasie freien Lauf!

Hinweise

Dauer: 10 Minuten
Eignung: Art, Umfang und Gestaltung ist abhängig von den körperlichen Fertig- und Fähigkeiten der Teilnehmer. Das Spiel ist eine relativ offene Möglichkeit, sich miteinander sowohl verbal als auch körperlich vertraut zu machen.

Auffädeln

Durchführung

Alle Teilnehmer sollen sich *ohne zu sprechen* z.B. nach der Größe, dem Anfangsbuchstaben des Vornamens, dem Geburtstag o.ä. aufstellen. Die Aufgaben stellt der Spielleiter. Anschließend kommt es dann zur Auflösung der Aufgabe. Bei einem Fehler eines der Beteiligten zeigen alle auf einen Gegenstand im Raum und sagen „Schau, ein Grumpf". In dieser Zeit kann sich der betroffene Spieler in die richtige Position der Reihe einordnen. So bleibt die Reihenfolge gewahrt und keiner verliert.

Hinweise

Dauer: 5 Minuten
Eignung: Wichtig ist, dass das Spiel ruhig verläuft und dass nicht miteinander gesprochen wird. Für etwas ältere Erwachsene kann das Spiel Selbsterfahrungscharakter haben. Fällt es mir leicht, Kontakt aufzunehmen? Wie mache ich das? Wie fühle ich mich alleine in einer fremden Gruppe? Den Charakter des Spiels kann man durch ein anschließendes Gespräch noch vertiefen. Optimal für kleinere Gruppen bis zu 15 Personen.

Der WAWA-Ballon

Durchführung

Ein WAWA-Ballon entsteht:
1. Zuerst steckt man einen Ballon in einen anderen.
2. Den Hals des inneren Ballons über einen Wasserhahn ziehen.
3. Beide Hälse festhalten und langsam den Hahn aufdrehen.
4. Der innen liegende Ballon wird ein wenig mit Wasser gefüllt.
5. Hahn zudrehen und den inneren Ballon zuknoten.
6. Den äußeren Ballon aufpusten und auch diesen mit einem Knoten schließen. Fertig!

Spiele mit dem WAWA:
- Beidhändig: Zwei Spieler werfen sich den WAWA so zu, dass ihn beide immer kontrolliert fangen können, und nennen dabei ihren Namen oder eine individuelle Besonderheit (Warum komme ich in die Rückenschule o.ä.).
- Wettrollen: Der WAWA wird mit einer Hand um eine Markierung herum gerollt – geeignet für eine Staffel.
- Volleyball: Über ein Netz kann man mit dem WAWA Volleyball spielen. Dabei ist es erlaubt, den Ballon mit der Handfläche auch zu führen. Wichtig ist bei diesem Spiel, dass der innen befindliche Ballon nicht zu sehr mit Wasser gefüllt ist.
- Handball: Man kann mit dem WAWA auch ein ganz „normales" Handballspiel spielen.

Hinweise

Dauer: je nach Spiel zwischen 5–10 Minuten
Eignung: Der WAWA-Ballon fördert vor allem die koordinativen Fähigkeiten der Teilnehmer. Durch das nicht zu steuernde Flugverhalten muss der Teilnehmer immer wieder sehr schnell und situationsadäquat reagieren. Das beschriebene Spiel ist zum Aufwärmen oder Kennenlernen ebenso geeignet wie zur Förderung der Kooperation.

3.3.3 Aufwärmspiele

Aufwärmspiele zielen auf die Aktivierung des Körpers. Der Organismus soll dabei nicht nur erwärmt, die Muskeln geschmeidig, der Kreislauf angeregt werden, sondern die Teilnehmer sollen durch diese Spiele auch emotional und sozial motiviert und auf nachfolgende Aktivitäten (z.B. gymnastische Übungen, Schwerpunkthemen etc.) vorbereitet werden.

Regenbeschwörerspiel

Durchführung

Alle Teilnehmer stehen im Kreis. Der Spielleiter steht in der Mitte und gibt eine Bewegung vor, z.B. Hände reiben, auf der Stelle laufen, hüpfen etc. Schaut der Spielleiter jemandem in die Augen, nimmt dieser die Bewegung auf und macht diese so lange, bis der Spielleiter mit einer neuen Bewegung kommt und wieder den Blickkontakt aufnimmt.

Hinweise

Dauer: 10 Minuten
Eignung: Das Spiel kann die Gruppe auflockern und Möglichkeiten bieten, Bewegungsbedürfnisse auszuleben. Das Spiel ist vor allem für Anfangssituationen einer Kursstunde gut geeignet und bietet die Möglichkeit, über den visuellen Kontakt ein rasches Reagieren und gutes Koordinieren zu gewährleisten.

Das Schütteltier – Schutulus elegans prosais

Durchführung

Das Schütteltier ist ein imaginäres „Tier", das an jedem Körperteil dafür sorgt, dass dieses bei den Teilnehmern ganz heftig durchgeschüttelt wird. Hand – Schulter – Fuß – Knie – in die Hose oder den Mund stecken – etc. Das Schütteltier wird man nur dann wieder los, wenn die Teilnehmer es einfach an irgendeine Körperstelle einer anderen Person heften.

Hinweise

Dauer: 8–10 Minuten
Eignung: Bei dieser Übung werden die Mitspielenden schonend aufgewärmt und auf die nachfolgenden Übungen vorbereitet. Ein Aufwärmprogramm, das sehr viel Spaß macht und seine Wirkung garantiert nicht verfehlt.

Standpunkt

Durchführung

Zwei Personen stehen sich mit geschlossenen Beinen, später schulterbreit gegenüber. Nun versuchen beide Teilnehmer, die andere Person durch das kurze Stoßen gegen die Hände bzw. das Nachgeben, Ausweichen o.Ä. aus dem Gleichgewicht zu bringen. Der Kontakt an den Händen findet nur sehr kurz statt. Haben beide Teilnehmer einen dauernden Kontakt an den Händen, sollte der Spielleiter intervenieren, denn sonst verfehlt das Spiel seinen Reiz. Es geht hier nicht um „Händchen halten", sondern um Schnelligkeit, Geschick und Flexibilität. Bei diesem Spiel kommt es u.a. sehr auf ein gutes Gleichgewichtsgefühl an (das dabei sehr stark trainiert wird) und es kann zusätzlich der Vermittlung von Haltungssequenzen (aufrechte Körperhaltung, Stellung der Füße und Beine etc.) in der Rückenschule dienen.

Hinweise

Dauer: 5–10 Minuten
Eignung: Das Spiel fordert die Reaktionsfähigkeit und Geschicklichkeit und schult das Gleichgewichtssystem. Außerdem dient es der Erwärmung. Darüber hinaus bietet es auch einen sehr kommunikativen Charakter, denn die Teilnehmer müssen sich bei dem Spiel gegenseitig berühren und kommen so nicht nur körperlich in Kontakt. Gut geeignet, um eine Überleitung zum Thema „Stehen" zu bieten.

Winter ade

Durchführung

Der Winter kehrt ein. Ein Mitspieler wird „Schneemann" und erhält einen hellen Umhang. Seine Aufgabe ist es, den Winter einkehren zu lassen. Alle Spieler, die berührt werden, erstarren zu Eis. Die zu Eis erstarrten Spieler können aber wieder aufgetaut werden, wenn zwei Spieler gleichzeitig die Arme des Erstarrten warm reiben. Wird dabei jemand vom Schneemann erwischt, wechseln die Rollen und der Helfer wird zum Schneemann.

Hinweise

Dauer: 10–15 Minuten
Eignung: Das Spiel lockert die Gruppe auf und fördert gegenseitiges Helfen. Für Gruppen ab 12 Personen geeignet. Reaktionsfähigkeit, Ausdauer beim Laufen und gegenseitiges Helfen stehen im Mittelpunkt des Spieles. Das Spiel kann sehr lebhaft sein. Alle Spieler sind aktiv beteiligt und können das Ausmaß ihrer Aktivitäten selbst bestimmen.

Luftpumpe

Durchführung

Die Teilnehmer liegen „ausgepowert" und luftleer auf dem Boden. Alle werden jetzt mit einem imaginären Schlauch verbunden und an eine unsichtbare Luftpumpe angeschlossen. Jetzt werden die Teilnehmer mit Druckluft langsam gefüllt, sodass am Ende alle wieder auf ihren Beinen stehen. Dieser Vorgang vollzieht sich nur so langsam, wie die Körper mit der Pumpe gefüllt werden. Ist jemand zu prall gefüllt, muss man über ein Spezialventil wieder Luft ablassen.

Hinweise

Dauer: 5 Minuten
Eignung: Steht das Thema Körpererfahrung, -spannung und -entspannung auf dem Programm, bietet es sich an, dieses Spiel zu spielen. Hier geht es in erster Linie darum, seinen eigenen Körper ganz langsam zu bewegen und den Körper zu spüren.

Pferderennen

Durchführung

Alle Teilnehmer stehen Schulter an Schulter in einem Kreis. Vom Spielleiter werden in rascher Folge verschiedene Kommandos gegeben, die jeweils sofort ausgeführt werden müssen:

Pferde kommen auf die Rennbahn – auf der Stelle trampeln. *Pferde werden ins Starthaus geführt* – alle rücken ganz eng zusammen und bewegen sich auf der Stelle. *Rechte Kurve* – rechts herum, *linke Kurve* – links herum – alle bewegen sich gemeinsam im Kreis mit Trippelschritten in die angekündigte Richtung. *Ochser* – alle nehmen die Hände nach oben und wiehern ganz laut. *Doppelochser* – zweimal hintereinander aufrichten und wiehern. *Wassergraben* – den linken Arm nach unten führen und ein lautes „Bähhhhh“ ausrufen. *Holzbrücke* – alle trommeln sich auf die Brust. *Vorbei an der Tribüne, den Frauen mit den großen Hüten und den Männern mit den dicken Zigarren* – diesen Satz einfach nur pantomimisch umsetzen. *Zielgerade* – alle trampeln noch schneller, gehen in den Schlussspurt und fletschen beim Zielfoto die Zähne. Zum Schluss gibt es für alle Sieger einen kräftigen Applaus.

Hinweise

Dauer: 10 Minuten
Eignung: Dieses sehr schnelle Spiel dient in erster Linie der Aufwärmung. Die Körperkerntemperatur der Teilnehmer wird innerhalb des Spieles um mindestens 1 °C erhöht. Damit kann der Körper vorbereitet werden, um anschließend beispielsweise eine funktionelle Gymnastik durchzuführen oder um die Muskulatur für die progressive Tiefenmuskelentspannung aufzuwärmen.

Kommando Chaos

Durchführung

Die Teilnehmer bewegen sich beim „Kommando Chaos“ durch den Raum. Bei „Kommando Hoch“ stellen sich alle auf die Zehen, bei „Kommando Tief“ gehen alle in die Hocke, bei „Kommando Flach“ legen sich alle auf den Boden – bis das neue Kommando ausgerufen wird. Die Bewegungen ändern sich nur dann, wenn vorher „Kommando“ gerufen wird – sagt der Übungsleiter lediglich „Tief“, „Flach“ oder „Chaos“, verändert sich in der Bewegungssequenz nichts. Bei diesem Spiel ist Reaktionsfähigkeit gefragt.

Hinweise

Dauer: 10 Minuten
Eignung: Dieses Spiel dient in erster Linie der Erwärmung der Teilnehmer. Zusätzlich schult es das Reaktionsvermögen, denn erst bei „Kommando“ müssen die Teilnehmer reagieren. Wer nicht adäquat reagiert, wird in diesem Spiel zum Spielleiter.

3.3.4 Kooperative Spiele

Diese Form der Kleinen Spiele zielt darauf ab, dass die Teilnehmer gemeinsame Erlebnisse teilen und miteinander in Kontakt kommen. Die kooperativen Spiele sollten erst dann eingeführt werden, wenn sich die Gruppe bereits ein paar Mal gesehen hat. Kooperative Spiele fördern positive Spielerfahrungen und fordern gegenseitige Verantwortung der Betroffenen.

Angestiftet

Durchführung

Zwischen den ausgestreckten Zeigefingern zweier Teilnehmer werden Stifte (o.Ä.) gehalten. Um die beiden Stifte nicht zu verlieren, muss jede Person ein wenig Druck auf die Stifte ausüben. Die „Angestifteten“ müssen jetzt auf die Reize ihres Partners sensibel reagieren und können sich gemeinsam bewegen: Arme strecken, hochheben, in die Knie gehen, sich auf den Boden legen, seitwärts gehen etc.

Hinweise

Dauer: 10–15 Minuten
Eignung: Dieses Spiel weckt die Fähigkeit, sich auf seinen Partner einzustellen, angemessen zu reagieren, selbst aktiv zu werden, ohne den Partner zu überfordern. Es vermittelt auf einer körperlich spürbaren Ebene, was die Zusammenarbeit und Partnerschaft bedeuten kann. Das Spiel setzt ein ruhiges und entspanntes Klima voraus. Es kann auch eingesetzt werden, um gemeinsam einen vorher aufgebauten Hindernis-Parcours zu durchgehen, der unter Matten, Tischen, Fallschirmen, durch kleine Tunnel, über Bänke etc. führt.

Zwilling

Durchführung

Jeweils zwei Spieler bilden ein „siamesisches Zwillingspaar". Beide Personen stellen sich dicht hintereinander auf. Der vordere Spieler sollte nach Möglichkeit etwas größer sein als die hintere Person und seine Arme hinter beiden Körpern verschränken. Die hintere Person streckt die Arme nach vorne, sodass es so aussieht, als gehörten sie dem vorderen Spieler, und schlüpft dabei mit den Armen in eine Jacke. Nun fängt das Spiel an. Der vordere Spieler wird vom Spielleiter in ein Gespräch verwickelt. Dieser darf sprechen, während die hintere Person mit den Armen die passenden gestischen Bewegungen macht. So kann der „Zwilling" einen „Vortrag" halten, auf Fragen antworten oder einfach nur ein wenig erzählen.

Hinweise

Dauer: 10 Minuten
Eignung: Statt eines Abschlussgespräches, wie eine Stunde verlaufen ist oder der Kurs gefallen hat, kann man dieses Spiel spielen. Der Spielleiter muss in der Lage sein, das Gespräch so geschickt zu führen, dass keine langen Pausen entstehen. Während der Vordermann spricht, sollte die hintere Person durch eine bewegte Gestik mit den Armen und Händen das Frage-Antwort-Spiel begleiten. Dieses fällt nicht allen Teilnehmern leicht. Allerdings sorgt das Spiel immer für Begeisterung und viele Lacher. Außerdem fördert das Spiel die Möglichkeit, mit einem Partner in einen gemeinsamen, sehr körperbetonten Prozess zu treten.

Schuhe binden

Durchführung

Zwei Teilnehmer stehen direkt nebeneinander, greifen über Kreuz mit den Händen an die Schnürsenkel einer Person und versuchen, eine Schleife zu binden.

Hinweise

Dauer: 3 Minuten
Eignung: Das Spiel dient primär dazu, automatisierte Bewegungsmuster deutlich werden zu lassen, wie sich diese in der Schwierigkeit der Ausführung verändern, wenn man seine Koordination mit einem Partner „teilen" muss.

Roboter

Durchführung

Roboter können zwar recht „intelligent" sein, müssen aber dennoch von Menschenhand geführt werden. Einer der Teilnehmer schlüpft in die Rolle des Roboters und wartet geduldig auf Befehle. Der andere hat die Möglichkeit, den Roboter zum Laufen zu bringen. Dazu tippt er den Roboter leicht auf den Kopf und der Roboter beginnt zu laufen. Durch leichtes Tippen auf die Schultern variiert der Roboter seine Richtung in jeweils 90°-Schritten. Viel Spaß macht dieses Spiel, wenn man zwei Roboter startet und diese wieder zusammenführen muss.

Hinweise

Dauer: 5 Minuten
Eignung: Ein Spiel zum Aufwärmen und zum miteinander Spielen. Hierbei wird u.a. der Körperkontakt zu seinen Mitspielern gefördert, was bei älteren Personen problematisch sein kann, da diese oft sehr zurückhaltend sind, eine andere Person zu berühren bzw. selbst berührt zu werden. Da bei diesem Spiel allerdings „nur" Kopf und Schultern berührt werden, hat es sich in der Praxis gut bewährt.

Gordischer Knoten

Durchführung

Alle Teilnehmer stehen im Raum und strecken bei geschlossenen Augen ihre Arme nach oben. Jetzt versuchen sie, mit jeder Hand eine andere zu greifen und diese nicht mehr loszulassen. Haben alle Teilnehmer in jeder Hand eine andere fremde, öffnen alle die Augen und versuchen, jetzt den entstandenen „gordischen Knoten" wieder aufzulösen, indem sie das Chaos entwirren.

Hinweise

Dauer: 2–4 Minuten
Eignung: Ein Spiel zum Kennenlernen der Gruppe – jeder kommt mit anderen in (Körper-)Kontakt und muss gemeinsam mit den Teilnehmern kooperativ das Problem lösen.

3.3.5 Sensitive Spiele

Sensitive Spiele dienen dazu, die Sinne der Teilnehmer zu schärfen. Dabei werden taktile Reize, kinästhetische Wahrnehmungen, kognitive Prozesse, aber auch kooperative vertrauensvolle Begegnungen in einer Gruppe gefordert und gefördert. Sie dienen dazu, die Kursatmosphäre für die Teilnehmer noch angenehmer und vertrauter zu gestalten und die Gruppendynamik zu stärken.

Das Spiegelbild

Durchführung

Zwei Spieler bilden ein Paar und stellen sich gegenüber auf. Ein Spieler gibt eine Bewegung vor, die sein Partner spiegelverkehrt umsetzen soll.

Hinweise

Dauer: 5 Minuten
Eignung: Dieses langsame Spiel gibt die Möglichkeit, Bewegungen bewusst wahrzunehmen. Bei der Durchführung des Spieles ist darauf zu achten, dass die Bewegungen nicht zu groß und zu schnell durchgeführt werden. Andernfalls verliert man schnell den Blick für Feinheiten bzw. kann bestimmte Formen gar nicht als „Spiegel" umsetzen. Das Spiel kann auch zur spielerischen Kontrolle der rückengerechten Alltagsbewegungen eingesetzt werden, um damit die Lernziele zu kontrollieren.

Telefax – Faxen faxen

Durchführung

Eine Gruppe bildet eine lange Telefaxleitung. Dazu setzen sich die Teilnehmer eng hintereinander in einer Art Schlange mit gespreizten Beinen auf den Boden. Der Spieler am Ende der „Leitung" notiert sich auf einem Stück Papier das zu übermittelnde Bild. Anschließend faxt er dieses als Starter über den Rücken seines vorderen Mitspielers von Person zu Person – von Rücken zu Rücken – bis zum Anfang der Sitzreihe. Der „letzte" Spieler malt oder schreibt die angekommene Nachricht wieder auf ein Stück Papier. Danach werden beide Zeichnungen miteinander verglichen.

Hinweise

Dauer: 10 Minuten
Eignung: Dieses sehr sensitive Spiel erfordert von den Teilnehmern eine gewisse Sensibilität, denn der Rücken wird hierbei als taktile Zone aktiv genutzt. Bei diesem Spiel ist eine gewisse Vertrautheit der Gruppe notwendig, um Körperkontakt zuzulassen.

Marionette

Durchführung

Zwei Spieler spielen Puppentheater. Dabei ist eine Person eine Marionette, die andere steht dieser direkt als Puppenspieler gegenüber. Die Marionette wird an imaginären Bändern bewegt. Dabei kommt es vor allem darauf an, kleine Bewegungen vorzugeben. Die Marionette sollte versuchen, sich ganz auf den Puppenspieler einzulassen.

Hinweise

Dauer: 8 Minuten
Eignung: Bei diesem Spiel sollen vor allem körperliche Spannungszustände, wie Anspannung und Entspannung, geschult werden. Führt der Puppenspieler den Faden nach oben, folgt der Arm der Marionette, lässt der Puppenspieler den Faden los, sollte der Arm ganz schnell nach unten fallen. Dieses Spiel eignet sich sehr gut, um das Wechselspiel bei körperlichen Aktivitäten zu verdeutlichen. Außerdem kann man hierbei das Thema Körperspannung gut thematisieren.

Steifer Mann

Durchführung

Eine Gruppe von ca. 7 Personen bildet einen engen Kreis und steht Schulter an Schulter. Nun tritt eine Person in die Mitte, schließt die Augen und lässt sich vorwärts bzw. rückwärts „fallen". Die Mitspieler im Kreis führen den „steifen Mann", indem sie ihn mit den Händen an den Schultern sicher bewegen. Nach etwa ca. 1 Minute erfolgt der Wechsel.

Hinweise

Dauer: 7 Minuten
Eignung: Bei diesem Spiel geht es in erster Linie um Vertrauen und um Körperspannung. Der „steife Mann" kann nur geführt werden, wenn er seinen Körper anspannt, die Bewegung mit sich machen lässt und nicht versucht, selbst die Richtung, Geschwindigkeit und Dauer zu beeinflussen.

Eine Minute Ewigkeit

Durchführung

Alle Teilnehmer stehen in einem Kreis. Nach einem Startkommando soll sich die Person, die meint, dass eine Minute vergangen ist, hinsetzen. Es geht in diesem Spiel darum, Zeit erlebbar zu machen. Die Dauer kann man variieren (1–4 Minuten).

Hinweise

Dauer: 1–4 Minuten
Eignung: Zeit spielt in der Rückenschule eine wesentliche Rolle. „Ich habe keine Zeit, etwas für mich zu tun, zu üben, auf meine Haltung zu achten, an mich zu denken" etc. sind immer wiederkehrende Argumente der Teilnehmer. Anhand des Spieles kann man „Zeit einfach" erlebbar werden lassen und beispielsweise darauf das Thema „Wo komme ich als Rückenschulteilnehmer in einem 24-Stunden-Rhythmus in meinem Alltag vor" besprechen.

LITERATUR

Amler W, Knörzer W (1995). Bewegungspausen in Schule, Beruf und Alltag. Heidelberg: Kohl-Verlag.
Baer U (1990). 500 Spiele für jede Gruppe, für alle Situationen. Remscheid: Akademie.
Bartl A (1999). Wahnsinns Spiele Buch. Nürnberg: Tessloff-Verlag.
Brinkmann A, Treeb U (1993). Bewegungsspiele. Reinbek bei Hamburg: rororo.
Bundesministerium für Unterricht und kulturelle Angelegenheiten (1995). Gesund und munter, bewegte Pause. Wien: Klepl & Tandl.
Deutsche Verkehrswacht (2005). Das „move it"-Buch. Spiele und Übungen zur Förderung der Bewegungssicherheit. Bonn: Verkehrswacht Medien & Service-Center GmbH.
Döbler E, Döbler H (2003). Kleine Spiele. 22. Aufl. Berlin: Sport-Verlag.
Ehrlich P, Heinemann K (1993). Leben braucht Bewegung – Förderung der ganzheitlichen Entwicklung durch Bewegung. In: Bundesarbeitsgemeinschaft für Haltungs- und Bewegungsförderung e.V. Haltung und Bewegung. Osnabrück: BAG e.V.
Flügelmann A (1982). More New Games – die neuen Spiele 2. Soyen: Verlag an der Ruhr.
Grunfeld FV (1985). Spiele der Welt. Frankfurt am Main: Krüger.
Hanke U (2000). Spiele in Herzgruppen. In: Kempf HD, Reuß P (Hrsg.). Praxisbuch Herzgruppe. Stuttgart: Thieme, S. 163–175.
Hechenberger A, Michaleis B, O'Connell JM (2001). Bewegte Spiele für die Gruppe. Münster: Ökotopia.
Hoyer K, Köpke W (1997). Achtundachtzig Erdball- und Fallschirmspiele. 2. Aufl. Lichtenau-Scherzheim: AOL Verlag.
Jaeschke R (2006). Lust auf Bewegung. 111 Bewegungsspiele für Schule, Alltag und Therapie. Stamsried: Care Line.
Le Fevre D (1995). Das kleine Buch der neuen Spiele. München: Verlag An der Ruhr.
Mayrhofer H, Zacharias W (1989). Spiel mit. 3. Aufl. Ravensburg: Otto Maier.
Orlick T (1999). Kooperative Spiele. 6. Aufl. Weinheim: Beltz.
Zimmer R (2002). Sport und Spiel im Kindergarten. 4. Aufl. Stuttgart: Klett.
Zimmer R (2005). Handbuch der Sinneswahrnehmung. Grundlagen einer ganzheitlichen Erziehung. 12. Aufl. Wien: Herder.

3.4 Lifetimesport

Heino Gertz

3.4.1 Definition

Der Begriff Lifetimesport kommt aus dem Englischen: Lifetimesport bezeichnet Sportarten, die von Menschen jeder Altersstufe ausgeübt werden können. Der Baustein Lifetimesport ist ein Bewegungsmodul der Neuen Rückenschule. Zu den Inhalten dieses Moduls gehören folgende Themen:

- Risikofaktoren von Bewegungsmangel
- Entstehung von Zivilisationskrankheiten
- Übersicht von unterschiedlichen Lifetimesportarten
- Materialkunde von Sportequipment
- praktische Durchführung von Lifetimesport
- Aufzeigen von weiterführenden Bewegungsaktivitäten nach der Rückenschule.

Das Vermitteln von theoretischen und praktischen Inhalten aus dem Bereich Lifetimesport in der Neuen Rückenschule ist deswegen so elementar, weil die Rückenschulteilnehmer dazu motiviert werden sollen, sportliche Aktivitäten in ihren Alltag zu integrieren. Aus diesem Grunde wird nicht nur Hintergrundwissen bzw. Effektwissen vermittelt, sondern es werden auch ausgewählte Lifetimesportarten ausprobiert und erlebbar gemacht. Damit wird ein wichtiges Kernziel aus dem Handlungsleitfaden zur Primärprävention, dem § 20 SGB V, angegangen, denn Aufbau und Bindung an gesundheitssportliche Aktivitäten ermöglichen nachhaltige Effekte.

3.4.2 Wie passt Lifetimesport in den biopsychosozialen Ansatz?

Wenn man die einzelnen Elemente des biopsychosozialen Ansatzes im Bezug auf Lifetimesport mit Inhalten füllen möchte, so ergeben sich folgende Aspekte:

Biologischer Ansatz

Unter Berücksichtigung der Indikationen und Kontraindikationen bei einer gesundheitssportlichen Aktivität haben wir einen direkten biologischen Ansatz. Viele unserer Teilnehmer haben ein Defizit an körperlicher Bewegung. Dieses führt bei ihnen häufig zu muskulären Defiziten und auch zu einem geringeren Verbrauch von Kalorien. Als Ergebnis ist ein Anstieg des BMI zu verbuchen, mit dem Endergebnis von noch weniger Bewegung. Die daraus entstehenden Folgen sind leider bestens bekannt. Daher ist es erforderlich, den Teilnehmern das Effekt- und Handlungswissen des Lifetimesports so zu vermitteln, dass sie einen zusätzlichen Kalorienverbrauch von 2.500 kcal pro Woche anstreben (Berg und König 2005). Bei älteren Menschen ab dem 60. Lebensjahr ist die Zielsetzung, zusätzlich 2.000 kcal Verbrauch pro Woche zu erreichen (Bös und Brehm 2007). An dieser Stelle würde es auch passen, die Vorteile einer ausgewogenen, abwechslungsreichen und kalorienarmen Ernährung einfließen zu lassen.

Die Teilnehmer sollen erkennen können, dass die sportliche Aktivität in engem Zusammenhang mit der körperlichen und geistigen Leistungsfähigkeit des Menschen steht. Nur eine regelmäßige Ausübung dieser sportlichen Aktivität kann Morbidität und Mortalität verringern.

Psychologischer Ansatz

Regelmäßige sportliche Aktivitäten können offensichtlich zu einer Verringerung bzw. zum Abbau psychosozialer Stresssymptome beitragen (Berg und König 2005). Es muss aber beachtet werden, mit welcher Intention diese sportliche Aktivität ausgeführt wird. Nicht bei jeder sportlichen Aktivität wird es zu einer Minderung von Stresssymptomen kommen (Berg und König 2005). Ein weiterer positiver Einfluss sportlicher Aktivität ist, dass über die Bewegung ein Schmerz nicht mehr so intensiv bis gar nicht mehr wahrgenommen wird.

Sozialer Ansatz

Kommt es zu einer veränderten körperlichen Leistungsfähigkeit, kann das vielleicht indirekt zu positiven Einflüssen führen. Eine Verbesserung des sozialen Wohlbefindens kann erreicht werden, wenn über die sportliche Aktivität soziale Netzwerke genutzt werden (Sportvereine und bewegungsbezogene Praxisangebote). Es ist bekannt, dass die Einbindung in ein soziales Netzwerk und damit einhergehende soziale Unterstützung bzw. ein sozialer Rückhalt (Gruppendynamik) als wichtige Ressourcen der Gesundheit und der Gesunderhaltung gelten (Bös und Brehm 2007). Das Angehen, Ausüben und Dranbleiben an sportlichen Aktivitäten fällt leichter, wenn es in Gruppen ausgeführt wird. Personen, die Aktivitäten alleine ausführen, finden häufiger Argumente, die Aktivität zu verschieben oder für immer zu beenden.

Als Fazit kann gelten, dass eine sportliche Aktivität in der Gruppe einfach mehr Spaß und Freude macht, besonders dann, wenn zur Bewegung auch noch Musik und somit Rhythmus einfließen!

Wissenschaftliche Belege über sportliche Aktivitäten und deren Einflussnahme auf den Körper, die Psyche und das soziale Erleben finden sich in verschieden Abhandlungen, z.B. im Handbuch Gesundheitssport (Berg und König 2005) und im Handbuch Alterssport (Bös und Brehm 2007). Es konnte nachgewiesen werden, dass gesundheitsförderliche Aspekte bei der Prävention von Stoffwechselerkrankungen durch Nordic Walking eintreten können (GKV 2008).

3.4.3 Was spricht für Lifetimesport?

Einer der größten Risikofaktoren und Förderer von Zivilisationskrankheiten in unserer heutigen Gesellschaft ist der Bewegungsmangel. Stetig wird uns ein hoher Einsatz an privater und beruflicher Verantwortung abverlangt. Um dem Alltagsstress zu entfliehen, zu regenerieren und durch Bewegung zusätzliche Kraft zu tanken, ist Lifetimesport eine hervorragende Methode zur aktiven Gesundheitsförderung. Auf ideale Weise verbindet der Sport die Bewegung mit

- Spaß
- Fitness
- und trägt zur Verbesserung der Lebensqualität bei.

Speziell die stresslösende Wirkung der Bewegung ist optimal für die Regeneration von Körper, Geist und Seele. Durch das Heranführen an selbstgesteuerte gesundheitsförderliche Aktivitäten können präventive Effekte bei Herz-Kreislauf-Erkrankungen erzielt werden. In großen Bevölkerungsstudien konnte nachgewiesen werden, dass ein zusätzlicher Energiemehrverbrauch durch körperlich-sportliche Aktivität von etwa 1.000 kcal pro Woche insbesondere das koronare Erkrankungsrisiko stark reduziert (Denk et al. 2003). Aber auch präventiv wirksam bei allgemeinen bewegungsmangelbedingten Beschwerden ist dieser zusätzliche Energiemehrverbrauch. Bewegung, die zielgerichtet, regelmäßig, mit moderater Intensität und einem Mindestumfang von etwa zwei Stunden pro Woche durchgeführt wird, stellt gesichert einen zentralen Schutzfaktor der Gesundheit dar (Blair und Conelly 1996).

In diesem Baustein ist es möglich, mehrere unterschiedliche Bewegungsmöglichkeiten anzubieten, die dann genutzt werden können, um einen Mehrverbrauch von Kalorien zu erzielen. Der Vorteil bei den Lifetimesportarten ist, dass sie ohne großen Aufwand an Equipment fast überall und von jedem durchgeführt werden können.

Ziel ist es, Bewegungsaktivitäten verstärkt in den Alltag zu integrieren. Es muss am Anfang nicht immer gleich eine Lifetimesportart sein. Es gibt viele andere kleine Möglichkeiten, z.B. zu Fuß oder mit dem Fahrrad zur Arbeit oder zum Einkauf zu gehen/fahren. Auch die Umstellung von bequemen zu aktiven Verhaltensweisen im Tagesablauf, wie das Nutzen der Treppe anstelle des Liftes, unterstützt die gesundheitsförderlichen Aktivitäten.

3.4.4 Aufbau einer Übungsstunde Lifetimesport

Die Vermittlung des Effektwissens hat das Ziel, die Möglichkeiten der Gesundheitsförderung herauszuarbeiten, die durch eine sportliche Aktivität auftreten können. Es gilt hervorzuheben, dass es zu einer positiven Einflussnahme auf

- Haltungs- und Bewegungssystem
- Herz- und Kreislaufsystem
- Immunsystem
- Psyche
- Gruppendynamik

durch ein zusätzliches körperliches Aktivierungsprogramm kommen kann.

Feinziele

Vermittlung einer entsprechenden Vor- und Nachbereitung, um ein Verletzungsrisiko zu minimieren.

Vorbereitung

Vor jeder größeren Bewegungsaktivität empfiehlt es sich, mit einer entsprechenden Aufwärmphase zu beginnen, wie jeder Hochleistungssportler es hält. Diese Aufwärmphase kann unterschiedlich gestaltet werden. Es gibt die Möglichkeit, über eine weiche rhythmische Dehntechnik die Muskulatur und den Kreislauf auf die folgende Belastung vorzubereiten. Es ist günstig, unterschiedliche Muskelgruppen für 5–10 Minuten wiederholt (15–20 Wiederholungen) über 2–3 Sekunden in der gedehnten Position zu halten. Eine andere Möglichkeit ist, im langsamen Gehtempo mit unterschiedlichen Geschwindigkeitsvariationen in einer Zeit von 5–10 Minuten den Körper auf die erhöhte Belastung vorzubereiten.

Belastungsphase

Zur Belastungssteuerung ist es empfehlenswert, auf seinen Puls zu achten. Damit es zu keiner Überbelastung kommt, sollte der Trainingspuls für den Ausdauerbereich (Bereich für einen erhöhten Fettstoffwechsel) wie folgt berechnet werden:

Belastungsphase für trainierte Teilnehmer

Männer:
220 – Lebensalter = max. Herzfrequenz (Hf.)
× 0,60 = Trainingszone im aeroben Bereich für weniger trainierte *oder*
× 0,70 = Trainingszone im aeroben Bereich für leistungsfähigere Teilnehmer

Frauen:
226 – Lebensalter = max. Hf.
× 0,60 = Trainingszone im aeroben Bereich für weniger trainierte *oder*
× 0,70 = Trainingszone im aeroben Bereich für leistungsfähigere Teilnehmer

Belastungsphase für untrainierte Teilnehmer

Männer und Frauen:
200 − Lebensalter = max. Hf.
× 0,60 = Trainingszone im aeroben Bereich für weniger trainierte *oder*
× 0,70 = Trainingszone aeroben Bereich für leistungsfähigere Teilnehmer

Belastungsphase für Teilnehmer mit einem geringen Leistungsstand

Männer und Frauen:
180 − Lebensalter = max. Hf.
× 0,60 = Trainingszone im aeroben Bereich für weniger trainierte *oder*
× 0,70 = Trainingszone aeroben Bereich für leistungsfähigere Teilnehmer

Bitte beachten

Bei Teilnehmern, die eine β-Blocker-Medikation erhalten, bitte 10–15 Herzschläge vom errechneten Trainingspuls abziehen.

Bei Aktivitäten im Wasser bitte 5–10 Herzschläge vom errechneten Trainingspuls abziehen.

Variation

Damit der Lifetimesport zu keiner einseitigen und monotonen Bewegungseinheit wird, empfiehlt es sich, zwischenzeitig in den Geschwindigkeiten oder der Belastung zu variieren.

Nachbereitung

Die sogenannte Ausklingphase oder auch „Cool-down-Phase" dient dazu, den vorher stark aktivierten Körper wieder in ruhigere Verhältnisse zu führen. Diese Phase zieht sich über 5–10 Minuten und bringt die vorher beanspruchten Muskeln durch ein dosiertes Dehnprogramm wieder in ein günstiges Längenverhältnis: 3-5 Wiederholungen pro Muskel mit 30 Sekunden Haltephase und anschließend ein langsames Bewegungsprogramm, um die erhöht angefallenen Stoffwechselendprodukte der Muskulatur wieder auszuschwemmen.

In der Praxis sind auch die entsprechenden Dehn- und Mobilisationstechniken zu vermitteln, wenn es in der ausgeführten Sportart zu relativ einseitigen und belastenden Bewegungsabläufen kommen sollte.

Vermittlung der Information zu den unterschiedlichen Lifetimesportarten

Schwimmen, Aqua-Fitness

Bei der Bewegung im Wasser, in welcher Art und Weise auch immer, geht es besonders um die Erleichterung der Bewegung durch die Abnahme der Körperschwere durch den Auftrieb (Schulz 1999). Es ist zu beachten, dass durch den Wasserdruck die Atmung erschwert ist und die Herzbelastung steigt, da die peripheren Gefäße eng gestellt werden. Dadurch muss das Herz das Blut gegen einen erhöhten Widerstand in den Körper pumpen (tum Suden-Weickmann 2005). Jemand, der bis zu seiner Halswirbelsäule im Wasser steht, wiegt nur noch ein Zehntel seines Körpergewichtes. Durch den Auftrieb des Wassers werden ruhige, langsame Bewegungen als entlastend und entspannend verspürt. Schnelle Bewegungen haben einen kräftigenden Einfluss auf die Muskulatur. Die Trainingsherzfrequenz ist im Wasser um 5–10 Herzschläge niedriger als im Trocknen anzusetzen (Thera-Band GmbH).

Wandern

Mitte des 19. Jahrhunderts bildeten sich die ersten Wandervereine (Nöchel 2006). Das Wandern ist für jeden, der sich zusätzlich in der Natur bewegen möchte, eine gute Bewegungsalternative. Der Vorteil des Wanderns ist, dass es keiner besonderen Ausrüstung oder Sportanlage bedarf. Zu beachten ist nur, ob und wie viel Gewicht im Rucksack mitgenommen werden sollte. Auf die richtige Auswahl der Schuhe ist zu achten. Nähere Informationen dazu finden sich im Modul Schuhberatung. Ein wichtiger Punkt ist noch, welche Kriterien ein Rucksack erfüllen sollte.

Walking

Das Walking ist das schnelle Gehen und leitet sich vom wettkampforientierten Gehen ab. Die Schrittgeschwindigkeit ist bei dieser Fortbewegungsart höher als beim Wandern und Gehen. Besonders wichtig ist der aktive Armeinsatz mit leicht geöffneter Hand. Beim Walking kommt das 1,5-Fache des Körpergewichtes als Gelenkbelastung zum Tragen, ein Vorteil gegenüber dem Jogging, bei dem das 3–5-Fache des Körpergewichts auf die Gelenke einwirkt. Informationen aus dem Modul Schuhberatung sind zu nutzen.

Jogging

Die „Erfindung" des Joggings wird dem Neuseeländer A. Lydiard (1917–2004) zugeschrieben (Nöchel 2006).

Joggen ist eine noch schnellere Fortbewegungsart als das Walking. Hier wird der Körper teilweise vor hohe physische Belastungen (erhöhte Stoß- und Druckbelastungen für die Beingelenke) gestellt. Für Bewegungseinsteiger oder Bewegungswiedereinsteiger ist diese Sportart nicht unbedingt die optimale Wahl. Beim sogenannten Softjogging wirkt eine wesentlich geringere Gelenkbelastung, weil durch kürzere Schritte eine deutlich geringere Flugphase entsteht. Eine andere Möglichkeit ist es, mit einem Intervalltraining zu starten und somit die Belastungsfähigkeit dosiert zu steigern. Auch hier sind Informationen aus dem Modul Schuhberatung zu nutzen.

Radfahren

1817 stellte Karl Drais das Zweirad in Mannheim vor (Nöchel 2006). Radfahren ist eine günstige Sportart, die auch von Hüftgeschädigten ausgeführt werden kann. Die Belastung für die Kniegelenke wird in dieser Sportart leider nicht gesenkt.

Skilaufen

Eine Sportart, die mit größerem Zeit- und Materialaufwand betrieben werden muss, wenn man nicht gerade in einem Skigebiet beheimatet ist. Daher ist Skilaufen leider nur eine Sportart, die als zusätzliche Alternative für die kalte Jahreszeit genutzt werden kann. Dabei ist zu beachten, dass es zu einer hohen Kniebelastung kommen kann, je sportlicher die Abfahrtshaltung wird. Leichte Pisten mit blauer Markierung sind bei guter Technik sehr gut verträglich.

Skilanglauf

Die Geschichte des Skilanglaufs lässt sich mehrere tausend Jahre zurückverfolgen (Nöchel 2006). Es ist eine Sportart, bei der fast alle Muskelgruppen aktiviert werden. Diese Wintersportart ist nicht so verletzungsträchtig wie das Skilaufen. Hier erfolgt die Beratung im Bereich der Skilanglauftechnik (klassischer und Skating-Stil) sowie zur Ausrüstung.

Golfen

Golf ist eine Sportart, die von den Schotten erfunden worden sein soll (Nöchel 2006). Die Anfänge des Golfspiels sollen aber schon 1200 bis 1297 in Holland und Frankreich liegen. Diese Sportart kann nur auf entsprechend präparierten Plätzen ausgeführt werden, die nicht immer gerade um die Ecke vorzufinden sind. Golfen beinhaltet viel Bewegung (Gehen) in der freien Natur. Die Sportart gehört nicht in den Bereich einer Ausdauersportart.

Tanzen

5000–2000 v. Chr. finden sich die ältesten erhaltenen Dokumentationen zum Tanz (Nöchel 2006). Die Wissenschaft geht davon aus, dass die Menschen schon immer getanzt haben, da der Tanz in allen menschlichen Kulturen verbreitet ist. Der Tanzsport ist eine Sportart, die häufig im Ausdauerbereich ausgeführt wird. Er fördert den Koordinations- und Gleichgewichtssinn und unterstützt die Aktivierung der Muskulatur des gesamten Körpers. Eine Information zu Vor- und Nachteilen verschiedener Tanzstile sollte hier erfolgen.

Wassersportaktivitäten wie Wanderrudern, Paddeln

Diese Sportarten bieten eine zusätzliche körperliche Aktivität in der Natur, die nicht überall ausgeübt werden kann. Bei diesen Wassersportarten kommt es zu einer Förderung des Koordinations- und Gleichgewichtssinns und gleichzeitig zu einem Muskelaufbau, der oberkörperbetont ist. Ziel der Information ist es, die unterschiedlichen Belastungen, die beim Rudern und Paddeln auftreten, herauszuarbeiten.

Tennis

Das Tennisspiel ist aus dem französischen Spiel Jeu de Paume (Spiel mit den Handflächen) entstanden (Nöchel 2006). 1874 wurden die ersten Regeln zum Tennis von W. C. Wingfield aufgestellt (Nöchel 2006). Diese Ausdauersportart bietet zusätzlich eine Förderung des Koordinations- und Gleichgewichtssinns und einen hohen konzentrativen Anteil. Bei der Vermittlung der Vor- und Nachteile in dieser Sportart ist herauszuarbeiten, dass die Belastungen und die Bewegungsabläufe relativ einseitig sind. Das kann aber durch entsprechende Ausgleichbewegungen ausgeglichen werden.

Durch die Entwicklungen der vergangenen Jahre werden auch Trendsportarten verstärkt als Lifetimesportarten genutzt, wie:

Low-Impact-Aerobic

Die Ursprünge liegen in den 1960er-Jahren. K. H. Cooper entwickelte ein aerobes Training (zur Stärkung von Herz- und Kreislauf) = Aerobic (Nöchel 2006). Das Low-Impact-Aerobic ist ein abgewandeltes High-Impact-Aerobic. Die beim High-Impact-Aerobic auftretenden starken Kniebelastungen werden durch Low-Impact-Aerobic deutlich gemindert oder entfallen sogar ganz, indem Sprünge und rasante Drehungen gemieden werden. Dies ist eine effektive Ausdauersportart mit Musik und in einer Gruppe.

Nordic Walking

Nordic Walking (➤ Abb. 3.6) ist eine Ausdauersportart, die schon in den 1930er-Jahren ausgeführt wurde. Sie entstand ursprünglich aus dem Sommertraining der finnischen Skilangläufer (Nöchel 2006), geriet in Vergessenheit und ist seit 1997 wiederentdeckt. Der Nordic Walking Verband Deutschland wurde 2000 mithilfe der Firma Exel gegründet. Seitdem verbreitet sich diese Ausdauersportart auch in Deutschland. Der Vorteil des Nordic Walkings ist, dass diese Ausdauersportart fast überall und von fast jedem genutzt werden kann. Durch den zusätzlichen Einsatz der Stöcke kommt es zu einer verstärkten Aktivierung der Arm- und Oberkörpermuskulatur bei gleichzeitiger Reduzierung der Belastung in den unteren Extremitäten.

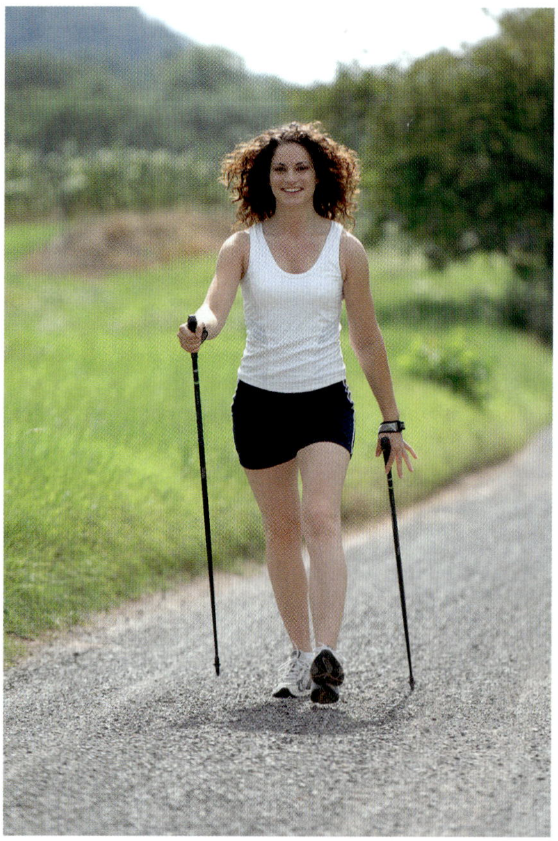

Abb. 3.6 Nordic Walking [J748-052]

Nordic Blading

Das Nordic Blading (➤ Abb. 3.7) ist eine Sportart, die von den Finnen entwickelt wurde (Nöchel 2006). Vorbereitung und Ausrüstung siehe Inline-Skating. Bei der Ausrüstung kommen noch Nordic-Blading-Stöcke und auf jeden Fall ein Helm dazu. Die Nordic-Blading-Stöcke sollten so lang sein, dass der Schlaufenaustritt bei anliegenden Inlinern in Mundhöhe liegt. Die ungefähre Berechnungsformel dafür ist Körpergröße × 0,9 (Exel GmbH). Das Nordic Blading ist eine höchst effektive Form der sportlichen Betätigung, um zusätzlich die Muskeln des Oberkörpers zu trainieren. Der Trainingswert wird erhöht, da die Bewegung alle Hauptmuskelgruppen des Körpers beansprucht. Jedoch kann dieser Sport nur dort ausgeübt werden, wo befestigte und auch relativ glatte Oberflächen vorzufinden sind.

Inline-Skating

J. J. Merlin (Belgien) erfand 1760 die ersten Rollschuhe. Die ersten deutschen Inline-Skates, die zum Patent angemeldet wurden, entwickelte der Deutsche F. Mayer 1970. Scott und Brennan Olson (Minneapolis) kreierten 1980 die – am heutigen Stand gemessen – ersten soliden Inline-Skates (Ladig und Rüger 2004).

Das Inline-Skating ist eine Ausdauersportart, bei der besonders der Koordinations- und Gleichgewichtssinn gefördert und die Muskulatur des gesamten Körpers ak-

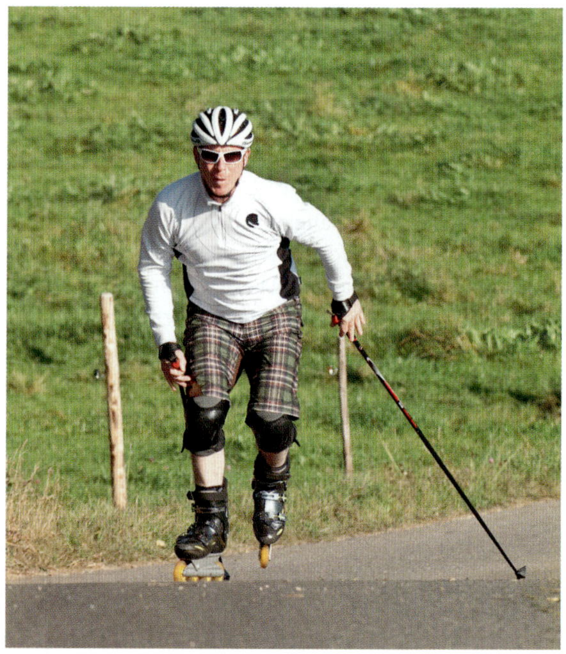

Abb. 3.7 Nordic Blading [J748-053]

tiviert werden. Teilnehmer, die eher unsicher und ängstlich sind, sollten diese Sportart nicht versuchen. Für ungeübte, nicht geschulte Inlinenutzer ohne entsprechende Schutzausrüstung besteht ein hohes Verletzungsrisiko. Diese Sportart ist nicht überall durchführbar, siehe Nordic Blading.

Mountainbiking

Diese Sportart wurde 1973 am Mount Tamalpais in Marin Country (Kalifornien) entwickelt (Nöchel 2006). Beim Mountainbiking kommt es nicht nur zum Einsatz der Muskulatur an der unteren Extremität. Durch die unterschiedlichen Geländeanforderungen wird auch die Oberkörpermuskulatur durch den Zug über den Lenker vermehrt aktiviert. Ansonsten gelten auch hier die Vorteile wie beim Radfahren. Es können allerdings durch die Sitzposition vermehrte Schulter-/Nacken- und Rückenprobleme auftreten.

Skike

Skike setzt sich zusammen aus „Skate“ und „Bike“ und ist inzwischen als Markenname geschützt. Otto Eder hatte 1997 die Idee, Inliner mit geländegängigen Rädern und einem integrierten Bremssystem auszurüsten, damit man auch unwegsames Gelände sicher befahren kann.

Skiken ist eine Fortbewegungsart auf Rollen ähnlich dem Inline-Skating in Kombination mit Stöcken aus dem Skilanglauf. Die Lauftechnik gleicht dem Skating-Stil der Skilangläufer. Skiken ist Ganzkörpertraining, es werden fast alle Muskeln im Körper beansprucht. Die Gelenkbelastung ist nicht höher als beim Walken oder Skaten. Skiken kann bei regelmäßiger Durchführung zum Herz-/Kreislauftraining eingesetzt werden.

Information zum richtigen Equipment für Lifetimesport

Der Kursleiter sollte in der Lage sein, die von ihm angebotene Lifetimesportart auch fach- und sachgerecht zu analysieren, das entsprechende Equipment vorzustellen und sachdienliche Empfehlungen auszusprechen.

Bei den Laufsportarten geht es um die Vermittlung des günstigen Schuhwerks. Die entsprechenden Informationen dazu finden sich im Modul Schuhberatung. Beim Nordic Blading und dem Nordic Walking liegt der Schwerpunkt der Vermittlung von Effekt- und Handlungswissen auf den Unterschieden bei den Blading- und Walkingstöcken und deren entsprechenden Eigenschaften. Beim Nordic Blading, dem Skiken und dem Inline-Skating müssen Informationen zur Sicherheit vermittelt werden.

Bevor ein Inline-Skating auf öffentlicher Straße durchgeführt wird, sollte jeder angehende Skater an einem Sicherheitstraining teilnehmen. Zur Durchführung dieses Sicherheitstrainings werden benötigt (Ladig und Rüger 2004):
- Knieschützer
- Ellenbogenschützer
- Handgelenkschützer
- empfehlenswert: Helm (es kann auch ein gut sitzender Fahrradhelm benutzt werden)
- Inliner.

Beim Inline-Skating ist es besonders wichtig, die Brems- und Falltechniken zu beherrschen. Diese werden in dem empfohlenen Sicherheitstraining vermittelt. Im Straßenverkehr dürfen rein rechtlich gesehen Inliner weder Radweg noch Straße benutzen (Schlichte 2000). Bei entsprechendem Verhalten wird allerdings wohl kaum jemand etwas dagegen haben. Eine Materialberatung zu den zu verwendenden Inline-Skates sollte nicht fehlen.

Beim Radfahren und dem Mountainbiking können die Informationen aus dem Modul Fahrradberatung genutzt werden.

Methodische Hinweise für die Stundendurchführung

Besondere methodische Prinzipien

In diesem Modul können die methodischen Prinzipien sein:
- Impulsreferat
- Brainstorming
- Lehrgespräch
- Demonstration
- Großgruppenarbeit.

Typische Vermittlungsstrategien

In diesem Modul kommen die Vermittlungsstrategien der praktischen Selbsterfahrung zum Einsatz. Die Teilnehmer führen das Walking oder Nordic Walking durch. Durch den Einsatz des Testbogens „Walking-Test“ zur Dokumentation und der dadurch geforderten Eigenkontrolle der Belastung über Puls, Wegstrecke und Zeit wird der Faktor der Eigenerfahrung vertieft (Heck und Schulz 2002).

Chancen des induktiven Lernverfahrens

Ein induktives Lernverfahren ist vorteilhaft, da die Teilnehmer erfahren, dass sportliche Leistungen nicht immer extreme Leistungen sein müssen. Durch die praktische Erfahrung mit einer entsprechenden Trainingssteuerung im aeroben Bereich sollte für jeden Teilnehmer die praktische Einheit ein positives Erlebnis sein.

Bedürfnisse und Voraussetzungen der Kursteilnehmer

Die Bedürfnisse und Voraussetzungen der Kursteilnehmer können gut berücksichtigt werden, da in dem Modul Lifetimesportarten das Walking und das Nordic Walking vermittelt werden können. Entsprechend den Voraussetzungen und den Neigungen der Teilnehmer kann dann jeweils nur eine Sportart gewählt oder beide gleichzeitig durchgeführt werden (ein Teil der Gruppe walkt, die anderen üben sich im Nordic Walking).

Medien

Es werden, entsprechend der gewählten Sportart, die dafür notwendigen Sportgeräte/Ausrüstungsgegenstände zum Einsatz gebracht. Hierfür wird eine für diese Sportart spezifische Beratung hinsichtlich der Bekleidung und der nötigen Gerätschaften durchgeführt.

Integration des Moduls in den Kurs und in die Kursfolge

Für den Baustein Lifetimesport sollte ein Schulungsabend mit 60 bis 90 Minuten eingeplant werden. In dieser Einheit wird für jeden Teilnehmer der individuelle Ausdauerbereich (GA-I-Bereich) mit der entsprechenden Herzfrequenz festgelegt. Durch diese Festlegung sollen Überlastungen der Teilnehmer vermieden werden. Außerdem hat eine Bewegungsschulung im GA-I-Bereich den Vorteil, dass sich die Teilnehmer im Fettverbrennungsbereich aktivieren. Durch die dosierte Belastung ist es möglich, auch jemanden mit geringerem Leistungsvermögen an ein aktives Bewegungsprogramm heranzuführen.

Elemente wie Tanzen oder Low-Impact-Aerobic können jederzeit auch in anderen Schulungseinheiten als Modul mit eingebracht werden. Hier können durch die Musik und die rhythmische Bewegung der Spaß und die Freude an der Bewegung zusätzlich gefördert werden.

Vernetzung dieses Moduls mit anderen Modulen

In das Modul Lifetimesport fließen die Informationen aus den Modulen Fahrradberatung, Schuhberatung und Trainingssteuerung ein.

Durchführung des Moduls

Zur Durchführung des Moduls Lifetimesport gehört die Vermittlung der Informationen, wie ein Bewegungsprogramm günstig durchgeführt wird.

Die Empfehlung für die Bewegungsintensität liegt bei:

- 2–3 Bewegungseinheiten pro Woche mit
- 30–60 Minuten Belastungsdauer und jeweils
- 5–10 Minuten Vor- und Nachbereitungszeit.

Integration in den Kursablauf

1. Möglichkeit

Einplanung eines Schulungsabends mit 60 bis 90 Minuten mit dem Thema Lifetimesport. In der Praxis hat es sich gezeigt, dass ein Angebot Walking in Kombination mit Nordic Walking bei den Teilnehmern besonders gut ankommt. Es ist empfehlenswert, die Kombination dieser beiden Bewegungsprogramme zu nutzen, da ein großer Anteil in der Bevölkerung das Gehen mit den Stöcken ablehnt.

2. Möglichkeit

Die Elemente Tanzen oder Low-Impact-Aerobic können als Modul von 15 bis 30 Minuten genutzt werden. Das Modul Tanzen kann als Kreis- oder Gruppentanz zum Start oder Ende eine Schulungsabends eingesetzt werden (freudiger Start oder Ausklang).

Das Modul Tennis in abgewandelter Form mit Luftballon oder Indiaca (Federvolleyball/Regeln wie beim Volleyball) als kleines Wettkampfspiel lenkt von der Bewegung ab und bringt den Teilnehmern obendrein noch Spaß. Das Modul Low-Impact-Aerobic kann als Aufwärmphase (Warming up), Ausklingphase (Cool down), aber auch Ausdauerphase je nach BPM (beats per minute) und Übungsforderung genutzt werden.

Evaluation

Evaluation/Erfolgskontrolle/Testbögen:

- Walking-Test (Heck und Schulz 2002)
- Eingangsfragebogen Rückenschule.

Praxisbeispiele (> Tab. 3.3)

Tab. 3.3 Paxisbeispiele zum Modul Lifetimesport

Inhalt/Leitfragen	Organisations- und Sozialform	Medien/Materialien	Zeit (min)
1. Einstieg Vermittlung des Verhaltens bei freizeitsportlichen Aktivitäten	• Vorstellen verschiedener Sportarten (aufzeigen, wo Hauptbelastungen liegen) • Herausarbeiten, welche Sportart körperfreundlich ist • theoretische Darstellung der Wichtigkeit mit Hintergründen für die Aufwärmphase vor und die aktive Abkühlungsphase nach dem Sport • Beratung und Motivation für das freizeitsportliche Verhalten • Beratung zu Materialien, die bei der Ausübung der Aktivitäten in Frage kommen können	**Arbeitsform** • Lehrvortrag • Lehrgespräch • Demonstration • Blitzlicht **Medien** • Flipchart • Sportschuhe • Funktionsbekleidung • Nordic-Walking-Stöcke • mobile Herzfrequenzmesser	15
2. Hauptteil Vermittlung der Praxis: a. Aufwärmphase (Warming up) b. Aktivierungsteil c. Ausklingphase (Cool down)	a. praktische Ausführung einer Erwärmung über ca. 10 Minuten b. Durchführung freizeitsportlicher Aktivität über eine Walking- und Nordic-Walking-Einheit in einem zeitlichen Rahmen von ca. 50 Minuten (mit mehrmaliger Pulskontrolle) c. praktische Ausführung einer Abkühlphase nach der Belastung über ca. 10 Minuten	**Arbeitsform** Demonstration **Medien** • Sportschuhe • Funktionsbekleidung • Nordic-Walking-Stöcke • mobile Herzfrequenzmesser	70
3. Abschluss Vermitteln weiterführender freizeitsportlicher Aktivitäten	Darstellen von Modulen zu freizeitsportlichen Aktivitäten: • des Rückenschulleiters • des Sportvereins • anderer Anbieter (Netzwerk)	**Arbeitsform** • Lehrvortrag • Lehrgespräch • Diskussion • Blitzlicht **Medien** • Flipchart • Flyer • Prospekte	5

LITERATUR

Berg A, König D (2005). Aspekte zur Prävention und Therapie von Fettstoffwechselstörungen unter besonderer Berücksichtigung des metabolischen Syndroms. Deutsche Zeitschrift für Sportmedizin 56: 74–82.

Blair SN, Connelly JC (1996). How much physical activity should we do? The case for moderate amounts and intensities of physical activity. Research Quarterly for Exercise and Sport 67 (2): 193–205.

Bös K, Brehm W (2007). Handbuch Gesundheitssport. 2. Aufl. Schorndorf: Karl Hofmann.

Bouchard C (2001). Physical activity, and health: introduction to the dose-response symposium. Medicine & Science in Sports & Exercise 33 (6): 347–350.

Bouchard C, Després JP (1995). Physical Activity and Health: Atherosclerotic, Metabolic, and Hypertensive Diseases. Research Quarterly for Exercise and Sport 66 (4): 268–275.

Bouchard C, Shephard RJ, Stephens T (1994). Physical Activity, Fitness, and Health. International Proceedings and Consensus Statement. Champaign Il.: Human Kinetics.

Denk H, Pache D, Schaller HJ (2003). Handbuch Alterssport. Schondorf: Karl Hofmann.

GKV – Arbeitsgemeinschaft der Spitzenverbände der Krankenkassen (2008a). Gemeinsame und einheitliche Handlungsfelder und Kriterien der Spitzenverbände der Krankenkassen zur Umsetzung von §§ 20 und 20a SGB V vom 21. Juni 2000 in der Fassung vom 2. Juni 2008. www.g-k-v.de [Zugriff am 17.5.2010].

Heck H, Schulz H (2002). Methoden der anaeroben Leistungsdiagnostik. Deutsche Zeitschrift für Sportmedizin 53 (7–8): 202–212.

Hollmann W, Strüder HK (2009). Sportmedizin. Grundlagen für körperliche Aktivität, Training und Präventionsmedizin, 4. Aufl. Stuttgart, New York: F. K. Schattauer Verlag.

Ladig G, Rüger F (2004). Richtig Inline-Skating. 3. Aufl. München: BLV Sportpraxis Top.

Nöchel C (2006). Nordic Walking zur Prävention und Rehabilitation – Anthropometrie, Herz-Kreislauf, Atmung und Stoffwechsel im Verlauf eines 3-monatigen Nordic-Walking-Trainings, Inaugural-Dissertation zur Erlangung eines Doktors der Medizin. Fachbereich Humanmedizin der Justus-Liebig-Universität Gießen.

Rudack P, Ahrens U, Thorwesten L, Völker K (2005). Vergleich der kardiopulmonalen und metabolischen Belastungscharakteristik des Nordic Walking und des Walkings – Konsequenzen für die Trainingssteuerung. Deutsche Zeitschrift für Sportmedizin 56: 253.

Schlichte G (2000). Inline-Skaten lernen. Mühlheim: Verlag an der Ruhr.

Schulz M (1999). Bewegen und Bewegt sein im Wasser. München, Bad Kissingen, Berlin, Düsseldorf, Heidelberg: Pflaum Verlag.
Schwarz M, Schwarz L, Urhausen A, Kindermann W (2002). Walking. Standards der Sportmedizin. Deutsche Zeitschrift für Sportmedizin 53: 292–293.
Stegemann J (1991). Leistungsphysiologie: Physiologische Grundlagen der Arbeit und des Sports, 4. Aufl. Stuttgart: Thieme.
Stilgenbauer S, Reißnecker S, Steinacker JM (2003). Standard der Sportmedizin; Herzfrequenzvorgaben für Ausdauertraining von Herzpatienten. Deutsche Zeitschrift für Sportmedizin 54: 124–130.
Streich N, Zybock R, Wolf S, Schmitt H (2005). Plantare Druckbelastung beim Nordic Walking. Deutsche Zeitschrift für Sportmedizin 56: 291.
Thera-Band GmbH (ohne Jahr). Aqua Fun & Function. Elz: Druck Ruster & Partner.
Thorwesten L, Overhaus N, Rudack P, Völker K (2005). Vergleichende plantare Druckbelastung bei Nordic Walking und Walking. Deutsche Zeitschrift für Sportmedizin 56: 215.
tum Suden-Weickmann A (2005). Senioren im Wasser. Schorndorf: Hofmann Verlag.
Vater HH (2005). Präventions- und Rehabilitationssportart. In: Buck G (Hrsg.). Current congress 111. Jahrestagung der deutschen Gesellschaft für Innere Medizin 2005. Stuttgart: Georg Thieme.

3.5 Haltungs- und Bewegungsschulung

Joachim Fleichaus

3.5.1 Einführung

Die Haltungs- und Bewegungsschulung ist der Baustein zur Vermittlung individueller rücken- und gelenkfreundlicher Verhaltensweisen in Alltag, Beruf, Freizeit und Sport. Die Neuerungen werden – im Vergleich zur klassischen Rückenschule – gerade in diesem Bereich sowohl in der Methodik als auch in der Terminologie besonders deutlich. Die Vermittlung von Verhaltensprävention im Sinne von „rückengerechter Haltung" und „Alltagstätigkeiten und schonendem Verhalten" wurden vom Kursleiter deduktiv instruiert und in der Terminologie fand sich häufig der Begriff „rückenschonendes Verhalten".

Der Rücken muss nicht geschont werden, sondern die *Belastungsfähigkeit für den Rücken sollte durch die Neue Rückenschule gesteigert* werden. Die Richtig-falsch-Dichotomie, also die Gegenüberstellung von „guten" und „schädlichen" Haltungs- und Bewegungsmustern, passt daher nicht zum salutogenetischen Ansatz der Neuen Rückenschule. Haltung und Bewegung erfahren und erleben, steht im Vordergrund. Hierbei sind weiter auch die biomechanischen und physiologischen Grundlagen der Körperaufrichtung, wie beispielhaft das Zahnrad nach Dr. Brügger (1990), die Basis. Unbestritten bleiben viele positive Wirkungen der Körperaufrichtung, hier nachfolgend beispielhaft aufgeführt:

- eutonisierende Aktivierung der gesamten Skelettmuskulatur (Schlüsselpunkte nach Brügger, Reflexzusammenhänge nach Bobath)
- gleichmäßige Belastungsverteilung im Bewegungssegment
- sensomotorische Förderung durch das labile Gleichgewicht (Funktionelle Bewegungslehre)
- Ökonomisierung der Atmung in Bezug auf verbessertes Atemvolumen und Einsatz der Atemhilfsmuskulatur
- Förderung der Verdauung und Stoffwechelprozesse
- Förderung der Beweglichkeit des Bindewebes
- Bezug der inneren und äußeren Haltung (➤ Kap. 3.5.4 Beispiele, Lernziel: aufrechte Körperhaltung und Dynamik im Sitzen).

Neu sind die Vermittlungsmethoden, die Gewichtung und die Vermeidung von Monotonie in Bezug auf Haltungen und Bewegungsmuster.

Aus heutiger Sicht ergeben sich folgende grundlegenden Änderungen:

Neue Rückenschule

- Körperhaltung und innere Haltung beeinflussen sich gegenseitig!
- Keine Körperhaltung ist so gut, dass man sie über einen längeren Zeitraum einnehmen sollte!
- Alltagstätigkeiten in Beruf, Hobby und Freizeit orientieren sich an den individuellen Bedürfnissen, aber auch Erfahrungen der Teilnehmer!
- So wenig Wissensvermittlung wie möglich, jedoch soviel wie nötig!
- Verhaltensänderung wird durch Körperwahrnehmung erreicht!

3.5.2 Ziele

Mit diesem Baustein werden nahezu alle fünf Kernziele der Neuen Rückenschule abgedeckt. Die Kursteilnehmer sollen den Zusammenhang zwischen individueller Körperhaltung und der Dauer der Einnahme einer bestimmten Haltung erkennen lernen. Hilfe bieten hier auch plakative Botschaften wie: *„Die beste Sitzposition ist deine nächste!"* Sie sind durch bewusste Veränderungen in der Lage, sowohl die Haltung als auch die Stimmung zu beeinflussen.

Bewegungsabläufe werden gemeinsam erarbeitet und so harmonisiert, dass die Teilnehmer ihre eigenen Defizite erkennen und dazu entsprechende funktionelle Übungsformen kennenlernen. Dadurch werden ökonomische Bewegungsabläufe in Alltag, Beruf, Freizeit und Beruf gefördert. Um das Merken zu verbessern, hat sich das Prinzip „Learning by doing" bestens bewährt, da die Teilnehmer ihre eigenen Erfahrungen machen.

Die Teilnehmer erhalten die Kompetenz zur Selbststeuerung von Haltungen und Bewegungsabläufen. *„Aufrecht Sitzen? Nicht immer, aber immer öfter!"* Die Vorteile der aufrechten Körperhaltung werden den Kursteilnehmern, auch in Bezug auf das Stimmungsmanagement, verdeutlicht. Im Stundenkonzept finden sich immer eine zum jeweiligen Schwerpunktthema der Haltungs- und Bewegungsschulung passende spezielle Gymnastik sowie Spielformen zum Erleben von Freude an Bewegung und von positiven Haltungs- und Bewegungserfahrungen.

Neben der Haltungsschulung werden *Funktionskreise* wie Aufstehen und Hinsetzen, Stehen und Gehen, Hinlegen und Aufstehen, Bücken-Heben-Tragen usw. individuell nach den Bedürfnissen und Anforderungen der Teilnehmer in die Stunden zu verschiedenen Schwerpunktthemen integriert, um Belastungen und Beanspruchungen in Alltag, Beruf und Freizeit besser einschätzen und gelenkfreundlicher durchführen zu können. Der Zusammenhang von Aktivität und Bewegung auf das Wohlbefinden und zur Prävention psychosozialer Beschwerden soll auch bei der Bewegungsschulung deutlich vermittelt werden.

3.5.3 Methoden

Die Basis der Haltungs- und Bewegungsschulung bildet die *Wissensvermittlung*:

- Aufbau und Funktion der Wirbelsäule und des ganzen Bewegungssystems
- biomechanische Zusammenhänge des Bewegungssystems
- Wechselwirkung von Haltung und Psyche
- Rollenspiele für die Funktionskreise
- Sensibilisierung für die Ökonomisierung von komplexen Bewegungsabläufen
- Wichtigkeit von Bewegungspausen und körperlichem Ausgleich
- Zusammenhang und Wechselwirkung von Verhaltens- und Verhältnisprävention
- Formulieren von Erfahrungen und gemeinsame Erkenntnisse („Expertenrunde").

Grundlegend gilt für die *Teilnehmer*, dass sie *aktiv eingebunden* werden. Motivierend sind eigene Bewegungserfahrungen, statt die Teilnehmer mit der Richtig-falsch-Dichotomie zu konfrontieren bzw. deduktive Lehrverfahren in der Wissensvermittlung anzuwenden.

Wenn Impulsreferate eingesetzt werden, so sollte dies maximal eine Zeitdauer von 5 Minuten beanspruchen. Im Vordergrund stehen interaktive Methoden wie Brainstorming, Mind Mapping unter Einsatz von Moderationskarten und/oder Flipcharts. Unterstützend können visuelle Medien wie Overheadprojektor, Beamer oder Wandtafeln in angemessenem Rahmen eingesetzt werden. Aktive Haltungs- und Bewegungserfahrung stehen jedoch immer im Vordergrund der Vermittlung der Lernziele.

Der Baustein Haltungs- und Bewegungsschulung ist in Beispielen und auch mit den Kernübungen *Bestandteil jeder Kursstunde* und bildet als Stundenthema den *Rahmen* für die Stunde. Der Zeitrahmen einer jeden Rückenschulstunde wird mit 90 Minuten festgelegt. In der Einführungsphase bieten sich Spielformen an, die bereits zielführend zum Stundenthema sein können. Kompetente Wissensvermittlung beinhaltet sowohl Sachinformationen, unterstützt durch den Einsatz von Medien wie Folien, umfasst aber auch kleine Übungen zur Körperwahrnehmung. Hauptschwerpunkt bleibt jedoch die praktische Bewegungserfahrung vor allem als Gruppenarbeit. Vertiefungsaufgaben und der Einsatz eines Bewegungstagebuches sorgen für die gute Verankerung der Lernziele in den Lebensalltag. Ausgewählte Übungen werden zu festgelegten Zeiten zu Hause durchgeführt (Premack-Prinzip). Der Kursleiter ist dabei Moderator, der die Fähigkeiten der Teilnehmer zur Eigenverantwortung fördert.

Das *Erarbeiten eines Teillernzieles* zur Haltungs- und Bewegungsförderung, z.B. die Wahrnehmung der freien Beckenbewegung und des Beckenkippens, kann aber auch wie nachfolgend beschrieben durchgeführt werden:

1. kurze theoretische Informationen zum Lernziel (methodische Maßnahme: Impulsreferat)
2. Demonstration durch den Kursleiter (methodische Maßnahme: Demonstration)
3. praktisches Üben in Partnerarbeit (methodische Maßnahme: Bewegungserfahrung/Prinzip „Learning by doing")
4. Rückmeldung und Wiederholung des Lernziels (methodische Maßnahme: Bewegungshilfe und -korrektur)
5. nochmaliges Üben (methodische Maßnahme: Prinzip der Wiederholung/Verbesserung des Merkens)
6. Verankerung in den Alltag (methodische Maßnahme: Förderung der Selbststeuerung).

In der folgenden Stunde berichtet jeder Teilnehmer über die individuellen Erfahrungen mit dem Gelernten.

Der Vorteil von Partnerarbeit liegt darin, dass der eine Teilnehmer durch Üben die Tiefensensibilität trainiert, der andere durch Kontrolle des Partners kognitiv lernt. Bei komplexen Bewegungsabläufen werden erst die Abläufe von den Teilnehmern in Kleingruppenarbeit durchgeführt und reflektiert und dann gemeinsame Lösungsansätze erarbeitet. Anhand der folgenden Praxisbeispiele wird das konkrete Vorgehen verdeutlicht.

3.5.4 Beispiele

Funktionskreis Sitzen (Dauer: 20–25 Minuten)

Stundenthema: Aufrecht-dynamisches Sitzen + Beweglichkeit im Alltag

Zur Stundeneinführung bietet sich die Guten-Morgen-Pantomime an. Im theoretischen Teil wird die Anatomie der Wirbelsäule mit ihren physiologischen Schwingungen erklärt. Die Beweglichkeit des Rückens wird vertieft durch das Bewegungsspiel „Der LUBA-Beweger“. Nach dem Erarbeiten des Schwerpunktthemas werden im speziellen Trainingsteil Beweglichkeitsübungen, auch in Alltagssituationen, angeboten.

Lernziel: Aufrechte Körperhaltung und Dynamik im Sitzen.

Innere und äußere Haltung
(aus: Scheiber 2004)

Die Teilnehmer sollen den Zusammenhang und die Wechselwirkung von Stimmungen, Alltagssituationen und Körperhaltungen erkennen (➤ Abb. 3.8). Dazu werden sie im Stehen aufgefordert, den Kopf, die Schultern innengedreht nach vorne und den Rumpf gebeugt zu senken. Dreimal wird gemeinsam der Satz formuliert: „Heute fühle ich mich ganz phantastisch.“ Nun richten sich alle auf, heben den Kopf und nehmen die Arme nach oben mit folgendem gemeinsamem Satz: „Heute bin ich total niedergeschlagen.“

Expertenrunde: Was haben die Teilnehmer an sich beobachtet?

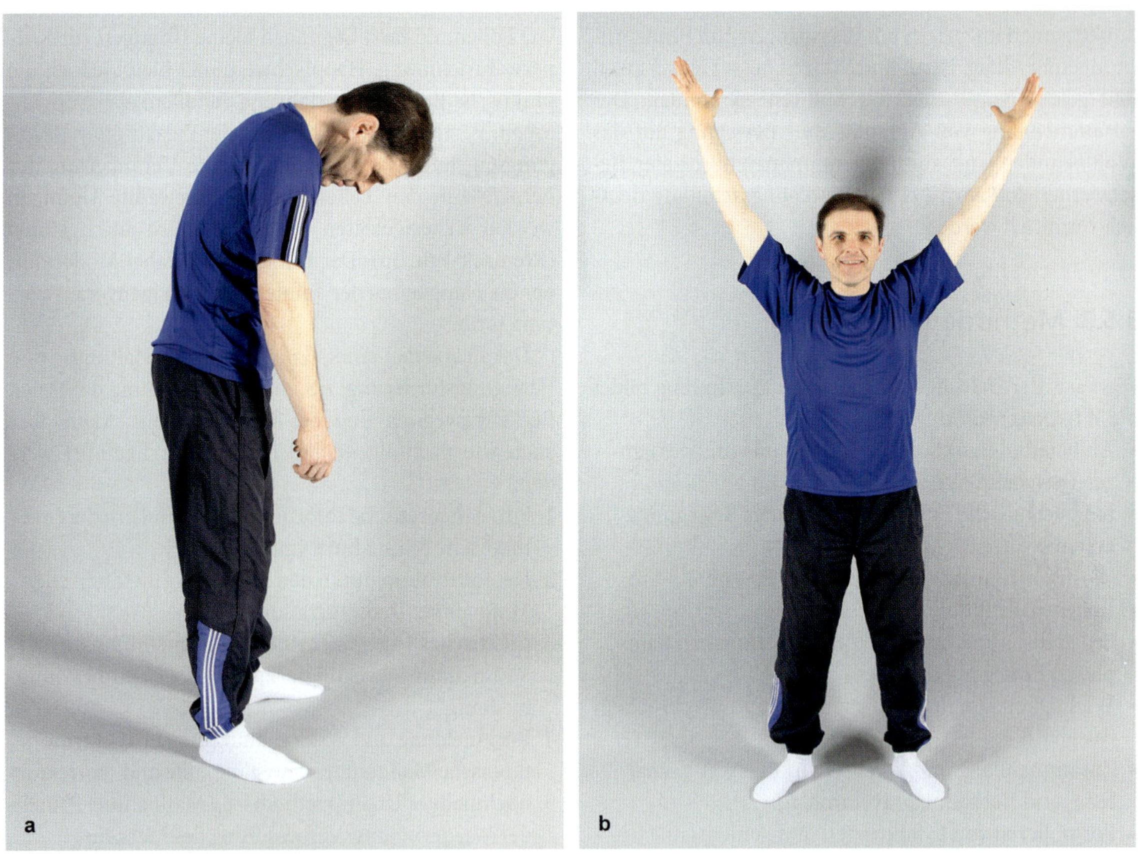

Abb. 3.8 Innere und äußere Haltung [W789]

- Wie haben Sie sich bei beiden Sätzen gefühlt?
- Waren Aussage und Haltung stimmig?
- Können Sie Ihre Erkenntnis für Ihren Rücken nutzen?

Fazit: Befindlichkeit bzw. Stimmung und Körper beeinflussen sich gegenseitig. Untersuchungen haben gezeigt, dass dies gezielt trainiert werden kann.

Beispielhafte Vertiefungsaufgabe:

Die Teilnehmer richten sich bewusst 3 × täglich für 5 Minuten auf und legen für sich diese Zeitpunkte fest. Jeder Teilnehmer vermerkt dies in seinem Bewegungstagebuch und verbalisiert die Zeiten sowie die gemachten Erfahrungen in der Gruppe.

Verhältnisse

Die Teilnehmer sollen die Bedeutung der Verhältnisprävention erkennen. Sie testen Sitzmöglichkeiten mit verschiedenen Höhen (➤ Abb. 3.9).

Fazit: Die Sitzmöbel sollen festen Fußkontakt ermöglichen, jedoch soll die Sitzhöhe daran orientiert sein, dass die Kniegelenke mindestens in Hüfthöhe sind. Weitere Parameter des Sitzens wie Sitztiefe werden diskutiert (siehe Verhältnisprävention).

Beckenkippung

Die Teilnehmer sollen lernen, ihr Becken frei und kontrolliert zu bewegen.

- Stellung der Beine: Die Teilnehmer stellen ihre Beine und Füße in unterschiedliche Positionen. Ziel ist die Verdeutlichung der Bein- und Fußstellung für freie Beweglichkeit des Rückens.
- Wahrnehmungsübung „Wasserschale" (Reichel 1991): Die Teilnehmer bewegen ihr Becken mit der Vorstellung einer gefüllten Wasserschüssel, die sie nach vorne und hinten ausschütten.
- Wahrnehmungsübung „Das Zifferblatt" (Anlehnung an die Uhr von Feldenkrais): Mit der Vorstellung, auf einem Zifferblatt zu sitzen, wird das Becken in verschiedene Richtungen bewegt.
- Rhythmische Beckenschaukel: Das Becken wird rhythmisch nach vorne und hinten bewegt (➤ Abb. 3.10).

Fazit: Das Becken ist frei beweglich. Die Beckenkippung ist der Schlüssel zur Aufrichtung. Ziel ist die Aufrichtung des Rücken mit physiologischer Lordose.

Brustkorbaufrichtung

Die Teilnehmer sollen lernen, die Brustwirbelsäule kontrolliert aufzurichten, und für das Zusammenspiel mit Becken und LWS sensibilisiert werden (Zahnrad nach Brügger). Sie üben in Partnerarbeit. Ein Teilnehmer sitzt und fixiert ein Theraband am Brustbein. Der Partner hält das Band am anderen Ende. Der Sitzende spielt eine Marionette, die dem Zug des Bandes folgt (➤ Abb. 3.11). Der „Puppenspieler" zieht nur mit dem Band nach vorne und oben. Die Konzentration der Sitzenden wird auf die Reaktion des Brustkorbs gelenkt.

Alternierende Möglichkeiten: visualisierende Vorstellungen wie „Ich zeige eine Medaille" und Ähnliches.

Im Anschluss wiederholen die Teilnehmer sitzend die Übung ohne Band mit der Vorstellung einer imaginären „Zauberschnur". Die Wahrnehmung wird auf das Zu-

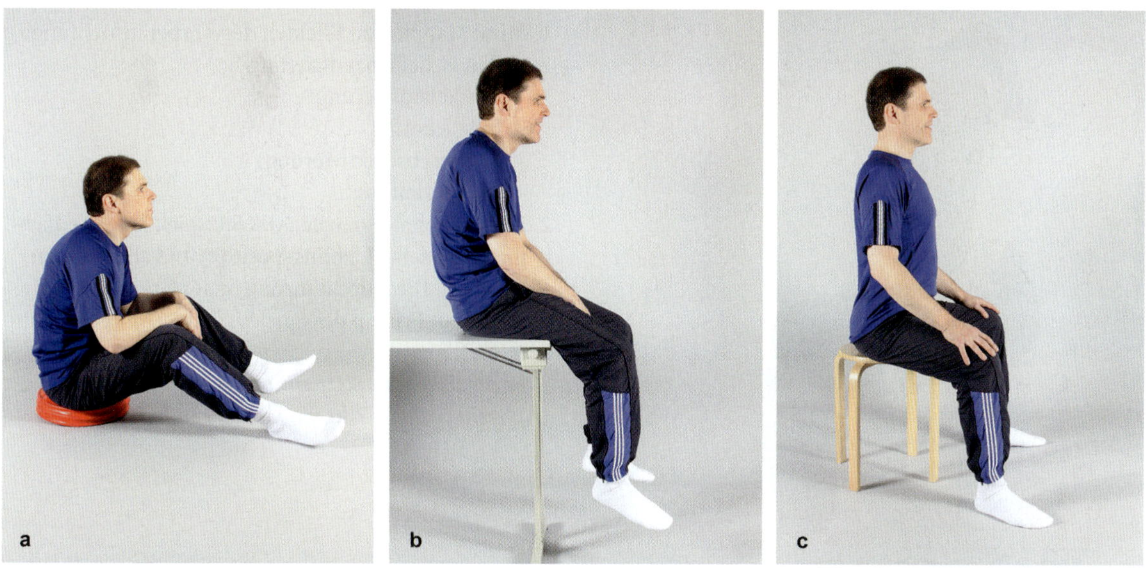

Abb. 3.9 Unterschiedliche Sitzhöhen [W789]

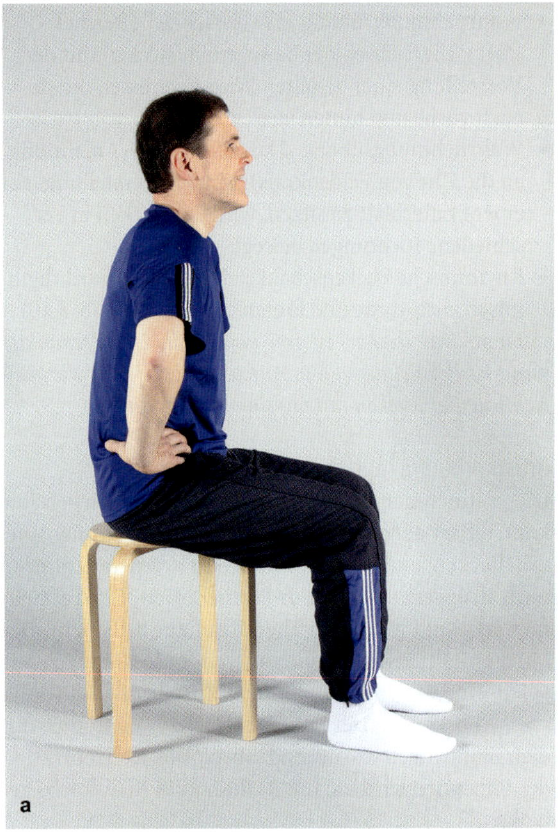

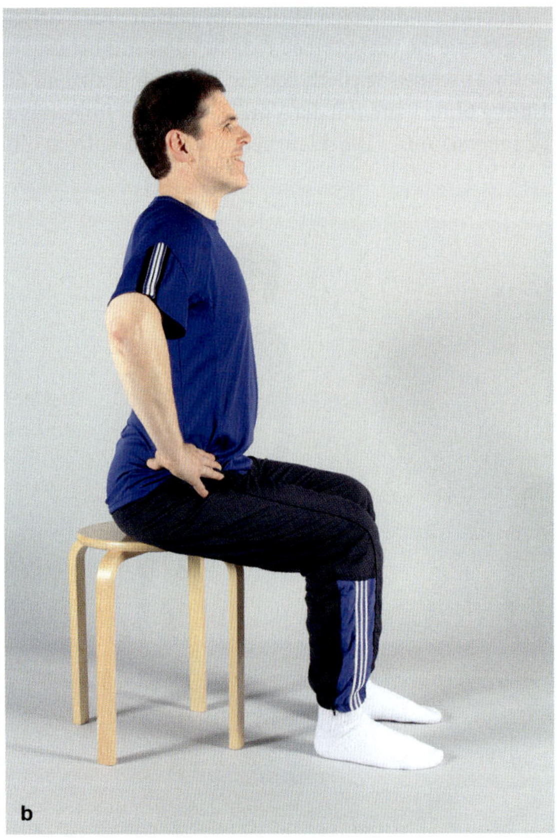

sammenspiel von Becken und Brustkorb gerichtet – Zahnradphänomen.

Fazit: Beckenkippung und Brustkorbhebung gehören zusammen.

Halswirbelsäulenstreckung

Ziel ist die bewusste Kontrolle der Kopfstellung und HWS-Streckung. Die Teilnehmer verstärken die bisherigen Übungen mit verschiedenen Varianten der HWS-Streckung. Visualisierungen: „Ich trage ein Buch auf dem Kopf" oder „Eine zweite Zauberschnur am Hinterkopf". Die Detonisierung der Nackenmuskeln und Aktivierung der prävertebralen Halsbeuger wird bei dieser Bewegung verdeutlicht.

Fazit: Die Streckung der HWS ergänzt die Aufrichtung und entspannt die Nackenmuskeln.

Schultergürtelstellung

Die Teilnehmer sollen den Zusammenhang von Körperaufrichtung und Schultergürtelhaltung erkennen.

1. Die Teilnehmer halten bewusst den Schultergürtel angehoben (➤ Abb. 3.12 a).
2. Die Teilnehmer halten die Schultergelenke nach innen- und außenrotiert (➤ Abb. 3.12 b, c).
3. Welchen Einfluss haben diese Stellungen auf Ihre Haltung?

Fazit: Ein entspannter Schultergürtel und außenrotierte Schultern unterstützen die Aufrichtung.

Dynamisches Sitzen

Die Teilnehmer werden für die Bedeutung des Wechsels der Sitzposition sensibilisiert.

1. Mind Mapping zu Effekten der Körperaufrichtung
   - Bandscheibenzentrierung
   - Muskelaktivierung
   - freie Atmung
   - Stoffwechselaktivierung
   - innere Haltung.
2. Die Teilnehmer machen das Sitzspiel. Jeder Teilnehmer zeigt seine Lieblingsposition und alle nehmen diese ein. Die Durchführung in der Gruppe erfolgt nach dem Prinzip des Spieles „Guten-Morgen-Pantomime".

Fazit: „Die beste Sitzposition ist deine Nächste!" „Aufrecht sitzen? Nicht immer, aber immer öfter!"

Abb. 3.10 Beckenschaukel [W789]
a) Beckenaufrichtung
b) Beckenkippung

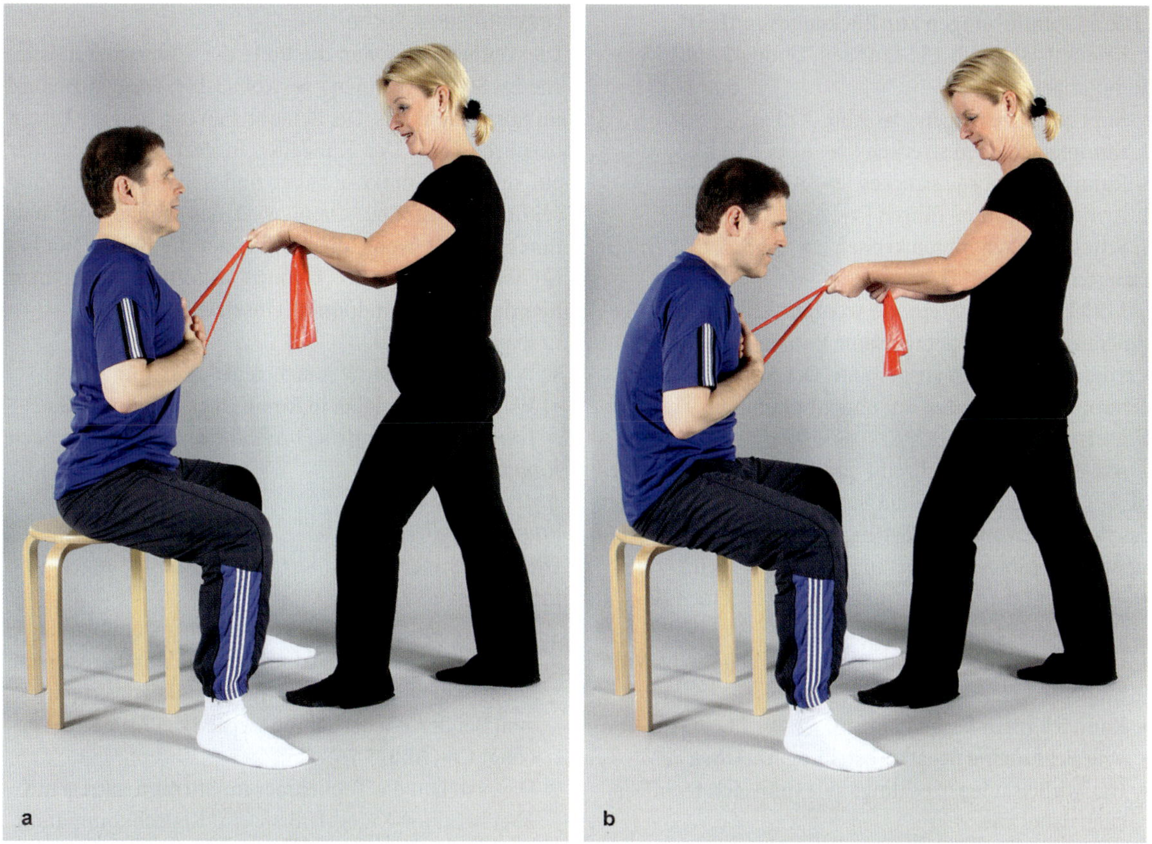

Abb. 3.11 Marionettenübung [W789]

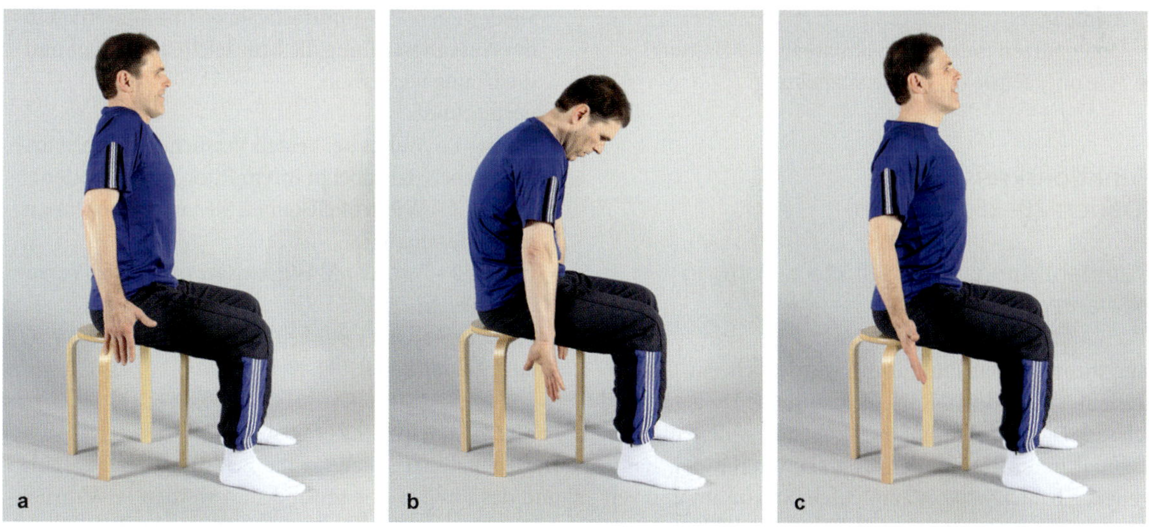

Abb. 3.12 Schultergürtelstellung [W789]
a) Schulterhochstand
b) Schultergürtel in Innendrehung
c) Schultergürtel in Außendrehung

Bewegungspause

Die Teilnehmer sollen die Wirkung von kleinen Bewegungspausen erkennen. Gemeinsam mit den Teilnehmern werden folgende Übungen durchgeführt und ins Tagebuch eingetragen. Diese Übungen sollen 3 × täglich durchgeführt werden (Premack-Prinzip).

3

„Die 5 Grundübungen zur Rückengesundheit":

Übung 1–4 jeweils 15 Sekunden, Übung 5 mit 15 Wiederholungen.

1. Kopf zur Seite neigen (➤ Abb. 3.13 a).
2. Rumpf nach oben strecken (➤ Abb. 3.13 b).
3. Rumpf nach vorne strecken (➤ Abb. 3.13 c).
4. Arme nach hinten führen (➤ Abb. 3.13 d).
5. Schultern nach hinten kreisen (➤ Abb. 3.13 e, f).

Expertenrunde:

Mittels der SSB-Methode werden zu allen vorangegangenen Übungen gemeinsame Punkte gesammelt und Vertiefungsaufgaben ausgewählt. Der Kursleiter als Moderator zeigt hier Wege auf und gibt konkrete Tipps zur Umsetzung.

SSB-Methode umschreibt zunächst das Brainstorming (Sammeln), dann die Strukturierung und zuletzt das Bewerten von Veränderungspunkten. Dies kann mit einer *Checkliste* zur Vertiefung ergänzt werden:

- Entspricht die Sitzhöhe meiner Stühle meinen Bedürfnissen?
- Unterstützt meine Fuß- und Beinstellung meine Haltung?
- Kann ich mein Becken kippen?
- Wie sieht meine Brustkorbstellung im Alltag aus?
- Halswirbelsäulenstreckung? Wie fühlt sich mein Nacken dabei an?
- Ist mein Schultergürtel entspannt?
- Kann ich das Gewicht meiner Arme abgeben? Tisch? Armlehne?
- Unterstützen meine Verhältnisse meine Haltung?
- Wie oft wechsle ich meine Sitzhaltung?

Funktionskreis Stehen (Dauer: 20–25 Minuten)

Stundenthema: Standpunkte + Haltung bewahren

Zur theoretischen Einführung würde sich ein „Emotionslauf – nach dem Motto: Zeig mir, wie Du gehst, und ich sage Dir, wie du drauf bist" anbieten, indem die Teilnehmer unter bestimmten Vorgaben durch den Raum gehen, z.B. „Ich habe es eilig", „Ich bin einsam und verlassen" oder „Ich bin frisch verliebt" (➤ Abb. 3.14). In der Reflexion können die Teilnehmer kurze Rückmeldungen zu ihren gemachten Wahrnehmungen geben.

Nach dem Erarbeiten dieses Schwerpunktthemas bietet sich für die spezielle Gymnastik dieser Stunde propriozeptives Training im Einbeinstand an.

Lernziel: Faktoren der rückenfreundlichen Haltung im Stehen kennenlernen.

Unterstützungsfläche

Die Teilnehmer sollen die Rolle der Unterstützungsfläche im Stand erkennen (➤ Abb. 3.15). Dazu stehen sie im Stirninnenkreis. Die Beine stehen eng und die Fersen berühren sich. Der Kursleiter fordert die Teilnehmer auf, den Standpunkt zu halten und sich dann gegenseitig seitlich anzustoßen. Dann wird das Ganze nochmals durchgespielt, wobei die Teilnehmer die Beine etwa beckenbreit auseinander nehmen. Alternativ kann man hier das Spiel „Standpunkt" einsetzen.

Expertenrunde:

- War es bei beiden Versuchen gleich stabil?
- Was haben Sie dabei in Ihrem Rücken empfunden?

Fazit: Auf beiden Beine beckenbreit stehen, macht den Rumpf stabiler.

Kniestellung

Die Teilnehmer sollen verriegelte Kniestellungen und ihre Folgen erkennen.

1. Jeweils zwei Teilnehmer stehen sich gegenüber, die Knie werden überstreckt und die Teilnehmer werden wieder aufgefordert, ihren Standpunkt zu verteidigen. Bei der Wiederholung werden die Knie leicht gebeugt (➤ Abb. 3.16).
2. Dann stehen die Teilnehmer im Stirninnenkreis mit überstreckten Kniegelenken. Auf Klatschkommando gehen sie, so schnell es geht, zwei Schritte nach vorne und direkt wieder in die Ausgangsstellung, mehrfach wiederholen. Zur Kontrastwahrnehmung werden in der Ausgangsstellung die Knie leicht angebeugt und die Übung wiederholt.

Expertenrunde:

- Übung 1 – War es bei beiden Versuchen gleich stabil?
- Was haben Sie dabei in Ihrem Rücken empfunden?
- Übung 2 – Wie schnell kamen Sie bei beiden Varianten in Bewegung?
- Übung 2 – War der Muskeleinsatz bei beiden Versuchen gleich?

Fazit: Stehen mit „weichen" Knien macht mobiler und entlastet den Rücken.

Fußbelastung anterior – posterior

Die Teilnehmer sollen für die Belastung der Fußsohlen und das Fußgewölbe sensibilisiert werden → Wahrnehmungsübung (angelehnt an den „Baum im Wind" nach Feldenkrais – siehe auch Dr. Brügger 1990). Alle Teilnehmer stehen barfuß mit geschlossenen Augen und nehmen zunächst die Füße auf der Unterstützungsfläche wahr:

- Stehen Sie auf beiden Beinen gleich belastet?
- Wo finden Sie Ihr Körpergewicht auf der Fußsohle? Eher vorne oder hinten, eher innen oder außen?

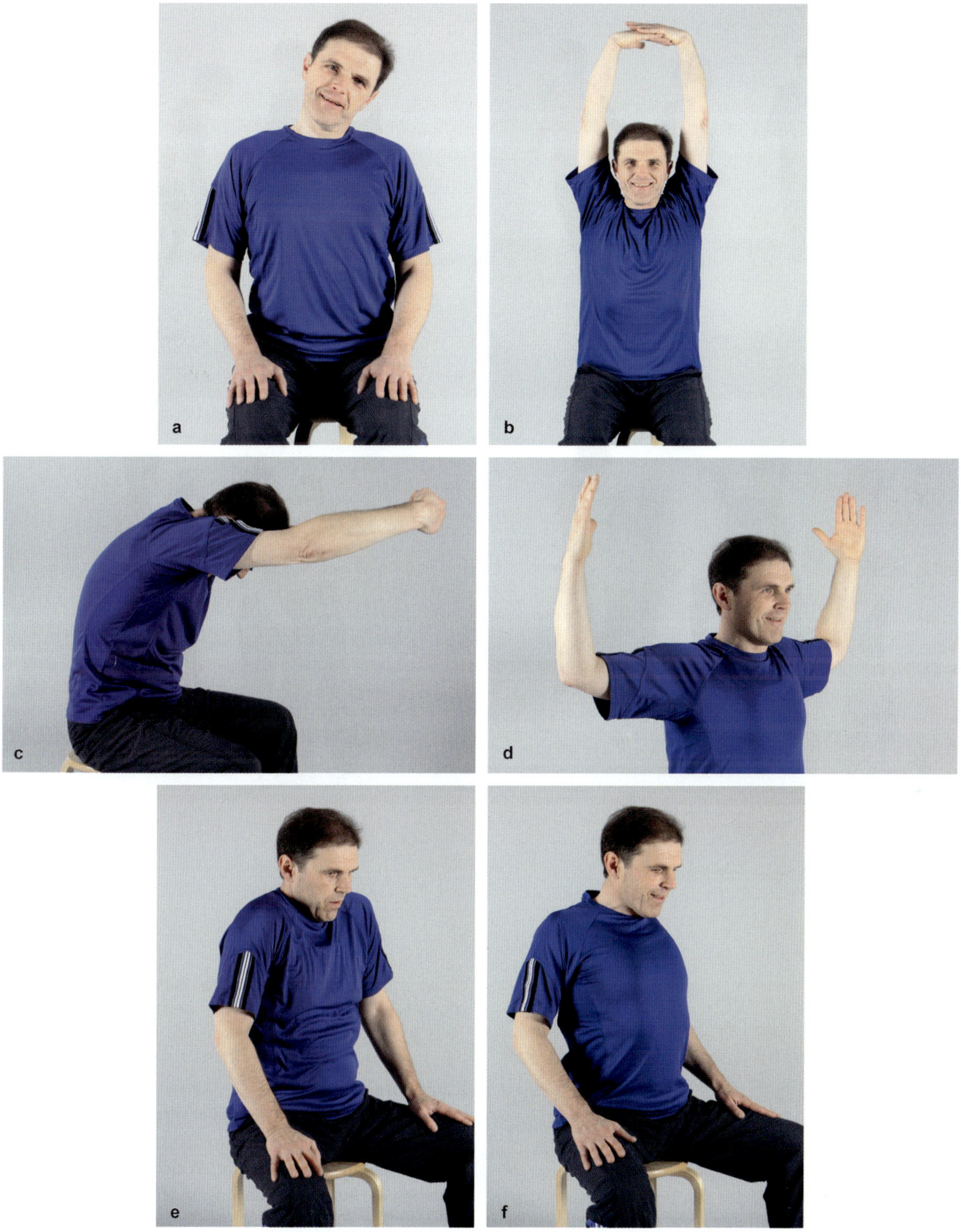

Abb. 3.13 Die 5 Grundübungen zur Rückengesundheit [W789]
a) Grundübung 1
b) Grundübung 2
c) Grundübung 3
d) Grundübung 4
e) Grundübung 5
f) Grundübung 5

3

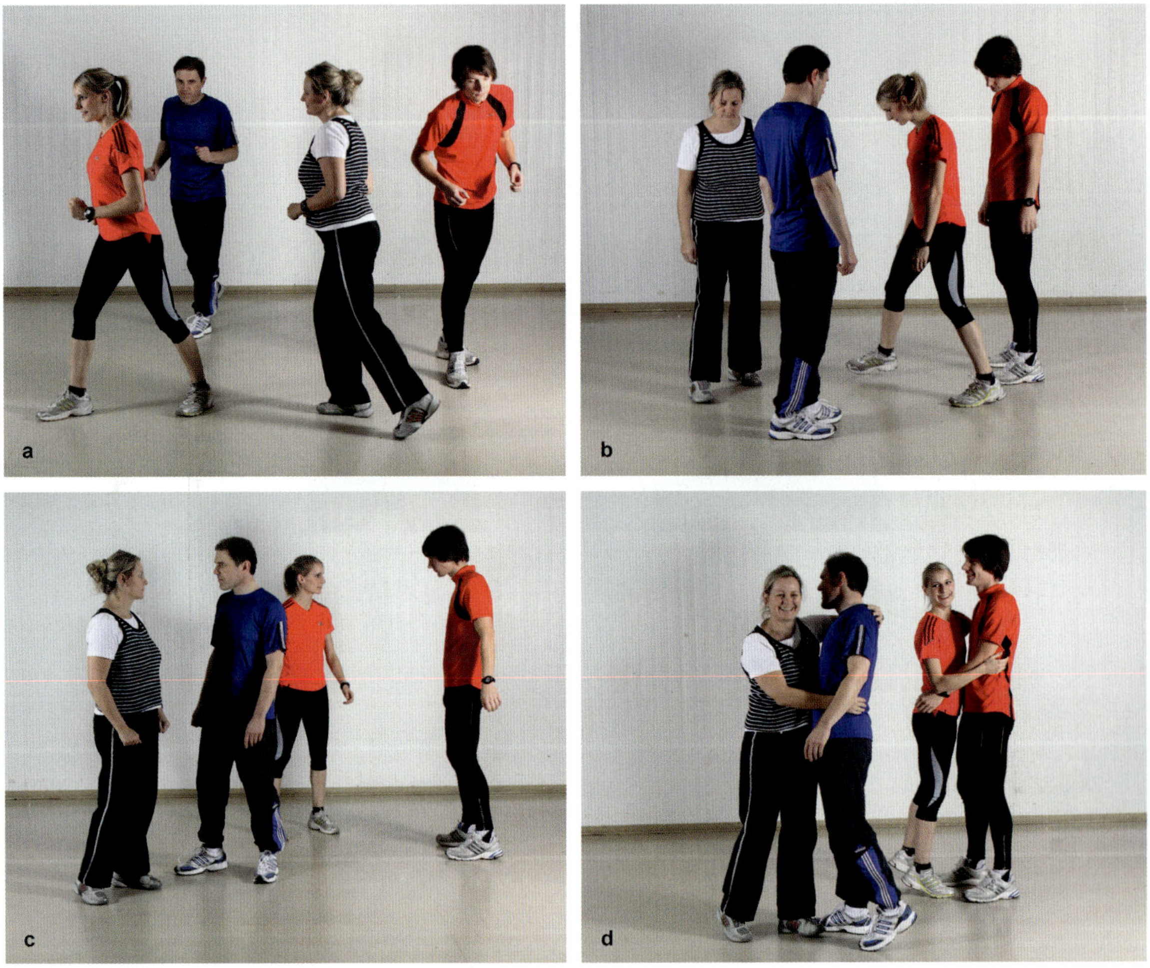

Abb. 3.14 Emotionslauf [W789]
a) „Ich habe es eilig!"
b) „Ich bin einsam und niedergeschlagen"
c) „Alles Feinde …"
d) „Alles Freunde …"

ÜBUNG

Baum im Wind

„Ihr ganzer Körper ist steif und aufgerichtet wie ein Baumstamm, die Füße sind die Wurzeln, fest in der Erde. Nun kommt etwas Wind von der Seite auf und Sie schaukeln wie ein Baum im Wind nach rechts und links. Was verändert sich unter den Füßen? Der Wind lässt nach und der Baum beruhigt sich – beide Beine sind nun gleich belastet.
Nun kommt der Wind von hinten und der Baum schaukelt vor und zurück. Was verändert sich unter den Füßen? Der Wind wird stärker und bläst den Baum nach vorne. Stabil im Körper und fest verwurzelt in der Erde.
Plötzlich dreht der Wind und kommt von vorne und bläst den Baum weit nach hinten: Wo finden Sie jetzt das Körpergewicht?
- *Wo finden Sie jetzt Ihr Körpergewicht unter der Fußsohle?*
- *Wo im Körper spüren Sie Spannung?*

Dann lässt der Wind nach und der Baum kommt zur Ruhe, die ganze Fußsohle ist jetzt gleich belastet. Wo spüren Sie jetzt Spannung?"

Expertenrunde:
- Die Teilnehmer berichten über ihre Wahrnehmungen
- Wie standen Sie am Anfang? Welche Erkenntnisse ziehen Sie aus den Erfahrungen der Übung?

Fazit: Der Fuß ist die Basis, Stehen mit vollem Fuß gleicht die Gewichte vorne und hinten aus (Klötzchenspiel aus der Funktionellen Bewegungslehre).

Fußgewölbe

Die Teilnehmer sollen den Einfluss der Fußgewölbe auf den unteren Rücken erkennen. Sie bewegen ihr Becken

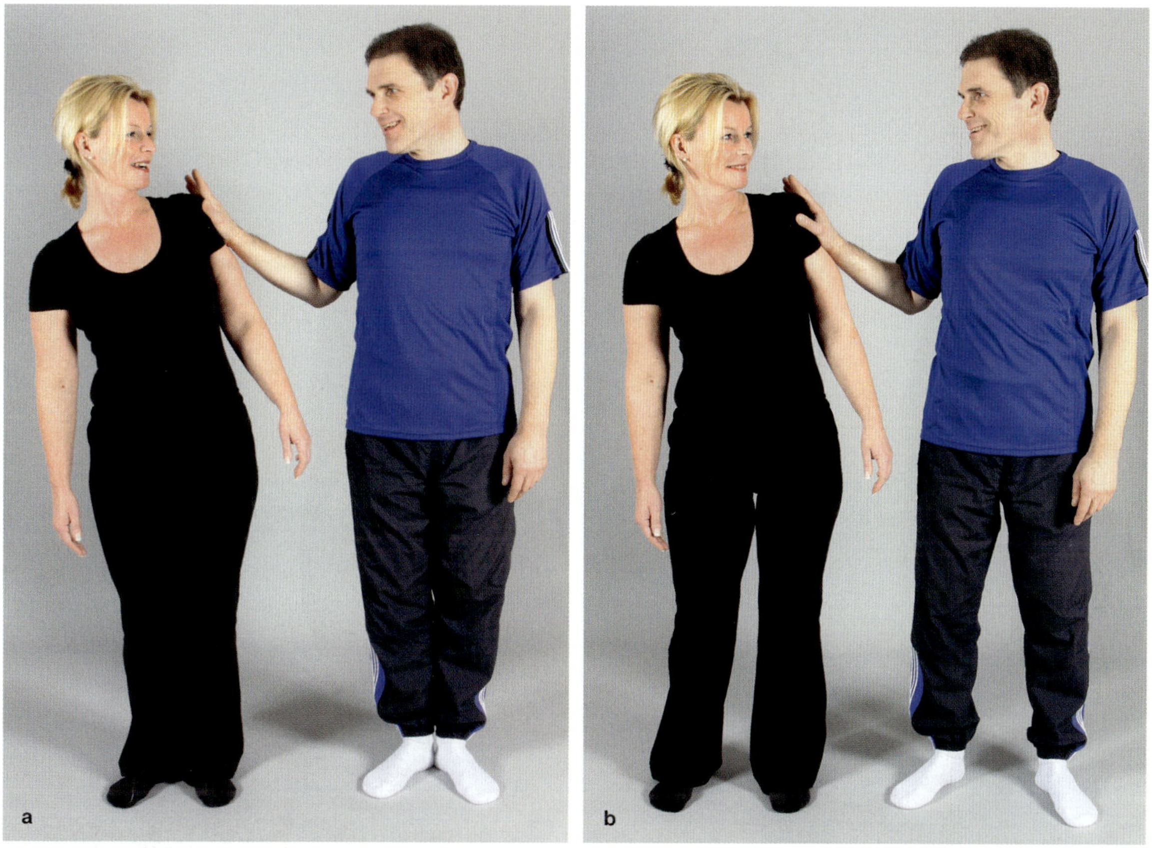

Abb. 3.15 Unterstützungsfläche [W789]

nach vorne und hinten. Sie stehen dabei abwechselnd auf dem Fußaußenrand, mittig auf dem Fuß und dann auf dem Fußinnenrand.

Expertenrunde:

- War die Bewegung bei allen gleich gut möglich?
- Wie hat sich Ihr Rücken jeweils in den Stellungen angefühlt?

Fazit: Aktive Füße machen den Rücken frei und entlasten die Rückenmuskeln.

Voller Fuß

Die Teilnehmer sollen für die Fußstellung auch in Bewegung sensibilisiert werden. Sie werden aufgefordert, auf Kommando in die Hocke zu gehen. Wiederholung mit dem Hinweis, dass die Fersen zu jeder Zeit fest am Boden bleiben – voller Fuß.

Expertenrunde:

- Wie ist die Kniestellung bei verschiedenen Fußbelastungen?
- Wie stabil bleibt der Körper, wenn die Füße fest am Boden bleiben?

Fazit: Stehen und bewegen mit vollem Fuß entlastet den Rücken und die Kniegelenke.

Bausteine: Rumpfaufrichtung im Stand

Praktisch werden die Lernschritte Beckenkippung, Brustkorbaufrichtung und Halswirbelsäulenstreckung aus dem Funktionskreis Sitzen erarbeitet.

Expertenrunde:

Mittels der SSB-Methode werden zu allen vorangegangenen Übungen gemeinsame Punkte gesammelt und Vertiefungsaufgaben ausgewählt. Der Kursleiter zeigt hier als Moderator Wege auf und gibt konkrete Tipps zur Umsetzung.

Dies kann mit einer *Checkliste* zur Vertiefung ergänzt werden:

- Stehen Sie mit ausreichender Unterstützungsfläche?
- Wechseln Sie häufig Ihre Unterstützungsfläche?
- Sind Ihre Kniegelenke weich und dynamisch?
- Unterstützt Ihr Schuhwerk Ihr Fußgewölbe?
- Wann können Sie Fußgymnastik in Ihren Alltag einbauen?
- Welche Punkte fallen Ihnen schwer? Erstellen Sie eine Auswahl an Übungen, die Sie in Ihren persönlichen Alltag einbauen können.

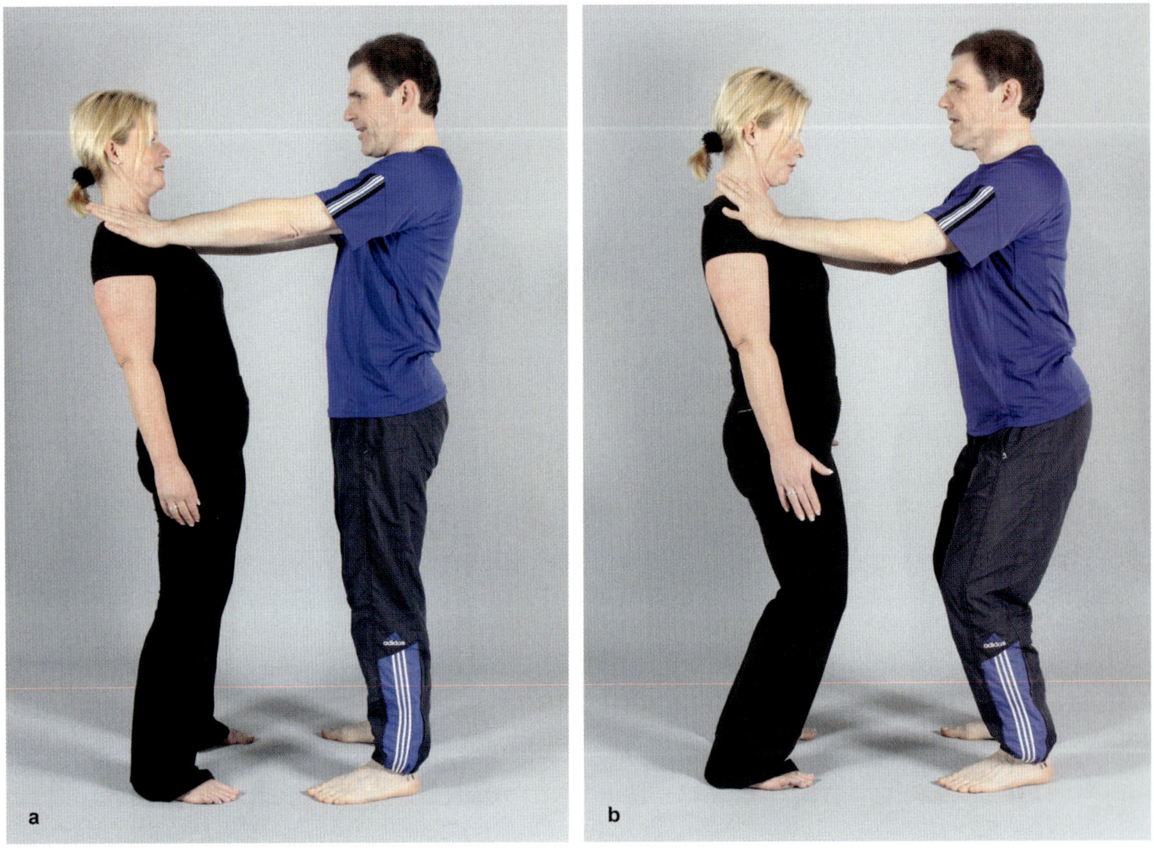

Abb. 3.16 Kniestellung [W789]

Funktionskreis Bücken (Dauer: 20–25 Minuten)

Stundenthema: Bücken – Belastungsfähigkeit steigern statt schonen

Zur Einführung in diese Stunde empfiehlt sich das Spiel „Kommando Chaos". In der theoretischen Einführung wird neben den biomechanischen Prinzipien die Bedeutung der Rücken- und Bauchmuskeln als Stabilisatoren sowie des Beckenbodens aufgezeigt.

Bei den ausgewählten Bücktypen wird auf den horizontalen (nachfolgend „Klapptisch") und vertikalen (nachfolgend „Aufzug") Bücktyp Bezug genommen, die in der Funktionellen Bewegungslehre von Susanne Klein-Vogelbach (2006) beschrieben sind. Nach dem Erarbeiten des Schwerpunktthemas, das hier dargestellt wird, bietet sich für die spezielle Gymnastik dieser Stunde reaktives Rückentraining (wie z.B. das in ➤ Kap. 4.3.3 beschriebene Rückentraining mit freien Gewichten) an. Im Ausblick auf die nächste Stunde „Bücken-Heben-Tragen" soll der Teilnehmer seinen Alltag hierzu beobachten.

Lernziel: Kennenlernen der Bücktypen und Vielfalt der Möglichkeiten.

Möglichkeiten des Bückens

Die Teilnehmer sollen erkennen, dass es viele Möglichkeiten des Bückens gibt (➤ Abb. 3.17). Dazu erfolgt eine gemeinsame Wiederholung der Lernziele der vorangegangenen Stunden, die zum Thema passen, z.B. „Der volle Fuß". Die Teilnehmer heben verschiedene Gegenstände von leicht bis schwer und beobachten sich gegenseitig. Zusammenfassend macht der Kursleiter im Zusammenspiel mit der Gruppe die Vielfalt deutlich, die individuell von Konstitution, Kondition und Situation abhängt.

Fazit: Wählen Sie Ihren Bücktyp nach Ihren Bedürfnissen und Ihren jeweiligen Alltagssituationen aus.

Bücktypen

Die Teilnehmer sollen die Vor- und Nachteile des horizontalen und vertikalen Bückens erkennen. Sie sollen die beiden Wahrnehmungsübungen mit folgender Fragestellung reflektieren:

1. Wie empfinden Sie die Belastung Ihrer Kniegelenke?
2. War es anstrengend für Ihre Oberschenkelmuskeln?

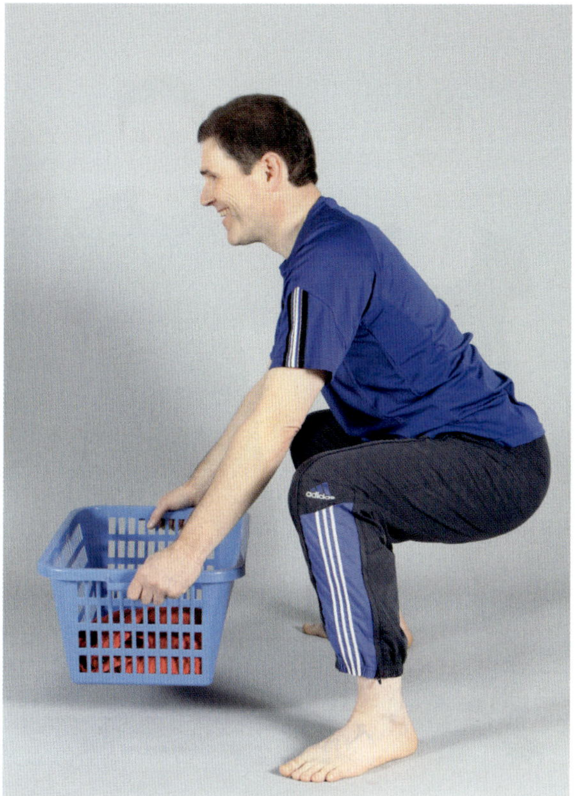

a

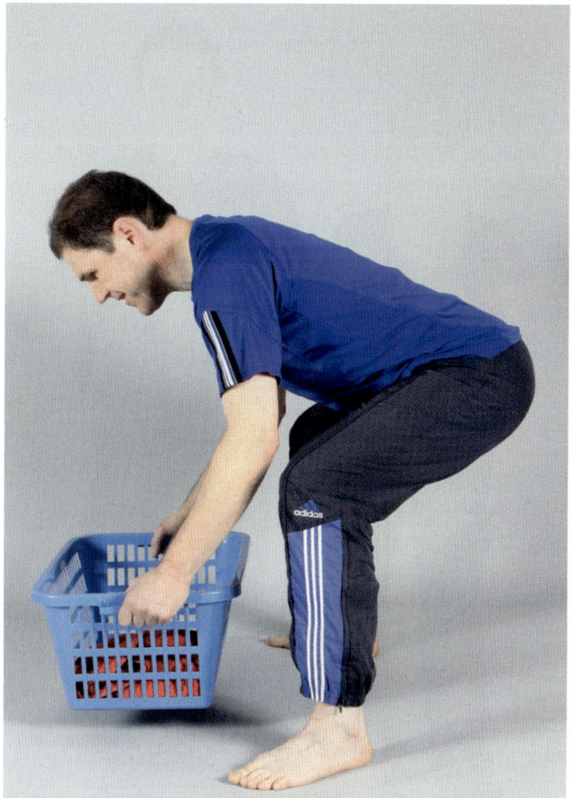

b

Abb. 3.17 Bücken [W789]
a) vertikaler Bücktyp
b) horizontaler Bücktyp

3. War es für Sie schwierig, den Rücken aufrecht zu halten?
4. War es anstrengend für Ihre Rückenmuskeln?

Wahrnehmungsübung „Der Aufzug"
Bedingungen: Die Teilnehmer bleiben mit dem Rumpf möglichst aufrecht und bücken sich mit vollem Fuß.

„Stellen Sie sich vor, Sie wären ein Aufzug. Ihr Rumpf ist die Kabine und kann sich im Schacht nur nach oben und unten bewegen. Sie stehen jetzt im zweiten Stock und bewegen sich nach unten in den 1. Stock, Erdgeschoss und Kellergeschoss."

In einer kleinen Geschichte „fährt" nun der Aufzug in die verschiedenen Etagen (➤ Abb. 3.18); die Teilnehmer beobachten sich dabei nach den vier oben genannten Fragen.

Wahrnehmungsübung „Der Klapptisch"
Bedingung: Die Teilnehmer bleiben im Rumpf stabil und neigen den Rumpf horizontal nach vorne.

„Stellen Sie sich vor, Sie wären ein Klapptisch. Es ist Essenszeit und Sie beginnen, den Tisch zu decken. Ihre Familie sammelt sich um den Tisch …"

In einer kleinen Geschichte wird nun die horizontale Bückposition wahrgenommen (➤ Abb. 3.19). Zur Verstärkung werden die Arme in Verlängerung des Rückens nach vorne gestreckt (*„Besucht kommt und ihr zieht den Tisch rechts und links aus"*). Die Teilnehmer stellen sich hierzu wieder die vier Fragen.

Expertenrunde:

Die Teilnehmer sollen Anforderungen der Bücktypen erkennen und Lösungsansätze formulieren. Mittels der SSB-Methode werden zu allen vorangegangenen Übungen gemeinsame Punkte gesammelt und Vertiefungsaufgaben ausgewählt. Der Kursleiter als Moderator zeigt hier Wege auf und gibt konkrete Tipps zur Umsetzung. Dies kann mit einer *Checkliste* zur Vertiefung ergänzt werden:

- Welche Bücktypen und -möglichkeiten passen in meinen Alltag?
- Welche Bückmöglichkeiten und -arten kenne ich noch?

3

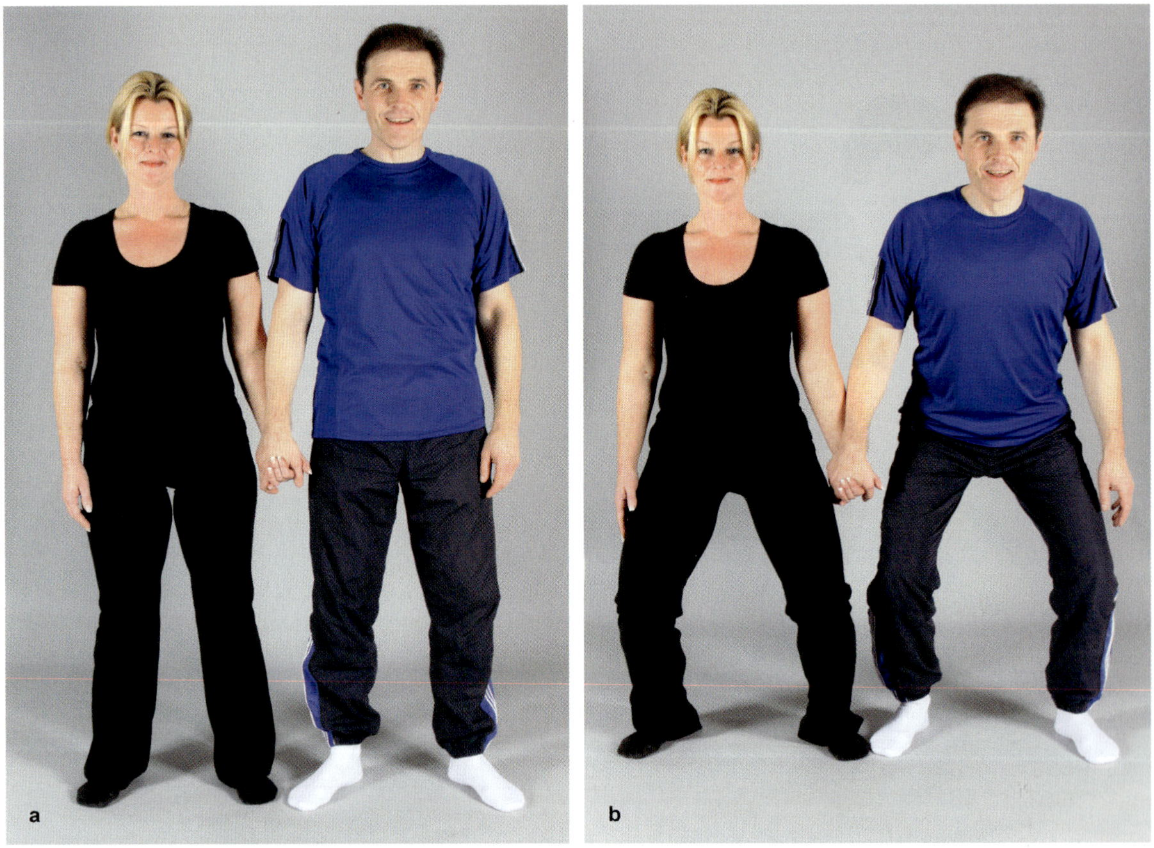

Abb. 3.18 „Der Aufzug" [W789]

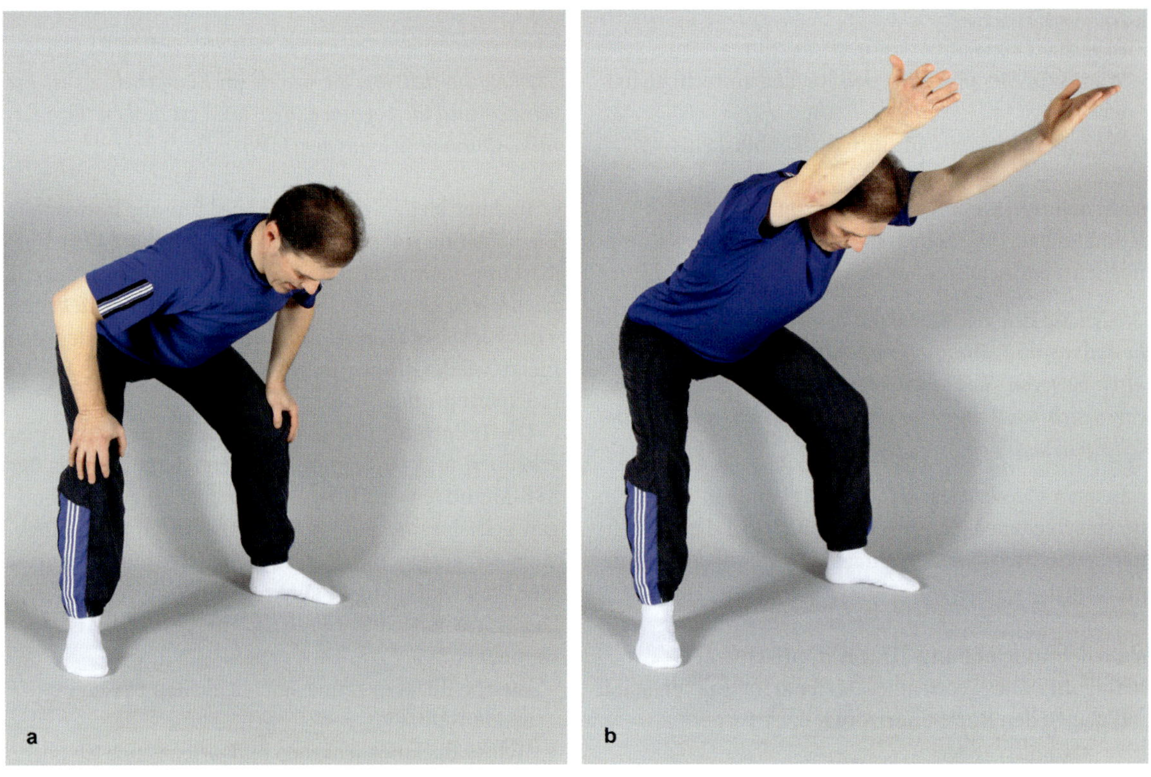

Abb. 3.19 „Der Klapptisch" [W789]

- Welches ist meine bevorzugte Bückmöglichkeit?
- Stehe ich mit stabiler Unterstützungsfläche?
- Wie kann ich meine Art des Bückens optimieren?
- Ist mein Rumpf aufgerichtet?
- Mit welchen konkreten Übungen kann ich meine Erfahrungen und Erkenntnisse vertiefen?

LITERATUR

Brügger A (1990). Gesunde Körperhaltung im Alltag. Brügger Eigenverlag.

Butler DS, Moseley LG (2010). Schmerzen verstehen. 2. Aufl. Heidelberg: Springer-Verlag.

Dargatz T (2005). Rückenschmerzen, Die neue 4-Säulen-Strategie. München: Copress Verlag.

Frohberger C (2004). Leitfaden für die Rückenschule. BDR Eigenverlag.

Grillparzer M (2008). Unser Rückenbuch. München: Gräfe u. Unzer Verlag.

Hepp R (1998). Von „Mäusen", „Käfern" und chronischen Rückenschmerzen. Bad Buchau: HeRaBuch-Verlag.

Kaisser P, Höfling S, Böhle R, Laser T (1995). Münchner Manual zur orthopädischen Rückenschule. Heidelberg: Springer-Verlag.

Kempf HD (2003). Rückenschule – Grundlagen, Konzepte und Übungen. München: Elsevier/Urban & Fischer.

Klein-Vogelbach S (2006). Ballgymnastik zur funktionellen Bewegungslehre. 5. Aufl. Heidelberg: Springer-Verlag.

Klüppel G, Kuhnt U (2006). Rückengesundheit, Die neue Sichtweise zum Rückenschmerz. München: Compactverlag.

Kuhnt U (2001). Präventive Rückenschule. Hannover: Rückenschule Hannover.

Pfeifer M (2007). Rückengesundheit – Grundlagen und Module zur Planung von Kursen. Köln: Deutscher Ärzte-Verlag.

Reichel HS (2001). Präventive Rückenschule in der Praxis. München: Elsevier/Urban & Fischer.

Scheiber W (2004). Mentaltraining gegen chronische Rückenschmerzen! Rücken-Braining® – eine alternative Heilmethode. Norderstedt: Books on Demand.

Schiltenwolf M, Henningsen P (2006). Muskuloskelettale Schmerzen. Köln: Deutscher Ärzte-Verlag.

Spirgi-Gantert I, Suppé B (2007). FBL Klein-Vogelbach® Functional Kinetics. Die Grundlagen. 6. Aufl. Heidelberg: Springer Medizin Verlag.

3.6 Stress und Stressbewältigung

Anne Flothow

3.6.1 Zum Stressbegriff

Der englische Begriff *Stress* kommt aus der Mechanik und bedeutet Druck, Belastung, Spannung. Umgangssprachlich wird der Begriff in erster Linie für unangenehme Ereignisse und Erlebnisse verwendet: „Ich habe Stress", wenn ich unter Zeitdruck stehe, oder „Ich bin im Stress" mit meiner Familie, wenn der Haussegen schief hängt, bzw. „Das kommt vom Stress", wenn es mir körperlich oder psychisch nicht gut geht.

Tatsächlich ist der Stressbegriff jedoch weder positiv noch negativ. Er bezeichnet eine biochemisch ausgelöste Körperreaktion, in der der Körper blitzschnell in einen Ausnahmezustand versetzt wird, um kurzfristig Höchstleistungen zu vollbringen. Für unsere Vorfahren war dieser Mechanismus überlebensnotwendig, um Gefahren zu bewältigen, z.B. um vor wilden Tieren zu flüchten oder mit ihnen zu kämpfen. In unserer Zeit ist es allerdings wenig sinnvoll, vor Aktenstapeln oder Bergen von Bügelwäsche davonzulaufen, und auch nicht ratsam, die Familienmitglieder zum Zweikampf herauszufordern. Auf unsere modernen Stressoren wie Zeitdruck, Streit in der Familie oder Konkurrenz am Arbeitsplatz reagieren wir nicht mehr mit Angriff oder Flucht wie unsere Urahnen und können so die durch die Stressreaktion zur Verfügung gestellten Energien nicht mehr abbauen. Es kann zu Befindlichkeitsstörungen bis hin zu chronischen Krankheiten kommen: Der Körper reagiert mit Rücken- oder Magenschmerzen, mit Herz-Kreislauf-Problemen, Diabetes und Krebs; die Psyche mit Suchtverhalten, Schlafstörungen, Ängsten und Depressionen. Genau beziffern lässt sich die Zahl der Erkrankungen nicht, da Stress schlecht messbar ist. Die BKK schätzt in ihrem Gesundheitsreport 2005, dass die psychisch bedingten Krankheitstage seit 1980 um 85% zugenommen haben (BKK 2005).

3.6.2 Stress und Rückenschmerzen

Bei Rückenschmerzen handelt es sich um den *Ausdruck eines multifaktoriellen Geschehens*, wobei man nur in seltenen Fällen eine einzige Ursache für die Entstehung bzw. Aufrechterhaltung von Rückenschmerzen verantwortlich machen kann (Hildebrand et al. 2005).

Anhaltende Belastungen im privaten und/oder beruflichen Alltag zählen zu den wichtigsten Prognosekriterien für die Entstehung und die Chronifizierung von Rückenschmerzen (Hasenbring et al. 1994; Burton et al. 1995; Burton et al. 2004). Dabei handelt es sich einerseits um Stress in Beruf, Familie und Freizeit und andererseits um Belastungen im Zusammenhang mit dem Schmerzgeschehen, z.B. Ängste (Katastrophisieren) und Einstellungen (Angstvermeidungseinstellungen) hinsichtlich der Ursachen und Folgen von Rückenschmerzen (➤ Kap. 1.5).

Inadäquate Stressbewältigung bei Rückenschmerzpatienten in Form von unangemessen hoher und langanhaltender Anspannung der Rückenmuskulatur scheint eine wichtige Rolle bei der Entstehung und Chronifizierung von Rückenschmerzen zu spielen (Holmes und Wolf 1952; Flor 1985; Hasenbring et al. 1994; Davies et al. 2002).

Das Ziel der Rückenschule besteht darin, die Teilnehmer für den möglichen Zusammenhang von Rückenschmerzen und Stress zu sensibilisieren, mögliche Stressoren zu identifizieren und wirksame Methoden der Stressbewältigung kennenzulernen.

Dazu sollten Entspannungsverfahren (➤ Kap. 3.8) und ausgewählte Bausteine aus psychologisch fundierten Stressbewältigungsprogrammen[1] in die Rückenschule integriert werden.

3.6.3 Stresskonzepte

Mit der Erforschung von Stress, d.h. der Auswirkungen von (psychosozialen) Belastungen auf die körperliche und psychische Gesundheit, beschäftigen sich Wissenschaftler unterschiedlicher Disziplinen wie der Biologie, der Soziologie, der Psychologie, der Medizin und der Gesundheitswissenschaften.

Stress aus biologischer Sicht

Kaluza (2005) beschreibt den Stressbegriff aus biologischer Sicht als *„[...] einen psychophysischen Zustand, bei dem Abweichungen von der Homöostase vorliegen, die durch die verfügbaren, routinemäßigen Reaktionen nicht kompensiert werden können“* (S. 15). Der Begriff der *Homöostase* wurde von Cannon (1929) geprägt. Darunter wird das „innere Gleichgewicht“ verstanden, welches der Organismus durch den ständigen Abgleich von Soll- und Ist-Werten bestrebt ist, aufrechtzuerhalten. Kleinere Differenzen dieser beiden Werte werden vom Organismus in einer gewissen Schwankungsbreite toleriert; bei größeren Abweichungen versucht der Organismus, durch die Aktivierung einer unspezifischen „Notfallreaktion“ mittels endokriner bzw. autonom-nervöser Steuerungsvorgänge auszugleichen. Reize, die eine Abweichung von der Homöostase bewirken, nennt man Stressoren. Die Reaktion des Organismus wird als Stressreaktion bezeichnet.

Die körperliche Stressreaktion setzt ein kompliziertes Zusammenspiel zwischen dem zentralen Nervensystem, dem vegetativen Nervensystem und dem Hormonsystem voraus, die insgesamt zu einer körperlichen Aktivierung und Energiemobilisierung führen. Bei einer wahrgenommenen Bedrohung des Organismus werden innerhalb kürzester Zeit alle notwendigen körperlichen Funktionen für eine Angriffs- oder Fluchtreaktion zur Verfügung gestellt. Dabei handelt es sich um:

- erhöhte Muskelspannung, verbesserte Reflexe
- erhöhten Blutdruck, schnelleren Herzschlag, bessere Durchblutung und somit bessere Energieversorgung von Herz, Gehirn und Muskeln – wird wahrnehmbar z.B. durch Schwitzen und/oder einen roten Kopf
- Erweiterung der Bronchien, Beschleunigung des Atemrhythmus, erhöhte Sauerstoffaufnahme – wird wahrnehmbar durch z.B. Kurzatmigkeit
- Energiebereitstellung (Blutzucker, Fette)
- verbesserte Gerinnungsfähigkeit des Blutes
- kurzfristig erhöhte Schmerztoleranz bis hin zur Stress-Analgesie
- kurzfristig erhöhte Immunkompetenz.

Gleichzeitig werden die eher regenerativen und reproduktiven Körperfunktionen eingeschränkt. Es kommt zu:

- Hemmung der Verdauungstätigkeit
- reduziertem Speichelfluss, trockenem Mund
- Hemmung der Energiespeicherung
- Hemmung des sexuellen Verlangens (Libido)
- mangelnder Durchblutung der Körperperipherie – wahrnehmbar z.B. durch kalte Hände und Füße.

Der österreichisch-kanadische Mediziner und Biochemiker Hans Seyle (1936, 1981) war der Erste, der diese körperliche Stressreaktion beschrieben hat. Der Vater der modernen Stressforschung bezeichnete diese unspezifische Reaktion des Organismus auf Belastungen als *Allgemeines Adaptationssyndrom (AAS).*

Wie die neuere psychobiologische Stressforschung (Lazarus 1966; Lazarus und Launier 1981; Henry 1986; Hüther 2009) jedoch zeigt, lässt sich das Postulat einer unspezischen Stressreaktion, wie sie von Seyle beschrieben wurde, nicht länger aufrechterhalten. Menschen reagieren auf Stress durchaus spezifisch: Während der eine besonders mit dem Herz-Kreislauf-System reagiert und Herzklopfen bekommt, reagiert ein zweiter mit erhöhter Anspannung der Muskulatur und bekommt Rückenschmerzen (individuelle Reaktionsspezifität). Auch variieren die Stressreaktionen in Abhängigkeit von der jeweiligen Belastung. Während manch einer auf Zeitdruck körperliche Stressreaktionen zeigt, reagiert ein anderer besonders auf soziale Stressoren, wie Konflikte und Streit (Situationsspezifität).

[1] Ein in der Praxis gut bewährtes und evaluiertes Konzept zur Stressbewältigung ist das Programm „Gelassen und sicher im Stress" von Gerd Kaluza (2005), welches – wenn nicht andere Quellen angegeben werden – die Grundlage für die Ausführungen in diesem Kapitel darstellt.

Weiterer Kritikpunkt an diesem ersten Stresskonzept von Seyle ist die Beschränkung auf physiologische Vorgänge. Heute geht man davon aus, dass Stressreaktionen nicht nur auf der körperlichen Ebene, sondern auch auf der behavioralen und der kognitiv-emotionalen Ebene ablaufen. Auch persönliche Motive, Einstellungen und Bewertungen (Stressverstärker), die dazu beitragen, dass eine Stressreaktion ausgelöst bzw. verstärkt wird, spielten in dem Konzept von Seyle noch keine Rolle.

Stress aus soziologischer Sicht

Belastende Bedingungen und Situationen, die eine Stressreaktion auslösen, werden als Stressoren bezeichnet. Stressoren werden häufig diskriminiert in (Kaluza 2005, S. 14, 27f.):

- physikalische Stressoren (Lärm, Hitze, Kälte, Nässe)
- körperliche Stressoren (Verletzung, Schmerz, Hunger, Behinderung, Bewegungseinschränkung)
- Leistungsstressoren (Zeitdruck, Über- und Unterforderung, Prüfungen)
- soziale Stressoren (Konkurrenz, Isolation, Konflikte, Trennung).

Während physikalische und körperliche Stressoren eher die physische Homöostase gefährden, bedrohen Leistungsstressoren und soziale Stressoren das psychische Gleichgewicht. Auch hier bewirken starke Soll-Ist-Diskrepanzen, z.B. in Bezug auf Anerkennung, Sicherheit, Kontakt bzw. Selbstverwirklichung, die Auslösung einer Stressreaktion. Nach Kaluza und Vögele (1999) machen neue, unvertraute Situationen, die nicht vorhersagbar, schwer durchschaubar und wenig beeinflussbar sind, eine Stressreaktion sehr wahrscheinlich.

Stressoren, die im Zusammenhang mit der Erwerbstätigkeit stehen, spielen aufgrund der hohen Bedeutung, die der Arbeit sowohl für die Existenzsicherung als auch für die Identitätsbildung in unserer Gesellschaft zukommt, eine große Rolle. Dazu sind in der soziologisch orientierten Stressforschung zwei Modelle formuliert worden: das Anforderungs-Kontroll-Modell (Kasarek und Theorell 1990) und das Modell beruflicher Gratifikationskrisen (Siegrist 1996).

Anforderungs-Kontroll-Modell

Das *Anforderungs-Kontroll-Modell* setzt quantitative Arbeitsanforderungen in Beziehung zu einem niedrigen Grad der Kontrolle über den Arbeitsablauf bzw. einem geringen Entscheidungsspielraum (➤ Abb. 3.20). Menschen, die z.B. unter hohem Zeitdruck Arbeiten verrichten müssen, auf die sie einen geringen Einfluss haben

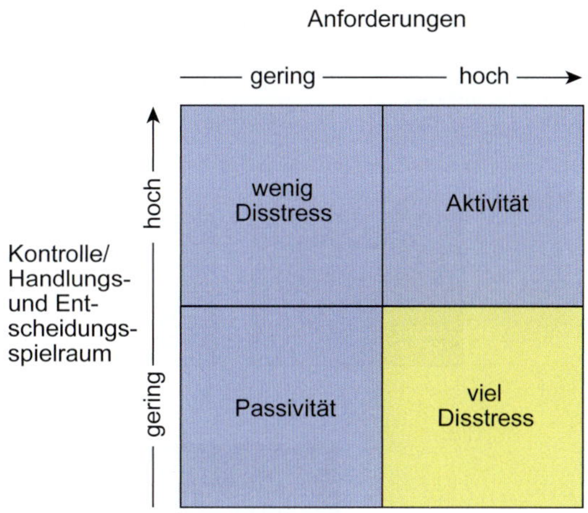

Abb. 3.20 Anforderungs-Kontroll-Modell nach Kasarek und Theorell (1990) [L143]

(z.B. Fließbandarbeit), sind einer hohen Stressbelastung ausgesetzt und zwei- bis viermal so stark gefährdet, eine Herz-Kreislauf-Erkrankung zu entwickeln (Kasarek et al. 1981), wie Menschen ohne eine derartige Belastungskonstellation. Das Risiko zu erkranken wird durch fehlenden sozialen Rückhalt am Arbeitsplatz weiter verstärkt (Johnson und Johansson 1991).

Modell der beruflichen Gratifikationskrisen

Das *Modell beruflicher Gratifikationskrisen* (➤ Abb. 3.21) fokussiert den Aspekt der Belohnung für eine erbrachte Arbeitsleistung. Belohnung wird nicht nur als monitäre Entlohnung in Form von Lohn bzw. Gehalt verstanden, sondern auch als Anerkennung und Wertschätzung sowie in beruflichen Weiterentwicklungsmöglichkeiten, der gesellschaftlichen Anerkennung (Status) des Berufes und der Sicherheit des Arbeitsplatzes. Besteht ein Ungleichgewicht zwischen der hohen physischen bzw. psychischen Verausgabung und geringer Belohnung – eine Situation, die z.B. vielfach bei Pflegeberufen vorliegt –, kommt es in diesem Modell zu einer disstresserzeugenden Gratifikationskrise.

Die amerikanischen Burn-out-Forscher Maslach und Leiter (2001) identifizieren neben dem Mangel an Kontrolle und der unzureichenden Belohnung auch Arbeitsüberlastung, Zusammenbruch der Gemeinschaft, Fehlen von Fairness und widersprüchliche Werte als zentrale Stressoren in der Arbeitswelt. Wie Untersuchungen (Kaluza et al. 1998) zeigen, liegen die Belastungsschwerpunkte meist im arbeitsorganisatorischen und sozialkommunikativen Bereich und weniger in den Bereichen der Arbeitsinhalte oder Arbeitsbedingungen. Die genannten strukturellen Bedingungen führen häufig zu

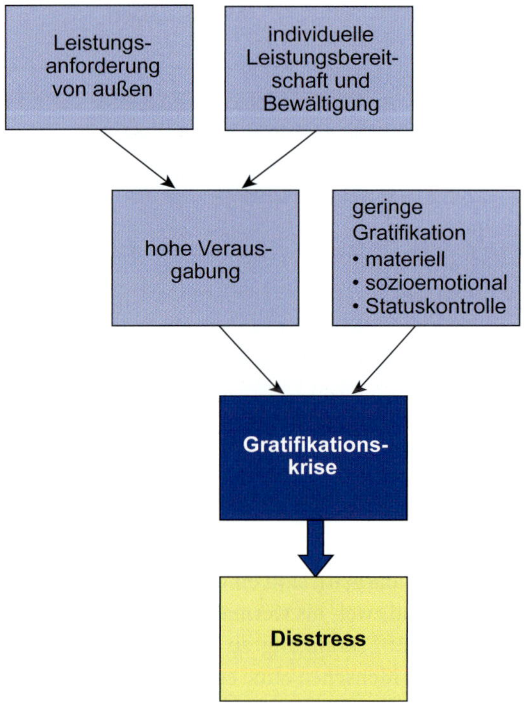

Abb. 3.21 Modell beruflicher Gratifikationskrisen nach Siegrist (1996) [L143]

langanhaltenden Belastungen mit chronischen Erschöpfungszuständen bis hin zum Burn-out-Syndrom oder zu gesundheitlichen Störungen, vor allem kardiovaskulären Erkrankungen.

Stress aus psychologischer Sicht

Wie Alltagsbeobachtungen zeigen, laufen Stressreaktionen auf bestimmte Stressoren nicht bei allen Menschen in stereotyper Weise ab. Stressoren wirken nicht auf jeden Menschen in gleicher Weise belastend – es gibt keine Standardstressoren. Je nach den individuellen Bewertungsprozessen werden Stressoren unterschiedlich erlebt. Man unterscheidet zwischen potenziellen Stressoren und aktuell wirksamen Stressoren. Beispielsweise kann ein Student eine anstehende Prüfung als Bedrohung bewerten und/oder ängstlich sein zu versagen; ein anderer ist dagegen froh, endlich zeigen zu können, was er weiß, und erlebt die anstehende Prüfung als Herausforderung. Ob ein Individuum eine Situation als Stressor empfindet, scheint von subjektiven Prozessen der Wahrnehmung und der Bewertung abzuhängen und hat einen entscheidenden Einfluss darauf, ob bzw. mit welcher Intensität und Qualität eine Stressreaktion ausgelöst wird.

Das *Transaktionale Stressmodell* (Lazarus und Launier 1981; Lazarus und Folkman 1984; Lazarus 1999) beruht auf der Annahme, dass Menschen den Stressoren in ihrer Umwelt nicht passiv ausgesetzt sind, sondern sowohl die Situation (primäre Bewertung) als auch ihre individuellen Bewältigungskompetenzen (sekundäre Bewertung) einschätzen. Erst durch diese kognitiven Bewertungsprozesse wird eine Situation für die Person stressrelevant. Stress entsteht nach diesem Konzept als wahrgenommene Diskrepanz zwischen Anforderungen und Kompetenzen.

Primäre Bewertungen beurteilen den Stressor entweder als irrelevant, als angenehm-positiv oder als stressbezogen. Die stressbezogene Bewertung wird nochmals unterschieden in Bedrohung, Schaden/Verlust bzw. Herausforderung. Bedrohung meint eine noch nicht eingetretene, antizipierte Schädigung; mit Schaden/Verlust wird eine bereits eingetretene Schädigung bezeichnet und bei Herausforderung wird nicht die tatsächliche oder potenzielle Schädigung hervorgehoben, sondern die wahrscheinlich mit positiven Folgen verbundene Bewältigung der Anforderung. Während der sekundären Bewertung werden die physischen, sozialen, psychischen und materiellen Bewältigungsfähigkeiten und -möglichkeiten eingeschätzt.

Bei der primären und sekundären Bewertung handelt es sich nicht um zeitlich aufeinanderfolgende Prozesse, sondern um interaktive Prozesse, die sich gegenseitig beeinflussen. Ein Ereignis, das als gut zu bewältigen eingestuft wird, wird nicht als Bedrohung gewertet und löst somit auch keine Stressreaktion aus.

Die Bewältigung des Stresses (*Coping*) kann sich auf zwei Bereiche beziehen: auf das stressauslösende Problem und auf die ausgelöste Emotion. Kommt das Individuum bei einer stressbezogenen (primären) Beurteilung der Situation zu der (sekundären) Einschätzung, dass die eigenen, routinemäßig zur Verfügung stehenden Regulationsmöglichkeiten nicht ausreichen, um die Homöostase aufrechtzuerhalten, wird eine Stressreaktion ausgelöst werden. ➤ Abb. 3.22 veranschaulicht diesen Prozess.

Wie die primären als auch die sekundären Bewertungen entstehen, scheint sowohl von der Persönlichkeit als auch von den im Laufe des Lebens gesammelten individuellen Erfahrungen abzuhängen. Da sich der Mensch ständig in einer adaptiven Auseinandersetzung mit der Umwelt befindet, können sich in Abhängigkeit zu den gemachten Erfahrungen auch die primären und sekundären Bewertungen verändern – es kommt zu Neubewertungen. Obwohl die kognitiven Bewertungsprozesse mehr oder weniger automatisiert ablaufen, sind sie prinzipiell einer bewussten Reflexion zugänglich und durch Neubewertungen allmählich veränderbar.

Aus psychologischer Sicht laufen Stresssituationen nicht nur auf der körperlichen Ebene, sondern auch auf der behavioralen und kognitiv-emotionalen Ebene ab (Kaluza 2005, S. 14).

Behaviorale und kognitiv-emotionale Ebene

Häufige beobachtbare *behaviorale* Stressreaktionen sind z.B.:
- Ungeduld und Hast
- unkoordiniertes, planloses Arbeitsverhalten
- konfliktreicher Umgang mit anderen Menschen
- sogenanntes Betäubungsverhalten (Schmerz-, Beruhigungs- oder Aufputschmedikamente einnehmen; unkontrolliert rauchen, essen, Alkohol trinken).

Häufige *kognitiv-emotionale* Stressreaktionen sind z.B.:
- innere Unruhe, Nervosität und Gefühle des Gehetztseins
- Unzufriedenheit, Ärger
- Gefühle der Hilflosigkeit
- Selbstvorwürfe
- Grübeln
- Denkblockaden, Leere im Kopf (Black-out).

Kaluza (2005, S. 13ff.) beschreibt neben Stressoren und Stressreaktionen auch *Stressverstärker*. Diese individuellen Motive, Einstellungen und Bewertungen stehen zwischen der äußeren Belastungssituation und der Stressreaktion. Er unterscheidet zwischen (Kaluza 2005, S. 106ff.)
- stressverschärfenden Sollwerten (z.B. überhöhter Anspruch an sich selbst oder an die Welt)
- der stressverschärfenden Bewertung von Störgrößen (z.B. Personalisieren, d.h. alles auf sich beziehen, oder Katastrophisieren, d.h. Überbewertung der Folgen negativer Ereignisse; ➤ Kap. 1.5)
- stressverschärfender Bewertung eigener Bewältigungskompetenzen (z.B. selektive Wahrnehmung eigener früherer Misserfolge, mangelnde Wahrnehmung eigener Kompetenzen und eigener bzw. externer Ressourcen)
- stressverschärfende Bewertung von Stresssymptomen (z.B. „Angst vor der Angst" bzw. „Ärger über den Ärger").

Das Stressgeschehen kann anhand der ➤ Abb. 3.23 gut veranschaulicht werden.

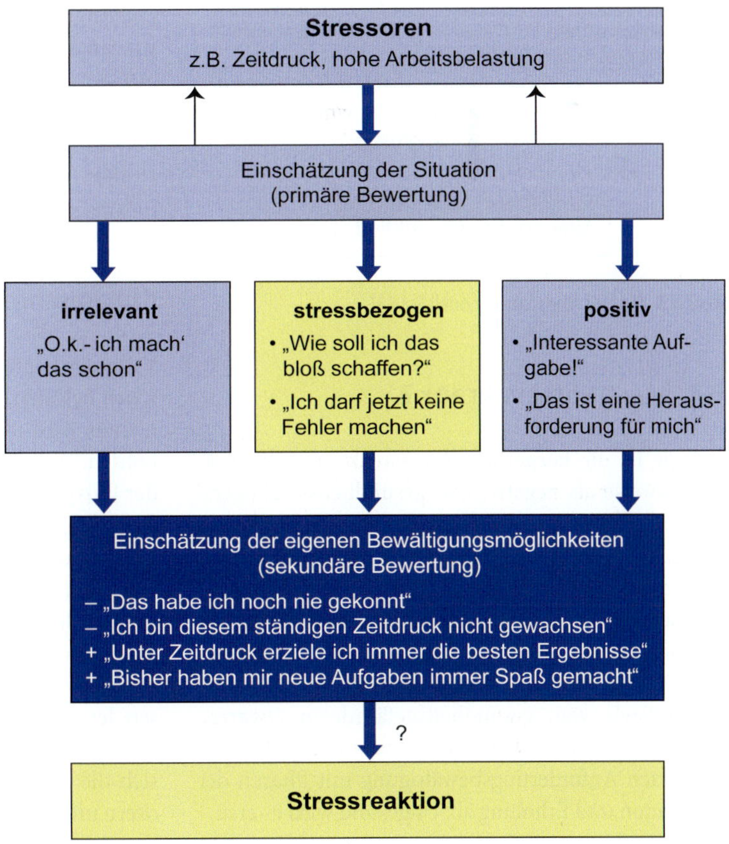

Abb. 3.22 Transaktionales Stressmodell nach Lazarus und Launier (1981) [L143]

3

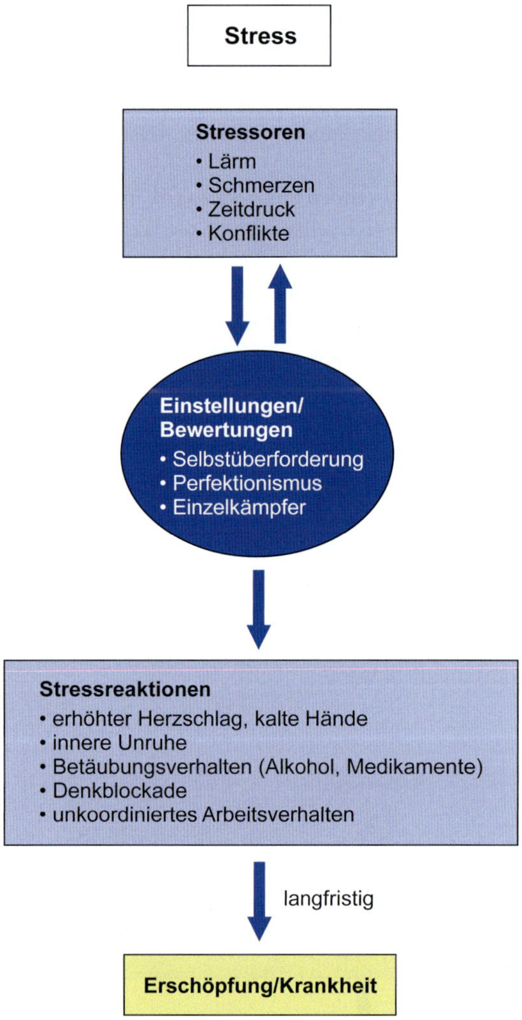

Abb. 3.23 Ein einfaches Stressmodell [L143]

3.6.4 Macht Stress krank?

Für Seyle ist die körperliche Stressreaktion nicht notwendigerweise als negativ bzw. gesundheitsschädigend zu werten. Er beschreibt Stress vielmehr als die „Würze des Lebens". Kurzfristige Aktivierungen, die im ständigen Wechsel mit Phasen der Entspannung stehen, sind ein Ausdruck der Lebendigkeit und können leistungssteigernd und motivierend wirken. Diesen subjektiv häufig als angenehm und lustvoll erlebten *Eustress* unterscheidet Seyle vom gesundheitsgefährdeten *Disstress*. Idealerweise wechseln Phasen der Anspannung während der direkten Anforderungsbewältigung mit Phasen der Regeneration und Erholung ab. Ungesund wird es erst:
- bei längerfristigen Belastungen
- bei übermäßigen Belastungen
- bei geringen Einflussmöglichkeiten
- bei ausbleibenden Entspannungsphasen.

Es kommt zu chronischem Stress und das Risiko insbesondere für kardiovaskuläre, immunologische und funktionelle Erkrankungen steigt. Kaluza (2005, S. 23ff.) beschreibt die im Folgenden erläuterten Stressfolgen, die Einfluss auf die körperliche und psychische Gesundheit haben können.

Nicht verbrauchte Energie

Im Laufe der phylogenetischen Entwicklung des Menschen hat es sich biologisch sinnvoll erwiesen, dass der Organismus für eine akute Bedrohung innerhalb kürzester Zeit alle notwendigen körperlichen Funktionen bereitstellt, um Gefahrensituationen durch Angriff oder Flucht zu begegnen: Die aus der Leber zur Verfügung gestellten Zuckerreserven werden vermehrt in das Blut abgegeben und für das Gehirn bereitgestellt (Glykoneogenese) und die aus den Fettreserven des Körpers freigesetzten Fettsäuren werden zur Verbrennung in den Muskeln ins Blut abgegeben (Lipolyse).

Für den modernen Menschen stellen jedoch körperliche Angriffe oder Fluchtversuche in den seltensten Fällen angemessene Reaktionsmuster auf die heutigen Stressoren (z.B. Zeitdruck) dar. Die bereitgestellte Energie wird nicht verbraucht und die erhöhte Konzentration von Zucker und Fett in der Blutbahn kann zu Arteriosklerose und zu Infarkten in Herz, Lunge und Gehirn führen.

Chronische Belastungen

Viele der heutigen Stressoren, die den modernen Menschen belasten, bestehen über eine lange Zeit. Der Organismus wird über einen längeren Zeitraum in einer erhöhten Aktivierungsbereitschaft gehalten und Zeiten der Entspannung und Erholung fehlen. Langfristig passt sich der Organismus an die chronische Belastungssituation an und versucht, unter erheblichem Energieaufwand ein neues Gleichgewicht auf einem erhöhten Niveau zu finden. Dieses Stadium wird von Seyle als *Widerstandsstadium* bezeichnet. Dabei kann die Fähigkeit zur Selbstregulation verloren gehen; d.h., selbst in Phasen der Ruhe ist es nicht mehr möglich, auf ein normales Aktivitätsniveau zurückzukehren. Beispielsweise lässt sich die angespannte Muskulatur nur noch schwer lockern und die Erholung erfolgt immer langsamer. Bei zu lange anhaltender Belastung bricht schließlich das Anpassungsvermögen des Organismus zusammen (*Er-*

schöpfungsstadium) und es kann zu vielfältigen funktionellen Symptomen, z.B. erhöhte Cholesterinspiegel, und zu ernsthaften Organ- und Stoffwechselerkrankungen, z.B. Diabetes, kommen.

Geschwächte Immunkompetenz

Während unter akuter Stressbelastung die Immunkompetenz kurzfristig steigt, konnten psychoimmunologische Studien zeigen, dass in länger andauernden, insbesondere psychosozialen Belastungssituationen die Immunabwehr langfristig vermindert ist. Es kann zu einer verminderten Immunabwehr gegenüber pathologischen Einflüssen von außen (Infektionserkrankungen, Aids) und innen (Tumorwachstum) bzw. zu einer übersteigerten Immunreaktion gegenüber Einflüssen von außen (Allergien) und innen (Autoimmunkrankheiten) kommen.

Gesundheitliches Risikoverhalten

Menschen in Dauerstresssituationen versuchen häufig, durch bestimmte (gesundheitsschädigende) Verhaltensweisen, z.B. ungesundes Ernährungs- und Essverhalten, übermäßiger Alkohol-, Nikotin- und Medikamentenkonsum, den Stress zu bewältigen. Dadurch wird zum einen direkt das Risiko zu erkranken erhöht, zum anderen vermindert dieses Risikoverhalten die allgemeine Belastbarkeit.

Psychische Stressfolgen

Infolge einer chronischen (beruflich bedingten) Belastungssituation kann es zu einem psychovegetativen Erschöpfungssyndrom kommen. Burisch (2009) prägte dafür den Begriff des *Burn-out-Syndroms*. Die Erschöpfung kann sich auf mehreren Ebenen bemerkbar machen:
- körperliche Ebene (chronische Müdigkeit, psychosomatische Symptome)
- emotionale Ebene (Angst, Hoffnungslosigkeit, Reizbarkeit)
- geistig-mentale Ebene (Verzweiflung, Zynismus, Gefühl der Sinnlosigkeit)
- soziale Ebene (sozialer Rückzug, andere Menschen werden nur als Belastung erlebt).

Das Hauptmerkmal des Burn-out-Syndroms besteht im Verlust der natürlichen Fähigkeit, sich zu erholen.

3.6.5 Gesund trotz Stress

Während in der Medizin lange Zeit ausschließlich die Pathogenese thematisiert wurde, stellte der israelische Medizinsoziologe Aaron Antonovsky (1979, 1997) Anfang der 1970er-Jahre auch die Frage nach der *Salutogenese*, d.h. die Frage, warum manche Menschen unter Belastung gesund bleiben. Antonovsky geht davon aus, dass diese Menschen über vielfältige personale und soziale Ressourcen verfügen, die sie bei der Bewältigung von Belastungen aktivieren können (➤ Kap. 1.1).

Folgende Ressourcen (protektive Faktoren) sind in den letzten Jahrzehnten erforscht worden:

Soziale Unterstützung

In vielen Studien konnte gezeigt werden, dass eine gute soziale Integration negativ mit körperlichen Erkrankungen und psychosozialen Störungen korreliert (Schwarzer und Leppin 1989; Röhrle 1994). Belastungen und kritische Lebensereignisse werden eher bewältigt, wenn die Zufriedenheit des Individuums mit der sozialen Unterstützung seines Netzwerkes (Familie, Freunde, Nachbarn, Arbeitskollegen; Mitglieder politischer, religiöser oder anderer Gruppierungen) hoch ist. Soziale Unterstützung kann in verschiedenen Formen gewährt werden:
- Hilfen beim Problemlösen, Informationen vermitteln (informationelle Unterstützung)
- praktische Hilfen im Alltag; Geld leihen (instrumentelle Unterstützung)
- Trost spenden, Selbstwert stärken (emotionale Unterstützung)
- Lebensvorstellungen, Werte teilen (geistige Unterstützung).

Soziale Unterstützung kann als Protektivfaktor für die Gesundheit nur wirksam werden, wenn sie wahrgenommen wird, angenommen werden kann und ggf. aktiv gestaltet wird.

Gesundheits- bzw. krankheitsbezogene Kognitionen

Unter Kognitionen werden gedankliche Prozesse verstanden, denen „*[...] steuernde Funktion bei der Wahrnehmung, der Erinnerung, der Emotion und der Handlungsregulation [...]*" von Gesundheit und Krankheit zugesprochen wird (Pfingsten 2005, S. 30). Pfingsten (2005) beschreibt im Zusammenhang mit Rückenschmerzen Konzepte der Kausalattributionen bzw. der Kontrollüberzeugungen, der Selbsteffizienz-Erwartungen und der Antizipationen (➤ Kap. 1.5). Kognitionen sind keine isolierten Prozesse, sondern prägen das Bewältigungsverhalten in hohem Maße.

Als wichtige protektive Faktoren für die Gesundheit gelten die Fähigkeit,
- Schwierigkeiten aktiv anzugehen und alternative Lösungsmöglichkeiten zu generieren („aktives Problemlöseverhalten")
- eigene Kontrollmöglichkeiten der jeweiligen Situation entsprechend realistisch einschätzen zu können und sich nicht von einem Gefühl des Ausgeliefertseins und der Machtlosigkeit dominieren zu lassen
- sich für etwas (z.B. Schmerzreduktion, Gesundheit) zu engagieren anstatt der Situation mit Gleichgültigkeit und Entfremdung zu begegnen
- das (selbst gesteckte) Ziel als Herausforderung zu begreifen und nicht in ängstlichen Fatalismus zu verfallen
- optimistische Erwartungen hinsichtlich des Erfolges eigener Handlungen zu haben
- auch in schwierigen Situation eine positiv-optimistische Grundstimmung zu bewahren
- Situationen positiv neu einzuschätzen und zu bewerten („kognitives Umstrukturieren")
- Hilfen anderer erfolgreich einzufordern und annehmen zu können.

3.6.6 Stressbewältigung und Stressmanagement

Kaluza (2005) beschreibt drei grundsätzliche Strategien zur individuellen Belastungsbewältigung. Das *instrumentelle Stressmanagement* zielt auf die Reduktion bzw. Ausschaltung der Stressoren. Dies kann beispielweise durch die Delegation von Arbeitsaufgaben, die Organisation von Unterstützung, die Veränderung des individuellen Zeitmanagements oder durch persönliche Abgrenzung („nein sagen") geschehen.

Beim *kognitiven Stressmanagement* stehen die persönlichen Stressverstärker, also die persönlichen Einstellungen und Bewertungen, im Vordergrund. Beispiele für die kognitive Stressbewältigung sind die kritische Überprüfung von perfektionistischen Leistungsansprüchen, die Einschätzung von schwierigen Situationen nicht als Bedrohung, sondern als Herausforderung oder Dankbarkeit für erfreuliche, positive und gelungene Dinge zu empfinden.

Ansatzpunkte für das *palliativ-regenerative Stressmanagement* sind die Regulierung und die Kontrolle der physiologischen und psychischen Stressreaktion. Kaluza (2005, S. 52) unterscheidet zwischen einer kurzfristigen (palliativen) Stressbewältigung, z.B. durch Ablenkung, durch körperliche Aktivität, durch das Führen entlastender Gespräche oder die Einnahme von Psychopharmaka, und einer langfristigen (regenerativen) Stressbewältigung, z.B. durch regelmäßiges Sporttreiben bzw. regelmäßiges Durchführen von Entspannungstrainings und/oder das Pflegen von Freundschaften und Hobbys.

Darüber hinaus beschreibt Kaluza (2005, S. 56) das *strukturelle Stressmanagement*, das auf eine Veränderung belastender Strukturen zielt, die außerhalb des unmittelbaren Einflusses des Einzelnen liegen. Strukturelles Stressmanagement kann z.B. im Rahmen eines betrieblichen Gesundheitsförderungsprogramms angeboten werden (Bamberg et al. 1998; Meifert und Kesting 2004). Es beinhaltet beispielsweise die Reduktion von materiellen (Lärm, Hitze) bzw. sozialen Stressoren (Konflikte am Arbeitsplatz), das Angebot von betrieblichen Fitness- bzw. Entspannungsangeboten bis hin zur Etablierung einer gesundheitsförderlichen Führungskultur. Dabei sollten individuelle und struktuelle Maßnahmen (Verhaltens- und Verhältnisprävention; ➤ Kap. 1.1, ➤ Kap. 3.9) aufeinander bezogen sein.

3.6.7 Bausteine zur Stressbewältigung in der Rückenschule

Da Stress eine zentrale Bedeutung für die Entstehung und Chronifizierung von Rückenschmerzen hat, sollte diese Thematik unbedingt in die Rückenschule integriert werden. Voraussetzung dafür ist, dass Kursleiter von Rückenschulen im Bereich der Stressbewältigung und der Entspannung gezielt fortgebildet werden. Sie sollten die unterschiedlichen Stressmodelle kennen, den Zusammenhang von Stress und Rückenschmerzen beschreiben können und die oben beschriebenen Module der Stressbewältigung kennen, zielgruppenadäquat auswählen und im Rahmen der Rückenschule einsetzen können.

Anhand des einfachen Stressmodells der Stress-Ampel (Kaluza 2005, ➤) kann den Kursteilnehmern vermittelt werden, dass Stress kein äußeres Übel ist, dem sie passiv ausgeliefert sind. Sie lernen die Bedeutung eigener Bewertungs- und Bewältigungsprozesse kennen und üben Methoden der instrumentellen, kognitiven und palliativ-regenerativen Stressbewältigung ein. Wie das Modul „Stress" im Rahmen der Rückenschule möglicherweise integriert werden könnte, verdeutlicht der folgende Kursablauf:

Einstieg (Übung)

Der Kursleiter schreibt folgende Halbsätze an ein Flipchart:
- Ich gerate in Stress, wenn …
- Wenn ich im Stress bin, dann …
- Ich setze mich selbst unter Stress, indem …

Die Teilnehmer stehen im Kreis. Der Kursleiter wirft einem der Teilnehmer einen Ball zu, sagt dabei den ersten Halbsatz und bittet den Teilnehmer, diesen aus seiner Sicht zu vollenden. Anschließend wirft der Teilnehmer den Ball einem anderen Teilnehmer zu. Dieser ergänzt den jeweiligen Satz für sich und gibt den Ball wiederum weiter, bis alle Teilnehmer an der Reihe waren und der Kursleiter den zweiten und schließlich den dritten Halbsatz nennt.

Rückenschmerzen, Stress und Stressbewältigung (Lehrgespräch)

Der Kursleiter bittet die Teilnehmer, mögliche Zusammenhänge zwischen Rückenschmerzen und Stress zu beschreiben, und sammelt diese auf einem Flipchart (➤ Kap. 3.6.2)

Anschließend präsentiert er mithilfe eines Flipcharts das Modell der Stress-Ampel und erläutert die zentralen Begriffe: „Stressoren"; „individuelle Stressverstärker" und „Stressreaktionen". Die im Ballspiel genannten Aspekte werden auf Karten gesammelt (Stressoren = rote Karten; individuelle Stressverstärker = gelbe Karten; Stressreaktionen = grüne Karten) und auf einem weiteren Flipchart der Stress-Ampel zugeordnet.

Der Kursleiter fordert die Kursteilnehmer auf, eigene Beispiele zur Stressbewältigung zu nennen, und notiert diese, ggf. mit eigenen Ergänzungen, ebenfalls auf einem Flipchart.

Entspannungstraining (Übung)

Die Fähigkeit, gedanklich abzuschalten und körperlich zu entspannen, stellt eine zentrale Bewältigungsmöglichkeit gegenüber Belastungen dar. Sie kann mittels verschiedener Methoden gezielt trainiert werden (➤ Kap. 3.8). In Gesundheitsförderungsprogrammen, wie der Stressbewältigung und der Rückenschule, wird vielfach sowohl aufgrund der guten wissenschaftlichen Fundierung als auch aufgrund der hohen Praktikabilität die Methode der Progressiven Muskelrelaxation nach Jacobson eingesetzt (Jacobson 1938; 1993; Johnen 1999) (➤ Kap. 3.8.3).

Erholen und genießen

Nicht immer ist Erholung auch erholsam – man spricht sogar von Freizeitstress. Je nach individueller Beanspruchungssituation können Erholungsziele sehr unterschiedlich sein: Für jemanden, der innerlich nervös und überreizt ist, geht es darum, z.B. bei Spaziergängen Ruhe zu finden oder im Entspannungstraining abschalten zu können. Ein anderer ist durch zuviel „Kopfarbeit" geistig stark beansprucht und findet Erholung und Ausgleich in der körperlichen Tätigkeit.

Die Teilnehmenden sollen in diesem Baustein Anregungen erhalten, ihre persönliche Beanspruchungs-Erholungs-Bilanz zu reflektieren, Möglichkeiten des Ausgleichs von Belastungen zu identifizieren und in den Alltag zu integrieren.

Im gemeinsamen Gespräch regt der Kursleiter an, zu ermitteln, woran sich der Einzelne in der letzten Zeit erfreut hat, wobei er sich wohlgefühlt hat, was ihn entspannt hat oder was er genossen hat. Daran können sich verschiedene Übungen anschließen:

Übung „Mein Gedicht"

Der Kursleiter gibt das Gedicht von Bertold Brecht „Vergnügungen" aus. Die Teilnehmer werden ermuntert, zu Hause in einer ruhigen Umgebung ihr eigenes Gedicht mit ihren persönlichen Vergnügungen zu schreiben und somit für ihre eigenen Erholungsbedürfnisse sensibilisiert zu werden.

ÜBUNG

Vergnügungen

Der erste Blick
aus dem Fenster am Morgen
Das wiedergefundene alte Buch
Begeisterte Gesichter
Schnee, der Wechsel der Jahreszeiten
Die Zeitung
Der Hund
Die Dialektik
Duschen, Schwimmen
Alte Musik
Bequeme Schuhe
Begreifen
Neue Musik
Schreiben, Pflanzen
Reisen
Singen
Freundlich sein.

(Brecht 1967; zit. n. Kaluza 2005, S. 145)

Persönliche Stressverstärker erkennen und verändern (Lehrgepräch und Übung)

Im kognitiven Training reflektieren die Teilnehmenden ihre stressrelevanten Gedanken, Einstellungen und Bewertungen, lernen Möglichkeiten kognitiver Umstrukturierungen kennen und trainieren den Aufbau alternativer, stressmindernder Kognitionen (➤ Kap. 1.5).

Übung „Zitrone"

Die Bedeutung der Kognitionen als stresserzeugende bzw. -verstärkende Variablen bei der Stressbewältigung kann mit der Übung „Zitrone" verdeutlicht werden. Diese Übung veranschaulicht, wie durch Kognitionen (Vorstellung einer Zitrone) bestimmte körperliche Reaktionen (Speichelfluss) ausgelöst werden können.

ÜBUNG

Zitrone

Setzen Sie sich bequem hin … richten Sie Ihre Aufmerksamkeit nach innen … schließen Sie die Augen … und atmen Sie ruhig und entspannt ein … und wieder aus …
Stellen sie sich nun bitte eine Zitrone vor … eine schöne, gelbe Zitrone … Sie schneiden die Zitrone in der Mitte durch und schauen die beiden Zitronenhälften an … Sie sehen das saftige gelbe Fruchtfleisch … vielleicht können Sie den frischen Zitronenduft riechen …
Nehmen Sie nun bitte eine Zironenhälfte in die Hand, führen sie zum Mund und lecken an der Zitrone … spüren Sie den Zitronengeschmack auf Ihrer Zunge …
Legen Sie die Zitronenhälfte wieder zurück … und lassen Sie das Bild der Zitrone wieder verblassen …
Richten Sie Ihre Aufmerksamkeit wieder auf Ihren Körper … ballen Sie Ihre Hände zu Fäusten … strecken und räkeln Sie sich … atmen Sie ein paar Mal kräftig ein und wieder aus … und öffnen Sie dann die Augen.

(Kaluza 2005, S. 109)

Im anschließenden Gespräch ermuntert der Kursleiter die Teilnehmer, die mit der Übung gemachten Erfahrung auf andere Alltagserfahrungen zu übertragen: „Kennen Sie die Erfahrungen, dass ausschließlich durch bestimmte Gedanken körperliche Reaktionen, wie Herzklopfen, Nervosität etc., ausgelöst werden?" Die Teilnehmer werden aufgefordert, sich zu erinnern, welche Gedanken ihnen in ihren jeweiligen Stresssituationen durch den Kopf gehen.

Im Gruppengespräch werden gemeinsam alternative, stressvermindernde Kognitionen entwickelt. Diese stressmildernden Gedanken sollten einfach, kurz, positiv und in der Gegenwartsform formuliert sein. Als Methode des kognitiven Stressmanagements wird eine Atemübung vorgestellt und durchgeführt:

Die Teilnehmer stehen möglichst mit geschlossenen Augen im Kreis und konzentrieren sich auf ihre Atmung. Sie stellen sich vor, wie sie ihren stressmildernden Gedanken/Satz beim Einatmen in sich aufnehmen und beim Ausatmen ganz tief in ihrem „Inneren" wirken lassen.

ÜBUNG

Atemübung

Schließen Sie die Augen … und richten Sie Ihre Aufmerksamkeit nach innen … atmen Sie ganz tief und regelmäßig … legen Sie Ihre Hände auf Ihren unteren Bauch und spüren Sie Ihrem Atem nach …
Rufen Sie sich Ihren stressvermindernden Satz ins Gedächtnis … Stellen Sie sich vor, wie Sie diesen Satz mit dem Einatmen in sich aufnehmen … und mit dem Ausatmen in sich versenken … bleiben Sie eine Weile bei dieser Vorstellung … einatmen und aufnehmen – ausatmen und versenken … vielleicht ändert sich der Satz noch einmal … einatmen und aufnehmen – ausatmen und versenken …
Bewahren Sie diesen Satz in Ihrem Bauch und prägen Sie sich das Gefühl ein, das damit verbunden ist …
Richten Sie Ihre Aufmerksamkeit langsam wieder auf Ihren Körper … ballen Sie Ihre Hände zu Fäusten … strecken und räkeln Sie sich … atmen Sie ein paar Mal kräftig ein und wieder aus … und öffnen Sie dann die Augen.

(Kaluza 2005, S. 115)

Alternativ zur Atemübung kann hier ein weiterer Durchgang einer Progressiven Muskelrelaxation – möglicherweise mit Einführung eines Ruhewortes (➤ Kap. 3.8) durchgeführt werden.

Instrumentelles Stressmanagement (Vortrag)

Anschließend stellt der Kursleiter Möglichkeiten des instrumentellen Stressmanagements (Kaluza 2005, S. 119ff.) vor (systematisches Problemlösen, Zeitplanung, sozialkommunikative Kompetenzen, selbstbehauptendes Verhalten [„Nein-Sagen"]; sich abgrenzen können). Da die jeweiligen Übungen dazu recht komplex sind und den Rahmen der Rückenschule sprengen würden, wird dieser Part nicht anhand praktischer Beispiele durchgeführt, sondern nur in der Theorie erläutert. Der Kursleiter kann interessierte Teilnehmer ggf. zur Teilnahme an einem Stressbewältigungskurs motivieren.

Stressbewältigung durch Bewegung (Übung und Lehrgespräch)

Sport und Bewegung gelten als wichtige Strategien der palliativ-regenerativen Stressbewältigung. In diesem Ergänzungsmodul werden die Teilnehmenden über die positiven Auswirkungen von körperlicher Aktivität auf die körperliche Gesundheit und das Wohlbefinden informiert und Bewegungsübungen werden im Kurs praktisch durchgeführt.

Den Abschluss der zweiten Einheit „Stress" bildet eine aktive Form des palliativ-instrumentellen Stressmanagements, nämlich regelmäßige körperliche Aktivität, Bewegung und (Ausdauer-)Sport. Der Kursleiter stellt eine Bewegungseinheit vor, z.B. „Salsa", bei der sich die Kursteilnehmer „auspowern" können und die Spaß macht.

Übung „Salsa"

Die Teilnehmer bilden Paare. Der Kursleiter erklärt einfache Salsa-Tanzschritte (alternativ auch Rock 'n' Roll) und die Teilnehmer tanzen zu zweit zu der rhythmischen Musik. Anschließend reflektieren die Kursteilnehmer die positiven Auswirkungen körperlicher Aktivität auf die körperliche und psychische Gesundheit:

- Bewegung und Sport sind gute Möglichkeiten, die vom Körper unter Stress zur Verfügung gestellte Energie abzubauen. So steigt die Widerstandskraft gegenüber Belastungen und es kommt zu einer schnelleren Erholung.
- Insbesondere Ausdauersport erhöht das psychische Wohlbefinden und führt zu positiven Veränderungen bei depressiven und ängstlichen Verstimmungen.
- Bewegung und Sport fördern positive Selbstwirksamkeitsüberzeugungen und es kommt zu weniger stressinduzierten Bewertungen von Anforderungen.

„Man ist gelassen und vertraut mehr auf die eigenen Kompetenzen" (*Kaluza 2005*, S. 157).

Selbstverständlich kann die Rückenschule ein komplexes Stressbewältigungstraining keinesfalls ersetzen. Dazu sind die Kursleiter i.d.R. nicht spezifisch ausgebildet. Ziel der Rückenschule kann es nur sein, die Kursteilnehmer für den Zusammenhang von Stress und Rückenschmerzen zu sensibilisieren. Kursleitern von Rückenschulen wird empfohlen, sich mit vor Ort praktizierenden Psychologen zu vernetzen, die Kurse, Beratungen oder Coachings zur Entspannung und Stressbewältigung anbieten, um Kursteilnehmer mit gravierenden Belastungen an diese Stellen zu verweisen.

Ein weiteres Beispiel für die Gestaltung einer Kursstunde „Stress und Stressbewältigung" im Rahmen der Rückenschule wird in ➤ Kap. 4.3.1 beschrieben.

LITERATUR

Antonovsky A (1979). Health, stress and copin: New perspectives on mental and physical well-beeing. San Francisco: Jossey Bass.
Antonovsky A (1997). Salutogenese. Zur Entmystifizierung der Gesundheit. Tübingen: dgvt.
Bamberg E, Ducki A, Metz AM (1998). Handbuch betriebliche Gesundheitsförderung: Arbeits- und organisationspsychologische Methoden und Konzepte. Göttingen: Verlag für Angewandte Psychologie.
Berufsgenossenschaft für Gesundheitsdienste und Wohlfahrtspflege (2006). BGW-Stresskonzept – Das arbeitspsychologische Stressmodell. Hamburg: BGW.
BKK-Bundesverband (2005). BKK Gesundheitsreport 2005. Krankheitsentwicklungen – Blickpunkt: Psychische Gesundheit. Essen: BKK.
Burisch M (2009). Das Burnout-Syndrom. 3. Aufl. Berlin: Springer.
Burton AK, Tillotson KM, Main CJ. Hollis S (1995). Psychosocial predictors of outcome in acute and subchronic low back trouble. Spine 20: 722–728.
Burton AK, Balagué F, Cardon G, Eriksen HR, Henrotin Y, Lahad A, Leclerc A, Müller G, van der Beek AJ (2004). Chapter 2 European guidelines for prevention in low back pain. Eur Spine J 15 (Suppl 2): 136–168. www.backpainineurope.com.
Cannon WB (1929). Bodily chances in pain, hunger, fear and rage. New York: Appleton.
Davies KG, Marras WS, Heany CA, Waters TR, Gupta P (2002). The impact of mental processing and pacing on spinal load. Spine 27: 2.645–2.653.
Flor H, Turk DC, Birbaumer N (1985). Assessment of stress-related psychophysical reations in chronic back pain patients. Journal of Consulting and Clinical Psychology 53: 354–364.
Hasenbring M, Marienfeld G, Kuhlendahl D, Soyka D (1994). Risk factors of chronicity in lumbar disc patients. A prospective investigation of biologic, psychologic, and social predictors of therapy outcome. Spine 19: 2.759–2.765.
Hasenbring M, Pfingsten M (2007). Psychologische Mechanismen der Chronifizierung. In: Basler HD, Franz C, Seemann H, Kröner-Herweg B, Rehfisch HP (Hrsg.). Schmerzpsychotherapie, 6. Aufl. Heidelberg: Springer, S. 103–122.
Henry JP (1986). Neuroendocrine patterns of emotional response. In: Plutchik R, Kellerman H (Hrsg.). Emotions: Theory, Research and Experiences. San Diego: Academic Press, p. 37–60.
Hildebrand J, Müller G, Pfingsten M (2005). Lendenwirbelsäule. Ursachen, Diagnostik und Therapie von Rückenschmerzen. München: Elsevier.
Holmes TH, Wolff HG (1952). Life situations, emotions and backache. Psychosomatic medicine 14: 18–33.
Hüther G (2009). Biologie der Angst. Wie aus Stress Gefühle werden. 9. Aufl. Göttingen: Vandenhoeck & Ruprecht.
Huppmann G, Wilker FW (1988). Medizinische Psychologie und medizinische Soziologie. München: Urban & Schwarzenberg.
Jacobson E (1938). Progressive relaxation. Chicago: University of Chicago Press.
Jacobson E (1993). Entspannung als Therapie. Progressive Relaxation in Theorie und Praxis. München: Pfeiffer.
Johnen A (1999). Muskelentspannung nach Jacobson. München: Gräfe & Unzer.
Johnson JV, Johanson G (1991). The psychosocial work environment and health: Work organization, democratization and health. New York: Baywood.
Jungnitsch G (1992). Schmerz- und Krankheitsbewältigung bei rheumatischen Erkrankungen. Psychologische Hilfen im Einzel- und Gruppentraining. München: Quintessenz.
Kaluza G (2005). Stressbewältigung. Trainingsmanual zur psychologischen Gesundheitsförderung. Berlin: Springer.
Kaluza G, Vögele C (1999). Stress und Stressbewältigung. In: Flor H, Birbaumer N, Hahlweg K (Hrsg.). Enzyklopädie der

Psychologie, Themenbereich D Praxisgebiete, Serie II, Klinische Psychologie, Band 3 Grundlagen der Verhaltensmedizin. Göttingen: Hogrefe, S. 331–388.
Kaluza G, Conrad H, Köpf I, Zimmermann H, Basler HD (1998). Gesundheitsförderung im Krankenhaus: Bedarf und Nachfrage – Ergebnisse einer Mitarbeiterbefragung. Zeitschrift für Medizinische Psychologie 7: 60–67.
Kasarek RA, Theorell T (1990). Healthy work: Stress, productivity and the restriction of working life. New York: Basic Books.
Kasarek RA, Bauer D, Marxer A, Theorell T (1981). Job decision latitude, job demands and cardivascular disease: A prospective study of Swedish men. American Journal of Public Health 71: 694–705.
Lazarus RS (1999). Stress and emotion. A new synthesis. New York: Springer.
Lazarus RS, Folkman S (1984). Stress, appraisal and coping. New York: Springer.
Lazarus RS, Launier R (1981). Stressbezogene Transaktionen zwischen Person und Umwelt. In: Nitsch JR (Hrsg.). Stress. Theorien, Untersuchungen, Maßnahmen. Bern: Huber, S. 213–259.
Lazarus RS (1966). Psychological stress and the coping process. New York: McGraw Hill.
Maslach C, Leiter MP (2001). Die Wahrheit über Burnout-Stress am Arbeitsplatz und was Sie dagegen tun können. Heidelberg: Springer.
Meifert MT, Kesting M (2004). Gesundheitsmanangement im Unternehmen. Konzepte, Praxis, Persprektiven. Berlin: Springer.
Nilges P (1992). Schmerz und Kontrollüberzeugungen. In: Geissner E, Jungnitsch G (Hrsg.). Psychologie des Schmerzes. Weinheim: Psychologie-Verlags-Union, S. 123–131.
Pfingsten M (2005). Psychologische Faktoren. In: Hildebrandt J, Pfingsten M, Müller G (Hrsg.). Lendenwirbelsäule. München: Urban & Fischer, S. 26–40.
Röhrle B (1994). Soziale Netzwerke und soziale Unterstützung. Weinheim: Psychologie-Verlags-Union.
Schwarzer R, Leppin A (1989). Sozialer Rückhalt und Gesundheit. Eine Meta-Analyse. Göttingen: Hogrefe.
Seyle H (1936). A syndrome produced by diverse nocunous agents. Nature 138: 32.
Seyle H (1981). Geschichte und Grundzüge des Stresskonzeptes. In: Nitsch JR (Hrsg.). Stress. Theorien, Untersuchungen, Maßnahmen. Bern: Huber, S. 163–187.
Siegrist J (1996). Soziale Krisen und Gesundheit. Göttingen: Hogrefe.

3.7 Strategien zur Schmerzbewältigung

Wolfgang Scheiber

3.7.1 Schmerzmanagement und Prävention?

Beim Phänomen Rückenschmerz spielen psychosoziale Faktoren als Ursache eine entscheidende Rolle (➤ Kap. 1.5, ➤ Kap. 2.2 und ➤ Kap. 3.6). Da Stress und Zukunftsängste voraussichtlich eher zu- als abnehmen, werden Rückenschmerzen auch weiterhin zum Alltag gehören – auch bei Menschen, die regelmäßig Gesundheitssport betreiben. Deshalb muss die Neue Rückenschule auch Strategien an die Hand geben, wie diese Schmerzphasen zu bewältigen sind.

Bewältigungsstrategien, in der Psychologie auch *Coping-Strategien* genannt (englisch: to cope with = bewältigen, überwinden), sollen vermeiden, dass der Schmerz katastrophiert wird. Der Betroffene muss den Rückenschmerz kontrollieren können. Denn überlässt er dem Schmerz die Kontrolle, dann ist die Chronifizierung vorprogrammiert.

Viele Studien, u.a. von der Schmerzforscherin Prof. Dr. Herta Flor, belegen, dass der Schmerz in dem Maße zunimmt, wie er Aufmerksamkeit bekommt (Grillparzer 2008). Eine Fokussierung auf den Schmerz sensibilisiert das Nervensystem und kann auf Dauer zur Bildung des sogenannten Schmerzgedächtnisses führen. Je ausgeprägter das Schmerzgedächtnis, desto schneller und intensiver reagiert das Gehirn auf Schmerzreize. Schon eine leichte Verspannung kann dann innerhalb weniger Stunden intensive Schmerzen hervorrufen. Die bessere Alternative bei Rückenschmerzen: Der Betroffene lenkt sich ab und absolviert ein leichtes Training, für das er sich gegebenenfalls durch ein Belohnungssystem motiviert.

3.7.2 Praktische Maßnahmen bei akutem Rückenschmerz

In der Erstphase hilft meist eine *Wärmebehandlung*, um Muskelverspannungen zu lösen und den Schmerz zu reduzieren. Zu Hause eignet sich am einfachsten ein Wärmekissen oder ein Wärmebad mit Kräuterzusätzen wie Melisse, Rosmarin oder Lavendel. Für unterwegs kann die durchblutungsfördernde Maßnahme auch mittels Rheumasalbe oder Wärmepflaster erzielt werden. Zudem sollte darauf geachtet werden, dass der Rücken mittels geeigneter Bekleidung warm gehalten wird.

Die beschriebene Wärmebehandlung darf jedoch nicht durchgeführt werden, wenn die Rückenschmerzen mit erhöhter Temperatur einhergehen. In diesem Fall kann eine Entzündung der Wirbelkörper die Ursache sein und es sollte unverzüglich ein Arzt aufgesucht werden. Das Gleiche gilt, wenn zu den Rückenschmerzen noch ein Taubheitsgefühl oder ein Kontrollverlust von Darm oder Blase hinzukommen. Hier muss schnellstmöglich ein Arzt konsultiert werden.

Bei Schmerzen im Lendenwirbelbereich hilft meist die *Stufenlagerung*. Legen Sie sich hierzu auf eine weiche und warme Unterlage. Die Oberschenkel werden senkrecht gestellt und die Unterschenkel auf einen Stuhl oder Sessel waagrecht abgelegt. Diese „3 × 90°-Position" entlastet spürbar den unteren Rückenbereich. Eine Alternative zu dieser Stufenlagerung bietet die sog. *Embryonalhaltung*, bei der in Seitenlage die Beine angezogen werden.

Baldmöglichst an die Erstphase anschließend, das heißt, sobald der Schmerz etwas nachgelassen hat, sollten die betroffenen Bereiche bewegt werden, entweder durch sanfte Massage, Dehnübungen oder rhythmisches An- und Entspannen der Muskulatur. Selbst ein kleiner Spaziergang, der zudem noch ablenkt, kann eine angebrachte Bewegungsmaßnahme sein. Grundsätzlich gilt: Die Passivphase kürzestmöglich halten!

3.7.3 Kognitive Theorien in der Rückenschmerztherapie

Die kognitive Verhaltenstherapie versucht, mittels *Kognitionen* (Einstellungen, Absichten, Wünsche usw.) das Verhalten eines Menschen zu beeinflussen. Der Rückenschmerzpatient soll also lernen, seinen Schmerz aus einem anderen Blickwinkel zu sehen, ihn nicht in den Mittelpunkt seines Lebens stellen und so die Gefahr vermeiden, dass der Rückenschmerz chronifiziert (➤ Kap. 1.5).

Der wichtigste Punkt besteht darin, dass der Patient sich bewusst macht, dass er dem Schmerz nur dann hilflos ausgeliefert ist, wenn er passiv bleibt. Damit die passive Haltung aufgegeben werden kann, muss häufig erst eruiert werden, welche negativen Einstellungen vorliegen. Häufig sind es auch Ängste oder Depressionen, die für den Patienten schlimmer sind als der eigentliche Rückenschmerz.

Nicht selten ist es der sekundäre Krankheitsgewinn, der einer Perspektivenänderung im Wege steht. Ist es doch häufig gerade der Schmerz, der dem Betroffenen die Aufmerksamkeit und Anteilnahme seiner Umgebung sichert. Liegen derart negative Denkmuster vor, dann wird der Therapeut zunächst Maßnahmen ergreifen, um das Selbstwertgefühl und das Selbstbewusstsein des Patienten zu stärken. Der Patient muss zu der Einsicht gelangen, dass er selbst in starkem Maße seine Lebensqualität beeinflussen kann und dass dies nur über mentale und körperliche Aktivitäten machbar ist.

Häufig werden auch die Angehörigen in die Therapie einbezogen. Mehrere Studien, unter anderem von Herta Flor, haben gezeigt, dass die Art und Weise der Angehörigen-Zuwendung auch das Schmerzempfinden beeinflusst (Klein 2003). Besonders fürsorgliche Partner bewirkten diesen Studien zufolge eine bis zu 3-fach höhere Schmerzstärke beim Patienten. Die beste Fürsorge besteht demnach in Form der Ablenkung.

3.7.4 Methodische und didaktische Vorbemerkungen

Der vorstehende Baustein soll mit dazu beitragen, dass die Teilnehmer der Neuen Rückenschule die gesundheitssportliche Betätigung zeitlebens beibehalten, auch wenn ab und zu mal wieder eine Rückenschmerzphase ansteht. Dies gilt insbesondere für Personen, die gerade erst mit regelmäßigem Sport begonnen haben; denn bei diesen besteht die Gefahr, dass schon das kleinste Schmerzsignal als willkommener Anlass gesehen wird, das (bis dato noch eher ungeliebte) Gesundheitstraining abzubrechen.

Rückenschmerzen rufen häufig depressive Stimmungen hervor. Kommen weitere Faktoren hinzu, kann sich u.U. eine Depression entwickeln, die dann wiederum die Rückenschmerzen verstärkt. Deshalb ist es sinnvoll, auch Übungen zu vermitteln, mit denen gezielt positive Emotionen aktiviert werden. Diese Übungen sind jedoch kein Ersatz für eine Depressionstherapie!

Für die Theorie-Infos kommt aus Zeitgründen und aufgrund fehlender Vorkenntnisse der Teilnehmer überwiegend nur Frontalunterricht bzw. Unterrichtsgespräch in Frage, weshalb auf eine gehirngerechte Vermittlung geachtet werden muss, z.B. durch die von Ellen Langer favorisierte Fragetechnik („Fragen öffnen den Geist") (Birkenbihl 2004).

Da schon aus statistischen Gründen davon auszugehen ist, dass der eine oder andere Teilnehmer bereits in der Zeit des Rückenschulkurses eine Schmerzphase erleidet und geneigt ist, den Kurs deshalb abzubrechen, sollte vorstehender Baustein möglichst im ersten Drittel des Kurses unterrichtet werden. Die Inhalte können innerhalb einer Unterrichtseinheit vermittelt werden, lassen sich aber auch auf mehrere Kurstunden verteilen (wobei Teil 1 bis 4 nicht getrennt werden dürfen). Der gesamte Baustein benötigt im Minimum eine Unterrichtszeit von ca. 55 Minuten.

3.7.5 Praktische Umsetzung im Unterricht

Einleitung (ca. 4 Minuten)

Methodisch-didaktische Anmerkung: Der Unterrichtseinstieg über Fragen, welche die Teilnehmer in Partnerarbeit diskutieren, entspricht den Erkenntnissen der Ge-

hirnforschung über modernes Lernen (den Geist für Neues öffnen) und sorgt zudem für eine Interaktion zwischen den Teilnehmern. Beides bewirkt, dass sich auch eher introvertierte Teilnehmer leichter in den Unterricht einbringen.
Inhalt: Der Seminarleiter präsentiert die nachstehenden Fragen über OHP oder Beamer. Seminarleiter: „Zu unserem heutigen Theorie-Thema stelle ich Ihnen jetzt zwei Fragen, die Sie bitte gemeinsam mit Ihrem/r Sitznachbar/in diskutieren. Zeit 3 Minuten. Die Antwort erfahren Sie dann im Verlauf der folgenden Minuten."

Frage 1: Was sind Ihrer Meinung nach die häufigsten Ursachen für Rückenschmerzen?
Frage 2: Weshalb kann Bettruhe die Rückenschmerzen verstärken?
Zeit: 3 Minuten

Theorie: Fakten zum Phänomen Rückenschmerz (ca. 8 Minuten)

Methodisch-didaktische Anmerkung: Präsentation der nachstehenden Kernaussagen im Frontalunterricht über OHP oder Beamer: Der Seminarleiter fordert der Reihe nach die Teilnehmer auf, jeweils einen Kernsatz vorzulesen. Durch kurze Zusatzergänzungen oder die Frage nach Eigenerfahrungen wird der jeweilige Kernsatz vertieft.
Inhalt: Vermittlung diverser Fakten zum Thema Rückenschmerz (➤ Kap. 1.2).

Das Phänomen Rückenschmerz

- Rückenschmerzen haben in den seltensten Fällen ihre Ursache in Bandscheibenvorfällen, Verschleißerscheinungen und sonstigen spezifischen Krankheiten.
- Über 80% der Rückenschmerzen haben vergleichsweise harmlose Ursachen wie Überlastung oder ungewohnte Belastung oder sind ganz einfach die physische Folgeerscheinung von psychischen Belastungen wie permanenter Stress, Zukunftsangst usw.
- Die meisten Rückenschmerzen gehen auch ohne besondere Behandlung nach einigen Tagen wieder von alleine zurück.
- Röntgenbilder und sonstige bildgebende Verfahren (z.B. Computertomografie) zeigen zwar den strukturellen Zustand der Wirbelsäule, sind aber keine alleinige Erklärung für Rückenschmerzen.
- Gelegentliche Rückenschmerzen gehören – ähnlich dem jährlichen grippalen Infekt – einfach zum Leben dazu. Wichtig ist, dafür zu sorgen, dass die Schmerzen nicht chronisch werden.

Theorie: Passivität verstärkt den Schmerz (ca. 8 Minuten)

Methodisch-didaktische Anmerkung: Im Verlauf des Unterrichtsgespräches skizziert der Seminarleiter die wesentlichen Aspekte auf Tafel oder Flipchart.
Inhalt: Die Teilnehmer an Einstiegsfrage 2 erinnern und Vermutungen einholen. Danach im Unterrichtsgespräch (insbesondere durch Fragetechnik) die folgenden zwei Gedankenketten erarbeiten:

1. Passivität bewirkt, dass man sich dem Schmerz hingibt; das heißt, ihm besondere Aufmerksamkeit schenkt. Wissenschaftliche Experimente haben gezeigt, dass man dadurch den Schmerz verstärkt. Ergo: Bettruhe ist nur bei sehr starken Schmerzen angebracht und sollte auf kürzestmögliche Zeit beschränkt sein. Eine wichtige Maßnahme, um den Schmerz einzudämmen, ist Ablenkung!
2. Passivität schwächt die Muskeln und reduziert die Beweglichkeit. Je geringer die Belastungsfähigkeit der Rückenmuskulatur, desto schneller wird sie sich bei Stress oder einseitigen bzw. ungewohnten Bewegungen verspannen. Erneute Rückenschmerzen sind die Folge. Die beschwerdefreien Zeiten werden mit der Zeit immer kürzer.

Theorie: Alternative Verhaltensweisen bei Rückenschmerz (ca. 5 Minuten)

Methodisch-didaktische Anmerkung: Die Inhalte werden über fragengeführtes Unterrichtsgespräch vermittelt.
Inhalt:

- Rückenschmerz ist ein Warnsignal. Der Rücken will uns damit sagen, dass er mehr Zuwendung braucht. Rückenschmerz heißt somit letztendlich „Tu mir etwas Gutes". Wie zuvor gezeigt, ist Passivität nur im seltensten Fall geeignet. Die bessere Alternative ist angepasste gesundheitssportliche Bewegung. Angepasst heißt, die Intensität und Dauer der Bewegung so reduzieren, dass der Schmerz sich nicht verstärkt.
- Die (angepasste) Bewegung führt in den meisten Fällen dazu, dass sich der Schmerz reduziert; denn die verspannten Muskeln wurden mobilisiert und gleichzeitig hat man sich vom Schmerz abgelenkt. Solange der Körper aber noch nicht gelernt hat, dass Bewegung die beste Selbsthilfemaßnahme ist, muss man die Motivation zur Bewegung mit einem kleinen Trick unterstützen: Immer, wenn ich trotz Rückenschmerzen eine Trainingseinheit absolviert habe, belohne ich mich mit einer Kleinigkeit dafür.

- Sind die Schmerzen mal tatsächlich so groß, dass selbst minimale sportliche Bewegung, wie beispielsweise ein kleiner Spaziergang um den Häuserblock, schon die Schmerzen verstärkt, dann ist Ablenkung die zweitbeste Alternative.

Übung: Erarbeiten von Belohnungsmaßnahmen (ca. 10 Minuten)

Methodisch-didaktische Anmerkung: Die Erarbeitung der Belohnungsmaßnahmen erfolgt in Gruppenarbeit. Die Gruppenstärke liegt bei 3 bis 4 Personen (ab 5 Personen nehmen sich einzelne Teilnehmer zurück, wodurch der Sinn der Gruppenarbeit verfehlt wird). Die Aufgabenstellung erfolgt optimalerweise über Folie und sollte während des Erarbeitens präsent bleiben.
Inhalt:
- Gruppenarbeit

ÜBUNG

Gruppenübung: Was tun an Schmerztagen?

1. Überlegen Sie gemeinsam, mit welchen konkreten Maßnahmen Sie sich belohnen könnten, wenn Sie sich trotz Rückenschmerzen gesundheitssportlich betätigen.

Zeit: 3 Minuten.

- Nach Ablauf der Zeit trägt jede Gruppe ihre Ergebnisse vor. Der Seminarleiter notiert Stichworte auf Tafel oder Flipchart.
- Die Teilnehmer schreiben auf ein leeres Blatt die Überschrift:
  Was tun an Schmerztagen?
  1. So belohne ich mich, wenn ich dennoch eine (angepasste) Bewegungseinheit absolviere.

Anschließend notiert jeder Teilnehmer diejenigen Punkte, die für ihn persönlich einen Anreiz bilden.

Übung: Erarbeiten von Ablenkungsmaßnahmen (ca. 10 Minuten)

Methodisch-didaktische Anmerkung: Das Erarbeitung der Ablenkungsmaßnahmen erfolgt ebenfalls in Gruppenarbeit.
Inhalt:
- Gruppenarbeit

ÜBUNG

Gruppenübung: Was tun an Schmerztagen?

2. Mit welchen Maßnahmen kann ich mich vom Schmerz ablenken?

Zeit: 3 Minuten.

- Nach Ablauf der Zeit trägt jede Gruppe ihre Ergebnisse vor. Der Seminarleiter notiert Stichworte und ergänzt eventuell aus seinem Repertoire (z.B. Entspannungsbad, Candlelight-Dinner, Telefonat mit jemandem, der mich inspiriert).
- Die Teilnehmer notieren die nächste Überschrift *So lenke ich mich von den Schmerzen ab* und listen die Maßnahmen auf, die für sie persönlich in solchen Fällen geeignet erscheinen und umgesetzt werden können.

Abschluss: Sich aus Stimmungstiefs befreien (ca. 10 Minuten)

Methodisch-didaktische Anmerkung: Die nachstehenden Techniken 1 und 2 sind eher für kurzfristige „Hänger" und erzielen auch eine Sofortwirkung. Die Technik 3 hingegen ist vor allem für Pessimisten ideal. Mehrere Studien (u.a. eine Großstudie des amerikanischen National Institute of Mental Health [Münchhausen 2006]) belegen, dass das tägliche Notieren von „positiven Momenten" bereits nach wenigen Wochen erstaunliche Ergebnisse zeigt.

Kleiner Tipp: Die Wirkung von Technik 2 (Humorbüchlein) kann man mit einem netten Witz am besten verdeutlichen.
Inhalt:
Länger anhaltende Rückenschmerzen rufen häufig Stimmungstiefs hervor. Diese wirken sich wiederum schmerzverstärkend aus. Drei Techniken, mit denen man Stimmungstiefs begegnen kann, sind:

Technik 1: In Urlaubsalben blättern. Dabei werden automatisch schöne Erinnerungen wachgerufen. Diese positiven Stimuli können negative Gedanken verscheuchen.

Technik 2: In einem kleinen Büchlein (oder Schulheft) nette Witze sammeln und in Stimmungstiefs darin lesen. Alternative: Im Internet diverse Humor-Witze-Seiten aufrufen. Gelotologen („Lachforscher") haben herausgefunden, dass bereits eine Minute herzerfrischendes Lachen den Stresshormonspiegel deutlich senken kann und negative Gedanken sekundenschnell vertreibt.

3

Technik 3: Täglich drei positive Aspekte aufschreiben, die man tagsüber erlebt hat. Das können durchaus Kleinigkeiten sein, z.B. „auf Anhieb einen Parkplatz gefunden"; „beim Arzt oder in der Warteschlange beim Einkaufen nicht lange warten müssen"; „habe in letzter Minute noch den Bus erreicht"; „Kinder haben ohne Murren beim Abwasch geholfen" usw. Wichtig: Auch wenn man sich in solchen Situationen regelrecht zu dieser Technik zwingen muss, ist sie außergewöhnlich wirkungsvoll – sofern sie über mehrere Tage hinweg konsequent absolviert wird.

- Die Teilnehmer auffordern, das Blatt um Punkt 3 zu ergänzen: *So befreie ich mich aus Stimmungstiefs.* Die drei Techniken in Stichworten notieren. Bei Technik 3 auch gleich diverse Beispiele auflisten lassen.
- Stimmungstiefs können sich auch in Form von Depressionen manifestieren. Deshalb sollte bei Stimmungstiefs, die entweder besonders schwer belasten oder länger andauern, unbedingt ein (Fach-)Arzt aufgesucht werden.

LITERATUR

Birkenbihl VF (2006). Trotzdem lernen, 3. Aufl. Heidelberg: mvg Verlag.
Klein S (2003). Placebo: Ohne Risiken und Nebenwirkungen. GEO Magazin 10.
Grillparzer M (2008). Unser Rückenbuch. München: Gräfe und Unzer.
Pert CB (2001). Moleküle der Gefühle. Hamburg: rororo.
Scheiber W (2004). Mentaltraining gegen chronische Rückenschmerzen. Norderstedt: BOD.
von Münchhausen M (2006). Wo die Seele auftankt. 3. Aufl. Frankfurt a.M. Campus-Verlag.

3.8 Entspannung

Klaus Gebauer, Frank Zechner

3.8.1 Bedeutung von Entspannung in der Rückenschule

Die Bedingungen und Veränderungen in Arbeits- und Lebenswelt, z.B. zunehmender Leistungsdruck, Angst vor Arbeitsplatzverlust, schnellere berufliche Anpassungsleistungen oder Doppelbelastungen in Beruf und Familie, wirken sich oft negativ auf die Menschen aus. Etwa jeder zweite Arbeitnehmer leidet lt. einer Veröffentlichung des WidO (2005) häufig unter Rückenschmerzen, mindestens jeder zweite befragte Arbeitnehmer bringt insbesondere Stresssymptome, Befindlichkeitsstörungen und muskuloskelettale Beschwerden mit dem Arbeitsplatz in Zusammenhang. Im Bereich der Rückenschmerzen ist bei unspezifischen Rückenbeschwerden nachgewiesen, dass bei mindestens zwei Drittel der Erkranken keine (organische) Ursache zu finden ist (➤ Kap. 1.2).

Vor diesem Hintergrund ist auch die Verbindung Stress, Rückenschmerzen und Entspannung in einem biopsychosozialen Modell wichtig (➤ Kap. 3.6 und ➤ Kap. 3.7).

„Der in der Entspannung erreichte Bewusstseinszustand wirkt schmerzablenkend und kann Schmerzen teilweise oder ganz ausblenden" (Basler et al. 2004). Deutlich wird, dass die Richtung der Aufmerksamkeit vom Schmerz zu gesunden Anteilen im Menschen erprobte Hilfen bietet.

Rückenschmerzpatienten werden in der Literatur u.a. wie folgt charakterisiert (Hasenbring 2001; Stadler und Spieß 2009):

- Sie haben eine höhere muskuläre Grundspannung.
- Sie brauchen mehr Zeit für eine Tonussenkung als „Gesunde".
- Sie haben größere koordinative Probleme als schmerzfreie Menschen.

In der Dortmunder Deklaration von 2008 (KddR 2008) weisen bundesweit anerkannte Experten u.a. auf folgende Sachverhalte zur Neuen Rückenschule hin:

- Sie verbessert Bewältigungsstrategien bei Rückenschmerzen.
- Sie verbessert die Balance zwischen Anspannung und Entspannung im Freizeit- und Berufsalltag.
- Sie verbessert Strategien zur Stressvermeidung und Stressbewältigung.
- Sie fördert und verbessert psychosoziale (Gesundheits-)Ressourcen.

Aufgabe der Rückenschule ist es auch, neue Erfahrungen und Kompetenzen zu vermitteln, die langfristig positive Wirkungen entfalten. Vor diesem Hintergrund erhält der Baustein „Entspannung" seine Bedeutung:

- als ein Schutzfaktor bei Stressauswirkungen oder Schmerzen
- als ein Ausgleich bei Alltagsbelastungen
- bei der Verbesserung der Erholungs- und Leistungsfähigkeit
- wenn er vielfältige Wege auch zu anderen Weltbildern (Qigong, Yoga, …) eröffnet
- wenn er dabei hilft, dass Menschen sensibler für sich werden.

Der Teilnehmer erfährt eine *„Stärkung persönlicher Ressourcen durch die Entwicklung von Fähigkeiten der Selbststeuerung (psychologisch, kognitiv, emotional), damit einhergehender Selbstregulierung vegetativer Funktionen und Sensibilisierung der Wahrnehmung von Körpervorgängen"* (Bös et al. 2004).

Dieses Wissen ist für viele Teilnehmer wichtig, um sich auf das Thema „Entspannung“ einzulassen. Körperfunktionen können positiv beeinflusst werden und erlebte Ruhe, Wohlbefinden oder Gelassenheit entfalten angenehme Wirkungen. Entspannung kann sich durch körperliche Empfindungen wie Wärme oder Schwere, aber auch Leichtigkeit, Behaglichkeit und andere vielfältige wohltuende Effekte äußern (➤ Kap 1.3). Teilnehmer entdecken in der Entspannungsphase oft eine neue Grundhaltung: Anstrengung oder „verbissenes Üben“ sind kontraproduktiv, Achtsamkeit für Lebensprozesse, für eine offene, neugierige und geduldige Beobachtung kann sich entwickeln.

Entspannung ist ein lebenswichtiger Prozess im rhythmischen Geschehen. Sie kann Menschen wieder mit dem Thema Ruhe und Stille in Verbindung (Kontakt) bringen. Außerdem schult sie unter Berücksichtigung des Themas „Körpererfahrung und Körperwahrnehmung“ (➤ Kap. 3.1) Kompetenzen, chronische Verspannungen bzw. ungünstige Bewegungsgewohnheiten zu entdecken, zu verändern bzw. diese ganz wegzulassen: zusammengebissene Zähne, ständig hochgezogene Schultern, angespannte Bauchmuskulatur, die u.a. eine freie Atmung behindert, …

Inhaltliche Ausrichtung

Viele Menschen verbinden mit Entspannung einen Ausgleich zu alltäglichen und beruflichen Belastungen mit von ihnen erprobten Lösungen wie Laufen, Musik hören, Gartenarbeit oder einem heißen Bad. In einer Rückenschule lernen die Teilnehmer verschiedene anerkannte Entspannungsmethoden und bewährte Praxisbeispiele kennen, da nicht jeder Weg gleichermaßen für alle Kursteilnehmer geeignet ist. Durch das Erfahren einer gewissen Methodenvielfalt können die Teilnehmer Vorlieben entdecken und sich persönliche Entspannungsmöglichkeiten aussuchen bzw. nach Kursende bei anderen Anbietern vertiefen.

Wichtig sind dabei zum einen schnell wirksame, leicht anwendbare Entspannungsübungen – quasi Grundlagen oder Einstiege bei vielen Verfahren. Dazu gehören u.a. die Stufenlage oder die Reise durch den Körper (➤ Kap. 3.8.2).

Zum anderen ist es bedeutsam, einen theoretischen und praktischen Erfahrungshintergrund wichtiger Entspannungsverfahren zu vermitteln. Dazu gehören die klassischen Verfahren Progressive Relaxation (PR) und das Autogene Training (AT) (Hoffmann 2004; Derra 2008; ➤ Kap 2.8.3). Große Bedeutung hat dabei der Wert dieser Entspannungsverfahren beim Thema Stressbewältigung (➤ Kap. 3.6).

Weitere Wege bieten neben eigenen Wirkungen/Zielen oft eine vergleichbare Entspannungsreaktion. Darunter fallen z.B. fernöstliche Wege wie Qigong, Tai Chi oder Yoga (➤ Kap. 3.8.4 Fernöstliche Methoden). Bei ihnen sind zusätzlich das ihnen innewohnende Menschenbild, die Vorstellung von Gesundheit und Krankheit und die innere Haltung sehr bereichernd.

Die Feldenkrais-Methode und die Eutonie sind westliche Methoden, die über Bewegung und achtsame Spürarbeit Menschen helfen. Sie vertiefen Körpererfahrungen, vermitteln den Wert von eigenen Erfahrungen/Entdeckungen, arbeiten mit dem Thema „Muskelspannung“ und helfen dabei, über Bewegung neue Handlungsmöglichkeiten zu entdecken (Kjellrup 2006; Feldenkrais 2008; Steinmüller et al. 2009; ➤ Kap. 3.8.4 Westliche Methoden). Interessant ist der Hinweis von Derra (2007), dass sich die Effekte von Entspannung verstärken, wenn verschiedene Entspannungsverfahren kombiniert werden.

Dem Wert des Subjektiven, der persönlichen Wahrnehmung und der Entwicklung der Wahrnehmungsfähigkeit wird eine große Bedeutung beigemessen. Geschehenlassen und Beobachten bilden einen wichtigen Gegenpol zur sich verdichtenden hektischen Welt. Behutsamkeit, Achtsamkeit und Sensibilität erscheinen als neue Qualitäten.

Wirkungen von Entspannungsverfahren

Entspannungsmethoden und Verfahren mit entspannenden Wirkungen sind in ihrem Vorgehen und theoretischen Hintergrund sehr unterschiedlich. Trotzdem sind die Wirkungen bei regelmäßigem Üben sehr ähnlich. Die meisten Veröffentlichungen stammen dabei aus dem klinischen oder therapeutischen Bereich (befindlichkeits- bzw. krankheitsorientiert), selten aus Untersuchungen mit „gesunden“ Menschen. Schlafprobleme, Ängste oder rheumatische Erkrankungen sind einige Beispiele für weitere Anwendungsfelder und Begründungszusammenhänge von Entspannungsverfahren.

Entspannung berührt muskuläre wie vegetative und psychische Prozesse (Basler et al. 2004). Diese sind in der Regel miteinander verbunden. Allen Methoden gemeinsam sind u.a. folgende *Merkmale einer Entspannungsreaktion*:

- bezogen auf das Herz-Kreislauf-System:
  - periphere Gefäßerweiterung
  - Senkung des Blutdrucks
  - Senkung des Pulsschlages

- bezogen auf das Muskel-Skelett- und Nervensystem:
  - Senkung des Muskeltonus (eher bei AT und PR, bei Qigong oder Eutonie eher in Richtung Wohlspannung/gut regulierte Grundspannung)
  - Verringerung der Reflex-Tätigkeit
- bezogen auf das Atemsystem:
  - langsamere Atmung
  - eher verstärkte Bauchatmung
  - gleichmäßigere Atemzyklen
- bezogen auf die Psyche:
  - mentale Frische
  - Gefühle von Ruhe und Entspannung
  - gleichgültiger/gelassener gegenüber Außenreizen
  - Zunahme der Konzentrationsfähigkeit.

Zu den Unterschieden zwischen Anzeichen einer Entspannungsreaktion und langfristigen Wirkungen vgl. z.B. Timmer 2009 oder Petermann und Vaitl 2009. In den Entspannungssituationen der Rückenschule werden Teilnehmer einen Teil dieser Wirkungen erfahren. Grundlage dafür ist ihre Wahrnehmungsfähigkeit (➤ Kap. 3.1). An den folgenden Kennzeichen kann ein Kursleiter einen entspannt liegenden Menschen erkennen (➤ Kap. 2.1):

- ein entspannter Gesichtsausdruck
- die Stellung/Lage von Füßen, Beinen und Armen
- ein langsamer, gleichmäßiger Atemrhythmus (Richtung Bauchatmung)
- insgesamt ein empathisch nachgespürter Gesamteindruck durch den Kursleiter.

Der Einsatz von Entspannung im Kurs und in Alltagssituationen erlaubt es, Körperfunktionen positiv zu beeinflussen. Er kann zu einem veränderten Umgang mit Belastungen führen, sodass an die Stelle „hilfloser Aufregung" Gelassenheit tritt. Der Teilnehmer ist in der Lage, sich selbst zu beeinflussen und positive Wirkungen zu erzielen. Seine Erfahrung der Selbstwirksamkeit ist enorm wichtig. Wichtigster Aspekt ist die innere Beteiligung der Teilnehmer beim Spüren, Beobachten, Wahrnehmen. Spitzer (2006) betont die grundlegende Rolle der Aufmerksamkeit bei Lernprozessen aus Sicht der Hirnforschung.

3.8.2 Grundlegende Entspannungsformen

Nachfolgende Praxisbeispiele bieten einen ersten und einfachen Zugang zum Thema Entspannung. Sie bieten viele methodische Varianten (➤ Kap 3.8.5), sind für die Teilnehmer einfach erlernbar und leicht umzusetzen. Damit können sie bei regelmäßiger Anwendung relativ schnell zu Befindlichkeitsverbesserungen beitragen.

Besonders bedeutsam ist die Verstärkung positiver Teilnehmererfahrungen in Richtung Motivation und Selbstwirksamkeit. Eigene gute Erfahrungen und theoretisches Wissen können dazu führen, dass evtl. vorhandene Bedenken und Einstellungen zum Thema Entspannung verändert werden.

Entspanntes Liegen in der Rückenschule

In der Rückenschule besitzt die Rückenlage die größte Bedeutung. Hier gibt es unterschiedliche Möglichkeiten beim Liegen:

- mit ausgestreckten Beinen
- mit aufgestellten Füßen/gebeugten Knien
- in der Stufenlage.

Weitere Varianten sind die Seitenlage, die Bauchlage oder die Readsche Entspannungslage.

Am *Beispiel der Rückenlage mit aufgestellten Füßen* wird im Folgenden verdeutlicht, wie Teilnehmer dabei z.B. Zusammenhänge zwischen

- Ausgangsstellung und Bodenkontakt
- entspannter und angespannter Haltung

entdecken können.

Der Abstand der Fersen vom Becken und die Öffnung von Knien und Füßen (Abstände) verändert Muskelspannungen und Bodenkontakt im ganzen Menschen. Dies ist nicht immer von jedem Teilnehmer überall spürbar, aber Unterschiede in Extremstellungen sind wahrnehmbar:

- Knie und Fußinnenseiten berühren sich (weitere Varianten: Winkel zwischen Ober- und Unterschenkel bzw. die Entfernung der Fersen vom Becken)
- im Vergleich dazu eine etwa hüftbreite Ausgangsstellung.

Mit der Frage: „Welche Position ist jetzt für Sie am bequemsten?" erspüren die Teilnehmer beim Thema Rückenlage Unterschiede (➤ Kap. 3.1).

Ebenso kann die Lage von Armen und Händen thematisiert werden (➤ Abb. 3.24):

- „Ist es angenehmer für Sie, wenn die Hände auf dem Handteller, dem Handrücken oder dem Kleinfingerballen liegen?"
- „Welcher Winkel zwischen Armen und Oberkörper ist am besten für Sie, Ihre Schultern, …?"

Auch die Frage „Haben Sie genügend Platz?" ist sehr bedeutsam: Manche Teilnehmer nehmen z.B. schmale Matten seitlich als Grenze wahr und liegen sehr eingeengt. Dieses Spüren und Erfahren der Rückenlage kann z.B. in der ersten Stunde in Verbindung mit Wahrnehmungshinweisen und Aufmerksamkeitslenkung zwischen 10 und 15 Minuten in Anspruch nehmen.

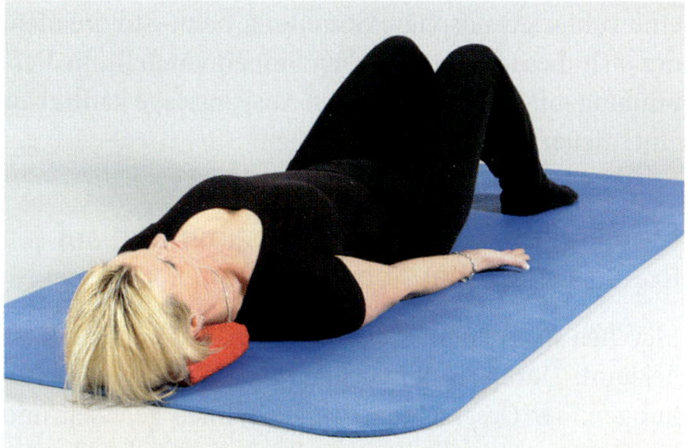

Abb. 3.24 Rückenlage mit gebeugten Knien/aufgestellten Füßen – welche Hand-/Armposition ist für Sie am angenehmsten: auf dem Handteller, dem Kleinfingerballen, dem Handrücken? [W789]

Die Stufenlage ist für die meisten Menschen die wichtigste Ausgangslage in der Rückenschule oder der häuslichen Übungsphase. In der Rückenschule wird sie in der Regel mit auf einen Hocker gelegten Waden (ggf. Keilkissen dazwischen) oder in der mobileren Variante mit einem Pezziball erfolgen (➤ Abb. 3.25). Hintergrunderklärungen für Wirkungen dieser Position verstärken die Anwendung im Alltag, ggf. auch im Beruf bei einer Minipause am Arbeitsplatz (z.B. Büro):

- Entspannungsmöglichkeit der Rückenmuskulatur (Hinweise bei besonderen Belastungen wie Steharbeitsplatz, lange Gartenarbeit etc.)
- Stoffwechsel der Bandscheiben
- Druckentlastung in den Facettengelenken
- allgemeine Erholung
- weitere Wirkungen (➤ Kap. 1.3).

Insbesondere die mögliche Mobilisation und die sanften Bewegungen bei der Unterstützung in der Stufenlage durch den Pezziball sind sehr hilfreich. Weitere Kombinationen von Stufenlage und Atemübungen etc. sind selbstverständlich möglich.

Eine wichtige Rolle beim Liegen spielt unterschiedlichstes *Lagerungsmaterial* wie Handtücher, Kissen, Rollen, Schaumstoffkissen, Keilkissen, dünne Matten (z.B. für den Kopf) (➤ Abb. 3.26). Entsprechend den persönlichen Bedürfnissen und Voraussetzungen der Teilnehmer sollten ihnen diese Hilfen angeboten und genug Zeit zum Ausprobieren gegeben werden.

Reise durch den Körper

Die Reise durch den Körper (bekannt auch als Bodyscan) ist in der einen oder anderen Form ein Basiselement aller Entspannungsmethoden, östlichen und westlichen Verfahren (➤ Kap. 3.8.4). Sie ist ein gedankliches Abtasten des eigenen Körpers, bei dem es viele Varianten gibt:

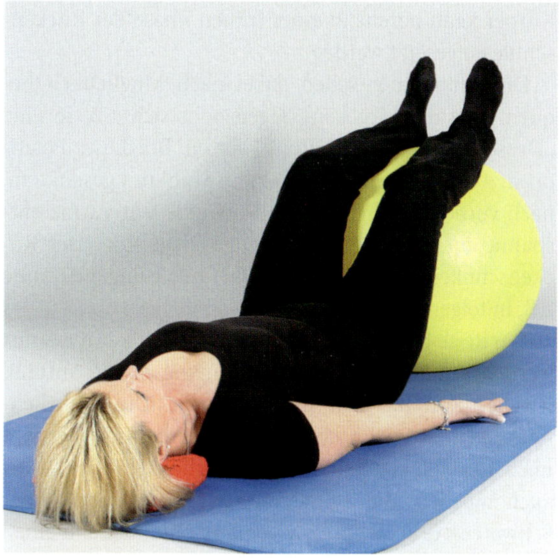

Abb. 3.25 Dynamische Stufenlage – die Unterschenkel liegen auf einem Pezziball, der Kopf ist unterstützt. Welche Größe des Pezziballs ist am angenehmsten? [W789]

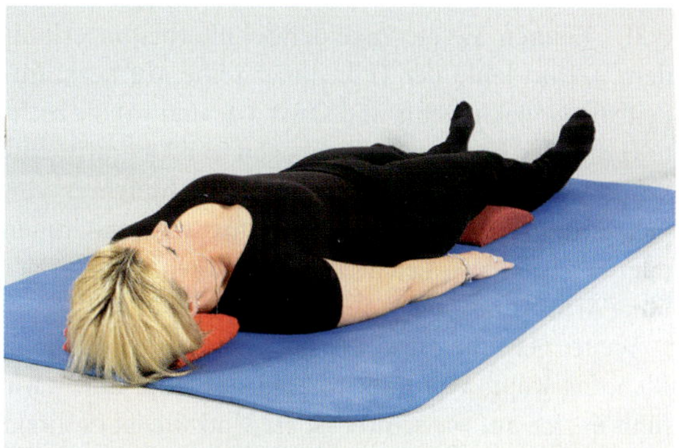

Abb. 3.26 Lagerungsmaterial kann z.B. Kopf, Nacken, Schultern oder Kniekehlen unterstützen. Wo könnte eine Unterstützung angenehm/sinnvoll sein? [W789]

- mit der rechten Hand beginnen
- mit dem Kopf/Gesicht beginnen
- zunächst nur über eine Körperseite spüren und dann die Seiten vergleichen.

Sie ist ein Praxisbeispiel, bei dem der Übende ohne körperliche Bewegung zunächst mit Aufmerksamkeitslenkung durch den Kursleiter in einzelne Bereiche seines Körpers hinein spürt.

Ziel der Übung ist das bewusste Spüren des eigenen Körpers, seiner Lage, seiner Befindlichkeit, möglicher Seitenunterschiede, … – quasi eine neutrale, freundliche, innere Bestandsaufnahme. Bei regelmäßiger Anwendung werden die Teilnehmer sensibler für sich und ihr Körperbewusstsein verbessern. Die Reise durch den

Körper kann bereits in einer frühen Phase der Rückenschule eingesetzt werden.

Die Teilnehmer sollen dabei nach Möglichkeit bequem (auf dem Rücken) liegen oder sich z.B. in eine „Droschkenkutscher-Haltung“ setzen. Bei dieser Position sitzt der Teilnehmer auf einem Stuhl mit gesenktem, nach vorne gebeugtem Kopf, wobei die Unterarme entspannt auf den Oberschenkeln abgelegt sind. Der Rückenschulleiter führt (unterstützt) mit ruhiger Stimme z.B. in folgender Reihenfolge:

Die Reise beginnt am rechten Fuß. Hier kann erspürt werden, wie und wo der Fuß liegt, wie er sich anfühlt, welcher Kontakt zum Boden besteht. Die Wahrnehmung geht weiter nach oben zum Unterschenkel und noch ein Stück höher zum Oberschenkel. Hier ist es auch möglich, die Teilnehmer auf Temperatur- oder Schwereeindrücke hinzuweisen und anschließend einen Vergleich beider Beine vorzunehmen. Wie fühlt sich das rechte Bein im Verhältnis zum linken Bein an? Dann folgt das linke Bein in der beschriebenen Reihenfolge.

Die Reise geht dann über das Becken, die Wirbelsäule, den Rücken weiter nach oben in Richtung Schultern (z.B. „Können Sie die Lage der Schulterblätter erkunden?“). Dort lenkt der Teilnehmer seine Aufmerksamkeit wieder nach rechts und spürt, wie und wo die rechte Hand, der Unterarm, Ellenbogen und Oberarm aufliegen. Auch hier schlägt der Rückenschullehrer vor, neben der Auflage die Temperatur wahrzunehmen oder Schwere bzw. Leichtigkeit zu spüren. Es folgt der linke Arm.

Weiter geht die Reise z.B. entlang der Halswirbel in Richtung Kopf. Wie und wo liegt der Kopf auf – wie fühlt er sich an, wie schwer ist er? Und wie ist es direkt im Gesicht? Ist eine Spannung wahrzunehmen (auf der Stirn, in den Augen, im Kiefer) oder ist alles locker und gelöst? Am Ende ist es möglich, den Atem für sich zu spüren, wie er durch die Nasenlöcher ein- und wieder ausströmt. Der Teilnehmer folgt dem Atem in den Bauch, beobachtet Veränderungen im Brustkorb oder Bauch, beendet dann die Übung durch gezieltes Räkeln und Strecken der Arme und Beine, tiefes Ein- und Ausatmen und kommt über die Seite nach oben.

Verblüffend sind für viele Teilnehmer wahrnehmbare innere und äußere Veränderungen im Verlauf dieser Reise (z.B. bei einem Seitenvergleich, wenn nur eine Körperseite intensiv angespürt wird).

Märchen und Phantasiereisen

Das gesprochene Wort verlangt ein Einlassen und Mitschwingen in den Geschichten. Es erzeugt in der Regel eine ruhige Atmosphäre/Stimmung beim Zuhörenden, der sich diese Bilder mit allen Sinnen vorstellt. In Verbindung mit einer entspannten Ausgangslage kann er zu einer tiefen Entspannung gelangen.

Märchen als Medium der Einstimmung auf Ruhe und Entspannung

Märchen sind den meisten Menschen aus ihrer Kindheit bekannt. Durch die Einfachheit der Worte, der Beziehungen, der Geschichten ist man schnell gefesselt und lässt sich gerne in die Welt des Zaubers und der Phantasie entführen. Märchen dienen, als Medium zur Entspannung eingesetzt, in erster Linie dem Ausstieg aus dem Alltag hinein in eine Welt ohne Zeit, ohne Fernsehen, Computer und Video, bestückt mit viel eigener Kreativität und Phantasie.

„Für diese Art der Märchenerfahrung und -begegnung brauchen wir weder ein besonderes Vokabular noch irgendwelche wissenschaftlichen Hilfsmittel und Vorkenntnisse. Der faszinierte Laie und Märchenliebhaber betrachtet seine Märchen nicht unter dem Aspekt wissenschaftlicher Verwertbarkeit, sondern er macht sie zum Gegenstand subjektiver Lebens- und Ich-Erfahrung. Er lebt mit den Figuren seiner Märchen, integriert sie in seine Gedanken- und Gefühlswelt und schöpft aus der lebendigen Beziehung zum Märchen weniger nüchterne, objektiv verwertbare Informationen, sondern persönliche Erfahrungswerte, die keiner zusätzlichen Legitimation bedürfen“. (Schwab 1993)

Für den Einsatz von Märchen in Entspannungsphasen bieten sich viele Geschichten an. Allerdings sollte man darauf achten, dass sie nicht zu lang sind. Geschichten, die einem selbst sehr gefallen, kann man oft besser in der Erzählweise vortragen als solche, die man nicht kennt. Beim Vortragen ist eine ruhige, zugewandte Sprache ebenso wichtig wie kleine Pausen. Auf diese Art und Weise erzielt man häufig eine Harmonisierung der geistigen, psychischen und physischen Kräfte in Richtung Spannungsausgleich und innere Ausgeglichenheit.

Phantasiereisen

Phantasiereisen sind kurze Geschichten zum Träumen, Entspannen und Erholen. Sie sind ähnlich gut geeignet wie Märchen, denn die Teilnehmer entwickeln hierbei ihre eigene Erlebnis- und Phantasiewelt. Hierbei können Schwere, Wärme-, Atem- und Ruheübungen in den Text so integriert werden, dass sie leicht vom Zuhörenden aufgenommen und umgesetzt werden. Phantasiereisen können an bekannte Lebenssituationen/Orte anknüpfen. Zu diesen gehören u.a. ein Spaziergang, eine Urlaubserinnerung, Faulenzen am Strand, eine Wiese, ein Wald, eine Ballonfahrt, ... Der Rückenschullehrer entwickelt die Geschichte durch anschauliche Sätze. Die Teilnehmer setzen sie in ihre eigenen Bilder um.

Für die eigene Phantasie und Kreativität bei der Wahl der Orte und der Begegnung mit Einzelheiten sind keine Grenzen gesetzt. Allerdings ist es vorher wichtig, kurz unter den Teilnehmern zu klären, ob es ggf. Negativerinnerungen gibt (z.B. Wasser, Fliegen).

Die Sprache sollte so einfach wie möglich gewählt werden und Ruhephasen enthalten, damit sich jeder in die Situation einfühlen kann. Unterstützt werden kann der Ablauf durch das Spielen von leichter Entspannungsmusik oder passenden Naturgeräuschen. Die Einstimmung und der Ausstieg sind ritualisiert und jeweils sehr ähnlich (Müller 2003).

BEISPIEL

Eine Erlebnisreise in eine Wiese

Du schließt die Augen –
du gehst mit deinen Gedanken in deinen Bauch –
überprüfe deine Atmung –
atme in deinen Bauch –
ich lade dich ein, mit mir eine Phantasiereise zu machen – ich erzähle eine Geschichte und du lässt die Bilder in deinem Kopf entstehen und fängst an zu träumen –
die Unterlage, auf der du liegst, ist in Wirklichkeit ein fliegender Teppich –
der Teppich hebt dich ganz vorsichtig vom Boden ab und fliegt mit dir zu einer wunderschönen Wiese –
du beginnst durch diese Wiese hindurch zu gehen –
du spürst das Gras unter Deinen Füßen, verbunden mit einem sehr angenehmen Prickeln –
du suchst dir einen Punkt auf der Wiese –
du gehst zielstrebig auf diesen Teil der Wiese zu –
du legst dich in ein Meer aus Blumen und Gräsern hinein –
du betrachtest die Gräser, die Arten, die über dir schwingen –
du riechst das Gras, die Erde, die Blumen –
du betrachtest die verschiedenen Tiere um dich herum –
ganz besonders den Schmetterling –
du wirst eins mit dem Schmetterling und fliegst mit dem Schmetterling in die Höhe –
betrachtest deine Wiese, deine Lage –
kehrst in dich zurück –
verlässt deine Wiese –
kehrst zurück zu deinem Atem –
wie fühlt sich dein Atem an –
spürst in deinen Körper hinein –
atmest tief ein und aus –
fängst an, dich zu rekeln und zu strecken –
öffnest die Augen – und nimmst wieder Kontakt auf mit den anderen.

Selbst- und Partnermassagen

Im Vergleich zur Berührung über Worte wird bei diesem Thema Entspannung über einen taktilen Kontakt erreicht. Mit Massage verbinden viele Menschen angenehme Gefühle und Erinnerungen. Die Teilnehmer erfahren sowohl Möglichkeiten, sich selbst zu massieren, als auch Ideen für Partnermassagen. Bei beiden Themen helfen methodische Anregungen (➤ Kap. 3.8.5), die Vielfalt des Angebotes zu variieren.

Selbstmassagen

Selbstmassage ist ein erster Schritt, sich selbst zu helfen, eigenverantwortlich etwas zu tun und sofort Rückmeldungen zu erhalten: Was ist angenehm und was nicht?

Sie hat unterschiedliche *Wirkungen*, u.a.:

- regt sie den Stoffwechsel an
- fördert sie die Durchblutung
- senkt sie die Muskelspannung
- sorgt sie im psychischen Bereich z.B. für „Zufriedenheit“
- fördert sie Selbstwirksamkeit („Ich kann etwas für mich tun“).

Selbstmassage ist

- **direkt** möglich: Mit Fingerspitzen, Händen, Fäusten, Unterarmen, Ellenbogen können z.B. Oberschenkel, Schultern Rücken oder Gesicht massiert werden.
- **indirekt** möglich: Mit unterschiedlichsten Bällen (Soft-, Igel-, Tennis- oder Gymnastikbälle) sowie Holzrollen, Stäben, Kirschkernsäckchen können z.B. Oberschenkel, Schultern oder Rücken massiert werden (bis hin zum Abrollen der Rückenstrecker an einer Kante des Türrahmens).

Selbstmassage kann in vielen *Ausgangsstellungen* erfolgen, z.B. in Rücken- oder Seitlage, im Unterarmstütz, Vierfüßler, Sitzen oder Stehen. Alle Selbstmassagen sollten so angewendet werden, dass sie schmerzfrei und angenehm sind!

Am einfachsten sind zunächst

- Massagen des Rückens oder der Schultern/Oberarme mit einem Ball im Stehen an einer Wand (➤ Abb. 3.27)
- Massagen von Kopf, Gesicht oder Nacken mit den Fingern in Rückenlage oder im Sitzen
- Gesäßmassagen mit Tennisbällen in Rückenlage bei aufgestellten Füßen.

Partnermassagen

Die nachfolgend beschriebenen Übungen werden in der Partnerarbeit durchgeführt. Je weicher und entspannter

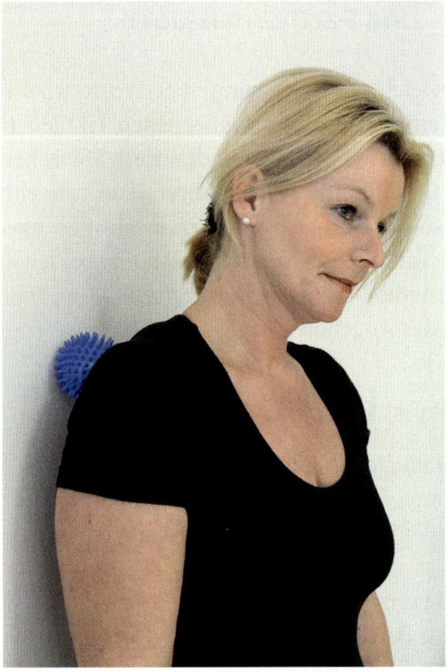

Abb. 3.27 Selbstmassage an der Wand mit einem Igelball [W789]

die Rückenmuskulatur ist/wird, desto leichter können die Teilnehmer Eindrücke wahrnehmen, beschreiben.

Massagen können z.B. mit Igel- oder Tennisbällen in unterschiedlichen Ausgangsstellungen erfolgen (➤ Abb. 3.28):

- hintereinander im Sitzen den Rücken und die Schultern
- in Bauchlage den Rücken, ggf. auch die Rückseite der Beine
- im Vierfüßlerstand den Rücken, um die Schulterblätter herum etc.

Partnermassagen verlangen eine sensible Vorgabe durch den Kursleiter. Es kann vorkommen, dass sich einzelne Teilnehmer der Massage entziehen wollen, weil sie denken, andere Personen könnten ihnen Schmerzen zufügen, oder es ihnen unangenehm ist, von einer anderen Person berührt zu werden.

Wichtig ist das Prinzip „Wer massiert wird, ist Chef". Er kann bei Bedarf bestimmen, an welcher Stelle mit welcher Intensität massiert wird. Hilfreich für Teilnehmer sind auch kurze Erläuterungen von Griffen wie Streichen, Reiben oder Kreisen.

Die Einkleidung einer Partnermassage in eine Geschichte erlaubt beiden Beteiligten etwas mehr Distanz. Es kann beiden leichter fallen, sich auf das Geschehen einzulassen, und knüpft an persönliche Erfahrungen an (➤ Abb. 3.29).

BEISPIEL

Eine Massage zum Thema „Wetter"

Eine Person liegt auf dem Bauch, die andere Person kniet sich bequem daneben (oder hintereinander auf Stühlen sitzend) und massiert zu folgender Geschichte, die der Rückenschulleiter erzählt und ggf. an einem Teilnehmer kurz demonstriert:

„Es ist ein herrlicher Julinachmittag und du liegst auf einer wunderschönen Wiese oder in einem Park und erholst dich von deinem anstrengenden Tag. Die Sonne wärmt dir deinen Rücken (dabei legt der Partner beide Hände auf den Rücken – wechselt nach 10–15 Sekunden, sodass alle Flächen des Rückens gewärmt werden). Auf einmal spürst du, wie eine leichte Brise über den Rücken strömt (mit den Fingern/Händen leicht über den Rücken streichen). Eine graue Wolke schiebt sich vor die Sonne, aus ihr fallen nach und nach Regentropfen, es beginnt stärker zu regnen (der Massierende beginnt eine Art Klavierspiel auf dem Rücken). Ab und zu donnert es (mit der Faust/dem Kleinfingerballen vorsichtig auf den Rücken klopfen). Das Wetter ändert sich weiter, es blitzt, am Horizont entwickelt sich ein kleiner Wirbelsturm, … (Welche Bewegungen passen dazu?!). Doch das scheint es schon gewesen zu sein. Der Wind wird weniger, der Regen fällt nur noch tropfenweise und plötzlich löst sich die Wolke auf und die Sonne macht sich wieder breit. Sie trocknet deinen Rücken ab und wärmt dich wieder auf."

Am Ende ist noch einmal Zeit, sich als „Wettergott" sein Lieblingswetter zu wünschen.

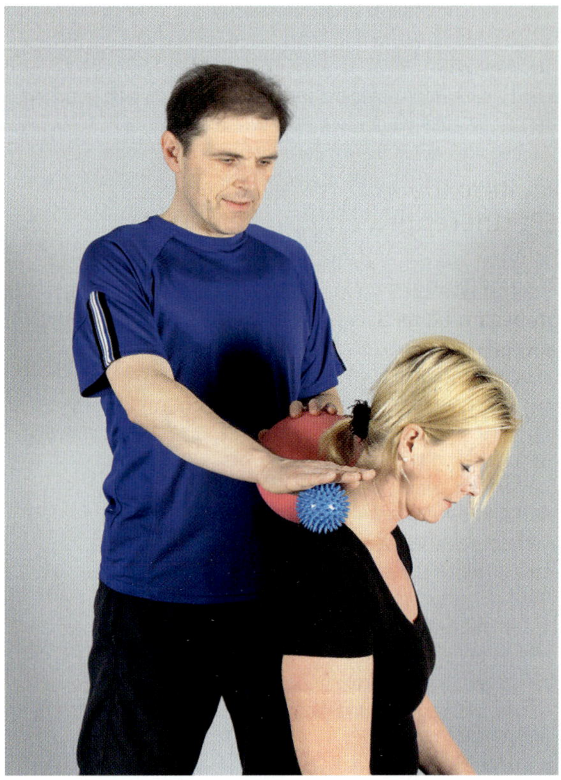

Abb. 3.28 Partnermassage mit zwei unterschiedlichen Bällen im Schulterbereich. Welcher Ball ist angenehmer? [W789]

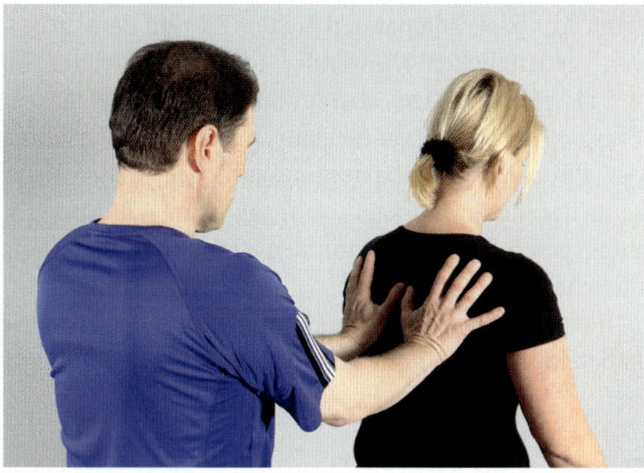

Abb. 3.29 Eine Person A legt die Hände auf den Rücken des Partners B – bei der Wettermassage scheint jetzt die Sonne – ist über die Hände die Atembewegung von B zu spüren? Kann B den Atem „in die Hände lenken"? Welchen Eindruck bekommt A von der Muskulatur (locker, angespannt)? [W789]

Eine Alternative stellt eine Massage unter der Thematik „Kuchen oder Pizza backen" dar. Der Rücken ist der Tisch, auf dem zuerst einmal alle Zutaten zusammengelegt werden. Dann müssen die Zutaten (per Hand auf dem Rücken) verrührt und geknetet werden. Schließlich wird der Kuchen aufs Blech gebracht, verziert, in die Backröhre geschoben und gebacken. Es folgt das Abkühlen des Kuchens, indem man die Hände wieder vom Körper entfernt und die Massage beendet. Das Prinzip der Massage ist vergleichbar mit den Techniken, die beim „Wetter" vorgeschlagen wurden.

Weitere Ideen zum Thema „Partnerentspannung"

Diese taktilen Beispiele sind in Rückenschulstunden erprobt und können je nach Stundenthema, Gruppenzusammensetzung und -interesse eingesetzt werden.

- Zwei Personen sitzen hintereinander auf Stühlen. Die vordere Person kann die Augen schließen. Die hintere Person schreibt mit Fingern oder Handteller auf den Rücken der vorderen Person Ziffern (den Geburtsmonat), Buchstaben, den eigenen Namen, Rechenaufgaben. Sie kann bestimmte Muster zeichnen oder gar ein Bild malen, das es zu raten gilt. Schwierig wird die Aufgabe, wenn die Fingerkuppen leicht in den Rücken gedrückt werden und erraten werden soll, wie viel Finger das sind. Dabei dürfen die Finger nicht zu eng beieinander liegen, da sonst die Unterscheidungsfähigkeit über Haut/Muskulatur nicht mehr vorliegt.
- Zwei Personen sitzen hintereinander, die hintere legt die Hände als „Fühler" auf den Rücken der vorderen, um zu erkunden, an welchen Stellen Atembewegungen wahrnehmbar sind (ggf. vorher Augenschluss). Eine andere Möglichkeit sind die Hände als taktile Hilfe für den Vorderen, der versuchen soll, den eigenen Atem in die aufgelegten Hände zu lenken (wahrnehmbare Bewegung – die Hände liegen z.B. im unteren Rücken, auf den seitlichen Rippen, auf den Schulterblättern, …).
- Zwei Personen sitzen Rücken an Rücken auf einem Stuhl oder Pezziball. Man kann auf diese Weise die Größe und Breite des anderen Rückens oder die Atembewegung des anderen aufnehmen, Rücken an Rücken pendeln, schwingen, sich gemeinsam bewegen, Rückhalt geben, jemandem den Rücken stärken, den Rücken der Partnerin bzw. des Partners unter vielen anderen Rücken wiedererkennen etc.

Entspannung und Atmung

Der Atem ist sehr eng mit allen körperlichen und seelischen Vorgängen verbunden Es gibt unterschiedliche Meinungen, Ansätze, Ideen und Weltbilder über das Thema „Atmung" (z.B. Lodes 2000; Middendorf 2008). An dieser Stelle werden zunächst einfache Praxisbeispiele vorgestellt, die in der Rückenschule gut eingesetzt werden können. Sie bieten für Teilnehmer einen zusätzlichen Weg, um zu Ruhe oder Entspannung zu gelangen. Die Betonung der Bauchatmung, die Verlängerung der Ausatemphase und der Augenschluss sind wichtige Kriterien, um kurzfristig zu entspannen.

Die Teilnehmer lernen zunächst zu beobachten, wie sie atmen und wie sich Veränderungen bei unterschiedlichen Aufgabenstellungen auf den individuellen Rhythmus und das Wohlbefinden auswirken. Insbesondere chronische Verspannungen oder situationsabhängige Spannungen behindern die Flexibilität der Atembewegung – Wie weich und flexibel können Brustkorb, Rippen und Wirbelsäule werden, um eine freiere Atembewegung zu ermöglichen? Wie angespannt oder locker ist der Bauch?

Atemräume erkunden In einer bequemen Ausgangslage legen die Teilnehmer die Hände auf den Bauch und spüren, ob und wie sich der Bauch hebt und senkt, ob weitere Körperbereiche sich mitbewegen etc. (➤ Abb. 3.30). Sie legen später die Hände an die seitlichen Rippen, dann auf den oberen Brustkorb unter die Schlüsselbeine und beobachten atembegleitende Bewegungen. Gibt es Veränderungen im Kontakt des Rückens zum Boden? Gibt es weitere Entdeckungen in anderen Ausgangslagen, z.B. in Seitenlage? Gibt es Veränderungen im Kursverlauf?

3

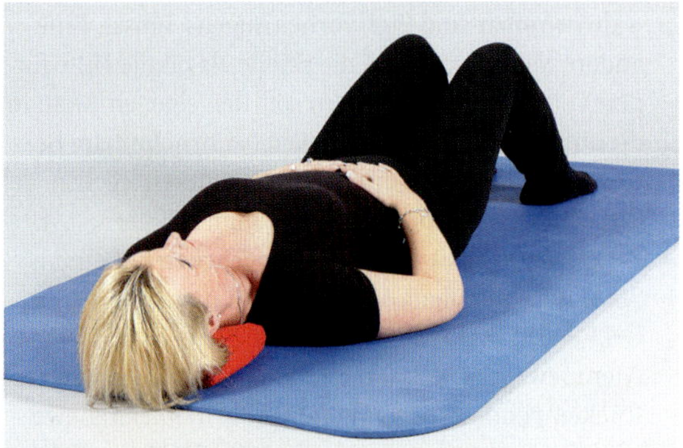

Abb. 3.30 Entspanntes Liegen mit den Händen auf dem Bauch – bewusstes Spüren der Atembewegung [W789]

Den Atemrhythmus bemerken Welches Verhältnis gibt es bei Ihnen zwischen Ein- und Ausatmung und evtl. auftretenden Pausen? Was spüren Sie, wenn Sie die Ausatmung bewusst etwas verlängern/verlangsamen? „Wer" sagt Ihnen, wann Sie wieder einatmen wollen/sollen/müssen? Gibt es Änderungen in Ihrem Rhythmus, in Ihrer Befindlichkeit, wenn Sie sich dafür 5 Minuten Zeit nehmen?

Vorstellungsbilder Bitte stellen Sie sich Ihren Lieblingsduft vor und atmen Sie ihn ein – was passiert? Sie stellen sich vor, beim Einatmen den Atem in eine bestimmte Körperregion hineinzuschicken. Beim Ausatmen wird Anspannung oder Schmerz über diese Stelle ausgeatmet. Ist das hilfreich für Sie? Helfen Ihnen folgende Bilder bei Atembewegungen, werden sie vertieft: Brustkorb bzw. Rippen öffnen sich wie ein Akkordeon oder ein Regenschirm (Franklin 2008)?

Eine weitere Möglichkeit ist es, bei der *Reise durch den Körper* den Atem einzusetzen, um z.B. mit der Einatmung die jeweilige Stelle innerlich zu berühren/zu erreichen.

3.8.3 Klassische Entspannungsverfahren

Die bekanntesten Verfahren im präventiven und therapeutische Anwendungsgebiet sind die Progressive Relaxation (PR) und das Autogene Training. Beide Verfahren sind mit der Kassenzulassung Bestandteil der psychosomatischen Grundversorgung geworden. Außerdem gibt es durch die Anerkennung der Methoden im SPIKK-Leitfaden die Möglichkeit, in der Primärprävention eine anteilige Kostenerstattung bei fast allen Krankenkassen zu erhalten.

Es ist wichtig, dass die Teilnehmer in der Mini-Einführung den Unterschied zwischen dem aktiven muskulären An- bzw. Entspannen bei der PR und dem „passiven" gedanklichen Hinwenden und Konzentrieren im AT als gleichwertige, aber unterschiedliche Wege zur Entspannung erfahren. Bei dem „handfesten" Verfahren der PR nehmen Entspannungsanfänger in der Regel schneller Veränderungen wahr als beim AT. Entspannungspraxis im Sitzen kann den Transfer in den Alltag erleichtern.

Biofeedback, Meditation, Imagination oder Hypnose haben im Rahmen der Rückenschule keine Bedeutung.

Progressive Relaxation nach Jacobson

Bei der Progressiven Muskelentspannung nach Edmund Jacobson handelt es sich um eine Methode, bei der über das bewusste An- und Entspannen bestimmter Muskelgruppen ein Entspannungszustand bei den Teilnehmern erzielt wird.

Für die Anspannung einer Muskelgruppe gibt es eine festgelegte Übungsfolge:

- das Erspüren der Muskelgruppe
- das Anspannen der Muskulatur auf ein Signalwort
- das Halten der Spannung (ca. 7 Sekunden)
- das Loslassen
- das Nachspüren (30–60 Sekunden).

Der Übende konzentriert sich zunächst auf den Unterschied von angespannter und entspannter Muskulatur und entdeckt im Übungsverlauf (Rechts-Links- und Vorher-Nachher-Vergleiche) weitere begleitende Wahrnehmungen (➤ Abb. 3.31). Der „Muskelsinn" ist der entscheidende Zugang zur Entspannung.

Das ursprüngliche Vorgehen von Jacobson war sehr zeitaufwendig. Es ist in den letzten Jahrzehnten abgewandelt worden (Gröninger 1996; Bernstein und Borkovec 2007; Derra 2008). Zum jetzigen Zeitpunkt werden in einem Kurs in der Regel Anspannungen für

- 16 Muskelgruppen
- 7 Muskelgruppen
- 4 Muskelgruppen
- 1 Muskelgruppe (Gesamtanspannung)

der willkürlichen Muskulatur vermittelt. Im Kursverlauf werden immer mehr Muskelgruppen gleichzeitig in eine Gesamtspannung gebracht.

Anschließend erfolgt über die „Vergegenwärtigung" (verinnerlichte Erfahrung des entspannten Zustands) die Übertragung in alltägliche Situationen (z.B. unter Zeitdruck entspannt mit dem Einkaufswagen in der Schlange warten). Durch tägliches Üben – auch mithilfe eines Ruhewortes – kann sich über die PR der Zustand der Entspannung immer schneller einstellen (Müller 1987; Gröninger 1996; Derra 2008). Außerdem können

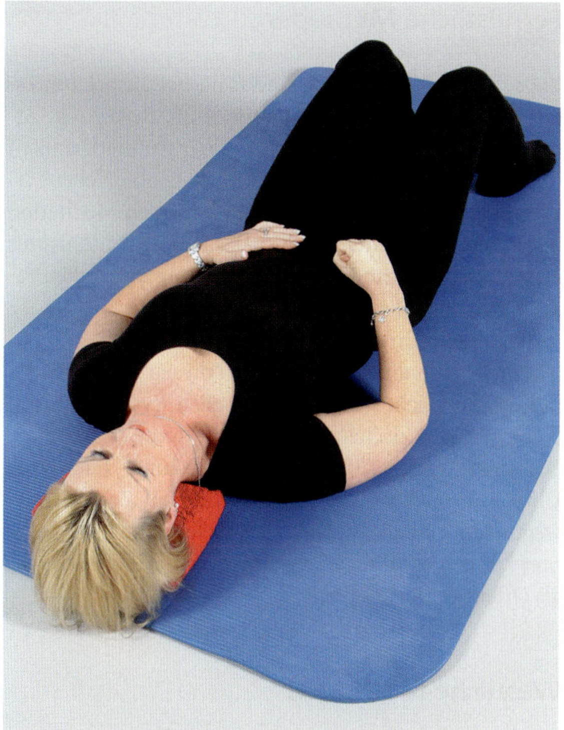

Abb. 3.31 Das Foto zeigt ein Grundprinzip der PR – den Unterschied zwischen Anspannung und Entspannung: Die rechte Hand ist „leicht" zur Faust geballt/angespannt – die linke Hand locker und entspannt. [W789]

Anspannungen bereits in der Entstehungsphase wahrgenommen und abgebaut werden.

„Progressiv" ist die Übungsmethode nach Jacobson u.a. deshalb, weil der Übende die einzelnen Muskelgruppen durch stetes Üben mehr und mehr kontrollieren/entspannen kann.

Die Methode ist einfach zu erlernen, schnell durchführbar und kann ohne Hilfsmittel überall angewendet werden. Ein tägliches Innehalten – „Können Sie irgendwo körperlich loslassen?" – vertieft die Übungspraxis

Umsetzung in der Rückenschule

Mit dem möglichen Einsatz isometrischer Übungen in der Funktionellen Gymnastik verfügen die Teilnehmer über einen vertrauten Zugang zu dieser Entspannungsmethode. Nach einer kurzen theoretischen Einführung können z.B. die Entspannungssequenzen für einzelne Muskelbereiche in Rückenlage oder im Sitzen erprobt werden. Hier bieten sich

- Arme und Hände oder
- oberer Rücken (Schulterblätter zur Wirbelsäule) und Bauch

als Einstieg an:

„Ziehen Sie Ihre Schulterblätter jetzt deutlich spürbar Richtung Wirbelsäule aufeinander zu und spannen Sie die Bauchmuskulatur an. Jetzt. Halten Sie die Position, atmen Sie, spüren Sie die Spannung in Bauch, Schultern und Rücken – und lassen jetzt wieder los. Entspannen Sie die Schultern, lösen Sie die Spannung im Bauch, atmen Sie ruhig und spüren Sie, ob es einen Unterschied zum vorherigen angespannten Zustand gibt."

Hilfreich und unterstützend ist für die Teilnehmer die Lenkung der Aufmerksamkeit durch den Kursleiter auf unterschiedliche Wahrnehmungen in den verschiedenen Phasen des Übens (Auflage, Temperatur, … – ➤ Kap. 3.1).

Auch am Ende dieser kurzen Praxisphase steht die Zurücknahme und Reorientierung:

„Sie beenden die Übungsphase wieder, kommen zurück – fangen an, sich zu räkeln und zu strecken – bewegen die Arme und Beine – atmen tief durch – öffnen die Augen – und richten sich langsam über die Seite wieder auf."

Autogenes Training

Das Autogene Training (AT) wurde von J. H. Schultz aus der Hypnose entwickelt. Es ist heute eine anerkannte Methode, um die Erholungsfähigkeit zu fördern, Stressauswirkungen zu verringern oder bei bestimmten Krankheitsbildern unterstützend zu begleiten (Hoffmann 2004, Schultz 2010).

Schultz entdeckte, dass fast alle Menschen körperliche Funktionen über Vorstellungskraft und Konzentration beeinflussen können. Das Sich-nach-innen-Wenden, die Konzentration und Aufmerksamkeit auf die Formeln führt bei regelmäßigem Üben zu psychophysischen Wirkungen, die in ➤ Kap. 3.8.1 beschrieben sind (auch Petermann und Vaitl 2009). Der Übende lernt bei einer „gelassenen Grundhaltung", unwillkürliche Körperreaktionen zu beeinflussen.

Am bekanntesten ist die Unterstufe des AT. Dabei lernen die Teilnehmer in einer entspannten Haltung (z.B. Rückenlage, Droschkenkutscher-Sitz), ihre Konzentration nacheinander auf sieben verschiedene Bereiche/Körperfunktionen zu richten: Ruhe, Schwere, Wärme, Atmung, das Herz (den Herzschlag), das Sonnengeflecht und die Stirn/den Kopf.

Bei einer Übungsphase im Kurs werden die entsprechenden Übungsformeln (z.B. „Der rechte Arm ist schwer") vom Kursleiter zunächst vorgesprochen und dann innerlich etwa 3× wiederholt, jeder Bereich benötigt etwa 3 Minuten. Nach ca. 25 Minuten ist dann eine Übungsphase im Kurs vorbei. Das tägliche Üben kann dem Zeitbudget des Einzelnen gut angepasst werden (zwischen 5 und 15 Minuten). Zusätzliche Informationen finden sich in ausführlichen Beschreibungen zur Methode.

Die formelhafte Vorsatzbildung (positiv formuliert) ist eine Erweiterung des AT. Mit ihr können nach den sieben Grundübungen im „Entspannungszustand" spezielle Verhaltensprobleme oder Lebensthemen vertieft werden, z.B.:

- Ich bewältige meine Aufgaben.
- Ich bin ruhig und gelassen.
- Ich schlafe nachts ruhig und fest.

Umsetzung in der Rückenschule

Das Grundprinzip von Vorstellungskraft und Konzentration kann mit folgendem Beispiel gut nachempfunden werden:

„Schließen Sie bitte die Augen. Stellen Sie sich vor, Sie sitzen an einem gedeckten Tisch mit Ihrem Lieblingsessen vor sich. Vielleicht mit einem netten Gegenüber. Eine Kerze brennt, Sie hören eine angenehme Musik – wenn Sie es mögen. Der Geruch des Essens zieht in Ihre Nase – Sie wissen, wie es schmecken könnte, wie es sich im Mund anfühlt, ..."

Fast alle Menschen können z.B. einen vermehrten Speichelfluss spüren. Damit ist der Grundlage gelegt, um Wirkungen von Vorstellungen, Geschichten, ... akzeptieren und spüren zu können (Phantasiereisen, Märchen).

Zusätzliche fachliche Hintergründe liefert das Thema der „Imagination" als eigenständiges Entspannungsverfahren (Petermann und Vaitl 2009).

3.8.4 Weitere Möglichkeiten der Entspannung

Neben den klassischen Entspannungsverfahren können aus fernöstlichen Wegen zu Gesundheit, Selbsterfahrung und spiritueller Ausrichtung sowie pädagogisch oder therapeutisch ausgerichteten westlichen Bewegungsansätzen und Therapiemethoden viele wertvolle Gedanken und Praxisbeispiele in den Baustein „Entspannung in der Rückenschule" integriert werden. Abschießend wird darauf hingewiesen, dass auch weitere Schwerpunkte, Richtungen und Verfahren wertvolle Anregungen für das Thema Entspannung und Tonusregulation in der Rückenschule bieten, z.B. Augenentspannung, Rhythmische Gymnastik etc. Zusätzliche praktische Ideen finden sich in den Literaturhinweisen oder in der Selbsterfahrung bei den entsprechenden Methoden.

Fernöstliche Methoden

Yoga, Tai Chi und Qigong sind zunächst die bekanntesten Wege, die vereinfacht Energiefluss, Bewegung, Atmung, innere Haltung und freundliche Aufmerksamkeit integrieren und Ruhe und Entspannung als „Nebenwirkungen" beinhalten. Im Moment gewinnen Meditation oder die von Kabat-Zinn (2004) aus dem Buddhismus entwickelte Richtung „Stressbewältigung durch die Praxis der Achtsamkeit" an Bedeutung.

Weitere Erfahrungen und Hintergründe sollten Kursleiter im persönlichen Kontakt mit diesen Methoden erfahren. Vielleicht ist es dann möglich, symbolisch mit einem exemplarischen Praxisbeispiel (eine Standübung aus dem Yoga, z.B. eine Baumstellung, oder eine Übungssequenz aus dem Qigong mit den „Zeitlupenbewegungen") einen Kurzeindruck zu vermitteln. Teilnehmer können auf diese Weise einen „Mini-Ersteindruck" als Orientierung erhalten.

Westliche Methoden

Wesentliche Impulse hat Elsa *Gindler* in der Zeit zwischen 1925 und 1960 gegeben. Ihre Zielsetzung war die Entfaltung des Menschen über eine meditative (Körper-)Spürarbeit. Sie arbeitete und experimentierte vorwiegend mit alltäglichen Bewegungsabläufen, wobei die bewusste Erfahrung von Schwerkraft, Gewicht, ... eine zentrale Rolle spielt (Wie tun Sie etwas? – Wie führen Sie eine Tasse Kaffee zum Mund? – vgl. Ludwig 2002; Brooks 2005). Wahrnehmen, Erleben und Reagieren sind bedeutsame Aspekte dieser Arbeit.

Die *Eutonie* (Alexander 1999, Kjellrup 2006) ist der Name für eine Arbeitsweise, bei der über ein differenziertes Körperbewusstsein Einfluss auf den Tonus des Menschen gewonnen wird. Es ist ein körperlicher Weg der Selbsterfahrung, in dessen Lernprozess und Verlauf der Mensch zu einem besseren Umgang mit sich und seiner Umwelt findet.

Sehr wertvoll für methodische und inhaltliche Anregungen ist die *Feldenkrais-Methode* (Russell 2005; Gebauer 2006; Feldenkrais 2008). Für Moshe Feldenkrais war Bewegung der Schlüssel zu persönlicher Entwicklung. Jeder Mensch kann lernen, sich besser, leichter, eleganter zu bewegen und mit weniger Anstrengung zu handeln – deutlich wahrnehmbare Spannungsveränderungen sind ein Resultat dieses Weges, dessen Gruppenunterricht Feldenkrais „Bewusstheit durch Bewegung" nannte.

Für den Erkundungs- und Erfahrungsweg über den *Atem* gibt es z.B. den Ansatz vom erfahrbaren Atem (Middendorf 2008). Ausführlichere Informationen erhalten Interessierte über die AFA, den Berufsverband für Atemtherapie und Atempädagogik e.V.

Weitere Quellen sind die funktionelle Entspannung (Fuchs 1997) und die konzentrative Bewegungstherapie (Stolze 2002).

3.8.5 Methodische Anregungen und weitere Aspekte

In ➤ Kap. 3.8.1 ist begründet worden, warum das Thema „Entspannung" inhaltlich eine große Breite umfassen sollte. Größte Hoffnung dabei ist, dass die Teilnehmer durch die unterschiedliche Praxis eine persönlich wertvolle und bereichernde Erfahrung erleben. Dabei erhalten sie einerseits einfache und schnell umsetzbare Übungspraxis für Beruf und Alltag. Mit diesem Anstoß können sie andererseits das Thema außerhalb der Rückenschule für sich weiter vertiefen.

Die Vielfalt der theoretischen Hintergründe und praktischen Ansätze liefert eine Fülle von methodischen Anregungen. Dabei spielt die Erfahrung und Einfühlung des Rückenschullehrers in einzelne Personen eine wichtige Rolle: Liegt dieser Teilnehmer entspannt oder kann er eine Alternative/Hilfe angeboten bekommen (z.B. Unterstützung durch Lagerungsmaterial, eine andere Ausgangslage, ...)?

Hilfreich bei der großen Fülle ist die Frage, mit welchem Thema/Einstieg sich der Lehrer am sichersten fühlt, zu welchem Inhalt er eine positive Einstellung hat. Große Bedeutung hat für viele Menschen die vorherige Erklärung, dass Entspannung einen positiven Einfluss auf den Alltag hat und dass die Methoden ungefährlich sind (ggf. Ängste bei Teilnehmern: Kontrollverlust, Abhängigkeit, Sekten, ...).

Methodische Anregungen

Unterschiedliche Übungspraxis bzw. Einstiege in Entspannungsmethoden anbieten Dies könnte z.B. in einem 15-minütigen Einführungs-/Übersichtsvortrag in Theorie und mit exemplarischen Praxisbeispielen erfolgen: der muskuläre Weg bei der PMR, die Vorstellungsgebundenheit und Konzentration beim AT oder ein Element aus dem Qigong mit den langsamen Bewegungen und eine Standübung aus dem Yoga.

Von der Aktivität zur Ruhe Dieses Prinzip hilft beim Einstieg in das Thema, da nach einer muskulären oder Herz-Kreislauf-Belastung eher ein körperliches Bedürfnis nach Ruhe vorhanden ist.

Der Augenschluss Er wird als sehr wichtige „Umschalthilfe" bei vielen Autoren genannt: Die äußere Welt wird symbolisch verlassen, die innere erkundet.

„Ungünstiges" erspüren lassen Viele Menschen legen sich mit ausgestreckten Beinen auf den Rücken, obwohl es unangenehm oder schmerzhaft ist. Grundsätzlich ist es wichtig, dass der Rückenschullehrer Ausgangsstellungen erspüren und persönlich bewerten lässt. Wo stehen dann in einer anderen Lage die aufgestellten Füße, wie dicht am Becken, mit welchem Abstand zueinander, was passiert jeweils „im Rest des Körpers" ...? Diese Einstiegserfahrung ist elementar. Das kurze Erleben/Wahrnehmen von unterschiedlichen oder extremen Ausgangshaltungen (z.B. Fußgelenke, Knie und Oberschenkel berühren sich) erlaubt es, eine „bestmögliche" Ausgangsposition einzunehmen bzw. auftretende Muskelspannungen zu erfahren

Vom Liegen zum Sitzen zum Stehen Entspannung in der Rückenlage ist sicherlich einfacher zu erlangen und zu erspüren als bei Aktivitäten mit notwendiger muskulärer Spannung

Wahlmöglichkeiten anbieten „Legen Sie sich bitte mit aufgestellten Füßen auf den Rücken" oder „Legen Sie sich bitte bequem auf den Boden" (z.B. Seitenlage, Readsche Entspannungslage) bieten feste oder variable Möglichkeiten für die Teilnehmer.

Lagerungsmaterial einsetzen Kissen, Rollen, Handtücher etc. können Kopf, Schultergürtel, Rücken, Kniegelenke, ... unterstützen und muskuläre Arbeit „übernehmen". Insbesondere die Unterstützung/Ausrichtung des Kopfes hat große Bedeutung

Über Musik oder die Stimme zum Spüren in Ruhe Zum Beginn der Rückenschule sind z.B. Wahrnehmungshinweise (Reise durch den Körper) oder Entspannungsmusik „zum Abschalten" hilfreich, gegen Ende eines Kurses können Teilnehmer auch allein mit eigenen Bildern oder der Aufmerksamkeit auf die Atmung beschäftigt sein – ohne Unterstützung von außen.

Eine bildhafte Sprache Sie ist für viele Teilnehmer hilfreicher als eine sachliche Bewegungsanweisung.

Eine eher passive Sprache „Können Sie zulassen, dass der Boden Sie trägt?", „Lassen Sie die Atmung geschehen", „Beobachten Sie Ihren Atemrhythmus, wann entsteht das innere Bedürfnis für die nächste Einatmung, ..."

Das Zurücknehmen Am Ende von Entspannungssituationen sind das bewusste Zurücknehmen – recken, strecken, rekeln – und die Orientierung auf die Welt/die Gruppe wichtig. Der Teilnehmer muss – bereit zum Handeln – auf den eigenen Füßen sicher den Raum verlassen können.

Partnerübungen in der Entspannung

Massagen mit Bällen, Kirschkernsäckchen u.Ä. benötigen ebenfalls ein bestimmtes methodisches Vorgehen des Kursleiters. Hilfreich sind folgende Ideen/Anregungen:

Von der Selbstmassage zur Partnermassage Sich selbst mit einem Ball den Rücken beim Stand an der Wand massieren, schafft Erfahrung und Wissen und bereitet Partnerübungen sicherer vor.

Wer massiert/bewegt wird, ist „Chef“ Der „passive“ Teilnehmer hat jederzeit die Möglichkeit (bevor es unangenehm wird), Veränderungen im Verhalten des Aktiven einzufordern: Bitte weniger stark massieren, bitte etwas weiter weg von der Wirbelsäule, …

Vom Stehen oder Sitzen zum Liegen Für denjenigen der massiert wird, ist das mögliche Loslassen im Liegen (Ausgeliefert-Sein?) mit einer größeren Kontrolle im Sitzen oder Stehen abzuwägen. Entscheidend ist die Zusammensetzung/Sensibilität in der Gruppe.

Vom Rücken zur Vorderseite Taktile Partnerübungen oder Ballmassagen sollten zunächst über den Rücken erfolgen, bevor z.B. in Rückenlage die Oberschenkel mit einem Tennisball massiert werden oder ein Partner ein in ein Handtuch gelegtes Bein bewegt/rollt. Die Vorderseite ist intimer, das Thema „Distanz und Nähe“ wird deutlich.

Von der Berührung mit Material zum direkten Kontakt Material (Igel-, Tennis-, Opti- oder Pezzibälle, Kirschkernsäckchen, Stäbe etc.) bietet etwas mehr Distanz als der direkte Handkontakt. Der Kontakt mit der Hand beim Thema „Wettermassage“ ist dann auch noch etwas distanzierter als der Vorschlag: „Bitte massieren (reiben, streichen, …) Sie den Rücken aus“.

Material und Aufgabe variieren Welcher Ball mit welcher Größe/Oberflächenbeschaffenheit ist an welcher Stelle in welcher Position für Sie „am besten“?

Die Hände des Partners als Wahrnehmungshilfe Wenn zwei Menschen hintereinander sitzen, kann z.B. die hintere Person die Hände auf unterschiedliche Stellen des Brustkorbs/Rückens legen und die vordere Person soll „in die Hände atmen“/den Atem in den gespürten Bereich lenken.

Weitere Aspekte wie Kursleiterpersönlichkeit, Teilnehmerreaktionen, Reflexionsphase, Rahmenbedingungen und Musikeinsatz

Eine Vielzahl von Aspekten trägt dazu bei, dass das Thema „Entspannung“ positive Wirkungen entfalten kann. Neben inhaltlichen und methodischen Aspekten sind es vor allem die Person des Kursleiters, sein Eingehen auf die Teilnehmer und die Rahmenbedingungen:

Kursleiterpersönlichkeit Der Kursleiter sollte die Teilnehmer für dieses Thema motivieren, Geduld und Zeit „einfordern“ (niemand schreibt in der 1. Klasse Romane) und eine entsprechende Atmosphäre schaffen (im Raum, mit seiner Stimme, …).

Die Rolle des Kursleiters bei Teilnehmerreaktionen Im entspannten Zustand sind (körperliche) Wahrnehmungen intensiver. Sie liegen oft zwischen Überraschung, Begeisterung, Unverständnis oder Betroffenheit. Der Kursleiter muss auf Reaktionen, Missdeutungen von Wahrnehmungen oder Fragen der Teilnehmer vorbereitet sein und diese ggf. im Gruppen- oder Vier-Augen-Gespräch klären.

Eine gute Möglichkeit ist es auch, bestimmte Reaktionen vorab anzusprechen und zu erklären (z.B. Darmgeräusche, Muskelzucken, „Spürverlust“ von Körperteilen) (Gröninger 1996; Hoffmann 2004; Lolis 2007).

Erfahrungsaustausch bzw. Reflexionsphase Es gibt keine allgemeine Einschätzung zur Notwendigkeit dieser Phase in der Rückenschule. Die Mitteilung von Erfahrungen oder Befindlichkeit oder die Bitte um Erklärung von „unbekannten“ oder ungewöhnlichen Vorgängen kann manchmal notwendig sein. Dann ist Reflexion eine Hilfe, das Gespürte, Gefühlte oder Gedachte zu verstehen oder einzuordnen. Sie kann auch in den Rahmen einer allgemeinen Abschlussrunde fallen: „Was war heute wichtig für Sie, was haben Sie erlebt, …?“ – „Ich konnte mich gut entspannen.“ „Heute hat in der Entspannung mehrfach mein Bein gezuckt – das verstehe ich nicht.“

Wer antworten möchte, kann sich mitteilen – wer seine Erfahrungen noch bewahren will, schweigt.

Rahmenbedingungen Viele kleine Aspekte tragen zum Gelingen bei: die Temperatur, die Beleuchtung (indirekt, Dimmer?), die Helligkeit, die Qualität der Matten/Unterlage, das verfügbare Lagerungsmaterial; störende Geräusche, Lärm sollte ausgeschaltet sein (ggf. Schild an der Tür), Musikanlage bzw. der Stand der Lautsprecher sollte gut einstellbar/positioniert sein. Wichtig ist auch, die max. Dauer dieser Phase zu begrenzen, da Ungeübte spätestens nach 15 Minuten zum Einschlafen neigen. Sie können einen längeren Aufmerksamkeitszustand nicht gut halten (Vaitl und Petermann 1993).

Teilnehmer Aufgrund der vegetativen Regulation während eines Entspannungsverfahrens kann z.B. der Blutdruck sinken. Darum sollten sich die Teilnehmer bei Bedarf wärmende Kleidung überziehen oder sich unter eine Decke legen. So lässt sich ein mögliches Frösteln vermeiden, was das positive Erleben von Entspannung behindert würde. Die Kleidung sollte bequem sein und nicht zu eng anliegen. Brillen (ggf. Uhren) sollten abgelegt werden, Schuhe geöffnet sein oder ganz ausgezogen werden. Ein Ausstieg aus der Entspannungssituation ist jederzeit möglich.

Musikeinsatz/Tonträger Musik wirkt auf die Zuhörer meistens beruhigend und kann eine emotionale Grundstimmung/Ruhe positiv beeinflussen. Es gibt eine Fülle von Instrumentalmusik mit einzelnen Instrumenten, mit Naturgeräuschen etc., sodass sich jeder Rückenschullehrer seine Lieblingsmusiken zusammenstellen kann. Bestimmte Instrumente wie Klavier, Saiten- oder Holzblasinstrumenten bieten einen guten Einstieg.

Musik kann beispielsweise bei der Anwendung von Phantasiereisen und Märchen, ggf. auch beim Thema „Atmung", als Hintergrundmusik eingesetzt werden. Bei der Progressiven Muskelrelaxation sollte auf den Einsatz von Musik verzichtet werden, um Aufmerksamkeit zu zentrieren.

Es ist auch möglich, dass sich Teilnehmer durch den Musikeinsatz gestört fühlen („Dauerberieselung"). Hier hat der Rückenschullehrer die Aufgabe, eine gute Balance zwischen Stimme, Musik und Stille zu finden. Tonträger können am Anfang Impulse in Richtung Entspannung setzen. Es ist aber wichtig, die Augen zu schließen, sich selbst zu sagen, „Ich bin ruhig", und das auch zu spüren – und nicht ausschließlich einer beruhigenden Stimme zu lauschen.

LITERATUR

Alexander G (1999). Eutonie. 9. Aufl. München: Kösel.
Basler HD et al. (2004). Psychologische Schmerztherapie, Berlin, Heidelberg, New York: Springer.
Bernstein D, Borkovec T (2007). Entspannungstraining. 12. Aufl. Stuttgart: Klett-Cotta.
Bös K, Brehm W (2007). Handbuch Gesundheitssport. 2. Aufl. Schorndorf: Hofmann.
Brooks C (2005). Erleben durch die Sinne. Paderborn: Junfermann.
Derra C (2007). Progressive Relaxation. Köln: Deutscher Ärzte-Verlag.
Feldenkrais M (1987). Die Entdeckung des Selbstverständlichen. Frankfurt: Insel-Verlag.
Feldenkrais M (2008). Bewusstheit durch Bewegung. Frankfurt: Suhrkamp.
Franklin E (2008). Befreite Körper. 5. Aufl. Kirchzarten: VAK Verlags GmbH.
Fuchs M (1997). Funktionelle Entspannung. Stuttgart: Hippokrates.
Gebauer K (2006). Einführung in die Feldenkrais-Methode für Rückenschullehrer. Die Säule 4: 7–10.
GKV-Spitzenverband: Leitfaden Prävention. Fassung 2.6.2008. www.dnbgf.de/index.php?id=236 [Zugriff am 4.5.2010].
Gröninger S, Stade-Gröninger J (1996). Progressive Relaxation. München: J. Pfeiffer Verlag.
Hasenbring M (2001). Weniger Stress, weniger Rückenschmerzen. www.ruhr-uni-bochum.de/rubin/medrubin/pdf/seite42_46.pdf [Zugriff am 28.4.2010].
Hoffmann B (2004). Handbuch des Autogenen Trainings. München: dtv.
Jacobson E (2006). Entspannung als Therapie. Progressive Relaxation in Theorie und Praxis. 6. Aufl. Stuttgart: Klett-Cotta.
Kabat-Zinn J, Kesper-Grossman U (2004). Die heilende Kraft der Achtsamkeit. Freiamt: Arbor-Verlag.
Kjellrup M (2006). Eutonie. München: Karl Haug.
Konföderation der deutschen Rückenschulen KddR (2008). Dortmunder Deklaration 2008. www.kddr.de/download/TDRG2008/Dortmunder_Deklaration2008/pdf [Zugriff am 28.4.2010].
Lenhardt U et al. (2000). Betriebsproblem Rückenschmerz. Weinheim: Juventa.
Lodes H (2000). Atme richtig. München: W. Goldmann.
Lolis U (2007). Entspannungsverfahren – auf die Vermittlung kommt es an. Die Säule 3: 114–119.
Ludwig S (2002). Elsa Gindler – von ihrem Leben und Wirken. Hamburg: Christians.
Middendorf I (2008). Der erfahrbare Atem in seiner Substanz. Paderborn: Junfermann.
Müller E (1987). Entspannungsmethoden in der Rehabilitation: Grundlagen und Anwendung der gezielten Selbstentspannung in Herzgruppen. Erlangen: perimed.
Müller E (2003). Du spürst unter deinen Füßen das Gras. Frankfurt am Main: Fischer.
Petermann F, Vaitl D (2009). Entspannungsverfahren. Weinheim: Beltz.
Russell R (2005). Dem Schmerz den Rücken kehren. München: Junfermann.
Schultz JH (2010). Das original Übungsheft für das autogene Training. Anleitung vom Begründer der Selbstentspannung. 25. Aufl. Stuttgart: Trias.
Schwab R (1993). Der Drachen im Herzen des Lebensbaumes. Frankfurt: Fischer TB Verlag.
Spitzer M (2006). Lernen. Gehirnforschung und die Schule des Lebens. Berlin/Heidelberg: Spektrum Akademischer Verlag.

Stadler P, Spieß E (2009). Arbeit – Psyche – Rückenschmerzen. ASU Arbeitsmedizin Sozialmedizin Umweltmedizin 2: 68–76.
Steinmüller W, Schaefer K, Fortwängler M (2009). Gesundheit – Lernen – Kreativität. 2. Aufl. Bern: Verlag Hans Huber.
Stolze H (2002). Die Konzentrative Bewegungstherapie. 3. Aufl. Berlin: Springer-Verlag.
Vaitl D, Petermann F (2000). Handbuch der Entspannungsverfahren. Band 1. 2. Aufl. Weinheim: Beltz.
Wissenschaftliches Institut der AOK (2005). WidO Presseinformation v. 14.4.2005: Jeder dritte Arbeitnehmer klagt über psychische Belastungen. wido.de/meldung_archiv+M563d096de2f.html [Zugriff am 28.4.2010].

3

3.9 Verhältnisprävention

Ulrich Kuhnt

3.9.1 Definition

Der Begriff „Verhältnisprävention“ wird in den einzelnen Fachdisziplinen unterschiedlich verwandt. So versteht die Arbeitswissenschaft unter Verhältnisprävention die *„vorbeugende Gestaltung der Strukturen der Arbeitsabläufe und der sozialen Beziehungen durch organisatorische und personale Maßnahmen sowie durch einen kooperativen Führungsstil und Förderung des Betriebsklimas (Unternehmenskultur)“* (Landau 2007).

Die Sportwissenschaft versteht unter Verhältnisprävention die Verbesserung der Bewegungsverhältnisse. Nach Bös (Bös et al. 2003) lassen sich die Bewegungsverhältnisse vor allen verbessern durch *„profilierte Gesundheitssportprogramme, qualifizierte Leiter, adäquate Räumlichkeiten und Geräte, kommunale und regionale Vernetzung sowie Kooperation, Qualitätssicherung und wissenschaftliche Evaluation“*.

Die Ziele und Inhalte des hier vorgestellten Bausteins konzentrieren sich auf die ergonomische Gestaltung von Arbeitsmitteln (z.B. Bürostuhl, Arbeitstisch, Hebe-Trage-Hilfen) und rückenfreundlichen Alltagsprodukten, z.B. Fahrrad, Autositz oder Bett. Ergonomische Interventionen richten sich gegen die typischen Risikofaktoren wie schweres Heben, statische Haltung, häufiges Bücken und Drehen, wiederholte Bewegungsabläufe und Exposition gegenüber Vibration (Lühmann et al. 2006).

Die Verhältnisse der Arbeitsumgebung (z.B. physikalische, chemische und soziale Gegebenheiten) und der Arbeitsorganisation (z.B. Arbeitsaufgaben, Arbeitsabläufe, Pausengestaltung) werden in diesem Beitrag nicht behandelt. Ebenso wird an dieser Stelle auf die Behandlung der psychosozialen Umstände im privaten Bereich verzichtet.

3.9.2 Bedeutung und Kriterien für den Einsatz der Verhältnisprävention in der Neuen Rückenschule

Beachten der Symbiose von Verhältnis- und Verhaltensprävention

Während sich die Verhältnisprävention mit der gegenständlichen Umgebung eines Menschen beschäftigt, so steht bei der Verhaltensprävention das Verhalten im Mittelpunkt. Diese beiden Bereiche können nicht getrennt voneinander behandelt werden. So fördert die bloße Anschaffung eines ergonomischen Bürostuhls keinesfalls die Rückengesundheit eines Mitarbeiters. Die positiven Wirkungen des Bürostuhls zeigen sich erst, wenn der Mitarbeiter die Funktionen des Stuhls auch nutzt. Wird der Stuhl z.B. festgestellt, obwohl er über eine Synchronmechanik verfügt, unterstützt er das dynamische Sitzen nicht. Ein guter Bürostuhl ist nur so gut, wie sich der Benutzer darauf verhält.

Die Verhältnis- und Verhaltensprävention sind zwei Seiten einer Medaille. Das Zusammenspiel dieser beiden Bereiche und deren Umsetzung sind wichtig, um beiden Gedanken hierbei gerecht zu werden.

Für isolierte traditionelle ergonomische Interventionen wie Arbeitsplatzgestaltung oder Schulung in bestimmten Hebe- und Tragetechniken fanden sich in einer systematischen Übersichtsarbeit von Linton und van Tulder (2001) kaum Wirksamkeitsbelege. Inzwischen sind zu dieser Fragestellung vereinzelt auch randomisierte kontrollierte Studien verfügbar (Hartvigsen et al. 2005; Jennsen et al. 2006), die ebenfalls keine positiven Effekte von isolierten ergonomischen Interventionen fanden. Drei Literaturübersichten beurteilen die Studienlage zur Wirksamkeit von multidimensionalen Präventionsprogrammen (Gatty et al. 2003; Tveito et al. 2004; Burton et al. 2006). Sie stellen übereinstimmend fest, dass die meisten Studienergebnisse eine Wirksamkeit der multidimensionalen Programme nahe legen. Diese Programme enthalten Trainingskomponenten, Informationsvermittlung, Verhaltensmodifikation sowie ergonomische Interventionen.

Berücksichtigen von individuellen Bedürfnissen und Voraussetzungen

Die Beratung der Kursteilnehmer sollte grundsätzlich ihre individuellen Bedürfnisse und Voraussetzungen berücksichtigen. Dazu zählen neben dem Beruf

- die körperlichen Voraussetzungen, z.B. Alter, Geschlecht, Körpergröße, Körpergewicht, allgemeine Fitness, Erkrankungen, Bewegungseinschränkungen
- die psychosozialen Umstände, z.B. Bildungsstand, Familienzugehörigkeit, Freundeskreis, Wohnumfeld, finanzielle Möglichkeiten, Einstellungen und Gesinnungen.

Somit gibt es eigentlich nicht den Bürostuhl oder das Bettsystem für alle, sondern die Empfehlungen für Produkte sind sehr individuell. Grundsätzlich gilt es, die mangelnde Bewegung und einseitige Belastung durch Bewegungszunahme, Bewegungspausen und Belastungs- oder Haltungsänderungen zu kompensieren.

Fördern von rückenfreundlichen Verhaltensweisen

Die rückenfreundlichen Produkte im Alltag, Beruf und Freizeit dürfen die Benutzer nicht zur Schonung oder Bewegungspassivität führen, sondern sollen Haltungswechsel und vor allem die regelmäßige körperliche Aktivität fördern. Ein ergonomischer Stuhl soll nicht dazu führen, dass der Benutzer während des ganzen Arbeitstages in einer bequemen, passiven Körperhaltung verharrt. Die Hebe- und Tragehilfen sollen nicht grundsätzlich alle Bück- und Hebevorgänge am Arbeitsplatz beseitigen, sondern nur besonders belastende Arbeitsplatzsituationen verbessern.

Folgende Beispiele für ergonomische Produkte können die Rückengesundheit fördern:

- Ein Stehpult oder ein höhenverstellbarer Arbeitstisch ermöglichen den Wechsel zwischen Sitzen und Stehen (officeplus).
- Ein ergonomischer Stuhl mit einer Synchronmechanik unterstützt das dynamische Sitzen.
- Ein rückenfreundliches Bettsystem fördert den gesunden Schlaf und stärkt dadurch die psychischen Ressourcen im Alltag.
- Ein ergonomisches Fahrrad fördert die Freude am Radfahren.
- Hochwertige Inliner steigern die Freude am Inline-Skaten.
- Ergonomische Gartenwerkzeuge beugen lästigen Rückenverspannungen vor und fördern somit die Zufriedenheit bei der Gartenarbeit.

Vermeiden von Muskelverspannungen

Die Ursachen für Muskelverspannungen sind vielfältig. Neben psychosozialen Ursachen sind hohe körperliche Belastungen oder Zwangs- und Fehlhaltungen mögliche Auslöser für muskuläre Verspannungen. Diese gesundheitlichen Störungen können der Ausgangspunkt für sich verstärkende und häufig wiederkehrende Rückenbeschwerden sein. Jedes intensive und länger anhaltende akute Schmerzerleben trägt den Kern der Chronifizierung in sich. Daher könnte ein erstes Ziel sein, Ereignisse, die schwere akute Schmerzen zur Folge haben, möglichst zu verhindern (McGrath und Manion 1990). Somit leisten rückengerechte Produkte am Arbeitsplatz und in der Freizeit einen wichtigen Beitrag zur Prävention der Chronifizierung von Rückenschmerzen.

Vermitteln von Handlungs- und Effektwissen

Die Kursteilnehmer sind in einer Rückenschule zu befähigen, ihr persönliches Umfeld am Arbeitsplatz oder in der Freizeit rückenfreundlich zu gestalten. Die Anforderungsprofile für rückenrelevante Produkte des Alltages, z.B. Sitzmöbel, Schuhe oder Bett, sollten ihnen vermittelt werden. Neben dem Handlungswissen „Wie stelle ich meinen Bürostuhl, den Autositz oder das Fahrrad günstig ein?" sollte die Kursleitung auch die Vermittlung des Effektwissens berücksichtigen. Die Kursteilnehmer sind darüber zu informieren, welche Vorteile ein dynamischer Sitz-Steharbeitsplatz oder ein fußgerechter Arbeitsschuh hat.

Argumente für die Verbesserung der ergonomischen Verhältnisse

- Unterstützung beim Einnehmen von physiologischen Körperhaltungen, z.B. das Sitzen, das Stehen, das Liegen
- Unterstützung beim Ausführen von physiologischen Bewegungsabläufen, z.B. das Heben, Tragen und Absetzen von Lasten, das Gehen und Laufen
- Reduktion von rücken- und gelenkbelastenden Bewegungsabläufen, z.B. das häufige schwere Heben im Baugewerbe und in den Pflegeberufen
- Förderung des dynamischen Bewegungsverhaltens beim Sitzen oder Stehen
- Unterstützung einer dauerhaften Bindung an den Freizeit- und Gesundheitssport
- Fördern der körperlichen Aktivität, z.B. Hausarbeit, Gartenarbeit.

3.9.3 Ausgewählte Beispiele aus der Verhältnisprävention

(AGR-Fernlehrgang „Von der Verhaltens- zur Verhältnisprävention" 2008)

Anforderungsprofil an einen ergonomischen Bürostuhl

(➢ Abb. 3.32)

- Wichtig ist eine Synchronverstellung von Sitzfläche und Rückenlehne. Sie verändert den Öffnungswinkel zwischen beiden Teilen in einem körpergerechten Verhältnis. Die Drehachse der Sitzfläche muss so nah wie möglich an der Sitzvorderkante liegen, damit diese sich bei der Rückneigung der Rückenlehne nicht anhebt.
- Der Anlehndruck der Rückenlehne muss individuell regulierbar sein.
- In jeder Sitzhaltung muss die Rückenlehne eine ausgewogene Unterstützung bieten.
- Der Öffnungswinkel zwischen Rückenlehne und Sitzfläche muss unter Krafteinwirkung 90° überschreiten und bei ausreichender Standsicherung mindestens 110° betragen.
- Die anatomisch geformte Sitzfläche soll gewährleisten, dass man auch beim Zurücklehnen nicht aus dem Sitz herausrutscht. Eine korrekte Beckenstellung wird dadurch unterstützt.
- Der Stuhl muss über eine Abfederung der Sitzfläche, auch in der untersten Sitzposition, verfügen, um die Wirbelsäule beim Hinsetzen vor Stößen zu schützen.
- Die Rückenlehne sollte so hoch wie möglich sein, damit die Brustwirbelsäule beim Zurücklehnen entlastet wird (Mindesthöhe 45 cm von Sitzfläche bis Lehnenoberkante in unterster Stellung).
- Der Drehpunkt der Rückenlehne muss so angeordnet sein, dass es zu keiner vertikalen Verschiebung zwischen Rückenlehne und Wirbelsäule kommt. Der sogenannte „Hemdschiebe-Effekt" wird dadurch vermieden und ein Wegkippen des Beckens verhindert.
- Damit die physiologische Form der Wirbelsäule beim Sitzen erhalten bleibt, muss die Lendenwirbelstütze korrekt eingestellt werden, entweder mit einem in die Lehne integrierten Verstellmechanismus (Lordosenhöhenverstellung) oder einer höhenverstellbaren Lehne. Eine individuelle Anpassung ist notwendig.
- Um den unterschiedlichen Oberschenkellängen der Nutzer gerecht zu werden, ist eine Sitzflächenverlängerung notwendig (Schiebesitz). Zwischen Kniegelenk und Sitzvorderkante sollte eine Handbreit Raum frei sein, um die Durchblutung der Beine nicht zu behindern.
- Bei Stühlen mit großem Öffnungswinkel muss eine entsprechende Lehnenhöhe und eine in Höhe und Neigung einstellbare Nackenstütze angeboten werden.

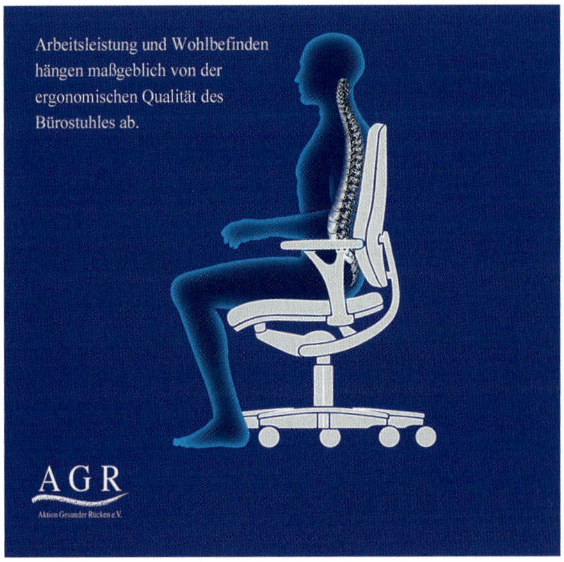

Abb. 3.32 Bürostuhl [X304]

- Vorteilhaft sind darüber hinaus Armlehnen. Sie unterstützen das rückengerechte Hinsetzen und Aufstehen und entlasten zeitweise die Schultergürtelmuskulatur. Die Armlehnen sollten so breit sein, dass der Unterarm bequem aufliegen kann. Armlehnen sollten in Höhe, Breite und Tiefe verstellbar sein. Die Schwenkbarkeit macht die Nutzung perfekt.
- Alle Bedienelemente müssen leicht zugänglich, funktionell, ergonomisch gestaltet und einfach zu handhaben sein.

Anforderungsprofil an ein Stehpult

(➢ Abb. 3.33)

- Das Stehpult muss leicht auf die Körpergröße des Nutzers einstellbar sein und so auch unterschiedlichen Nutzern in jeder Position ein Arbeiten in aufrechter Haltung ermöglichen. Je schneller und bequemer (ohne Werkzeuge!) die Höhenverstellung realisiert werden kann, desto vielseitiger wird das Stehpult eingesetzt. Beim Stehpult ist das Wichtigste die richtige Höhe der Vorderkante. Die Ellenbogen sollen sich etwa zwei Finger breit über der Vorderkante der Pultplatte befinden, wenn Sie Ihre Hand zu einer Faust geschlossen, aufrecht stehend, unter das Kinn halten.
- Die Arbeitsflächenposition muss flexibel (360° = um die eigene Achse drehbar) sein. Dadurch wird eine rückengerechte Positionierung der Pultplatte in jeder Situation ermöglicht. Das heißt, die Arbeitsfläche ist so eingestellt, dass man direkt vor dem Pult/der Platte stehen und arbeiten kann.

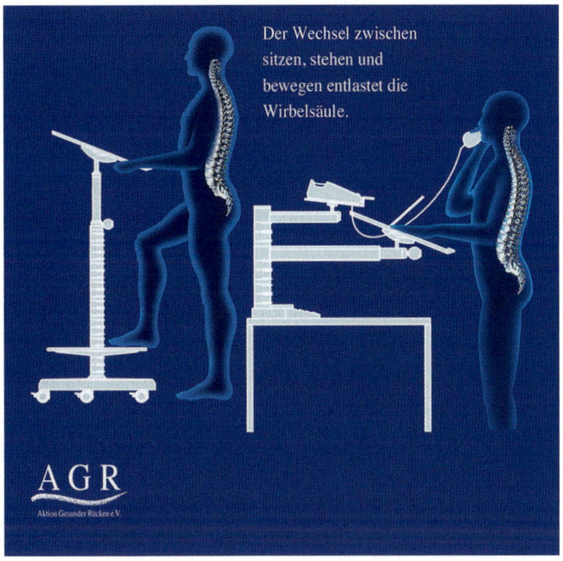

Abb. 3.33 Stehpult [X304]

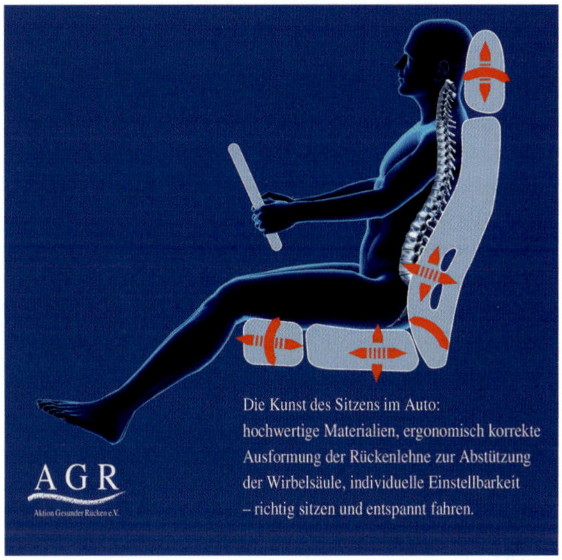

Abb. 3.34 Autositz [X304]

- Die Stehpultplatte muss eine Neigungsmechanik (leicht bedienbar!) haben, denn je mehr die Pultplatte neigbar ist, umso weniger muss der Kopf beim Schreiben bzw. Lesen nach vorne geneigt werden.
- Optimal ist eine integrierte – bei Nachrüstung zustellbare – Fußstütze. Diese hilft, die Beine zu entlasten und eine Beckenkippung nach hinten (Folge: Rundrücken) zu verhindern. Dabei sollten abwechselnd die Füße bei abgewinkelten Kniegelenken abgestützt werden (sogenannter Treseneffekt).
- Das Stehpult muss einen sicheren Stand haben. Sind Rollen (z.B. für einen leichten Standortwechsel) vorhanden, so müssen diese leicht arretierbar sein.
- Die Pultplatte muss über eine ausreichend dimensionierte Arbeitsplatte (mindestens DIN A3) verfügen.

Anforderungen für ergonomische Pkw-Sitze

(➤ Abb. 3.34)

- Der Autositz muss über eine feste Grundstruktur verfügen. Diese erhöht die Sicherheit und ergibt zugleich die Vorgabe für wirbelsäulengerechtes Sitzen. Eine zu nachgiebige Grundstruktur kann nicht genügend stützen.
- Eine wirbelsäulengerechte Ausformung der Schaumteile und eine ausreichend hohe Rückenlehne (Lehnenhöhe gleich Schulterhöhe, der Rücken sollte die Lehne nicht überragen) sind erforderlich. Betrachten Sie die Lehne von der Seite, muss eine leichte S-Form erkennbar sein.
- Die Seitenführungen am Sitzkissen sorgen für ein sicheres Fahrgefühl und fixieren den Fahrer an seinem Sitz. Idealerweise sollten die Seitenführungen auf die körperlichen Gegebenheiten anpassbar sein.
- Die Einstellbarkeit des oberen Bereiches der Lehne (Lehnenkopf) wäre wünschenswert. Dadurch ist eine optimale Feinabstimmung bei der Unterstützung der Schulter möglich.
- Der Lendenwirbelbereich muss durch die sogenannte Lordosestütze großflächig und individuell abgestützt werden. Die Hauptabstützung erfolgt am oberen hinteren Beckenkamm (etwa Verlauf des Hosengürtels).
- Wegen des besseren Bedienkomforts sollte bei der Bestellung eines Sitzes auf eine elektrische Lehneneinstellung nicht verzichtet werden.
- Die Kopfstütze muss in Höhe und Neigung einstellbar sein. Die Verstellwege der Kopfstütze müssen eine korrekte und damit sichere Positionierung zum Hinterkopf ermöglichen (Oberkante Kopfstütze = Oberkante Kopf, Abstand der Kopfstütze zum Hinterkopf max. 3 cm). Die Kopfstütze hat ausschließlich eine Sicherheitsfunktion und sollte während der Fahrt, das gilt nur für den Fahrer, keinesfalls als Stütze benutzt werden.
- Ebenfalls ein absolutes Muss ist die Höheneinstellung der Sitzfläche. Diese sorgt für ein annähernd gleiches Sichtfeld für alle Nutzer (Augenelypse). Die Einstellung sollte so hoch wie möglich erfolgen, nicht nur wegen des Sichtfeldes, sondern auch wegen der für die Wirbelsäulenkrümmung wichtigen Beckenpositionierung.

- Die Neigungseinstellung der Sitzfläche sorgt für eine korrekte Auflage der Oberschenkel.
- Die einstellbare Sitzflächenlänge oder Sitztiefe führt zur korrekten Anpassung an die Oberschenkellänge des Fahrers und optimiert dadurch die Sitzdruckverteilung. Je besser der Sitzdruck über Po und Oberschenkelauflage verteilt wird, desto angenehmer ist das Fahren, vor allem bei Langstrecken. Optimal ist eine komplette Abstützung des Oberschenkels, wobei zwischen Sitz und Kniekehle ungefähr zwei bis drei Finger breit Freiraum bleiben muss, um Druckbelastungen auf die Kniekehle zu vermeiden.
- Das optimale Sitzklima kann über eine Kombination aus Sitzheizung, Ventilationssystem und klimafreundlichen Bezugsmaterialien erreicht werden.

Anforderungsprofil an ein rückenfreundliches Fahrrad

(➤ Abb. 3.35)

- Die Rahmengeometrie muss eine rückengerechte Sitzhaltung ermöglichen. An drei Stellen sind Fahrrad und Mensch miteinander verbunden: an Sattel, Lenker und Pedalen. Deshalb müssen diese drei Fahrradpunkte (Rahmengeometrie) so zueinander positioniert werden, dass eine aufrechte und somit rückengerechte Sitzhaltung ermöglicht wird.
- Um eine aufrechte Sitzposition zu erreichen, sollten die Lenkergriffe etwa 20 cm höher sein als die Satteloberkante. Für die Rahmenhöhe gilt dabei als Empfehlung: Innenbeinlänge abzüglich 25 cm ergibt die Rahmenhöhe. Für die Rahmenlänge sollte im Regelfall die Entfernung von der Sattelspitze bis zur Lenkermitte ungefähr drei Finger breit länger sein als der Unterarm vom Ellenbogen bis zur Fingerspitze.

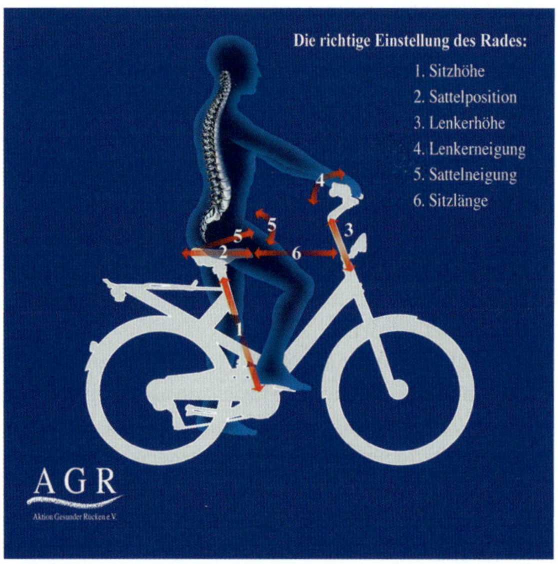
Die richtige Einstellung des Rades:
1. Sitzhöhe
2. Sattelposition
3. Lenkerhöhe
4. Lenkerneigung
5. Sattelneigung
6. Sitzlänge
1
2
3
4
5
5
6
AGR
Aktion Gesunder Rücken e.V.

Abb. 3.35 Fahrradeinstellung [X304]

- Bei der Vielzahl der unterschiedlichen Rahmenformen (u.a. Rennrad, Mountainbike, Tourenrad) ist es wichtig, darauf zu achten, dass möglichst ein niedriger Durchstieg vorhanden ist, damit das Auf- und Absteigen erleichtert und die Sicherheit verbessert wird (sogenannte „Unisex-Rahmen"). Ferner gibt es auch unterschiedliche Größen für ein und denselben Rahmen, z.B. mit kurzem oder langem Radstand, oder auch unterschiedliche Rahmenhöhen.
- Die Füße sind beim Rad fahren die wichtigste Verbindung zwischen Mensch und Rad. Die gesamte Kraftübertragung lastet dabei auf wenigen Quadratzentimetern. Untersuchungen haben ergeben, dass die beste Kraftübertragung und zugleich die geringste Fuß- und Kniebelastung erzielt werden, wenn der Fußballen genau über der Pedalachse steht. Außerdem soll der Fuß senkrecht auf das Pedal drücken. Eine Minderung der Druckkräfte auf die Pedale zur Schonung der Gelenke lässt sich über eine richtig angewandte Schaltung erzielen. So sollte man beim Anfahren einen jeweils kleinen Gang oder aber eine Schaltung mit niedriger Übersetzung wählen.
- Da die Kniegelenke eine Schlüsselrolle beim Tretvorgang spielen, ist eine richtige Sattelhöhe wichtig: Bei tiefster Pedalstellung, wenn der Fußballen das Pedal drückt, sollte das Knie ganz leicht, d.h. mit 5° bis 10°, gebeugt sein. Sind im unteren „Totpunkt" die Knie ganz durchgedrückt, so macht man unbewusst eine Außenrotation. Wird das Knie zu stark gebeugt, dann belastet das die Kniescheibe zu sehr. Zur Schonung der Kniegelenke kommt es auch auf das Verhältnis von Sattel zu den Pedalen an: Die Sattelspitze sollte zwei bis fünf Zentimeter hinter dem senkrechten Lot zum Tretlager liegen.
- Eine wichtige Rolle spielt der Sattel. Je aufrechter man sitzt, desto mehr wird das Körpergewicht auf das Gesäß verlagert, der Druck auf die Sitzbeinhöcker und den hinteren Teil des Sattels ist besonders hoch. Beim Treten, also einer Hoch-Tief-Bewegung, werden die Sitzbeinhöcker abwechselnd belastet. Deswegen muss sich der Sattel dieser Bewegung anpassen. Ein luftgefederter Sattel, z.B. „Airseat", macht diese Bewegungen mit, vermindert Sitzbeschwerden und reduziert einen möglichen Druck auf die Harnröhre.
- Aufgrund individueller Gesäßformen und geschlechtsbezogener Unterschiede zwischen Frau und Mann sind unterschiedliche Sattelformen zu beachten. Die bestangepasste Sattelform nützt jedoch

nichts, wenn der Sattel falsch positioniert ist, z.B. durch falsche Sattelneigung.

- Die Hände erfüllen Funktion und Abstützung, Schalten und Bremsen. Falsche Handgelenkstellungen führen über den Weg einer Sehnenscheidenreizung oder Entzündung dann zum Karpaltunnelsyndrom und zu Störungen der Medianusnerven. Rücken- und Nackenschmerzen treten durch anatomisch nicht richtige Lenkerhöhe, Lenkerform und Lenkeranordnung auf. Ein guter sogenannter Vorbau mit einstellbarer Lenkerhöhe und Lenkerneigung sorgt für eine richtige aufrechte Sitz- und Armhaltung (Vermeidung von HWS- und Schulter-Arm-Syndrom). Nur wenn das Gewicht des Oberkörpers auf dem Gesäß ruht, sind die Hände und Handgelenke von der „Stützlast" befreit und können mit leicht angewinkelten Ellenbogen locker und sicher auf dem Lenker liegen. Durch Lenkerform und -breite wird die Griffposition bestimmt und diese wiederum beeinflusst die Griffhaltung. Für die richtige Lenkerbreite sollen die Arme leicht angewinkelt und die Hände eine, maximal zwei Handbreit rechts und links der Schultern auf dem Lenker liegen.
- Anatomisch geformte Griffe mit Stoßdämpfereigenschaften tragen zur Vermeidung von Stößen und Druck auf die Handgelenkwurzeln bei. Besonders geformte Multipositionslenker ermöglichen unterschiedliche Hand- und Griffstellungen, sodass schnelle Ermüdung von Armen und Handgelenken vermieden werden können.
- Hinsichtlich der Schalthebelsysteme ist zu beachten, dass sie kleine und leichtgängige Funktionswege aufweisen und am Lenker griffgünstig positioniert werden. Sinnvoll sind auch moderne Automatikschaltungen. Bei Fahrern mit eingeschränktem Bewegungsspielraum und Muskelkraft in den Händen ist eine Rücktrittbremse ideal, welche insbesondere bei älteren Menschen auch das Sicherheitsgefühl erhöht.
- Die Fahrradfederung hat Einzug in den Fahrradalltag gefunden. Sie vermindert Stöße und Schläge, die durch Fahrbahnunebenheiten hervorgerufen werden. Die Deutsche Sporthochschule in Köln hat sich mit den Auswirkungen von Federungen auf die Wirbelsäule beschäftigt und festgestellt, dass bei vollgefederten Fahrrädern die Stöße um 35% gemindert werden. Ein vollgefedertes Fahrrad hat eine Vorder- und Hinterradfederung. Dadurch wird die Wirbelsäule von kritischen Stoßbelastungen entlastet. Eine Vollfederung schont außerdem den gesamten Halteapparat des Radfahrers. Zusätzlich wird die Fahrsicherheit verbessert.

Anforderungsprofil an das rückengerechte Bettsystem

➤ Tab. 3.4, ➤ Abb. 3.36

Tab. 3.4 Anforderungsprofil an das rückengerechte Bettsystem

Mindestanforderungen	Sinnvolle Zusatzfunktionen
• richtiges Bettmaß • individuelle Anpassung des Bettsystems an Gewicht und Körperform • Druckentlastung (Schulterzone und Matratzen) • Unterstützung der natürlichen nächtlichen Bewegungsabläufe • optimales Bettklima (Matratze/Zudecken/Raumtemperatur) • Anpassung an das subjektive Liege- und Komfortempfinden (Matratze) • unterschiedliche Matratzenbezüge (Speziallösungen für Allergiker, Rheumatiker und temperaturempfindliche Schläfer)	• Komforthöhe des Bettgestells • Kopfverstellung • Körperschräglagerung • Komfortverstellungen

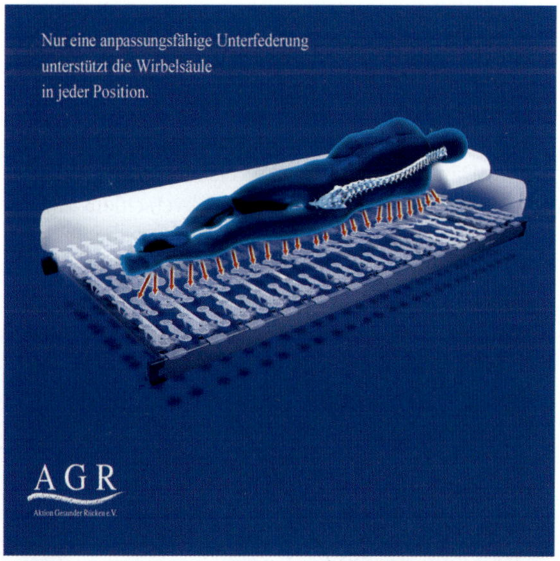

Abb. 3.36 Bettsystem [X304]

Anforderungsprofil an fußgerechtes Schuhwerk

- Der Schuh muss die richtige Länge haben. Sehr oft wird wegen zu geringer Schuhbreite und/oder Risthöhe der Schuh zu groß gekauft. Oft sind auch die Füße unterschiedlich lang. In der Länge zu große Schuhe führen zum Ausrutschen, Umknicken und Stolpern.

- Der Schuh muss die richtige Weite haben. Füße sind unterschiedlich breit. Ca. 50% der Erwachsenen haben „Normalbreite", 45% eine „Extrabreite" und 5% eine „schmale" Schuhbreite. Demzufolge sollten Schuhe bei gleicher Länge in unterschiedlichen Breiten angeboten werden, dem sogenannten „Mehrweitensystem". Zu enge Schuhe verursachen unter anderem Hautreizungen und Hauterkrankungen, ferner kommt es je nach Umgebungstemperatur zu starkem Schwitzen oder zu kalten Füßen.
- Die Schuhform soll sich an der natürlichen Fußform orientieren. Er darf weder drücken noch zu groß sein, um Fehlstellungen vorzubeugen und das Schuh-Innenklima günstig zu beeinflussen. So lassen sich oft durch falsches Schuhwerk bedingte Probleme wie Knick-, Senk-, Spreiz- oder Plattfüße vermeiden. Wichtig ist eine angepasste, entlastende sowie unterstützende Schuhgestaltung.
- Der Schuh sollte eine Fersenführung in Form einer gut ausgebildeten Fersenkappe haben, d.h., die Ferse wird leicht stützend umfasst, woraus sich eine Stützwirkung für den Fuß ergibt. Dieses wiederum verbessert und stabilisiert einen sicheren Gang, entlastet die Sprunggelenke, reduziert die Umknickgefahr und ist vorbeugend gegen Gelenk- und Wirbelsäulenbeschwerden.
- Besonders wichtig ist eine dem individuellen Gewicht des Trägers angepasste, möglichst verschleißfreie Dämpfung im Fersenbereich (➤ Abb. 3.37). Diese ist vorbeugend gegen Gelenkverschleiß und Wirbelsäulenbeschwerden. Sie reduziert die Belastung auf harten Böden und führt zu deutlich ermüdungsfreierem Gehen (wie Gehen im angefeuchteten Sand).
- Achtung: Nachteile bei zu weicher Fersendämpfung!

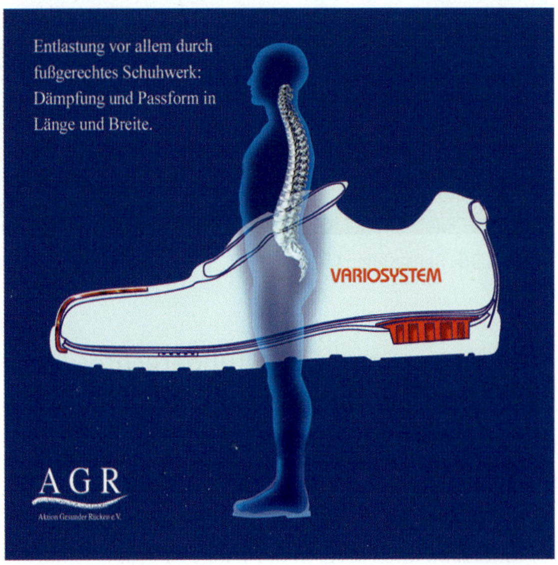

Abb. 3.37 Schuh [X304]

AGR-Gütesiegel

Partner aus Medizin, Therapie und Wissenschaft erarbeiten gemeinsam Anforderungskriterien für ergonomisch vorbildliche Produkte. Eine unabhängige medizinische Expertenkommission prüft Produkte nach diesem Katalog und zeichnet rückengerechte Produkte mit dem AGR-Gütesiegel aus.

Das Gütesiegel dient Verbrauchern beim Kauf von ergonomischen Alltagshilfen (z.B. Büromöbel, Autositze, Betten, Polstermöbel, Schuhe) als Orientierungshilfe.

3.9.4 Praxisempfehlungen für Rückenschullehrer

Rückenschullehrer sollten

- keine pauschale Kaufempfehlungen für alle Kursteilnehmer geben, sondern die Beratungen sehr individuell gestalten. Die Vor- und Nachteile von bestimmten Produkten sind für die Kursteilnehmer sachlich und neutral zu erläutern.
- nur in Ausnahmefällen ein bestimmtes Produkt empfehlen, sondern die allgemeinen Anforderungsprofile für rückengerechte Produkte herausstellen.
- bei der Thematisierung der Verhältnisprävention, die Symbiose von Verhaltens- und Verhältnisprävention konsequent beachten.
- die große Bedeutung der körperlichen Aktivität für die Rückengesundheit nicht aus den Augen verlieren. Rückengerechte Produkte sollen einen Beitrag zur körperlichen Aktivität im Beruf und in der Freizeit leisten.
- die Produkte, die zu einer unangemessenen Schonung des Rückens oder zu einer Bewegungspassivität führen, eher kritisch bewerten.
- bei den Kursteilnehmern das unnötige Konsumverhalten nicht fördern. Es ist nach Möglichkeiten zu suchen, vorhandene Produkte optimal zu nutzen oder durch einfache Hilfsmittel zu verbessern.
- bei der Erarbeitung der Anforderungskriterien rückengerechter Produkte die Vorkenntnisse und Erfahrungen der Kursteilnehmer einbeziehen (induktive Lehrmethode).
- möglichst keine Produkte im Kurs verkaufen. Der Verkauf von Produkten widerspricht der Neutralität des Kursleiters und schwächt seine Rolle als „pädagogischer Moderator".

- die Vorteile einer Kooperation mit den örtlichen Fachgeschäften für z.B. Büromöbel, Fahrräder oder Betten nutzen.

LITERATUR

AGR (2006). AGR-Fernlehrgang „Von der Verhaltens- zur Verhältnisprävention". www.agr-ev.de [Zugriff am 2.5.2010].

Arbeitsschutzgesetz – ArbSchG über die Durchführung des Arbeitsschutzes zur Verbesserung der Arbeitssicherheit und des Gesundheitsschutzes bei der Arbeit von 1996. BGBI I: 1.246.

Bös K et al. (2003). Bewegung. In: Schwartz FW (Hrsg.). Public Health. Gesundheit und Gesundheitswesen. München: Elsevier/Urban & Fischer, S. 156–162

Burton AK et al. (2006). Chapter 2: European guidelines for prevention in low back pain: November 2004. Eur Spine J 15 (Suppl. 2): 136–168.

Gatty CM et al. (2003). The effectiveness of back pain and injury prevention programms in the workplace. Work: Journal of Prevention, Assessment, and Rehabilitation 20 (3): 257–266.

Hartivgsen J et al. (2005). Intensive education combined with low tech ergonomic intervention does not prevent low back pain in nurses. Occup Environ Med 62 (1): 13–17.

Jennsen LD et al. (2006). Prevention of low back pain in female eldercare workers: randomized controlled work site trial. Spine 31 (16): 1.761–1.769.

Krüger D (2003). Kosten-Nutzen-Betrachtung der ergonomischen Arbeitsplatzgestaltung an Büroarbeitsplätzen mit officeplus-Stehpulten bei der Drägerwerk AG. Hamburg: Verlag. www.officeplus.de [Zugriff am 2.5.2010].

Landau K (2007). Lexikon Arbeitsgestaltung. Stuttgart: Gentner Verlag.

Linton SJ, van Tulder MW (2001). Preventive interventions for back and neck pain problems? Spine 26: 778–787.

Lühmann D Burkhardt-Hammer T, Stoll S (2006). Prävention rezidivierender Rückenschmerzen – Präventionsmaßnahmen in der Arbeitsplatzumgebung. Köln: DIMDI Schriftenreihe Health Technology Assessment Bd. 38.

McGrath PJ, Manion IG (1990). Prevention of pain problems. In: Craig KD, Weiss SM (Eds.). Health enhancement, disease prevention, and early intervention. Biobehavioral perspectives. New York: Springer, p. 269–286.

Verordnung über Sicherheit und Gesundheitsschutz bei der Arbeit an Bildschirmgeräten (Bildschirmarbeitsverordnung). In: Arbeitsschutzgesetz – ArbSchG über die Durchführung des Arbeitsschutzes zur Verbesserung der Arbeitssicherheit und des Gesundheitsschutzes bei der Arbeit von 1996. BGBI I: 1.246.

VG-Berufsgenossenschaft (2002). Bildschirm- und Büroarbeit. Leitfaden zur Gestaltung. Schriftenreihe Prävention. SP 21 BGI 65. Hamburg: Eigenverlag.

Schwartz FW (2003). Public Health. Gesundheit und Gesundheitswesen. München: Elsevier/Urban & Fischer.

Tveito TH et al. (2004). Low back pain interventions at the workplace: a systematic literature review. Occup Med 54 (1): 3–13.

KAPITEL

4 Kurskonzeption und Stundenbilder der Neuen Rückenschule

In diesem Kapitel werden die in den vorangegangenen Kapiteln dargestellten Grundlagen und Praxisanregungen zusammengeführt und in der exemplarischen Darstellung von Stundenschwerpunktbildern bzw. in der beispielhaften Konzeption eines gesamten Rückenschulkurses konkretisiert.

Der erste Beitrag von Günter Lehmann (➤ Kap. 4.1) befasst sich zunächst mit den Grundüberlegungen zur Kurskonzeption. Dabei werden Beispiele vorgestellt, wie die zielgruppenspezifischen Aspekte von Beginn an berücksichtigt werden können. Außerdem liefert der Beitrag Tipps für die multimodale Kursgestaltung und gibt Anregungen für aufbauende „Präventionsangebote" zur Förderung der Rückengesundheit.

Die Gliederung und Gestaltungselemente einer Kursstunde werden im zweiten Beitrag von Günter Lehmann (➤ Kap. 4.2) dargestellt. Dieser Beitrag soll verdeutlich, welche Stundenstrukturelemente notwendig sind, um Stundenziele sinnvoll zu vermitteln. Weiterhin wird aufgezeigt, wie die Interaktion und Gruppendynamik in der Kursstunde gefördert werden können. Zum besseren Verständnis wird ein durchgängiges Praxisbeispiel verwendet.

Spezielle Stundenbilder, die sich für einen Rückenschulkurs eignen, stellt Joachim Fleichaus im dritten Beitrag vor (➤ Kap. 4.3). Die drei ausgewählten Stundenschwerpunktthemen „Stress und Stressbewältigung", „Schmerzmanagement" und „Aktiv zur Rückengesundheit" sind besonders interessante und zugleich elementare Themen für die Neue Rückenschule. Der Beitrag gibt einen sehr praxisorientierten Einblick, wie das jeweilige Stundenschwerpunktthema von der Einleitung bis zum Schlussteil behandelt werden kann.

Im vierten Beitrag (➤ Kap. 4.4) stellt Günter Lehmann ein exemplarisches Beispiel für eine Kurskonzeption vor. In übersichtlicher Tabellenform sind insgesamt zehn Kursstunden abgebildet. Im Sinne eines pädagogischen Stundendurchführungskonzepts wird jede einzelne Kursstunde in die Rubriken Ziele, Inhalte, Methode, Arbeits- und Organisationsform sowie Zeit untergliedert.

Der abschließende fünfte Beitrag (➤ Kap. 4.5) beschäftigt sich mit dem Thema praxisorientierte Evaluation. Ruud Stefelmanns und Frank Bertelsmeier beleuchten das Thema so, dass der Kursleiter daraus einen persönlichen Nutzen für seine Rückenschularbeit ziehen kann. Neben den elementaren Grundlagen, Methoden und Strategien der Evaluation liefert der Beitrag konkrete Beispiele, wie und mit welchen Assessments Rückenschulmaßnahmen evaluiert werden können.

4.1 Grundüberlegungen zur Kurskonzeption

Günter Lehmann

Ein Rückenschulkonzept beinhaltet ein in sich schlüssiges, strukturiertes und aufbauendes Kursprogramm. Einerseits muss innerhalb einer Kursstunde ein roter Faden für den Teilnehmer deutlich werden, andererseits muss auch das gesamte Kurskonzept so zusammengestellt sein, dass sich dadurch ein strukturierter Aufbau und sinnvolle Verbindungen ergeben. Darüber hinaus ist es unerlässlich, die Gestaltung des Rückenschulkursangebots an der Ziel- bzw. Teilnehmergruppe zu orientieren. Demnach kann es kein bundeseinheitliches Kurskonzept geben.

4.1.1 Zielgruppenorientierte Zusammenstellung der Gruppen

Menschen in unterschiedlichen Arbeits- und Lebenssituationen, in verschiedensten Verhältnissen lebend oder mit unterschiedlichem Alter haben ebenso unterschiedliche Ausgangssituationen, Bedürfnisse und Erwartungen.

Kursausschreibung

Um den Bedürfnissen, Erwartungen und der vorliegenden Ausgangssituation möglichst optimal gerecht zu werden, bietet es sich an, bestimmte Zielgruppen anzusprechen. Die Zielgruppen der präventiven Rückenschule werden in ➤ Kap. 2.3 beschrieben. So könnte sich

4

beispielsweise eine zielgruppenorientierte Kursausschreibung an Personen mit immer wieder auftretenden Rückenschmerzepisoden, mit starken Stressbelastungen oder auch an Personen mit Dekonditionierungsproblemen bzw. Bewegungsmangel richten.

Eingangsbefragung

Eine teilnehmerorientierte Gestaltung eines Rückenschulkurskonzepts kann aber auch dadurch erreicht werden, indem vor Beginn des Rückenschulkurses mithilfe eines Eingangsfragebogens die Voraussetzungen und Erwartungen der Teilnehmer erfasst werden. Dabei empfiehlt es sich, nicht nur nach den Erwartungen und Bedürfnissen der Teilnehmer, sondern auch nach Beschwerden und dem Aktivitätsniveau zu fragen. Der Kursleiter kann dadurch z.B. ermitteln, ob die angemeldeten Personen einen bewegungsarmen Lebensstil praktizieren, immer wieder Rückenschmerzepisoden durchlaufen, konzentrierte Beschwerden innerhalb einer Körperregion, beispielsweise in der Schulter-Nacken-Region, haben oder ob es ihnen schwer fällt, Tätigkeiten im Alltag und im Beruf zu verrichten. Auf diese Weise können die Rückenschulgruppen zielgruppenorientiert zusammengestellt werden.

Notwendigkeit von Einzelmaßnahmen

Nicht selten wollen Menschen mit starken Beschwerden und behandlungsbedürftigen Erkrankungen einen Rückenschulkurs belegen. Die KddR hat Trennschärfekriterien (KddR 2009; ➤ Kap. 2.3.2) erarbeitet, die gemeinsam mit einem GesundheitsCheck-Fragebogen (KddR 2008) dem Kursleiter helfen, behandlungsbedürftige Personen einer gezielten ärztlichen Beurteilung zuzuführen. Es macht keinen Sinn, z.B. Personen in die präventive Rückenschule aufzunehmen, wenn sich bei ihnen beispielsweise bei einfachen Bewegungsprozessen wie Sitzen, Stehen, Liegen und Bewegen eventuell vorhandene Beschwerden verschlechtern.

4.1.2 Zielgruppenorientierte Gestaltung des Kurskonzepts

Bei der Gestaltung der Rückenschulkurse ist zu beachten, dass sich das Angebot immer an unterschiedliche Personengruppen mit unterschiedlichen Voraussetzungen und Erwartungen richtet. Selbst wenn keine direkte Zielgruppe in der Ausschreibung angesprochen wurde, so sind besonders die Ausgangslagen bei heterogenen Rückenschulgruppen sehr verschieden. Die im ➤ Kap. 4.4 dargestellten Stundenbilder sind nur als ein exemplarisches Beispiel für einen Rückenschulkurs zu verstehen. Auf keinem Fall darf ein Rückenschulkonzept als starres Konstrukt betrachtet und angewendet werden. Sinnvoll und zwingend notwendig ist es dagegen, immer die Zielgruppe mit ihren jeweiligen Erwartungen, Bedürfnissen und Voraussetzungen im Blickfeld zu halten und das Kurskonzept sozusagen „maßgeschneidert" auf die Teilnehmer auszurichten.

Multimodale Kursgestaltung

Die im ➤ Kap. 3 vorgestellten Bausteine können innerhalb eines multimodalen Kurskonzepts unterschiedlich angewendet, gewichtet und variiert werden.

Module wie in ➤ Kap. 2.2 beschrieben sind auf spezielle Zielbereiche ausgerichtet und haben dementsprechende Ziele, Inhalte und Methoden. Auf das Stundenthema bzw. den Stundenschwerpunkt ausgerichtet, kann der Kursleiter die Module miteinander verknüpfen. Diesen Vorgang kann man wie ein pädagogisches Baukastensystem verstehen. Der Kursleiter, sozusagen als pädagogischer Architekt, kann die Module flexibel für die jeweiligen Kursstunden und den Gesamtkurs einsetzen und verbinden. Dabei verliert er jedoch nicht aus dem Auge:

- die Ausgangslage: individuelle Voraussetzungen der Teilnehmer und bei Rückenschulangeboten im Setting auch die settingspezifische Ausgangslage hinsichtlich der Verhältnisse
- die Bedürfnisse und Erwartungen der Gruppe
- das Stimmungsbild der Gruppe (z.B. Wandel des Stimmungsbildes)
- den jeweiligen Stundenschwerpunkt
- die Zielbereiche des Gesamtkonzepts.

Am Ball bleiben: Präventionsstraßen zur Förderung der Rückengesundheit

Das Leitziel der KddR „Die Stärkung der Rückengesundheit und die Prävention der Chronifizierung von Rückenschmerz" ist ganz sicher nicht mit isolierten und abgeschlossenen Rückenschulkursen zu erreichen. Vielmehr sind fließende Präventionskonzepte zur Förderung der Rückengesundheit erforderlich. Die Absolvierung eines Rückenschulgrundkurses legt einen ersten Grundstein für gesundheitsförderliches Verhalten und Strategien zur Förderung der Rückengesundheit. Die

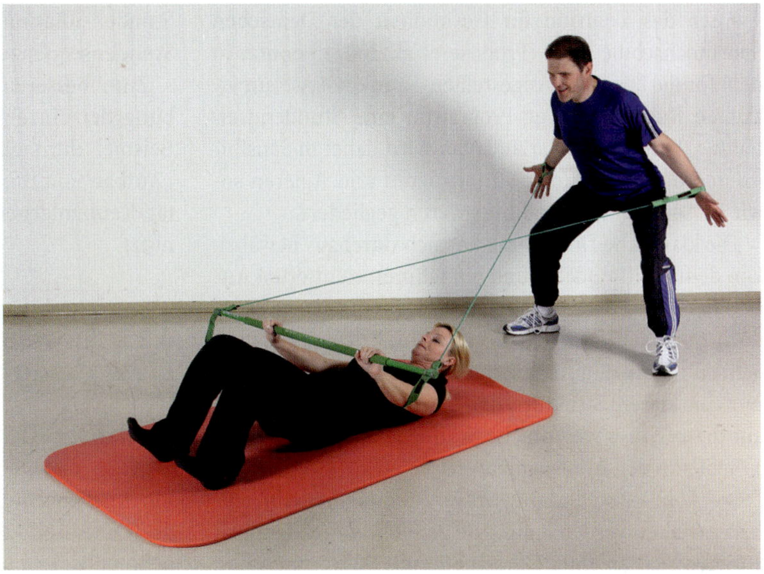

Abb. 4.1 Training in Partnerarbeit bei einem Rückenschulaufbauangebot [W789]

4

Kursteilnehmer sollten deshalb an aufbauende Rückenschulkursangebote oder weiterführende Präventionsangebote zur Förderung der Rückengesundheit herangeführt werden (➤ Abb. 4.1). Dies könnte im Rahmen von eigenen oder im Rahmen von Präventionsangeboten von Netzwerkpartnern geschehen.

LITERATUR

KddR – Konföderation der deutschen Rückenschule (2008). Fragebogen GesundheitsCheck www.kddr.de/download [Zugriff am 25.4.2010].

KddR – Konföderation der deutschen Rückenschule (2009). Trennschärfe der KddR, aktualisierte Fassung vom 11.9.2009. www.kddr.de/download [Zugriff am 25.4.2010].

4.2 Stundenaufbau

Günter Lehmann

Für die Verwirklichung der angestrebten Ziele zur Rückenschule ist es wichtig, neben den im ➤ Kap. 2 beschriebenen pädagogischen und methodisch-didaktischen Aspekten und den unter ➤ Kap. 4.1 dargestellten Grundüberlegungen zur Kurskonzeption einen schlüssigen Stundenaufbau zu gewährleisten.

4.2.1 Grundüberlegungen und Prinzipien zum Stundenaufbau

Jede Kursstunde ist innerhalb des Rückenschulkonzepts auf ein Schwerpunktthema oder wenige, jedoch zusammenhängende Schwerpunktthemen ausgerichtet. Ein zielgerichteter und strukturierter Aufbau muss erkennbar sein. Das Behandeln von mehreren unterschiedlichen Themenschwerpunkten innerhalb einer Kursstunde, zum Beispiel Stress und Stressbewältigung einerseits und Ergonomie in Alltag, Freizeit und Beruf andererseits, würde die Kursteilnehmer verwirren und ist daher nicht zu empfehlen. Stattdessen sollen die Kursteilnehmer einen fortlaufenden „roten Faden“ im Stundenverlauf erfahren und erleben können. Der Kursleiter sollte bestrebt sein, die zum Schwerpunktthema passenden Groblernziele in den Mittelpunkt der Kursstunde zu stellen und nicht aus den Augen zu verlieren. Bereits die Einstiegsphase einer Kursstunde sollte auf das Stundenschwerpunktthema hinwirken.

Stundengliederung

Frühere sportdidaktische Konzepte wollten möglichst vielseitige Aufgaben und Ziele innerhalb einer Unterrichtsstunde berücksichtigen. Mit dem Hintergrund, eine für den Sportunterricht übersichtliche Stundengliederung nutzen zu können, wurde eine Dreiteilung von Sportstunden entwickelt (Burger und Groll 1971). Die von Groll entwickelte Stundeneinteilung beinhaltet die Stundenelemente Einleitung, Hauptteil und Schluss. Wie Untersuchungen ergaben, wird bei Gesundheitsprogrammen in Deutschland ebenso nach einer klassischen Dreiteilung der Kursstunden verfahren. Dabei werden die Kursstunden in die Sequenzen Aufwärmen, Hauptteil bzw. funktioneller Teil und Cool down/Entspannen aufgeteilt (Brehm et al. 2002).

Auch das Zentrum für Gesundheit der Deutschen Sporthochschule Köln (Froböse et al. 2007) benutzt in dem für die Deutsche Angestellten-Krankenkasse entwickelten Rückencoaching-Programm eine Stundendreiteilung. Der Stundenverlaufsplan wird dabei in Sensibilisieren und Reflektieren, Informieren und Agieren sowie in Ausprobieren und Integrieren gegliedert.

Die klassische Dreiteilung hat sich durchaus bewährt. Um dem multimodalen und teilnehmerorientierten Ansatz der Rückenschule gerecht zu werden, macht es jedoch Sinn, die Stundenteile Einleitung, Hauptteil und Schluss weiter zu untergliedern. Daraus ergibt sich nicht nur eine klarere Struktur, sondern auch die Möglichkeit, auf diese Weise wesentliche Stundenelemente, wie den Transfer in den Alltag, aufzuwerten.

➤ Abb. 4.2 stellt dar, wie der Verlauf einer Kurseinheit gestaltet werden kann. Die zeitlichen Angaben orientieren sich an einer Kursstunde mit 90 Minuten und sind lediglich richtungweisend. Je nach Stundenschwerpunktthema, Bedürfnissen der Kursteilnehmer und Stundensituation sind zeitliche Verschiebungen in den Stundensequenzen erforderlich.

Einleitung

Ankommen:
körperlich erwärmen, mental einstimmen

Hinführung zum Schwerpunktthema:
sensibilisieren, erkennen und entdecken

(etwa 20 Minuten)

Hauptteil

Stundenschwerpunkt:
- sensibilisieren, probieren, agieren, trainieren und erleben
- transferieren und verinnerlichen

(etwa 50 Minuten)

Schlussteil

Ausklang:
regenerieren, reflektieren, nach vorn schauen

(etwa 20 Minuten)

Abb. 4.2 Darstellung einer möglichen Kursstundengliederung [L143]

Zum besseren Verständnis wird bei der Beschreibung der einzelnen Stundenphasen im Folgenden als Beispiel durchgängig das Stundenschwerpunktthema „Aufbau und Bindung an gesundheitssportliche Aktivität, Kennenlernen von Lifetimesport" (➤ Kap. 3.4) benutzt.

4.2.2 Einstieg, körperliche und mentale Erwärmung

Begrüßen und Stimmungslage ermitteln

Ein Rückenschullehrer sollte bestrebt sein, zu Beginn der Kursstunde einen positiven Einstieg für seine Teilnehmer zu ermöglichen. Nach einer persönlichen Begrüßung empfiehlt es sich, die aktuelle Stimmung der Teilnehmer durch eine Punktabfrage in Form eines Stimmungsbarometers (Seifert 2009) zu erfassen. Bewährt hat sich hierbei die Punktabfrage in Form einer

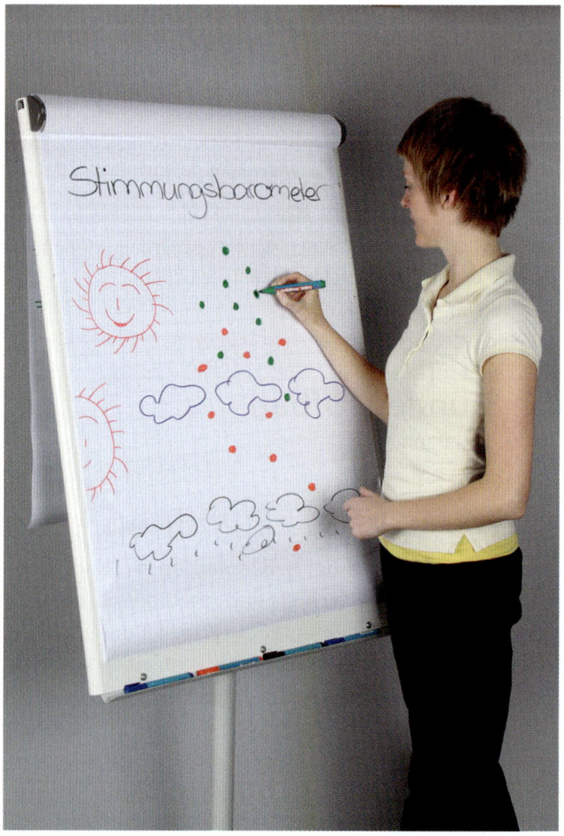

Abb. 4.3 Stimmungspunkte auf einer Wetterskala; Stimmungsanstieg wird deutlich durch rote Punkte zum Kursstundenbeginn und grüne Punkte am Kursstundenausklang. [W789]

Wetterskala (➤ Abb. 4.3). Dabei können die Teilnehmer je nach individueller Stimmung einen Klebepunkt in den Kategorien „heiter“, „heiter bis wolkig“ oder „bewölkt/regnerisch“ anbringen (alternativ mit einem Flipchartstift). Bei der im Folgenden beschriebenen Blitzlichtrunde (Weidenmann 2007; Knoll 2007; Seifert 2009) besteht die Möglichkeit, weitere Informationen von den Kursteilnehmern zur aktuellen Befindlichkeit zu erfahren.

Positiv einstimmen: Stoffwechselanregung und psychische Einstimmung

Begrüßungsrituale, Spiel, Lauf- und Bewegungsformen bewirken zu Beginn der Kursstunde nicht nur eine positive Einstimmung und Stoffwechselanregung, sondern helfen auch, Hemmungen abzubauen und die Gruppendynamik zu fördern. Spezielle Spiele zum besseren Kennenlernen (Beermann und Schubach 2008), besonders im Hinblick auf das Lernen der Namen, sind besonders in den ersten beiden Kursstunden empfehlenswert (➤ Kap. 3.3). In der ersten Kursstunde sollten auch die Erwartungen der Kursteilnehmer abgefragt werden. Dabei ist es vorteilhaft, die genannten Motive und Wünsche z.B. auf einem Flipchart oder einer Pinnwand (Weidenmann 2008) zu visualisieren. Auf diese Weise bekommen die Teilnehmer das Gefühl, dass ihre Erwartungen genügend Wertschätzung erhalten. Die Bewegungsaktivitäten zu Beginn der Kursstunden sind so zu gestalten, dass sie möglichst einen Bezug zum Stundenschwerpunktthema aufweisen.

Nach der positiven Einstimmung kann ein Blitzlicht durchgeführt werden. Jeder Teilnehmer bekommt die Gelegenheit, über seine Befindlichkeit und seine Erfahrungen Rückmeldungen zu geben. Auf Grundlage des von den Teilnehmern geführten Bewegungstagebuches (➤ Kap. 4.2.6; ➤ Abb. 4.10) sollte sowohl nach erfolgreichen als auch problematischen Verwirklichungen persönlicher Ziele gefragt werden. Bei etwaigen Bewältigungsproblemen wird die gesamte Gruppe daran beteiligt, geeignete Lösungsmöglichkeiten zu finden. Um die Kursteilnehmer zu bestärken, ist es sinnvoll, sie einerseits für ihre gesundheitsförderlichen Aktivitäten zu loben und andererseits erzielte Fortschritte herauszustellen.

Wiederholen, Vertiefen

In Verbindung mit der Blitzlichtrunde empfiehlt sich eine kurze und prägnante Wiederholung von Inhalten vorangegangener Unterrichtseinheiten. Dabei können sowohl Inhalte aus dem Bereich der Wissensvermittlung als auch elementare Übungen, sogenannte Elementarübungen (➤ Kap. 4.4), wiederholt werden. Offene Fragen werden in diesem Zusammenhang ebenfalls besprochen und geklärt.

BEISPIEL

Gestaltung der Phase Einstieg, körperliche und mentale Erwärmung

Stundenbeispielthema: „Aufbau und Bindung an gesundheitssportliche Aktivität, Kennenlernen von Lifetimesport“
Bei flotter Musik werden die unterschiedlichen Bewegungsabläufe von verschiedenen Sportarten nachgeahmt. Dabei kann der Kursleiter zunächst einige Sportarten vorgeben, später können die Kursteilnehmer eigene Vorschläge einbringen.

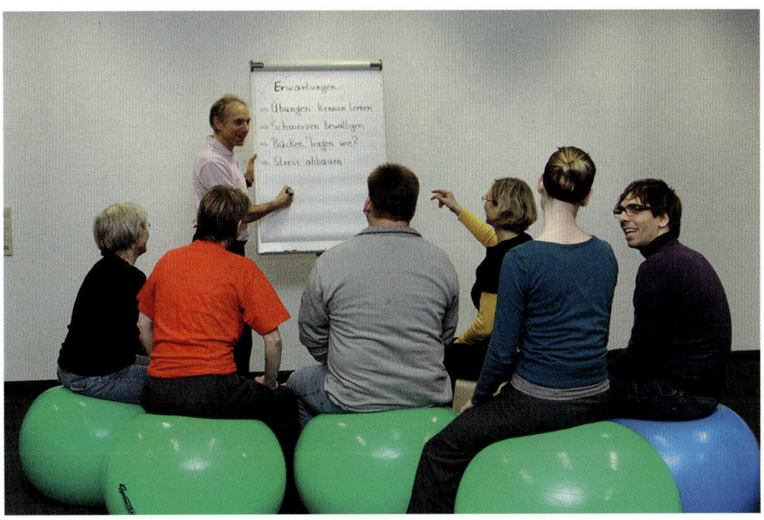

Abb. 4.4 Moderation: Erwartungen der Kursteilnehmer am Flipchart klären [W789]

4

ZUSAMMENFASSUNG

Stundenelemente der Phase Einstieg, körperliche und mentale Erwärmung

- Begrüßung
- Stimmungsbarometer
- positive Einstimmung: Stoffwechselanregung und psychische Einstimmung
- Kennenlernen (nur in den ersten beiden Kursstunden)
- Klären von Erwartungshaltungen (primär in der 1. Kursstunde)
- Blitzlicht, Beantwortung von Fragen
- Wiederholung und Vertiefung vorangegangener Lerninhalte.

4

4.2.3 Hinführung zum Schwerpunktthema

Themeneinstieg, Hintergrund-, Handlungs- und Effektwissen vermitteln

Nach der Einstiegs- und Erwärmungsphase wird das neue Stundenthema gezielt angegangen. Das zum Stundenthema relevante Hintergrund-, Handlungs- und Effektwissen sollte nach Möglichkeit interaktiv vermittelt werden, indem die Kursteilnehmer mit einbezogen werden. So empfiehlt es sich, herausfordernde Fragen zu stellen, bei denen die Kursteilnehmer ihr Wissen einbringen können. Die wichtigsten Aspekte zum Schwerpunktthema lassen sich beispielsweise über eine Kartenabfrage oder über eine Wandzeitung (Lipp und Will 2008; Seifert 2009) sammeln. Sollten Informationsdefizite bei den Kursteilnehmern vorliegen, so besteht die Möglichkeit, sie über ein Impulsreferat auf den nötigen Wissensstand zu bringen.

Sensibilisieren, Körperwahrnehmung fördern

Inhalte der Körperwahrnehmung und des Körperbewusstseins (➤ Kap. 3.1) bilden eine tragende Säule in den verschiedensten Stundenphasen. Hinführend zum Stundenschwerpunktthema empfiehlt es sich, schon zu Beginn der Kursstunde verstärkt Aktivitäten zum Fördern der Körperwahrnehmung und des Körperbewusstseins zu berücksichtigen (Mommert-Jauch 2000; Birkenbihl 2007). Hierbei könnten die Teilnehmer beispielsweise auch unterschiedlichste Haltungs- und Bewegungsformen ausprobieren, wahrnehmen und erleben. Auf diese Weise sollen die Kursteilnehmer zu Erkenntnissen gelangen, die nicht im Sinne starrer Richtig-falsch-Regeln, sondern auf Basis der eigenen Wahrnehmung und des persönlichen Wohlbefindens beruhen (➤ Abb. 4.5). Sie erhalten so u.a. die Fähigkeit, zwischen persönlich geeigneten Beanspruchungs-, Haltungs- und Bewegungsformen, aber auch zwischen geeigneten und weniger geeigneten Verhaltensweisen differenzieren zu können (➤ Kap. 3.5).

Effektwissen vermitteln

Eine zentrale Aufgabe für den Kursleiter besteht in dieser Stundenphase auch darin, den Kursteilnehmern die nutzenbringenden Wirkungen der angestrebten Ziele zu vermitteln. Welche Effekte die angestrebten gesundheitssportlichen Aktivitäten oder gesundheitsförderlichen Lebensweisen mit sich bringen, kann die Gruppe mit dem Kursleiter gemeinsam herausarbeiten.

So könnte an dieser Stelle beispielsweise verdeutlicht werden, dass gesundheitssportliche Aktivitäten ein ver-

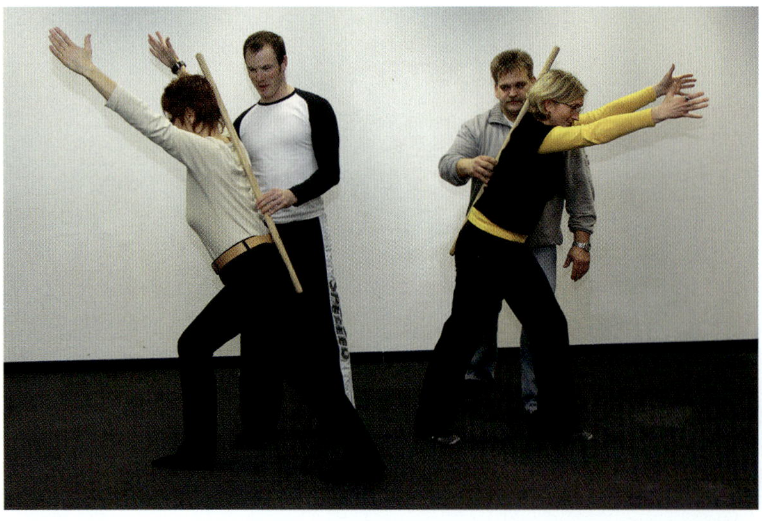

Abb. 4.5 Körperwahrnehmung fördern in Partnerarbeit, Spüren einer günstigen Trainingsposition [W789]

bessertes Wohlbefinden, bessere Leistungsfähigkeit und höhere Lebensqualität bewirken (Brehm et al. 2002) können. In diesem Zusammenhang eignen sich Stimmungsskalen, die man vor und nach Bewegungsaktivitäten bzw. vor und nach Entspannungsverfahren einsetzen kann. Auf diese Weise ist es möglich, den Kursteilnehmern die positiven Effekte von Bewegung bzw. Entspannung im Vorher-Nachher-Vergleich transparent und erlebbar zu machen.

BEISPIEL

Gestaltung der Phase Hinführung zum Schwerpunktthema

Stundenbeispielthema: „Aufbau und Bindung an gesundheitssportliche Aktivität, Kennenlernen von Lifetimesport"

- Zum Kennenlernen einer Lifetimesportart bietet sich Walking an. Diese Ausdauersportart ist einfacher als Nordic Walking zu erlernen.
- Für das Erlernen der Walking-Technik empfiehlt sich ein flaches Außengelände und alternativ bei ungünstigem Wetter eine Sporthalle.
- Zur Motivationsförderung und für ein besseres Verständnis sollten Kenntnisse über Wirkungen und Nutzen von Ausdauersport vermittelt werden.

Vorgehensweise

1. Kursteilnehmer mit den Stundenschwerpunkten vertraut machen
2. Kursteilnehmer durch herausfordernde Fragestellungen für das Schwerpunktthema sensibilisieren:
   - Warum wird Gesundheits- bzw. Lifetimesport empfohlen?
   - Aus welchen Gründen haben Sie in der Vergangenheit Gesundheitssport betrieben?
   - Welche gesundheitssportlichen Aktivitäten bevorzugen Sie?
   - kurzes Impulsreferat bei Informationsdefiziten, z.B. zu den positiven Wirkungen von Gesundheitssport.
3. Hinführung zu einer Lifetimesportart: Einführung in die Basistechnik beim Walken
   Das Kennenlernen der Walking-Technik basiert auf einer wahrnehmungsorientierten Gehschule von Fuß bis Kopf (Bös et al. 2006):
   - funktionelle Fußarbeit, Fußabrollverhalten beim Walken
   - funktionelles Kniegelenksverhalten beim Walken
   - funktionelle Körperhaltung beim Walken
   - funktioneller Armpendel beim Walken
   - funktionelle Kopfhaltung.

ZUSAMMENFASSUNG

Stundenelemente der Phase Hinführung zum Schwerpunktthema

- Einführung in das Schwerpunktthema: Vermitteln von Hintergrund-, Handlungs- und Effektwissen, z.B. durch Impulsreferat oder zielgerichtetes Brainstorming
- Fördern von Körperwahrnehmung und Körperbewusstsein, z.B. durch Wahrnehmen von unterschiedlichen Beanspruchungsfaktoren, durch unterschiedliche Haltungs- und Bewegungsformen oder durch das Kennenlernen verschiedener Bewältigungsstrategien.

4.2.4 Aktionsphase

Die Aktionsphase ist insbesondere von Übungs-, Trainings- und Spielformen geprägt. Dabei geschieht das Vermitteln von Handlungs- und Effektwissen (Brehm et al. 2002) im Sinne einer theoriegeleiteten Praxis. Auf diese Weise müssen die Kursteilnehmer nicht lange sitzen oder stehen.

Handlungswissen vermitteln

Das Vermitteln von Handlungswissen beinhaltet u.a. wichtigste Informationen für eine funktionelle und wirkungsvolle Ausübung der gymnastischen Übung, der Gesundheitssportart oder für das alltägliche gesundheitsförderliche Verhalten. Hierzu gehören auch Informationen zur Trainings- und individuellen Belastungssteuerung. Dabei soll insbesondere die Bewegungs- und Selbststeuerungskompetenz der Teilnehmer (Pfeifer und Hänsel 2007) gefördert werden. Die Wissensvermittlung geschieht praxisorientiert vor, während und nach den entsprechenden Praxisblöcken und primär im Sinne des „Learning by doing". Innerhalb von Partnerübungen kann den jeweiligen Partnern die Rolle des Akteurs bzw. des Korrekteurs übertragen werden (➤ Abb. 4.6). Auf diese Weise werden die Teilnehmer noch mehr für günstige Ausführungen sensibilisiert. Zudem werden sie in ihrem eigenverantwortlichen Handeln gestärkt.

Effektwissen vertiefen

Weitere Informationen erhalten die Teilnehmer durch ein vertieftes Vermitteln von Effektwissen. Hierbei könnte u.a. deutlich gemacht werden, welche Anpassungsvorgänge der Organismus auf körperliche und sportliche Belastungen vornimmt und welche Vorteile daraus erwachsen. Dabei erlangen die Kursteilnehmer ein Verständnis dafür, dass sie durch eine verstärkte Integration von gesundheitsförderlichen Aktivitäten im Alltag persönliche Schutzfaktoren aufbauen, die potenziellen Risikofaktoren entgegenwirken.

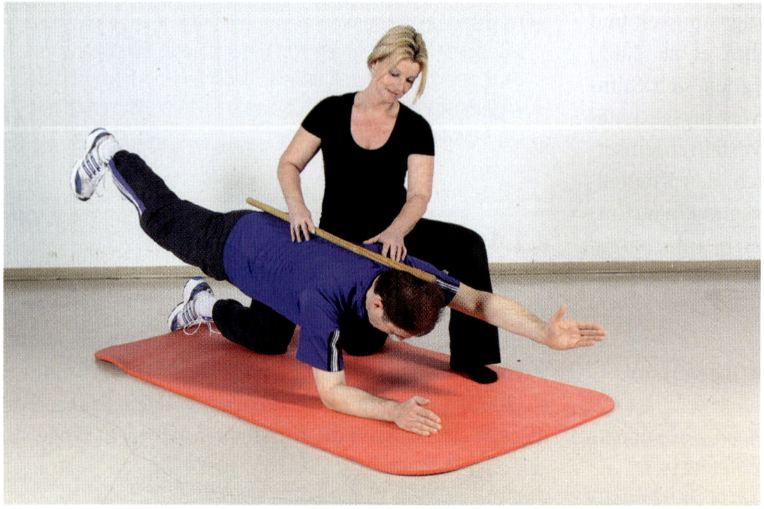

Abb. 4.6 Partnerübung mit den Rollen Akteur – Korrekteur [W789]

Parcours und Requisiten

Sollen innerhalb der Kursstunde auch alltägliche Arbeits- und Bewegungsabläufe, wie Bücken, Heben, Tragen, Schieben und Ziehen, gelernt werden, dann empfiehlt sich innerhalb der Aktionsphase auch die Anwendung von Parcours mit unterschiedlichsten Requisiten und Aufgabenstellungen.

BEISPIEL

Gestaltung der Aktionsphase des Hauptteils

Stundenbeispielthema: „Aufbau und Bindung an gesundheitssportliche Aktivität, Kennenlernen von Lifetimesport"

1. Damit die Kursteilnehmer Ausdauer-Belastungsreize ihren Fähigkeiten entsprechend besser anpassen können, werden innerhalb eines interaktiven Lernverfahrens die Merkmale für ein angepasstes und überforderndes Ausdauertraining unterschieden.
2. Die Kursteilnehmer ermitteln ihren Ausgangspuls. Soweit vorhanden, können auch Herzfrequenz-Messgeräte eingesetzt werden.
3. Aufbau einer gesunden und funktionellen Walking-Technik, Fortführung der Lernschritte, die im Stundenabschnitt „Hinführung zum Schwerpunktthema" kennengelernt wurden, z.B. Schrittlänge, Abstimmung von Schrittfrequenz und Armpendel, Kopfstellung.
4. Die Kursteilnehmer üben paarweise. Ein Kursteilnehmer führt die Walking-Technik aus, der andere Kursteilnehmer gibt Korrekturhilfen.
5. Je nach Fähigkeiten der Gruppe 10 bis 20 Minuten Walking am Stück unter Pulskontrolle. Belastungsintensität im Sinne der Borg-Skala leicht anstrengend.
6. Der Kursleiter holt sich ein Feedback, wie sich die Gruppenteilnehmer während und nach der Belastung gefühlt haben.

ZUSAMMENFASSUNG

Stundenelemente der Aktionsphase des Hauptteils

- Vermitteln von Handlungswissen
- Vertiefen von Effektwissen vorwiegend zwischen den Übungsphasen im Sinne einer theoriegeleiteten Praxis
- Übungs- und Trainingsformen und/oder interaktive Methoden zum Erreichen des Lernziels, z.B. Entwickeln von Lösungsstrategien in Partner- und Kleingruppenarbeit (➤ Abb. 4.7)
- Steigern der Aktionsformen zum Vertiefen des Lernziels, z.B. Stationen, Parcours; Trainingsintensitätssteigerung: Zeit, Gewicht, Wiederholungen.

4.2.5 Transfer und Verinnerlichung

Damit die gewünschte Nachhaltigkeit von gesundheitsförderlichem Verhalten auch erreicht werden kann, ist es wichtig, dass sich eine Stundenphase speziell mit dem Transfer in den Alltag befasst. In dieser Stundenphase geht es auch darum, die Kursteilnehmer in ihren Aktivitäten zum gesundheitsförderlichen Selbstmanagement zu unterstützen.

Persönliche Ziele formulieren

Zunächst sollten die Kursteilnehmer dazu angeregt werden, aus den gewonnenen Erfahrungen und Eindrücken der Kursstunde persönliche Ziele zu formulieren. Diese persönlichen Ziele sind von den Kursteilnehmern in ihr Bewegungstagebuch einzutragen. Für das Stundenziel „Aufbau und Bindung an gesundheitssportliche Aktivität, Kennenlernen von Lifetimesport" könnte dies bedeuten, dass jeder Kursteilnehmer sich überlegt, wel-

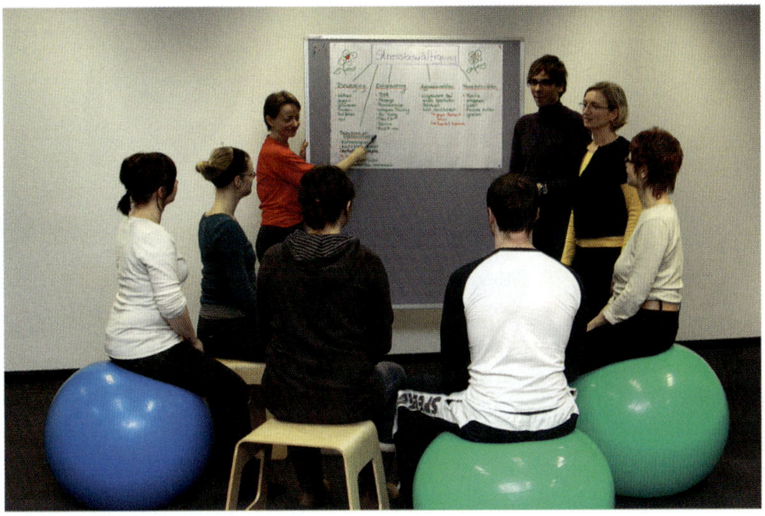

Abb. 4.7 Kleingruppenarbeit mit Moderationsform Mind Map; Beispiel: Finden möglicher Stressbewältigungsstrategien [W789]

che Lifetimesportart er persönlich künftig ausüben möchte (➢ Kap. 3.4).

Hindernisse überwinden

Weiterhin sollen sich die Kursteilnehmer mit möglichen Hindernissen für ihre angestrebten Ziele auseinandersetzen. Dabei präsentiert der Kursleiter mögliche Bewältigungsstrategien nicht selber, sondern die Kursteilnehmer werden dazu angeregt, diese eigenständig in Partner- oder Kleingruppenarbeit zu erarbeiten. Die gesammelten Lösungs- und Bewältigungsstrategien werden anschließend in der Großgruppe präsentiert. Jeder Kursteilnehmer kann sich daraufhin wichtige Anregungen und Tipps in sein Bewegungstagebuch eintragen.

BEISPIEL

Gestaltung der Phase Transfer und Verinnerlichung

Stundenbeispielthema: „Aufbau und Bindung an gesundheitssportliche Aktivität, Kennenlernen von Lifetimesport"

- Formulieren eines persönlichen Ziels mit Eintrag in das Bewegungstagebuch, z.B. „Ich möchte künftig 2–3-mal in der Woche meine Ausdauer trainieren und Walking oder eine andere Ausdauersportart durchführen".
- Austausch in der Gruppe:
  - Welche möglichen Hindernisse können sich bei der Verwirklichung, Ausdauersport regelmäßig durchzuführen, ergeben?
  - Mit welchen Strategien lassen sich die möglichen Hindernisse erfolgreich bewältigen?
- Als Maßnahme zum gemeinsamen erfolgreichen Umsetzen des Ziels, Ausdauersport regelmäßig zu betreiben, sollte ein zusätzlicher Termin zum gemeinsamen Walken angeboten werden.

ZUSAMMENFASSUNG

Stundenelemente der Phase Transfer und Verinnerlichung

- Reflektieren von gewonnenen Eindrücken und Erfahrungen
- Formulieren persönlicher Ziele mit Eintrag in das Bewegungstagebuch
- Erarbeiten von Handlungs- und Bewältigungsstrategien im Alltag:
  - Erkennen von physischen, psychischen bzw. äußeren Hindernissen
  - Erarbeiten von Bewältigungsstrategien zur Verwirklichung angestrebter Ziele
  - Führen des persönlichen Bewegungstagebuchs.

4.2.6 Ausklang: Regeneration, Reflexion, Ausblick

Gegen Ende der Kursstunde wird die Ausklangphase eingeleitet. Die Intensität der körperlichen Aktivitäten sollte dabei deutlich reduziert werden. Stattdessen stehen Maßnahmen des Cool downs, der Entspannung und der Reflexion im Mittelpunkt. Für eine bessere Umsetzung des Erlernten im Alltag empfiehlt es sich, den Kursteilnehmer kleine Aufgabenstellungen mit auf den Weg zu geben.

Cool down und Dehnen

Dehnungsmaßnahmen zum Stundenausklang eignen sich zu Verbesserung und Erhalt der Beweglichkeit bzw. für die Elastizität der Muskulatur (➢ Abb. 4.8). Besonders nach einem Kräftigungstraining, oder wie im ange-

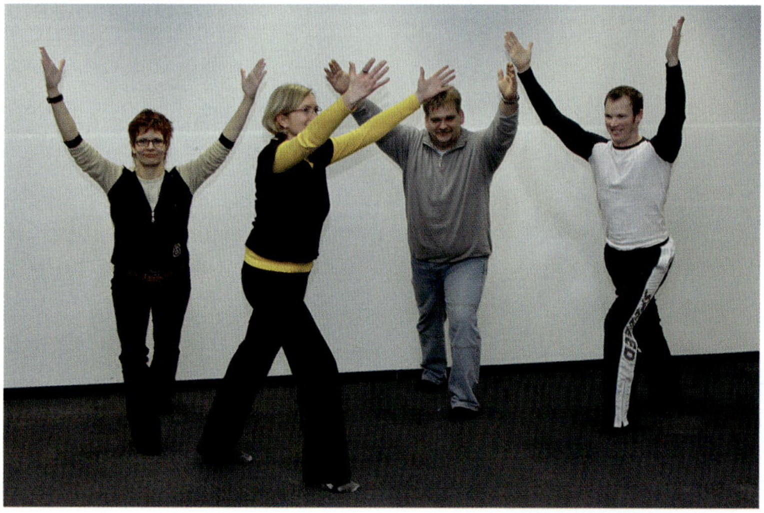

Abb. 4.8 Dehnen, Elastizitieren in der Gruppe [W789]

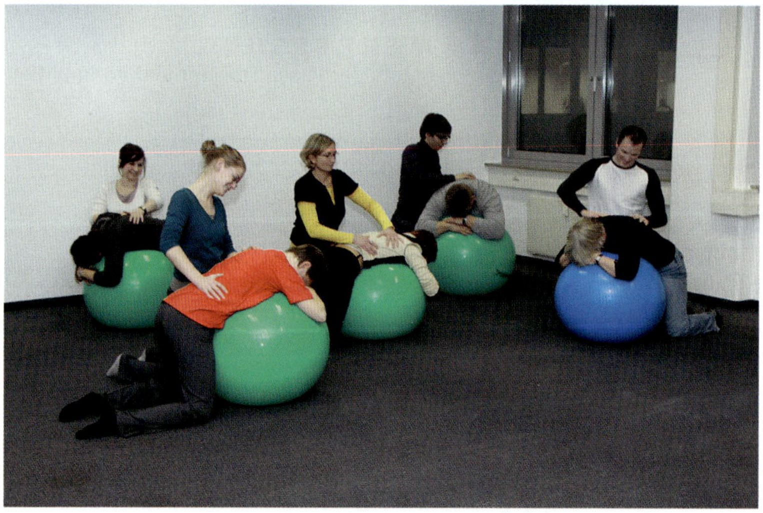

Abb. 4.9 Entspannung: Partnermassage in Bauchlage über den Fitball [W789]

führten Beispiel nach Lifetimesportarten, sollte auf Dehnungsmaßnahmen nicht verzichtet werden.

Regelmäßiges Durchführen von Entspannungsverfahren

Nach Möglichkeit sollte in jeder Kursstunde ein Entspannungsverfahren mit anschließender Reflexion vorgestellt werden (➤ Kap. 3.8; ➤ Abb. 4.9). Auf diese Weise erlernen die Kursteilnehmer einerseits unterschiedliche Verfahren zur Förderung der persönlichen Entspannungsfähigkeiten, andererseits erleben sie die regelmäßige Integration von regenerierenden Maßnahmen in den Kursablauf. Aufbauend auf diese Erfahrungen, sollte den Kursteilnehmern ein ausgewogener Rhythmus von Be- und Entlastung im Rahmen der Alltagsbewältigung vermittelt werden.

Reflexion

In einer Reflexionsrunde (Knoll 2007) werden alle wichtigen Ergebnisse z.B. in Form einer Wandzeitung, eines Plakats oder einer Blitzlichtrunde zusammengefasst. Sofern nicht schon geschehen, können weitere Erkenntnisse oder persönliche Planungen für gesundheitsförderliche Aktivitäten in das Bewegungstagebuch eingetragen werden (➤ Abb. 4.10). Innerhalb dieser Reflexionsrunde besteht dann auch die Möglichkeit, sich ein Feedback von den Teilnehmern einzuholen. Ausgehend von dem beim Stundeneinstieg dargestellten Stimmungsbarometer in Form einer Wetterskala, könnte dies wiederum in Form einer Punktabfrage geschehen, in dem ein anderer Farbpunkt gewählt wird. Bei einem positiven Verlauf der Kursstunde sollte sich die Stimmung zumindest nicht verschlechtert, nach Möglichkeit eher verbessert haben.

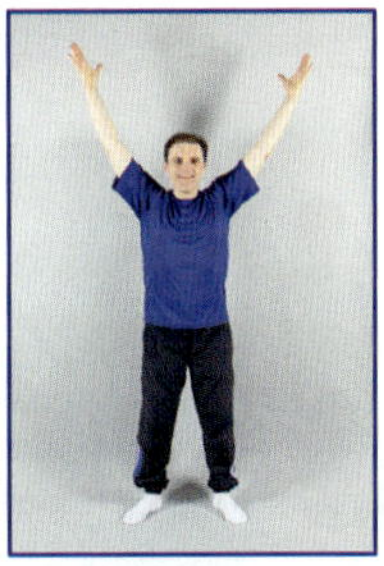

Mein Bewegungstagebuch

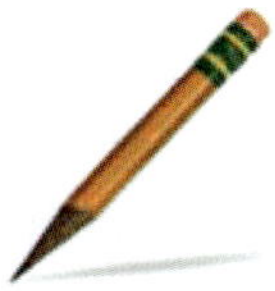

Persönliche Erkenntnisse und Ziele

Meine wichtigsten Erkenntnisse aus dieser Kurseinheit:

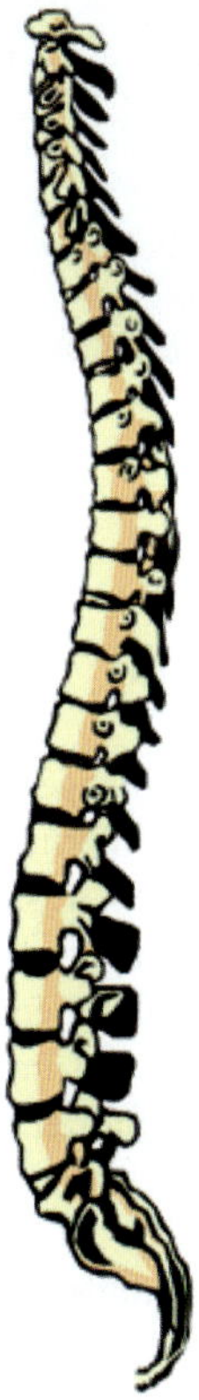

Mein wichtigster persönlicher Erfolg in dieser Kurseinheit:

Mein wichtigstes Ziel bis zur nächsten Kurseinheit:

Meine Übung/en, die ich zu Hause oder in meinem Arbeits- und Freizeitbereich fortführen möchte:

Günter Lehmann • Zum schwarzen Acker 14 • 34549 Edertal
Tel: 05623- 93 00 88 • Fax: 05623- 93 57 34
info@rueckenfit.de • www.rueckenfit.de

Abb. 4.10 Ausschnitt aus dem Bewegungstagebuch mit persönlichen Erkenntnissen und Zielen [O507, Foto: W789]

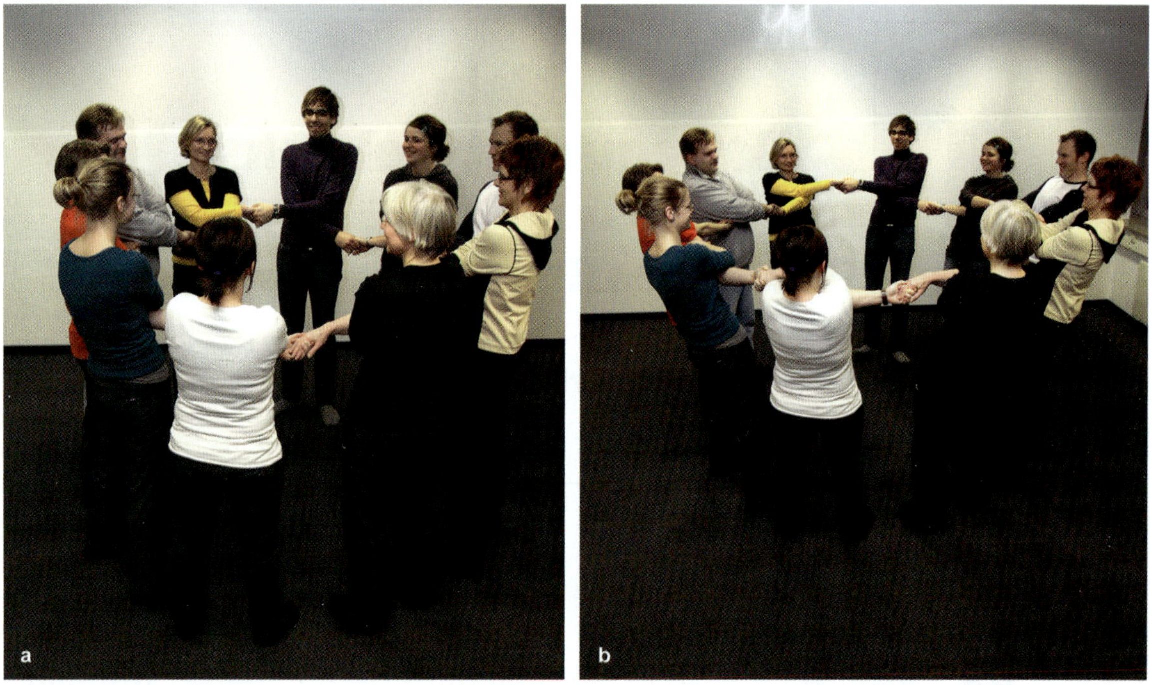

Abb. 4.11 Abschlussritual: Gruppenspiel „Gemeinsamen Halt geben" [W789]
a) Ausgangsstellung
b) Endstellung

Aufgaben, Bereitstellen von Teilnehmerunterlagen

Im Anschluss an die Reflexionsrunde sollten die Kursteilnehmer zur Übernahme einer kleinen Aufgabe motiviert werden. Die Aufgabenstellung kann sich zum einen auf die Ziele und Inhalte der aktuellen Kursstunde beziehen, zum anderen auch auf das persönliche gesundheitsförderliche Hauptziel des Kursteilnehmers. Damit die Kursteilnehmer die aktuell erlernten Inhalte der Kursstunde zu Hause besser nachvollziehen und umsetzen können, sind ihnen geeignete Teilnehmerunterlagen zur Verfügung zu stellen.

Ausblick

Am Ende der Kursstunde, vor dem Abschlussspiel bzw. Abschlussritual, sollten die Kursteilnehmer einen kleinen Ausblick über das Stundenschwerpunktthema/die Stundenschwerpunktthemen der nächsten Kursstunde erhalten. Der Kursleiter kann dabei in aller Kürze die wichtigsten Inhalte vorstellen.

Abschlussspiel, Abschlussritual

Um die Gruppendynamik, das Zusammengehörigkeitsgefühl und die Bewegungsfreude zu fördern, empfiehlt sich zum Abschluss der Kursstunde ein Ausklangspiel (➤ Abb. 4.11). Bei der Auswahl des Spieles ist es wiederum sinnvoll, einen Bezug zum Stundenthema herzustellen. Alternativ ist es auch möglich, ein immer wiederkehrendes Abschiedsritual durchzuführen.

BEISPIEL

Gestaltung der Phase Regeneration, Reflexion

Stundenbeispielthema: „Aufbau und Bindung an gesundheitssportliche Aktivität, Kennenlernen von Lifetimesport"

- Reflexionsgespräch in der Gruppe: Welche Muskelgruppen wurden besonders beim Walking beansprucht?
- Vermitteln von Handlungswissen zum Thema Dehnung, z.B. Erklärungen und Darstellungen, wie und wann Dehnungsmaßnahmen durchgeführt werden sollten
- Körperwahrnehmung 1, Kleine Körperreise: Mit welcher Muskelspannung bzw. mit welchem Schwere- und Wärmegefühl spüre ich meine Fuß-, Bein-, Arm- und Schulter-Nacken-Muskeln?
- Dehnen, Elastizitieren der Fuß-, Bein-, Arm-, Schulter-Nacken-Muskulatur

- Körperwahrnehmung 2, Kleine Körperreise: Mit welcher Muskelspannung bzw. welchem Schwere- und Wärmegefühl spüre ich meine Fuß-, Bein-, Arm- und Schulter-Nacken-Muskeln nach den Dehnungsaktivitäten?
- Reflexion: Was haben die Dehnungsaktivitäten bei mir bewirkt?
- Vermitteln von Effektwissen, z.B. Nutzen und Wirkungsweisen von Dehnungsmaßnahmen
- Feedback und Zusammenfassung der gesamten Kursstunde, z.B.:
  – Was können Sie durch Walking oder vergleichbare Ausdauersportarten trainieren?
  – Welche Sportart wollen Sie zur Förderung Ihrer Ausdauerfähigkeiten und zur Stärkung Ihres Herz-Kreislauf- bzw. Bewegungssystems durchführen?
  – Was war Ihre wichtigste Erkenntnis aus dieser Kursstunde?
- Eintrag der wichtigsten persönlichen Erkenntnisse in das Bewegungstagebuch
- Abschlussspiel: Walkingstaffel. Es werden zwei Gruppen gebildet. Die Gruppenmitglieder stellen sich im Abstand von ca. 1,5 Metern hintereinander auf. Beide Gruppen sollen nach einem Kommando im gegenseitigen Vergleich eine beschriebene, leicht kurvige Strecke möglichst schnell bewältigen. Auch wenn der Gruppenspaß im Vordergrund steht, soll die erlernte Walking-Technik möglichst gut umgesetzt werden.

ZUSAMMENFASSUNG

Stundenelemente der Phase Regeneration, Reflexion

- Entspannung mit anschließender Reflexion, alternativ oder zusätzlich Maßnahmen des Cool downs, z.B. Dehnen, Elastizitieren beanspruchter Muskelgruppen
- Zusammenfassung und Reflexion der wichtigsten Inhalte z.B. mithilfe der Pinnwandmoderation (➤ Kap. 2.4.6), auch in Kleingruppen mit Wandzeitungs- oder Plakaterstellung, und Einträgen in das persönliche Bewegungstagebuch
- Rückmeldung und Teilnehmerfeedback, Beispiele:
  – *Feedback Punktabfrage:* nonverbale Bewertung, Einschätzung oder Stimmung mittels eines Markierungspunktes, z.B. Barometer, Raster oder Wetterschaubild
  – *Blitzlicht (Einzelabfrage):* Reflexion über maximal zwei Fragen, die inhaltlich zusammengehören. Jeder spricht von sich, von seinen Eindrücken. Regeln: so kurz wie möglich, so lang wie nötig, keine Diskussionen
  – *Kickfrage (Einzelabfrage):* Eine gezielte Frage nach positiven Aspekten, was hat den Teilnehmern besonders gut gefallen, was war das persönliche Highlight (Kick)?
- Hausaufgabenstellung, Umsetzung der aktuellen Kursinhalte und der persönlichen gesundheitsförderlichen Ziele
- Ausblick schaffen, Kurzdarstellung der wichtigsten Inhalte der nächsten Kursstunde
- Abschlussspiel bzw. bewegungsorientiertes Verabschiedungsritual
- Verabschiedung.

LITERATUR

Beermann S, Schubach M (2008). Spiele für Workshops und Seminare. 2. Aufl. München: Haufe Verlag.

Birkenbihl VF (2007). Signale des Körpers. Heidelberg: MVG Verlag.

Brehm W, Bös K, Opper E, Saam J (2002). Gesundheitssportprogramme in Deutschland. Schorndorf: Verlag Karl Hofmann.

Bös K, Saam J (2002). Tipps für Walking. 5. Aufl. Aachen: Meyer & Meyer Verlag.

Bös K, Tiemann M, Brehm W, Mommert-Jauch P (2006). Walking und mehr. Schritt für Schritt zur Fitness (Kursleiter-Manual). Aachen: Meyer & Meyer Verlag.

Burger EW, Groll H (1971). Leibeserziehung. Wien: ÖBV, Österreichischer Bundesverlag Schulbuch.

Froböse I, Wilke C, Biallas B (2007). DAK-Rückencoaching. Köln: DAK.

Größing S (2007). Einführung in die Sportdidaktik. Wiebelsheim: Limpert Verlag.

Knoll J (2007). Kurs- und Seminarmethoden. Weinheim, Basel: Beltz Verlag.

Lipp U, Will H (2008). Das große Workshop-Buch. Weinheim, Basel: Beltz Verlag.

Mommert-Jauch P (2000). Körperwahrnehmung und Schmerzbewältigung im Alltag. Berlin, Heidelberg: Springer Verlag.

Pfeifer K, Hänsel F (2007). Rückengesundheit. Köln: Deutscher Ärzte Verlag.

Seifert JW (2009). Visualisieren, Präsentieren, Moderieren. 23. Aufl. Offenbach: Gabal Verlag.

Weidenmann B (2008). 100 Tipps & Tricks für Pinnwand und Flipchart. Weinheim, Basel: Beltz Verlag.

Weidenmann B (2007). Erfolgreiche Kurse und Seminare. 7. Aufl. Weinheim, Basel: Beltz Verlag.

4.3 Spezielle Stundenbilder – Beispiele

Joachim Fleichaus

Für ein gutes Verständnis zum Stundenablauf der Neuen Rückenschule sind beispielhaft spezielle Stundenbilder zu ausgewählten Schwerpunkten beschrieben. Hierbei sollen die Methoden und die Vorgehensweise der Neuen Rückenschule verdeutlicht werden. Bei den Stundenbildern handelt es sich um jeweils eine Kurseinheit, in der ausgewählte Ziele und Inhalte ausführlich dargestellt werden. Hierbei ist zu beachten, dass natürlich nicht alle Möglichkeiten bzw. Trainingsbeispiele zum entsprechenden Thema abgedeckt werden können. In den weiteren Stundenbildern eines Kurses würden diese eingebaut werden. Nicht erwähnt wird in den Stundenbildern die kurze Begrüßung der Teilnehmer zu Beginn der Stunde mit kurzem Ausblick auf die Stunde; dies gilt als vorausgesetzt.

Wichtiger Bestandteil jeder Kursstunde ist die *Blitzlichtrunde* nach der Erwärmung. Jeder Kursteilnehmer gibt kurze Rückmeldung zu den Erfahrungen der vergangenen Woche, zur aktuellen Befindlichkeit und zu den Vertiefungsaufgaben. Dies dient zur Verbesserung der psychosozialen Ressourcen, zum verbesserten Transfer in den Alltag sowie zur Motivation zur langfristigen Bindung an gesundheitsorientierte Aktivität. Der Kursleiter unterstützt diese Ziele durch konstruktive Hinweise und motiviert die Teilnehmer durch Lob. Dieser Teil der Stunde sollte 10 Minuten nicht überschreiten.

Bei den Stundenbildern Stress und Stressmanagement sowie Schmerzmanagement sind zur Verbesserung der psychosozialen Gesundheitsressourcen und zum Erlernen von Coping-Strategien auch Sitzkreise notwendig. Idealerweise sollten den Teilnehmern verschiedene Sitzmöglichkeiten, z.B. Ballkissen, Swopper®, Pendelhocker und Pezzibälle, angeboten werden, mit der Aufforderung, bewegt zu sitzen oder sich nach Bedürfnis auch frei zu bewegen.

4.3.1 Stundenschwerpunkt Stress und Stressbewältigung

Leitthema Kurseinheit: Der kleine Urlaub im Alltag!

Zielgruppe

Personen mit (arbeits-)psychologischen und psychosozialen Risikofaktoren, z.B.:

- erhöhte psychische Stressbelastung
- erkennbares Missverhältnis zwischen psychischer/seelischer Belastungsfähigkeit und Beanspruchung
- Depression und Angstzustände
- fehlende psychosoziale Unterstützung
- Mobbingopfer
- Lebenskrisen (z.B. Arbeitslosigkeit, Todesfall, Finanzprobleme, Trennung)
- soziale, schicht- und bildungsspezifische Problemstellungen.

Thema der Kurseinheit

Stress und Stressbewältigung, Ausgleich für Körper, Geist und Seele.

Ziele

- Aufbau von Hintergrundwissen zum Thema Stress
- Aufbau von Strategien zur Stressbewältigung
- Aufbau von Kenntnissen und Fähigkeiten zur Durchführung von Entspannungsübungen z.B. aus dem Bereich der PMR.

Effektwissen

Vermitteln von Kenntnissen

- über Stressfaktoren (Stressoren)
- über mögliche Stressreaktionen/Warnsignale bei Überbeanspruchungen
- zu Nutzen und Wirkungsweisen von Stressbewältigungsstrategien.

Handlungswissen

Vermitteln von Kenntnissen

- zur Durchführung von Entspannungsübungen und Stressbewältigungsstrategien
- zum gezielten Einsatz von Entspannungsübungen und Stressbewältigungsstrategien.

Einstieg

5–10 Minuten

Den Einstieg in die Kursstunde bildet der Emotionslauf (➤ Kap. 3.5.4).

Feinlernziele

Wahrnehmung von

- Körperhaltung in Bezug auf Alltagssituationen
- Muskelspannung in Bezug zu Alltagssituationen.

Durchführung

Die Teilnehmer bewegen sich dazu frei im Raum, wobei sie sich in verschiedene Alltagssituationen hineindenken. In der Reflexion sollen die Teilnehmer aufgrund ihrer eigenen Beobachtungen den Zusammenhang von verschiedenen Alltagssituationen mit ihrer Körperhaltung und der Muskelspannung erkennen.

Blitzlichtrunde in Moderationsform

10 Minuten

In der Blitzlichtrunde der Teilnehmer werden die Inhalte der vorangegangenen Unterrichtseinheit kurz und prägnant wiederholt.

Hinführung zum Schwerpunktthema Stress

gesamt 30 Minuten

In einem bewegten Sitzkreis werden zum Aufbau von Hintergrundwissen folgende Fragestellungen diskutiert:

1. Was ist Stress und welcher Zusammenhang besteht zwischen Stress und Rückenschmerz?

2. Wie reagiere ich persönlich auf Stress?
3. Was tue ich, um Stress vorzubeugen bzw. abzubauen?
Mit einem kurzen Impulsreferat werden den Teilnehmern einige Stressformen und -faktoren aufgezeigt, unter Einbeziehung der Teilnehmer diskutiert und auf einem Flipchart visualisiert. Weiter wird das Prinzip des problemorientierten und des emotionsregulierenden Copings dargestellt. Wichtig ist hierbei auch die Darstellung der möglichen physiologischen Folgen von chronischem Stress bis hin zum Burn-out-Syndrom.

Gemeinsam werden nun Beispiele für *emotionsregulierendes Coping* gesammelt (➤ Tab. 4.1).

Aus diesen Beispielen werden exemplarische Übungen gemeinsam ausgewählt und durchgeführt. In der Reflexion schildern die Teilnehmer ihre Einschätzung und Wahrnehmungen.

Aktionsphase

Direkt anschließend bewegen sich die Teilnehmer mit deutlicher Herz-Kreislauf-Aktivierung, als Beispiel zur kurzfristigen Stressbewältigung durch kurze körperliche Aktivität.

Zum Einsatz kommt hier der „Verrückte LUBA-Lauf".

Tab. 4.1 Kurzfristige Stressbewältigung (aus V.P.T. 2007)

Spontane Entspannung
Durchatmen
von 10 rückwärts zählen
kurze Pause (Auszeit)
Kurzentspannung
Positive Selbstgespräche
soziale Vergleiche
Gedankenstopp
sich ermutigen
Lösung suchen
sich selbst annehmen
Wahrnehmungslenkung
Umgebung bewusst wahrnehmen (Geschmack, Sehen, Hören …)
Körper spüren
Gespräch suchen
Witze erzählen
Abreagieren
Schreien (Kissen)
Wutbälle werfen
Türen knalle
kurze körperliche Anstrengung

Feinlernziele

- Aufbau von Handlungswissen über die positive Wirkung körperlicher Aktivität zur Stressbewältigung
- Vermittlung von Spaß und Freude an Bewegung.

Durchführung

Die Teilnehmer stehen im Kreis und halten einen Luftballon (jeweils zwei davon gelb und rot) unter Spannung in Nabelhöhe fest, der Rumpf ist aktiv aufgerichtet. Die Gruppe dreht sich im Uhrzeigersinn eine Viertelumdrehung und beginnt im Kreis unter Musikeinsatz zu marschieren. Die zwei Teilnehmer mit dem gelben Luftballon wechseln die Richtung und marschieren im Innenkreis entgegen. Die zwei Teilnehmer mit rotem Ballon wechseln die Richtung, marschieren im Außenkreis entgegen und reagieren auf Klatschkommandos des Kursleiters.

Kommandos:

- 1× klatschen: Alle wechseln die Richtung.
- 2× klatschen: Die Teilnehmer mit gelbem Luftballon dürfen den Ballon und somit die Richtung tauschen.
- 3× klatschen: Die Teilnehmer mit rotem Luftballon dürfen den Ballon und somit die Richtung tauschen.

Steigerungsform, jedoch mit Neustart:

Alle Teilnehmer laufen im Wechselschritt, Teilnehmer mit gelbem Luftballon in der Gegenrichtung im Innenkreis nur Wechselschritt links, Teilnehmer mit rotem Luftballon im Außenkreis nur Wechselschritt rechts.

Vor und nach dem Einsatz der Spielaktivität eignet sich der Einsatz einer Stimmungsskala. Auf diese Weise kann den Teilnehmern verdeutlicht werden, wie spielerische Aktivitäten die Stimmung positiv beeinflussen können.

Im folgenden Teil der Stunde wird das problemorientierte Coping mit Mind Mapping erarbeitet und jeder Teilnehmer legt für sich eine Kurzformel zum besseren Umgang mit Stresssituationen fest (➤ Tab. 4.2). Die „5 Erlauber" dienen als Beispiele.

„Die 5 Erlauber" (aus V.P.T. 2007):

1. Ohne Fehler lernt man nichts.
2. Auch Schwächen sind sympathisch.
3. Locker wird es besser.
4. Sei gut zu dir.
5. Mach es mit Muße.

Spezielle Verfahren zur Entspannung

gesamt 30 Minuten

Die Teilnehmer lernen jetzt ein ausgewähltes Entspannungsverfahren (siehe Baustein Entspannung) kennen. Es wird eines der folgenden Verfahren ausgewählt:

1. Entspannung mit einer Phantasiereise
2. Progressive Muskelentspannung nach Jacobson
3. TrophoTraining® nach Dr. Derbolowski.

Tab. 4.2 Langfristige Stressbewältigung (aus V.P.T. 2007)

Stress-Entsorgung
Gespräche mit Menschen, die mich verstehen
Tagebuch
Fertigkeiten
soziale Kompetenz erhöhen: nein sagen, sich abgrenzen
Problemlösen erlernen
Belastbarkeit erhöhen
soziale Unterstützung
Genussfähigkeit
Substanzgebrauch reduzieren
gesunde Ernährung
Sport
regelmäßig entspannen
Zeitmanagement
Aufgaben abgeben
Zeitplan erstellen
Pausen einplanen
angenehme Aktivitäten

In der anschließenden Reflexion berichten alle Teilnehmer im Plenum, welche Erfahrungen gemacht wurden.

Feinlernziel

Vermittlung von Handlungs- und Effektwissen zur Durchführung von Entspannungstechniken und Handlungswissen zur Selbststeuerung.

Transfer in den Alltag/ Vertiefungsaufgabe

10 Minuten

Um die Arbeitsergebnisse dieser Kurseinheit zu vertiefen und den Teilnehmer zur Selbststeuerung zu führen, legen die Teilnehmer für sich Möglichkeiten fest, die sie als festes Ritual in der kommenden Woche einbauen. Jeder Teilnehmer schreibt seine persönliche Möglichkeit des Übens, z.B. die PMR, in sein Bewegungstagebuch.

Abschlussritual

Zum Abschluss der Stunde singen die Teilnehmer gemeinsam den Kanon „Froh zu sein bedarf es wenig …".

4.3.2 Stundenschwerpunkt Schmerzmanagement

Leitthema Kurseinheit: Schmerzferien – Der Rückenschmerz und Bewältigungsstrategien

Zielgruppe

- Personen mit erlebten Schmerzepisoden:
  - nach erstmalig aufgetretenem Rückenschmerz
  - bei (ver-)spannungsbedingten Muskel-, Gelenk- und/oder Rückenbeschwerden
- Personen mit (arbeits-)psychologischen und psychosozialen Risikofaktoren, z.B.:
  - erhöhte psychische Stressbelastung
  - erkennbares Missverhältnis zwischen psychischer/ seelischer Belastungsfähigkeit und Beanspruchung
  - Depression und Angstzustände
  - Angstvermeidungsdenken; passive Coping-Strategien und Störung der Schmerzwahrnehmung
  - fehlende psychosoziale Unterstützung.

Ziele

- Aufbau von Strategien zur Schmerzbewältigung
- Festigung und Erweiterung eines Übungs- und Bewegungsrepertoires.

Hintergrundwissen

Vermitteln von Kenntnissen zu:
- Schmerzentstehung und Verarbeitung von Schmerz
- Beeinflussung negativer subjektiver Theorien.

Effektwissen

Vermitteln von Kenntnissen zur Wirkung von verschiedenen Coping-Strategien beim Umgang mit Schmerz.

Handlungswissen

Vermitteln von Kenntnissen zum:
- Aufbau von Bewegungs- und Handlungskompetenz für den Einsatz von Übungen zur Schmerzbewältigung
- Einsatz des Bewegungstagebuchs mit persönlichen Bewältigungsstrategien im Umgang mit Schmerz (➤ Kap. 3.6.3).

Einstieg

10 Minuten

In dieser Stunde wird mit einer Variante der „Guten-Morgen-Pantomime" (➤ Kap. 3.3.2) gestartet.

Feinlernziele

Aufbau von

- Handlungswissen zur aktiven Schmerzbewältigung
- Effektwissen zum Schmerzmanagement.

Durchführung

Die Grundform des Spiels ist im Baustein Spiele in ➤ Kap. 3.3.2 dargestellt. In dieser Variante des Spiels stellen sich die Teilnehmer kurz vor und zeigen mit einer pantomimischen Bewegung, was sie tun, wenn ihr Rücken schmerzt.

Blitzlichtrunde in Moderationsform

10 Minuten

In der Blitzlichtrunde der Teilnehmer werden die Inhalte der vorangegangenen Unterrichtseinheit kurz und prägnant wiederholt.

Hinführung zum Schwerpunktthema Schmerzmanagement

10 Minuten

Im bewegten Stuhlkreis zum Thema Rückenschmerz und Bewältigung werden zwei Fragestellungen mit den Teilnehmern diskutiert.

Diese Runde wird in der Moderationsform Mind Mapping durchgeführt.

1. Was sind Ihrer Meinung nach die häufigsten Ursachen für Rückenschmerzen?
2. Kann Bettruhe die Rückenschmerzen verstärken? Wenn ja, weshalb?

Die Ergebnisse werden auf dem Flipchart gesammelt und gemeinsam ausgewertet.

Aktionsphase

Coping durch Bewegung

10 Minuten

Eine gute Übung zu diesem Thema stellt der „Kreis der Beweger" dar.

Feinlernziele

- Aufbau von Handlungs- und Effektwissen zur Wirkung von körperlicher Aktivität bei Rückenschmerzen
- Vermittlung von Freude an Bewegung
- Verbesserung der Beweglichkeit
- Verbesserung der Koordination.

Durchführung

Die Teilnehmer stehen im Kreis, jeder zeigt seine Lieblingsbewegung und alle machen mit (➤ Abb. 4.12). Der nächste Teilnehmer bestimmt über die Dauer der vorhergehenden Bewegung, bis er mit der nächsten beginnt. Dieses Spiel erfolgt nonverbal, jedoch mit unterstützender rhythmischer Musik. Effekte sind hierbei Stoffwechselaktivierung, Bewegungsfreude, psychische Entspannung. Diese Übung wird mit einer kurzen Reflexion abgeschlossen.

Impulsreferat und bewegter Sitzkreis

10 Minuten

Zunächst wird eine Metapher mit dem Beispiel der Ölwarnleuchte am Auto gewählt, mit drei Fragestellungen an die Teilnehmer:

1. Wenn Sie die rote Ölwarnleuchte leuchten sehen, wie reagieren Sie?
2. Ist es sinnvoll, die Warnanzeige mit Isolierband zuzukleben und weiterzufahren?
3. Ist es sinnvoll, das Auto ohne Reparatur sechs Monate stehen zu lassen und dann zu versuchen weiterzufahren?

Die Assoziation zum Thema Rückenschmerz wird diskutiert, anschließend werden mittels OHP-Präsentation die wichtigsten Fakten zum Thema Rückenschmerz und Schmerzgedächtnis präsentiert. Hierbei werden die Fakten abwechselnd von den Teilnehmern vorgelesen. Die Ergebnisse werden im Mind Mapping gesammelt und diskutiert, dann werden gemeinsame Ergebnisse formuliert.

Wichtige Botschaften für die Teilnehmer:

1. Passivität verstärkt den Schmerz.
2. Mentale Bewältigungsstrategien in Bezug auf die Begriffe Schmerz und Rücken: Jeder Teilnehmer formuliert sich einen Alternativsatz für den Fall einer Rückenschmerzepisode. Der Begriff Schmerz taucht in Verbindung mit dem Wort Rücken nicht mehr auf. Beispiel: „Mein Rücken meldet sich." Mit diesem Alternativsatz erstellt sich jeder Teilnehmer einen Gedankenfänger.

Aktionsphase/Transfer in den Alltag

Spezielle Gymnastik zur Prävention von Rückenschmerzen

30 Minuten

Ein wichtiger Baustein zur Prävention von Rückenschmerzen ist körperliche Aktivität. Das nachfolgende

4

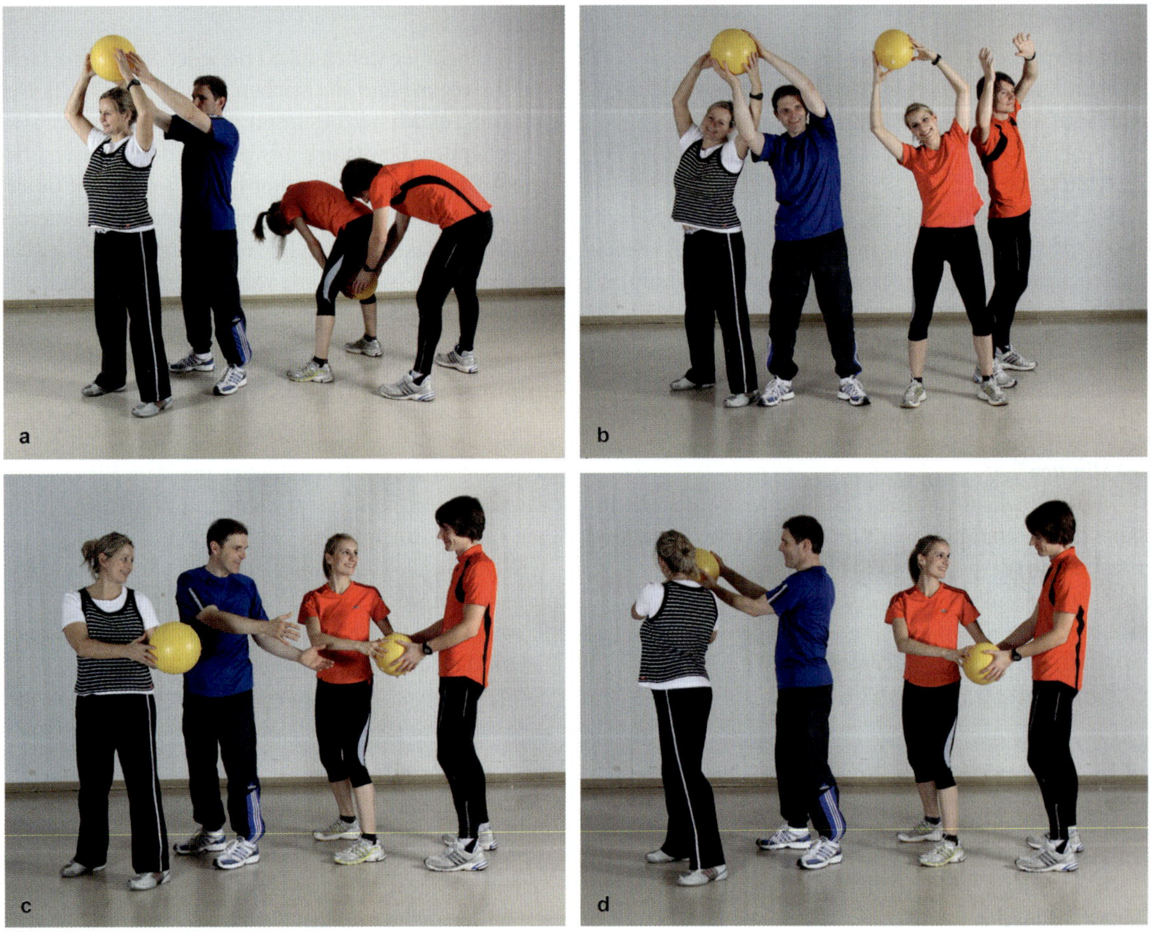

Abb. 4.12 Kreis der Beweger [W789]

Übungsprogramm ist für Bewegungspausen bzw. Aktivierung im Alltag geeignet (➤ Tab. 4.3). Die Teilnehmer erhalten das Programm zudem als Handout. Alle Übungen harmonisieren Bewegungsabläufe bzw. entlasten das Skelettsystem und fördern Stoffwechselprozesse der gelenkumgebenden inerten und kontraktilen Strukturen.

Kennenlernen mentaler Schmerzbewältigungsstrategien

10 Minuten

Um positive Assoziationen zum Rücken auch an Schmerztagen knüpfen zu können, gehen die Teilnehmer auf eine Gedankenreise zurück an einen „tollen Urlaubstag", holen die angenehmen Bilder und Gefühle aus der Erinnerung hervor und versuchen, diese in Worte zu fassen. Es erfolgt eine Reflexion darüber, wie sie sich dabei gefühlt haben. An Schmerztagen können die Teilnehmer gezielt diese Technik einsetzen, um sich kurzfristig positive Gefühle zu vermitteln. Diese Übung soll als Vertiefung an den kommenden Tagen zu einem festgelegten Zeitpunkt trainiert werden, um sie an Schmerztagen schnell abrufen zu können (Scheiber 2004).

Der Schweizer Psychiater Auguste Forel hat in seiner Lehre vom Hypnotismus den Carpenter-Effekt zum Gesetz der Ideoplasie (Formung durch die Idee) verallgemeinert, wonach die gedanklichen Vorstellungen außer Bewegungen auch viele vegetative Funktionen auslösen können (Wegner et al. 2003). Diesen Zusammenhang macht sich das oben genannte Training zunutze, bei dem allein durch die mentale Kontrolle die Körperfunktionen harmonisiert und normalisiert werden. In diesem Sinne dient diese Übung nicht nur zur Verbesserung und Steigerung von Bewegungsabläufen, sondern auch zur allgemeinen seelisch-körperlichen Befindlichkeitsregulation, vor allem zur Optimierung der psychischen Spannung und der Selbstmotivation (psychoregulatives Training).

Tab. 4.3 Spezielle Gymnastik zur Prävention von Rückenschmerzen [Abb.: W789]

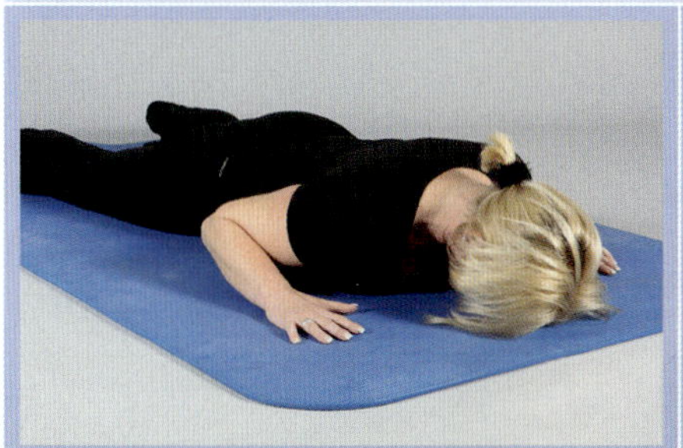
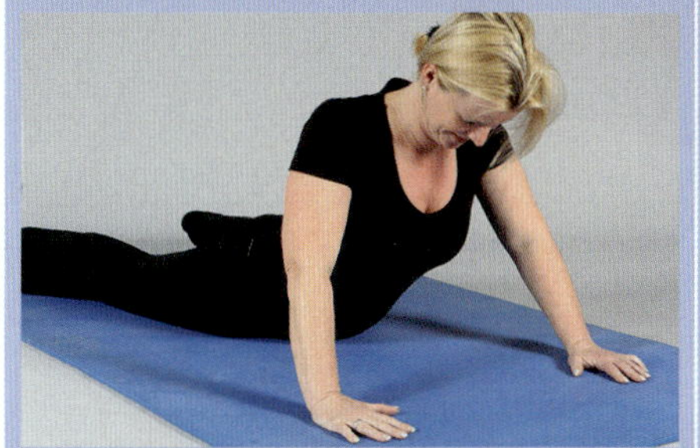

Der Bandscheibentrainer

Übung 1: Der Bandscheibentrainer

Feinlernziele:

- Verbesserung der Streckfähigkeit des Rückens
- Zentrieren der Bandscheiben
- Dehnung der ventralen Rumpffaszien
- Mobilisierung der inneren Bauchorgane.

Durchführung:

Ausgangsposition: Bauchlage, die Beine sind außenrotiert und etwas abgespreizt. Die Hände liegen unter den Schultern und die Fingerspitzen zeigen nach vorne.

Mit den Armen wird der Oberkörper nach oben gestemmt, das Becken bleibt auf der Unterlage. Die Ellenbogen werden gestreckt; ist es nicht möglich, das Becken am Boden zu lassen, werden die Hände weiter vorne positioniert!

15 Wiederholungen, 3 Sätze

Hinweis:

Diese Übung sollte mit den Teilnehmern intensiv geübt werden, sie sollte fehlerfrei reproduziert werden können!

Es sollten keine (!) Schmerzen auftreten. Für Hohlkreuztypen ist diese Übung nicht geeignet, wenn Schmerzen auftreten. Ein zentrales Druckgefühl in der LWS am Ende der Bewegung ist zu Anfang normal.

Sehr gut geeignet als Notfallübung bei lumbalen Rückenschmerzen! Hierbei sollten der Druck und der Schmerz zentriert werden. Die Eignung ergibt sich direkt nach der ersten Serie, der Schmerz sollte sich zentrieren.

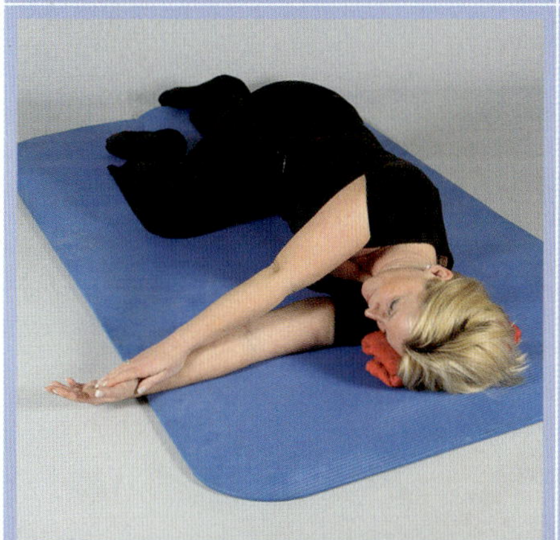
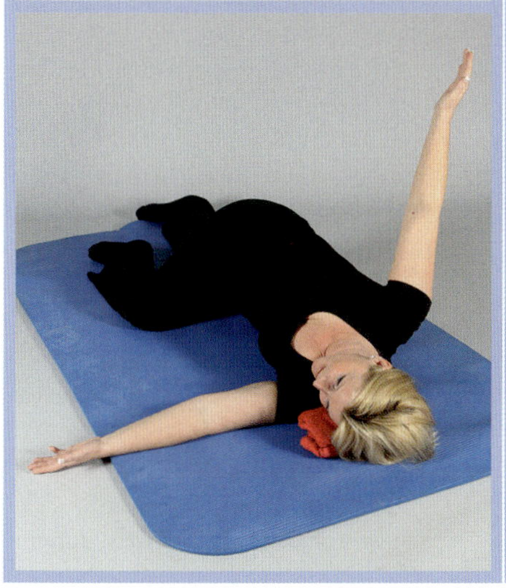

Übung 2: Die Schraube

Feinlernziele:

- Verbesserung der Beweglichkeit der BWS und des Brustkorbs
- Dehnung der seitlichen Rumpfmuskeln
- Aktivierung des Sympathikus.

Durchführung:

Ausgangsposition: Seitlage, das oben liegende Bein liegt gebeugt in Hüfte und Knie auf der Unterlage, das unten liegende gestreckt in Hüfte und Knie. Die Arme liegen vor dem Körper in Schulterhöhe. Die Übung erfolgt nacheinander in drei Varianten:

1. Der oben liegende Arm wird in Schulterhöhe nach hinten bewegt, der Kopf bleibt stehen.
2. Der oben liegende Arm wird in Schulterhöhe nach hinten bewegt, der Kopf dreht sich mit.
3. Beide Arme werden nach hinten bewegt, die Handinnenflächen bleiben zusammen. Der Kopf dreht mit.

Begrenzt wird die Bewegung jeweils durch das oben liegende Bein: Das Knie bleibt immer am Boden.

Alltagsbeispiel: vor dem Schlafengehen durchführen

Pro Variante 8–10 Wiederholungen, 3 Sätze pro Seite

Hinweis:

Das Ausmaß und die Geschwindigkeit der Begegnung entscheidet der Teilnehmer selbst.

Fortsetzung der Bildfolge →

Tab. 4.3 Spezielle Gymnastik zur Prävention von Rückenschmerzen [Abb.: W789] *(Forts.)*

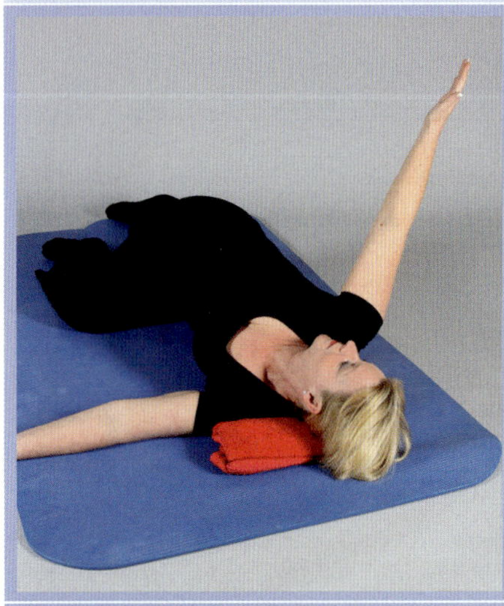

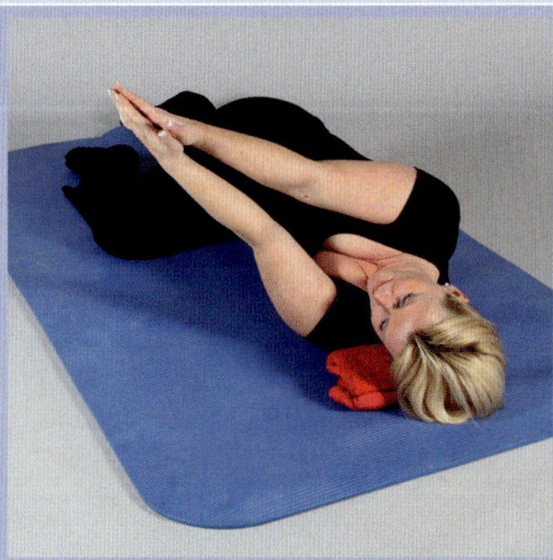

Die Schraube

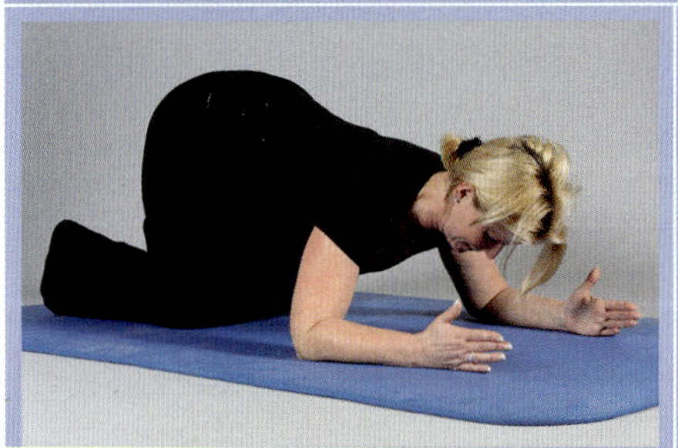

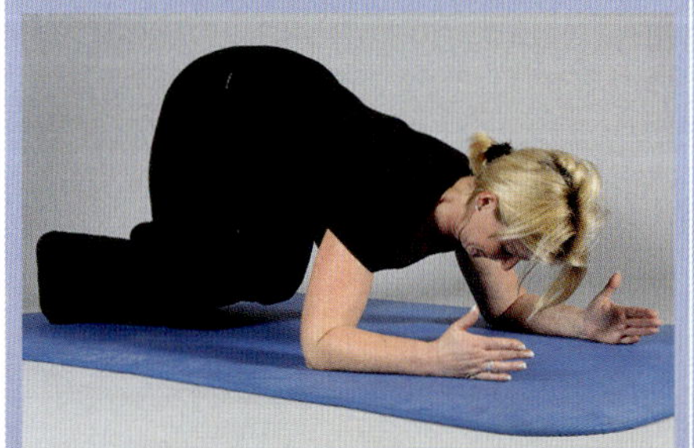

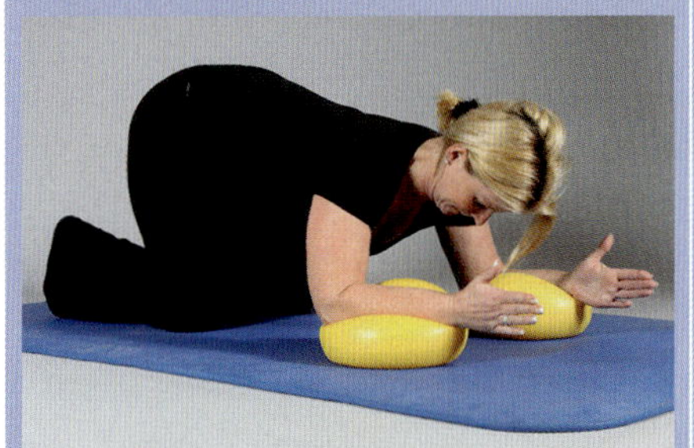

Die Brücke

Übung 3: Die Brücke
Bauchmuskel-Brücken-Übung

Feinlernziele:

- Verbesserung der Kraftausdauer der posturalen Rumpfmuskulatur
- Verbesserung der Kraftausdauer der Bauchmuskeln
- Verbesserung der Rumpfstabilität.

Durchführung:

Ausgangsstellung: Vierfüßlerstand im Unterarmstütz.
Der Rumpf wird stabil gehalten. Der Spannungsaufbau erfolgt erst über die Hände und Unterarme, dann zusätzlich über die Füße in die Unterlage. Diese Spannung wird gesteigert, dann werden die Knie zusätzlich vom Boden abgehoben.

Dauer: 20 Sekunden mit 5–8 Wiederholungen

Hinweis:

Diese Übung testen die Teilnehmer als Partnerübung zur Feststellung der individuellen Belastungsintensität mit 30 Sekunden Anspannungszeit. Kann diese Zeit ohne Ausweichbewegung gehalten werden, kommen Steigerungsformen in Betracht.

Tab. 4.3 Spezielle Gymnastik zur Prävention von Rückenschmerzen [Abb.: W789] *(Forts.)*

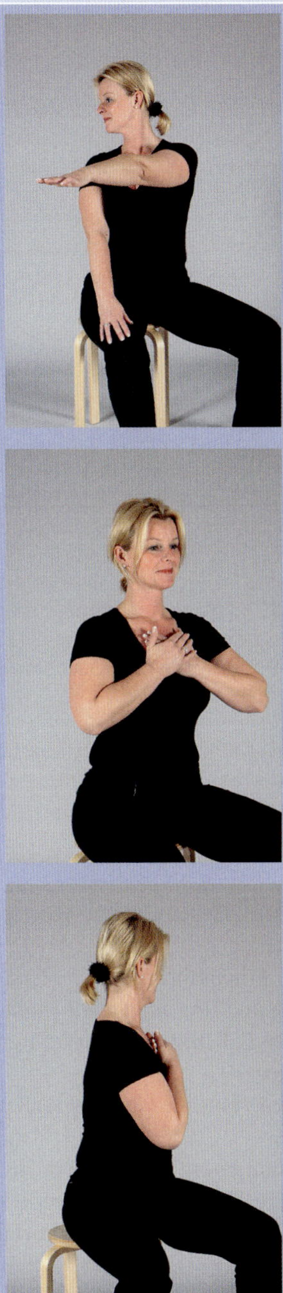

Gute-Laune-Übung

Übung 4: Gute-Laune-Übung

Feinlernziele:

- Verbesserung der Beweglichkeit des Brustkorbs und der BWS
- Aktivierung des Sympathikusnervs
- Dehnung der Bauchmuskeln
- Mobilisierung der inneren Bauchorgane.

Durchführung:

Ausgangsstellung: Sitz, die Hände liegen übereinander auf dem Brustbein. Ohne Anstrengung wird der Schultergürtel nach rechts und links gedreht, während Becken und Kopf stehen bleiben. Das Ausmaß der Bewegung wählt der Teilnehmer so, wie es ihm angenehm ist.

Die Teilnehmer testen die Quantität und die Qualität ihrer Beweglichkeit vor und nach der Übung und verbalisieren diese!

Alltagsbeispiel: nach jeder Mahlzeit durchführen

Dauer: 2–3 Minuten

Hinweise:

Im Bereich der BWS befinden sich anterioventral an den Wirbelkörpern die Grenzstrangganglien des Sympathikus. Dadurch wirkt die Übung aktivierend und positiv auf die aktuelle Stimmung und Befindlichkeit.

Bei Teilnehmern mit Restriktionen der BWS kann es zu vegetativen Reaktionen wie Herzrasen, Übelkeit und Schweißausbruch kommen. Bei dieser Übung sollten die Teilnehmer besonders darauf hingewiesen werden, dass die Durchführung angenehm bleiben sollte!

Tab. 4.3 Spezielle Gymnastik zur Prävention von Rückenschmerzen [Abb.: W789] *(Forts.)*

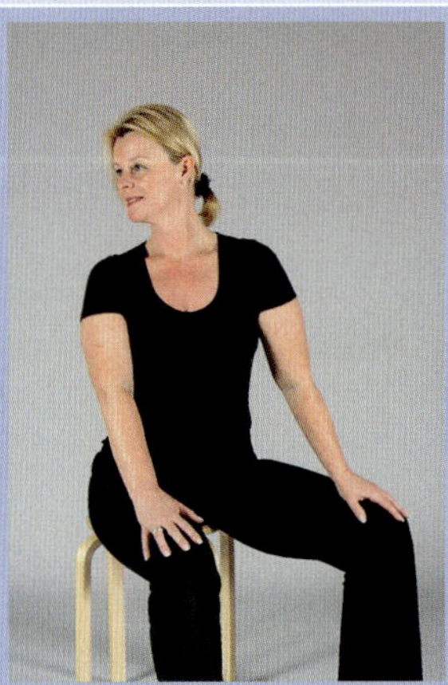 Mentales Bewegen	**Übung 5: Mentales Bewegen** *Feinlernziele:* • Verbesserung der Beweglichkeit der HWS • Wahrnehmung der Bewegungen der HWS • Handlungswissen zum Mentalen Training. *Durchführung:* Ausgangstellung: Sitz Die Teilnehmer drehen den Kopf nach links bis zur Bewegungsgrenze und merken sich dieses Bewegungsausmaß, dies wird einmal wiederholt, um auch die Qualität der Bewegung zu erspüren. Mit geschlossenen Augen wird die gleiche Bewegung nun nur noch mental 6–8× durchgespielt. Anschließend wird die Bewegung mit geöffneten Augen nochmals aktiv nachgespürt und die Ergebnisse werden zusammengefasst. *Hinweis:* Der Begriff Mentales Training hat seinen Ursprung in der Sportpsychologie und bezeichnet dort eine nichtkörperliche Trainingsmethode zur Leistungsverbesserung von Athleten. Man versteht darunter ein planmäßig wiederholtes intensives Vorstellen oder Wahrnehmen von einzuübenden Bewegungsabläufen, ohne diese dabei jedoch praktisch auszuführen. Das Mentale Training basiert auf dem sogenannten ideomotorischen Gesetz und wird deshalb auch in dieser ursprünglichen Definition als ideomotorisches Training bezeichnet. Der englische Physiologe William H. Carpenter fand 1873 die Gesetzmäßigkeit, dass die Wahrnehmung oder Vorstellung von Bewegungen zu nachweisbaren muskulären Reaktionen und Bewegungsimpulsen führt, wodurch diese unwillkürlich, ansatz- oder teilweise ausgeführt werden: die Ideokinese. Dieses Prinzip der Ideokinese nach Carpenter ist sehr gut geeignet, Bewegungen gerade in Schmerzphasen wieder aktiv anzubahnen. Die Teilnehmer überdenken nun Beispiele für weitere mögliche Bewegungen nach diesem Prinzip (Wegner et al. 2003).

Ausklang

Anschließend wiederholen die Teilnehmer nochmals diese mentale Übung zur Vertiefung. Die Kursstunde wird mit einem Abschlussritual beendet.

4.3.3 Stundenschwerpunkt „Aktiv zur Rückengesundheit"

Leitthema Kurseinheit: Belastungsfähigkeit steigern statt schonen

Zielgruppe

- Personen mit bewegungsarmem Lebensstil und nachfolgenden Risikofaktoren bzw. Voraussetzungen:
  - dauerhafter Bewegungs- und Trainingsmangel
  - Dekonditionierungssymptome (Kraft, Ausdauer)
  - Koordinationsschwächen
  - muskuläre Insuffizienzen und nachfolgende Haltungsschwächen
  - Rückenschule als ergänzende Maßnahme bei Haltungsschäden
  - häufiges (schweres) Heben-Tragen-Absetzen-Ziehen im Arbeitsalltag
  - Vibrationen im Arbeitsalltag
  - wiederkehrende und lang anhaltende monotone Körperhaltungen (z.B. Sitzen, Stehen)
  - Zwangshaltungen
  - sich ständig wiederholende (stereotype) Bewegungsmuster
- Personen mit besonders erhöhter körperlicher Beanspruchung (z.B. Pflegeberufe, Bauhandwerk, Montage/Akkord, Stahlwerker, Straßenwerker, metallverarbeitendes Gewerbe)
- Personen mit erkennbarem Missverhältnis zwischen körperlicher Belastungsfähigkeit und Beanspruchung.

Ziele

- Verbesserung der rückenspezifischen Fitness
- Aufbau von Bewegungs- und Selbststeuerungskompetenz zur Durchführung körperlichen Trainings
- Vermittlung von Bewegungsfreude
- Erleben von positiven Haltungs- und Bewegungserfahrungen.

Effektwissen

Vermitteln von Kenntnissen

- zur positiven Wirkung von Aktivität, Bewegung, Training und Sport auf den menschlichen Organismus
- über Zusammenhänge von Aktivität und Bewegung auf das Wohlbefinden und zur Prävention und Bewältigung psychosozialer Beschwerden
- über den Nutzen gesundheitsfördernder Aktivitäten und deren Integration in das alltägliche Handeln (Alltag, Bewegung, Training, Sport).

Handlungswissen

- Aufbau von Kenntnissen und Fähigkeiten zur Durchführung von Beweglichkeits- und Kräftigungsübungen
- Vermitteln von Kenntnissen zur Durchführung selbstgesteuerter Trainingsprogramme
- Vermitteln von Wissen zum Führen von Trainingsdokumentationsbögen und Bewegungstagebüchern.

Einstieg

10 Minuten

Zur Stoffwechselaktivierung, Vertiefung der Kernübungen aus den vorhergehenden Stunden und zum kognitiven Training wird die Stunde mit dem Spiel „Kommando Chaos" eröffnet (➤ Kap. 3.3.3; ➤ Abb. 4.13).

Blitzlichtrunde in Moderationsform

10 Minuten

In der Blitzlichtrunde der Teilnehmer werden die Inhalte der vorangegangenen Unterrichtseinheit kurz und prägnant wiederholt.

Hinführung zum Schwerpunktthema „Aktiv zur Rückengesundheit"

gesamt 15 Minuten

Hier bietet sich z.B. der Pezziball-Tanz an.

Feinlernziele

- Verbesserung der Körperwahrnehmung
- Verbesserung der Koordination
- Aktivierung der Rumpfmuskeln
- Vermittlung von Spaß und Freude an Bewegung.

Durchführung

Die Teilnehmer gehen paarweise zusammen; es wird zunächst ein Pezziball mit der Brust und später mit dem Rücken fixiert (➤ Abb. 4.14). Ein Partner bestimmt die Richtung, der zweite folgt diesen Bewegungen. Ohne verbale Kommandos soll die Bewegungsrichtung erspürt werden. Im zweiten Schritt schließt der „spürende" Teilnehmer die Augen als Steigerung.

Eine weitere Variante wäre die Durchführung der Übung mit vier Teilnehmern an einem Ball. Unterstützt wird dies durch rhythmische Musik. Auch als Polonaise geeignet. Steigerungsformen orientieren sich an den Fähigkeiten der Teilnehmer.

Im bewegten Sitzkreis auf großen Fitbällen werden folgende Fragestellungen erörtert:

1. Welche Trainingsformen führen zu höherer Beanspruchungsfähigkeit?
2. Wie fühlt sich mein Körper an, wenn ich aktiver bin?

Die Ergebnisse werden wieder auf einem Flipchart visualisiert. Als Einleitung zum nächsten Stundenthema folgt ein Impulsreferat zu den motorischen Grundeigenschaften Kraft, Beweglichkeit, Ausdauer und Beweglichkeit im Zusammenhang mit dem gesamten Bewegungssystem. Hierbei soll dem Teilnehmer bewusst gemacht werden, dass sich das individuelle Bewegungsprogramm an den eigenen Ressourcen orientieren sollte.

Aktionsphase/Transfer in den Alltag

Sensomotorisches Training mit dem Ball

20 Minuten

Die nachfolgenden Übungen werden angelehnt an das Prinzip der Funktionellen Bewegungslehre von Susanne Klein-Vogelbach (2000) durchgeführt. Diese Methode dient der Ökonomisierung von Bewegungsabläufen, dem Aufbau eines guten Körpergefühls und somit der Steigerung der Selbstkompetenz.

Ausnahmsweise werden die Bewegungsabläufe der Übungen nicht gezeigt, sondern verbal angeleitet (➤ Tab. 4.4). Die Teilnehmer führen die Bewegungsaufträge durch und erspüren die Reaktionen. In der Übungsbeschreibung erfolgen Bewegungen des Fitballes zu den jeweiligen Fixpunkten Hände oder Füße auf der Unterlage.

Übungsprinzip: Der Weg ist das Ziel!

In der gemeinsamen Reflexion werden die individuelle Dosierung und die Wirkung der einzelnen Übungen diskutiert. Dies geschieht im Lehrgespräch mithilfe der Borg-Skala.

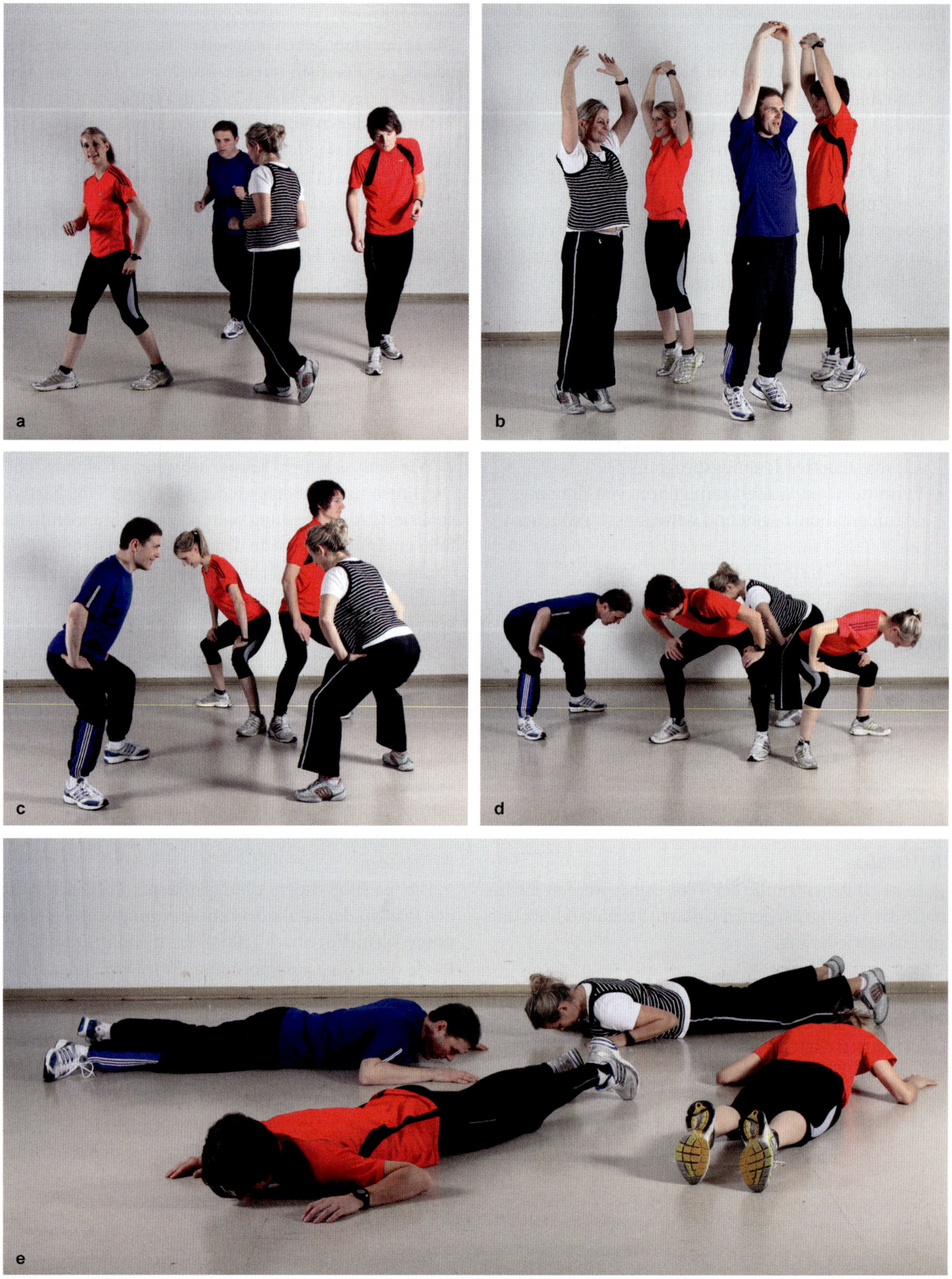

Abb. 4.13 Spiel Kommando Chaos [W789]
a) Kommando „Chaos"
b) Kommando „Hoch"
c) Kommando „Aufzug"
d) Kommando „Klapptisch"
e) Kommando „Flach"

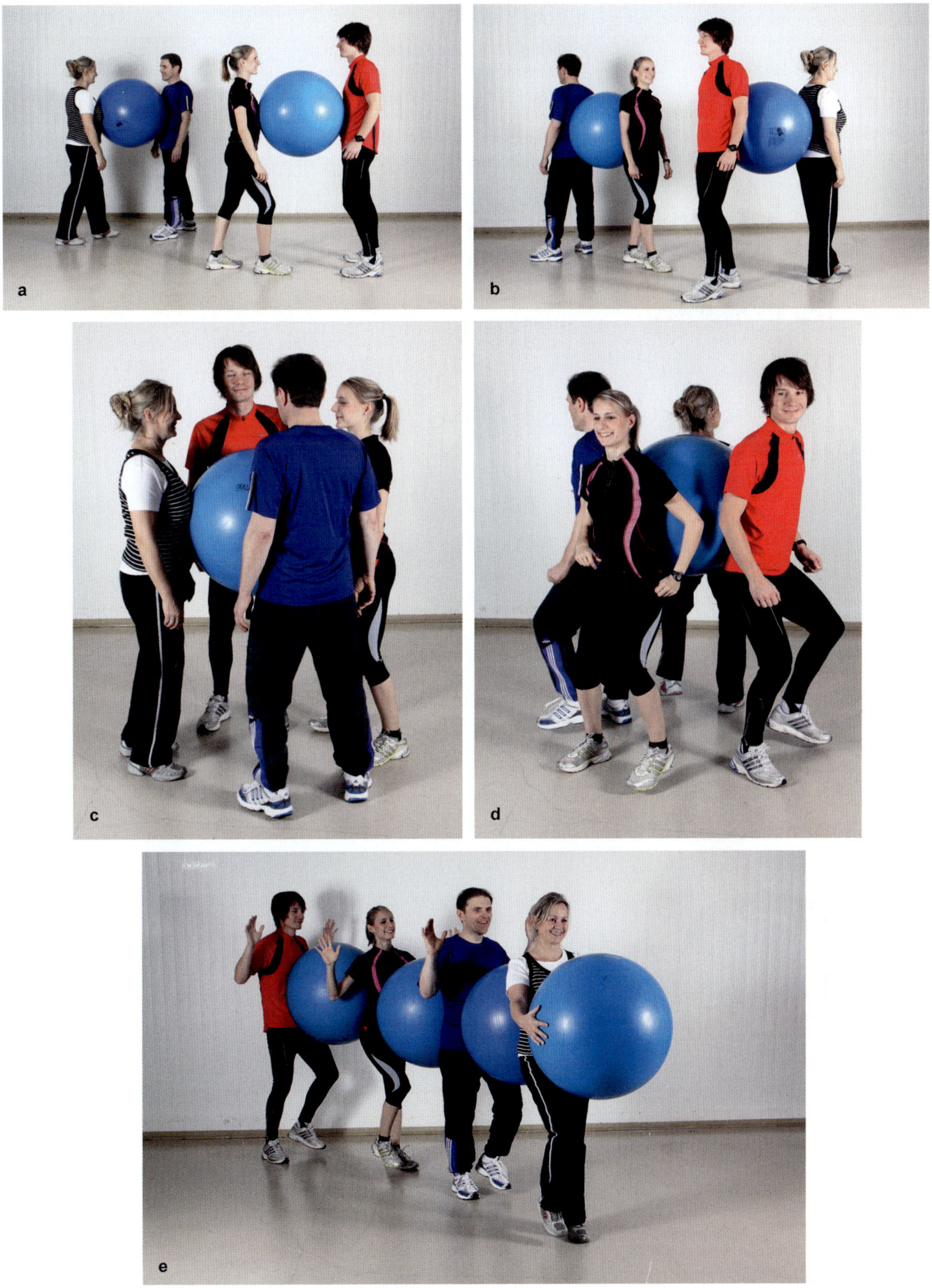

Abb. 4.14 Pezziball-Tänze [W789]

Tab. 4.4 Sensomotorisches Training mit dem Ball [Abb.: W789]

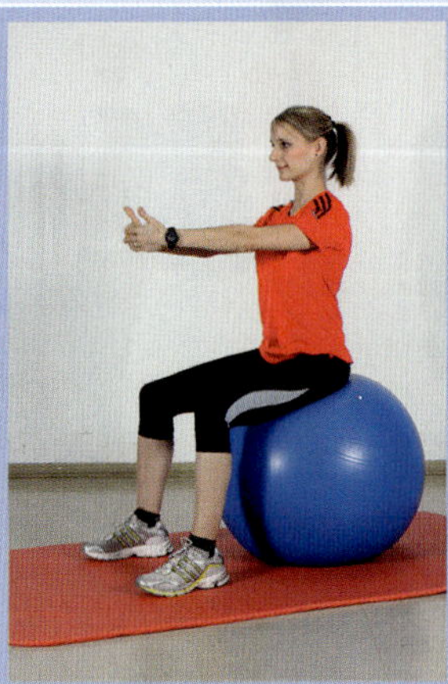 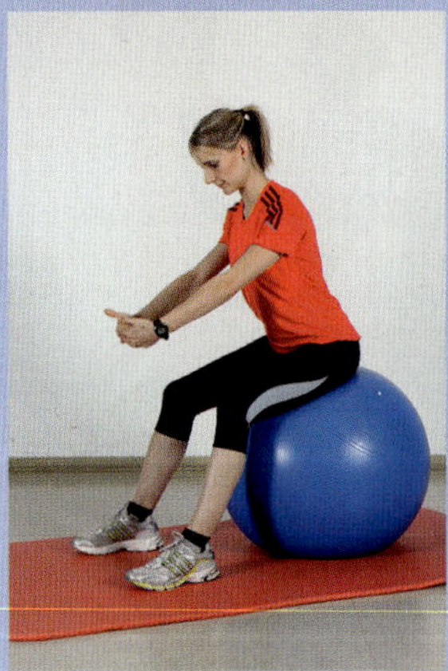 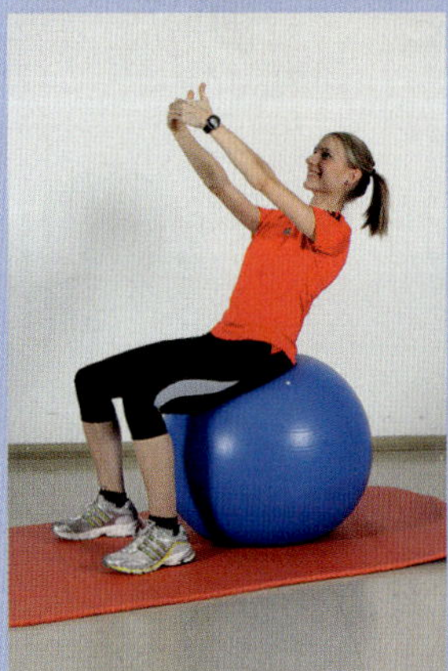 Kameramann/Waage	**Übung 1: Waage/Kameramann** *Feinlernziele:* • Wahrnehmung der stabilisierenden Körperlängsachse • Verbesserung der Wahrnehmung der rumpfstabilisierenden Muskeln • Kräftigung der Bauch- und Rückenmuskeln. *Durchführung:* ASTE: Du sitzt aufrecht auf dem Ball, dein Rücken ist eingefroren. Beschreibung für die Teilnehmer: Wahrnehmung: Der Ball rollt, was passiert? **Dauer 2–3 Minuten** *Hinweis:* Variation Kameramann: Dein Rücken und deine Schultergelenke sind eingefroren, deine Hände bilden den Sucher.

Tab. 4.4 Sensomotorisches Training mit dem Ball [Abb.: W789] *(Forts.)*

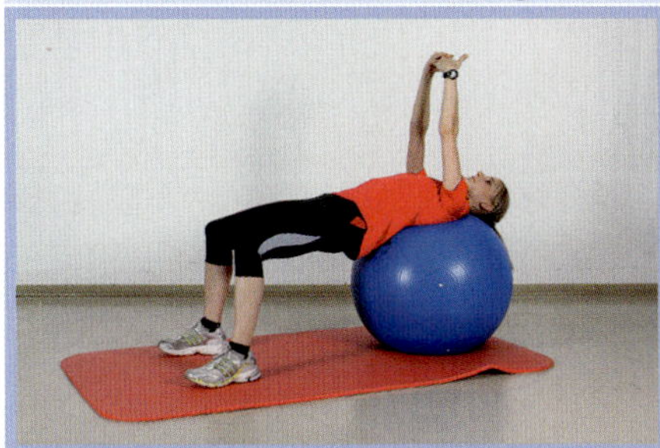 Bett eines Fakirs	**Übung 2: Bett eines Fakirs** *Feinlernziele:* • Wahrnehmung der stabilisierenden Körperlängsachse • Verbesserung der Koordination und Gleichgewichtsschulung • Kräftigung der Rückenmuskeln. *Durchführung:* ASTE: Übung Kameramann Beschreibung für die Teilnehmer: • Was passiert, wenn der Sucher ganz oben ist und du weiter nach oben möchtest? • Du wanderst mit deinen Füßen nach vorne, bist du mit dem Kopf und Schultern auf dem Ball liegst! • In der Endstellung wird das Becken angehoben (Metapher: Die Matratze eines Fakirbettes besteht aus Nägeln, Scherben oder glühenden Kohlen). **8–12 Wiederholungen**
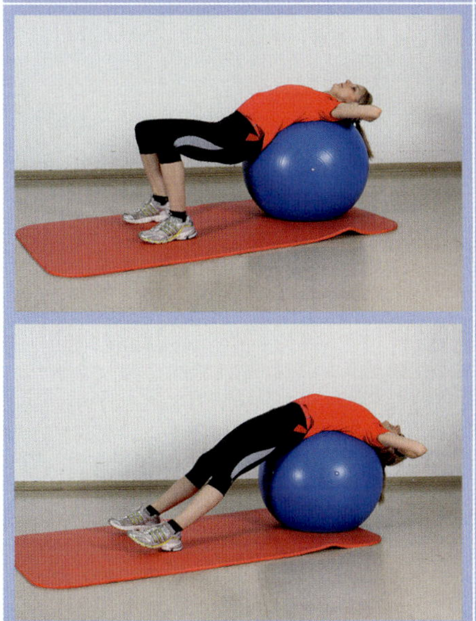 Eslein streck' dich	**Übung 3: Eslein, streck' dich** *Feinlernziele:* • Wahrnehmung der Rückenbeweglichkeit • Verbesserung der Streckfähigkeit des Rückens • Verbesserung der Koordination und Gleichgewichtsschulung • Dehnung der ventralen Rumpffaszien. *Durchführung:* ASTE: Bett eines Fakirs Beschreibung für die Teilnehmer: • Du wirst zur Hängematte. • Du rollst mit dem Ball vor und zurück. • Du entscheidest, was dir angenehm ist. **Dauer 2–3 Minuten** *Hinweis:* Teilnehmer mit Problemen der HWS unterstützen den Kopf zu jeder Zeit mit den Händen.
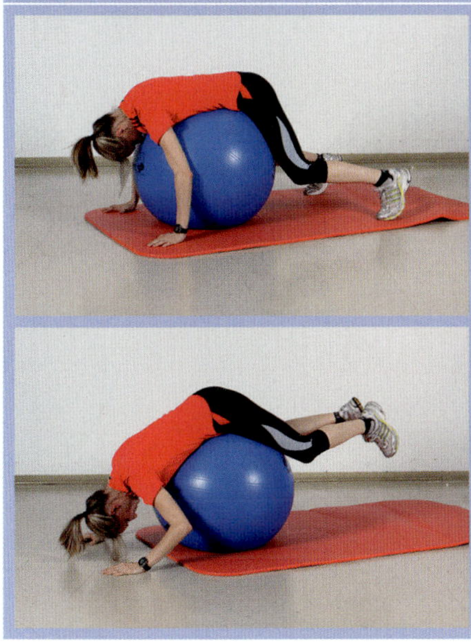	**Übung 4: Faulpelz** *Feinlernziele:* • Wahrnehmung der Gewichtsabnahme des Rückens • Entlastung der Rückenmuskeln • Verbesserung der Koordination und Gleichgewichtsschulung. *Durchführung:* ASTE: Du liegst bäuchlings auf dem Ball. Deine Hände und Füße sind ballbreit auseinander und am Boden. Beschreibung für die Teilnehmer: Du stößt dich mit den Füßen nach vorn und zurück, nach rechts und links. **Dauer 2–3 Minuten**

Tab. 4.4 Sensomotorisches Training mit dem Ball [Abb.: W789] *(Forts.)*

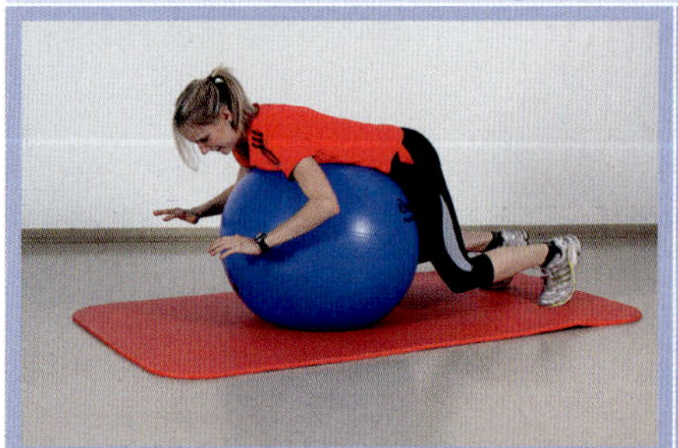 Faulpelz	
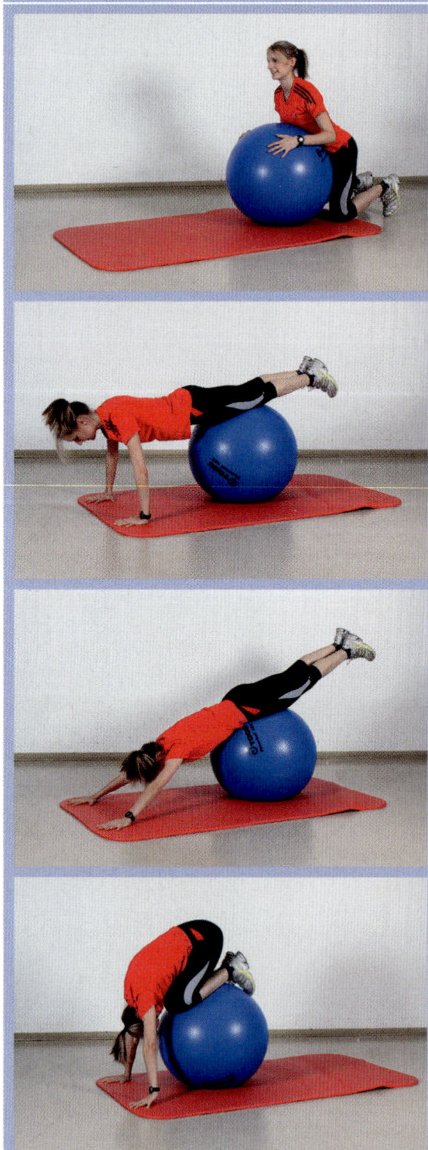 Goldfisch + Seeigel	**Übung 5: Goldfisch + Seeigel** *Feinlernziele:* • Wahrnehmung der rumpfstabilisierenden Muskeln • Verbesserung der Koordination und Gleichgewichtsschulung • Kräftigung der Rückenmuskeln und der Hüftstrecker. *Durchführung:* ASTE: Faulpelz Beschreibung für die Teilnehmer: • Stabilisiere deinen Rücken und rolle mit dem Ball soweit nach vorne und hinten, wie es möglich ist. • Wenn du mit deinem Becken vor dem Ball bist, bleiben deine Hände fest am Boden! **10–15 Wiederholungen**

Tab. 4.4 Sensomotorisches Training mit dem Ball [Abb.: W789] *(Forts.)*

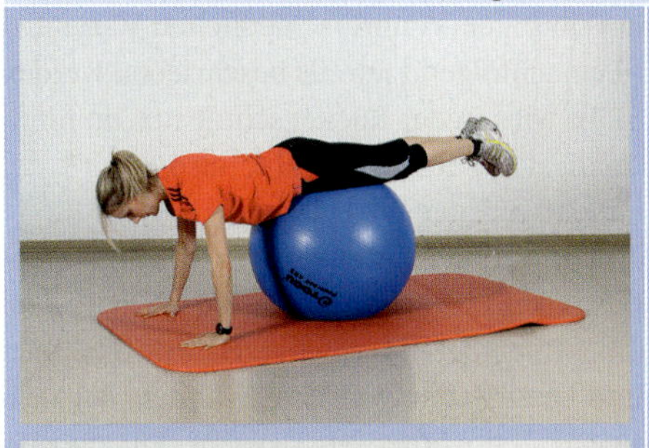 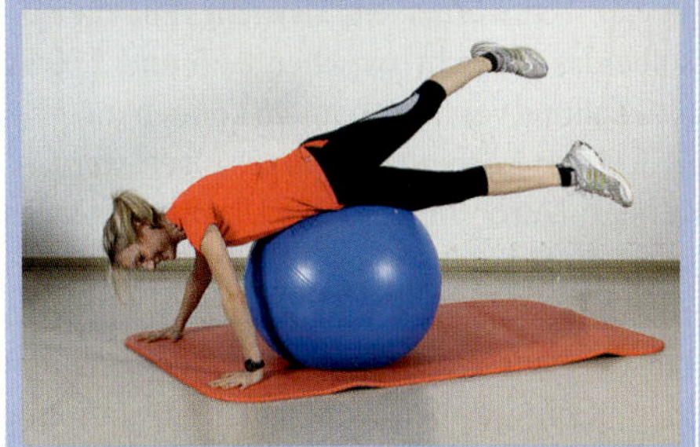 Schere 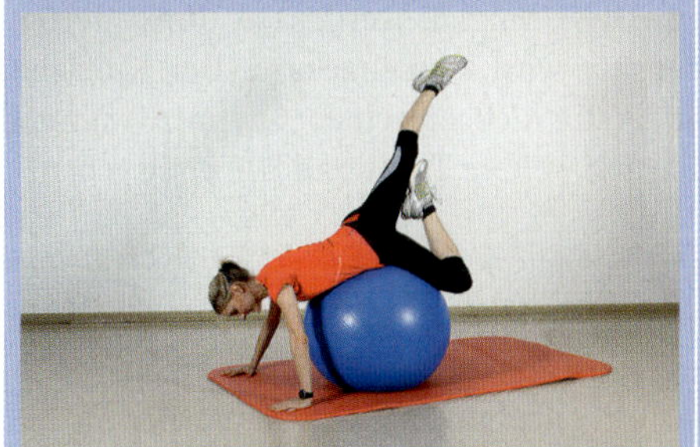 Meerjungfrau	**Übung 6: Schere/Meerjungfrau** *Feinlernziele:* • Verbesserung der Beweglichkeit im Rumpf • Verbesserung der Koordination und Gleichgewichtsschulung • Kräftigung der seitlichen Rumpf- und der Beinmuskeln. *Durchführung:* ASTE: Faulpelz Beschreibung für die Teilnehmer: • Du rollst so weit nach vorne, bis dein Becken auf dem Ball ist. • Rücken und Beine bleiben in einer Linie. • Verlagere dein Gewicht so, dass du abwechselnd auf die seitliche rechte und linke Beckenhälfte gelangst. • In dieser Position spreize das obere Bein ab (Übung Schere). • Variation Übung Meerjungfrau: In der Endstellung (Übung Schere) bleiben und das obere abgespreizte Bein mit dem Fuß des unteren Beines abstützen. In dieser Position 3–4 Sekunden bleiben. **8–12 Wiederholungen pro Seite**
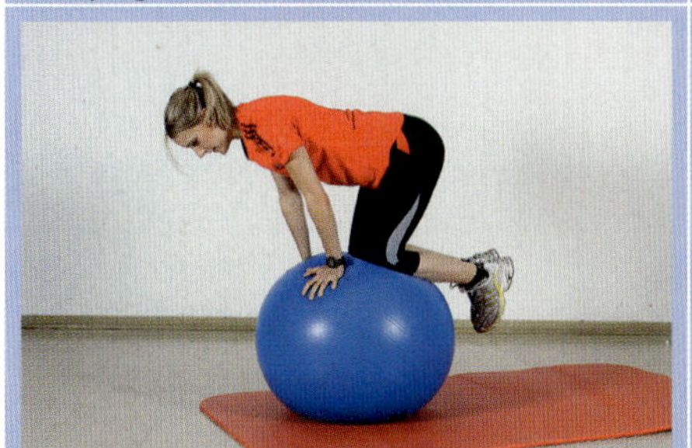 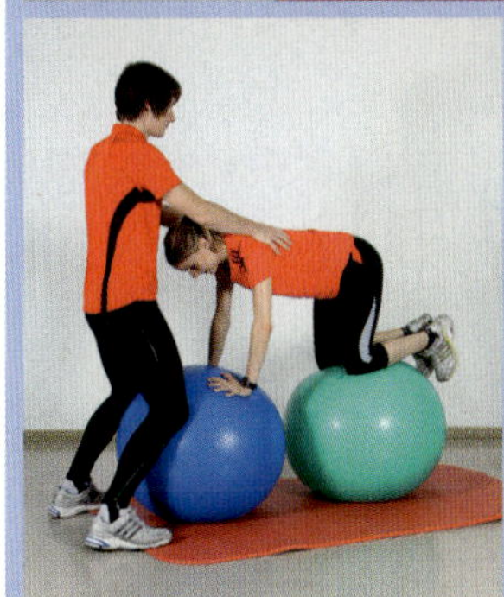 Tanzbär	**Übung 7: Tanzbär** *Feinlernziele:* • Wahrnehmung der stabilisierenden Körperlängsachse • Verbesserung der Koordination und Gleichgewichtsschulung • Kräftigung der posturalen Rumpfmuskeln. *Durchführung:* ASTE: Du stehst hinter dem Ball und klemmst den Ball mit den Knien und Händen fest. Beschreibung für die Teilnehmer: • Dein Rücken ist aufgerichtet und eingefroren und du stößt dich mit den Füßen nach vorne. • Wenn du dich sicher fühlst, bleiben die Füße in der Luft. • Variationen: Rollbewegungen • Variationen: Partnerübungen auf 2 bzw. 4 Bällen. **Dauer 2–3 Minuten**

Reaktives Rückentraining unter Alltagsbedingungen

20 Minuten

Zur Vermittlung von Handlungs- und Effektwissen erfolgt ein Kurzvortrag zu den Belastungsstufen und dem Vorgehen nach der Borg-Skala.

Unter Zugrundelegung des heutigen Stands der Trainingslehre, der aktuellen sportwissenschaftlichen Erkenntnisse – angelehnt an das Trainingskonzept „Aktive Rehabilitation der Wirbelsäule“ der „International Academy of Sportscience“ – und der Zielsetzungen der Rückenprävention (Klein-Vogelbach 2000) empfiehlt sich für die Rückenschule ein spezielles Aufbautrainingsprogramm. Im Folgenden wird beispielhaft ein spezielles Rückentrainingsprogramm vorgestellt (➤ Tab. 4.5) .

Wichtige Voraussetzungen des Teilnehmers hierfür:

- Schmerzfreiheit
- problemlose Einstellung der Lendenlordose (Verbesserte Belastungsfähigkeit durch die Stauchungsimpulse sind bei guten Schwingungen der WS gegeben)
- Körperwahrnehmung und Kontrollmöglichkeit der Haltung.

Für dieses Programm gelten bestimmte Orientierungen für den Trainingsplan:

(Bei den nachfolgenden Übungen wird deshalb auf die Angabe von Wiederholungszahlen und Sätzen verzichtet)

- pro Übung 10–15 Wiederholungen à 2 bzw. 6 Sekunden
- 3–4 Sätze – Pause zwischen den Sätzen 30 Sekunden
- Pro Trainingseinheit werden 5–6 verschiedene Übungen ausgewählt.

Die Übungen setzen sich aus klassischen Squats, Pending- und Stoßübungen in unterschiedlichen Varianten zusammen, die nachfolgend jeweils beschrieben werden (➤ Tab. 4.5). Es wird in der Rückenschule nur im funktionellen Stabilisationsbereich geübt, also „mit“ der Wirbelsäule, nicht „in“ der Wirbelsäule.

Für die Durchführung sollten alltagstaugliche Gegenstände wie Getränkeflaschen gewählt werden, diese sind eigentlich immer und überall verfügbar. Natürlich können auch Kurz- und Langhanteln verwendet werden. Bei allen Übungen hält der Teilnehmer ein Gewicht. Für die Rückenschule sollte das Gewicht zwischen 0,75 und 2,00 kg liegen. Bei Verwendung von Langhanteln können diese bei Squats bis auf 20% des Körpergewichts gesteigert werden

Nach der ersten Durchführung der Übungen werden diese in Kleingruppen geübt: Vier Teilnehmer gehen jeweils zusammen. Jeder Teilnehmer wird zum „Bestimmer“ für eine der vier Grundübungen. Nacheinander werden in den Kleingruppen von jeder Grundübung dann jeweils drei Sätze mit zehn Wiederholungen durchgeführt. Die Übungen werden so direkt vertieft und die Intensität wird kennengelernt. Der Kursleiter kann als Moderator den einzelnen Gruppen während der Durchführung weitere Tipps und Hinweise geben.

Durchführungshinweise

Aus didaktisch-methodischen Gründen hat sich in der Rückenschule zu Beginn bewährt, nicht zu viele Durchführungsmöglichkeiten anzubieten. Die Variierung bietet sich dann im Aufbaukurs oder den folgenden Trainingskursen an.

Tab. 4.5 Rückenaufbautrainingsprogramm [Abb.: W789]

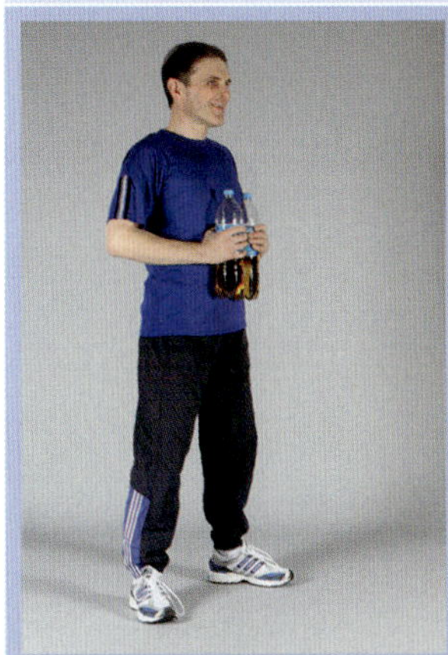	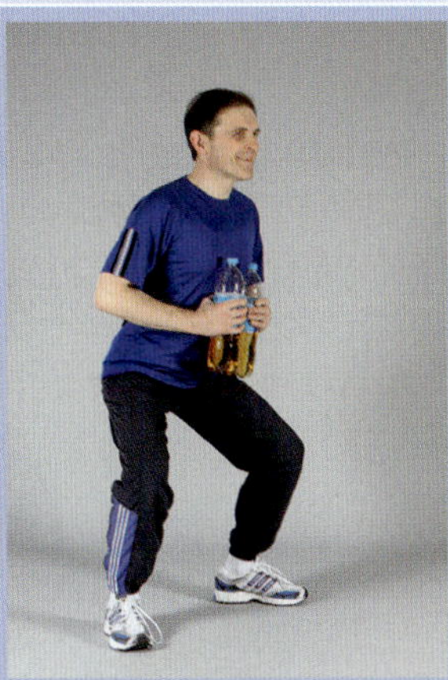	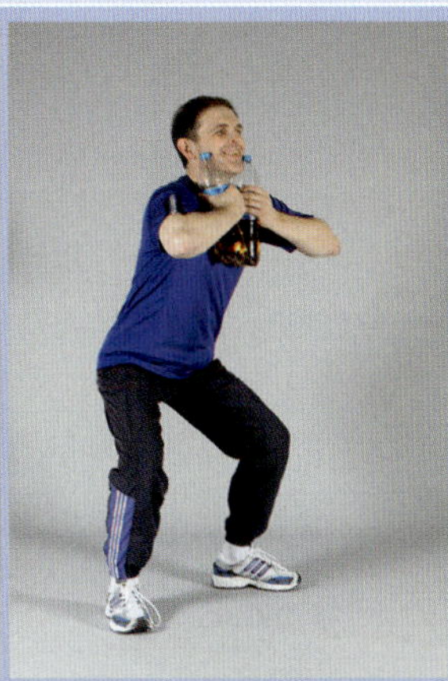	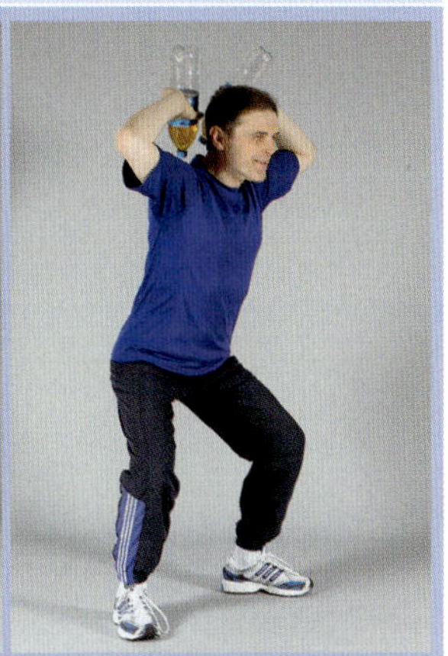
ASTE Aufzug	Aufzug Bauchversion	Aufzug Brustversion	Aufzug Nackenversion

Übung 1: Der Aufzug
(Squats)
Feinlernziele:

- Haltungs- und Bewegungsschulung Bücken
- Wahrnehmung der Körperaufrichtung
- Verbesserung der Wahrnehmung der rumpfstabilisierenden Muskeln
- Kräftigung der Bein- und Beckenbodenmuskeln
- posturales Training der rumpfstabilisierenden Muskeln.

Durchführung:
ASTE:
aufrechter Stand. Die Fußbelastung sollte beidbeinig gleich und vorne und hinten gleichmäßig verteilt sein („voller" Fuß). Zu beachten ist auch der aktive Aufbau des Fußgewölbes.
Kniehüftbeuge, soweit mit vertikalem Rücken möglich, die Kniespitzen gehen nicht über die Fußspitze hinaus. Der volle Fuß bleibt während der Durchführung erhalten. Die Wahrnehmung wird auf die Einstellung des Rückens und die Belastung der Füße gelenkt.
Hinweis:
Die Arm-Hand-Position kann in Bauch- oder Brusthöhe oder im Nacken je nach Fähigkeit des Teilnehmers und Betonung erfolgen:

- Bauchhöhe: Betonung unterer Rumpf
- Brusthöhe: Betonung BWS-Streckung
- Nackenstellung: Betonung Rumpfstreckung zur maximalen posturalen Reizung.

Tab. 4.5 Rückenaufbautrainingsprogramm [Abb.: W789] *(Forts.)*

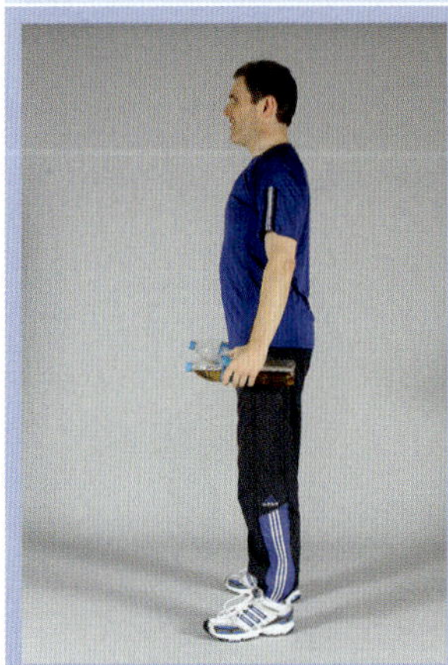	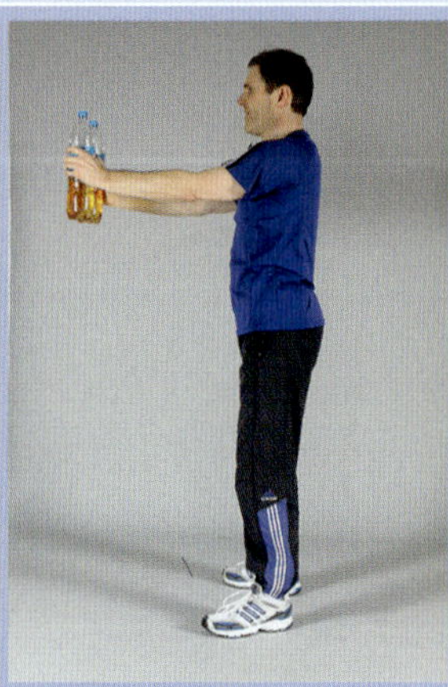	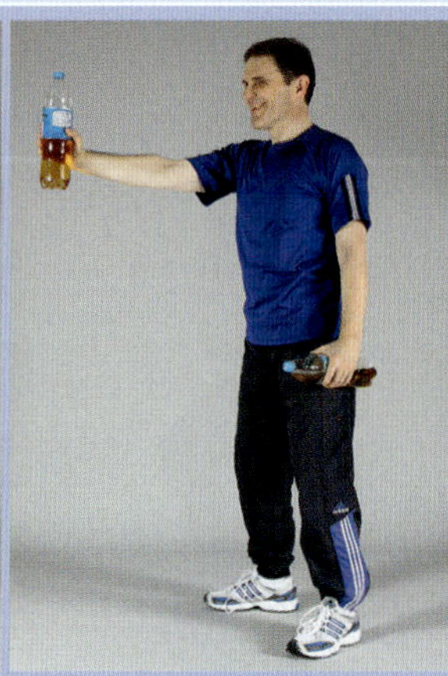	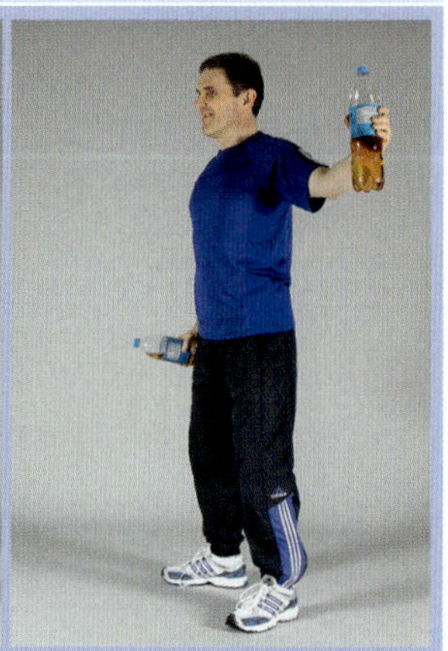
ASTE Pendel	Pendel nach vorne	Einseitiger Pendel nach vorne	Einseitiger Pendel zur Seite

Übung 2: Pendel
(Front-Pending)
Feinlernziele:
- Wahrnehmung der Körperaufrichtung
- Verbesserung der Wahrnehmung der rumpfstabilisierenden Muskeln
- Kräftigung der Bauch-, Schulter-Nacken- und schulterblattanlegenden Muskeln
- posturales Training der rumpfstabilisierenden Muskeln.

Durchführung:
ASTE:
aufrechter Stand, die Arme hängen seitlich, der Schultergürtel „ruht".
Die Arme werden nach vorne bis zur Schulterhöhe bewegt, die Daumen zeigen am Bewegungsende nach oben.
Hinweis:
- Armbewegung nach vorne oder zur Seite
- einseitige Durchführung zur Betonung der Seitneigungs- und Rotationsstabilisierung

Tab. 4.5 Rückenaufbautrainingsprogramm [Abb.: W789] *(Forts.)*

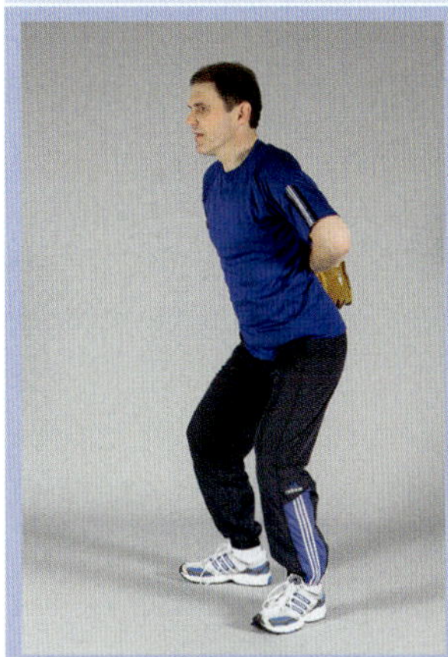

ASTE Klapptisch

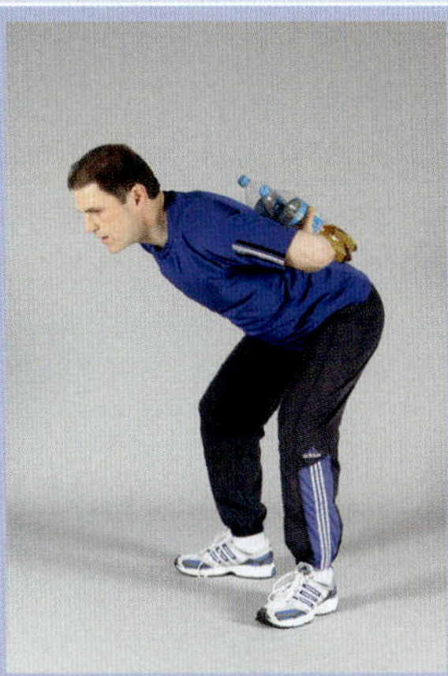

Klapptisch

Übung 3: Klapptisch
(Good Morning)
Feinlernziele:
- Haltungs- und Bewegungsschulung Bücken
- Wahrnehmung der Körperaufrichtung
- Verbesserung der Wahrnehmung der rumpfstabilisierenden Muskeln
- Kräftigung der Rücken- und Bauchmuskeln
- posturales Training der rumpfstabilisierenden Muskeln.

Durchführung:
ASTE:
aufrechter Stand mit leicht gebeugten Kniegelenken, Hände mit Gewichten auf dem unteren Rücken zur verbesserten Kontrolle der Haltung, Aktivierung der Bauch- und Rückenmuskulatur, dann den stabilisierten Rücken nach vorne neigen.
Die Knie bleiben in der Ausgangsstellung fixiert, während der gesamten Durchführung auf „vollen" Fuß achten.
Hinweis:
Die Arm-Hand-Position kann in Bauch- oder Brusthöhe oder im Nacken je nach Fähigkeit des Teilnehmers und Betonung erfolgen:
- Bauchhöhe: Betonung unterer Rumpf
- Brusthöhe: Betonung BWS-Streckung
- Nackenstellung: Betonung Rumpfstreckung zur maximalen posturalen Reizung.

4

Tab. 4.5 Rückenaufbautrainingsprogramm [Abb.: W789] *(Forts.)*

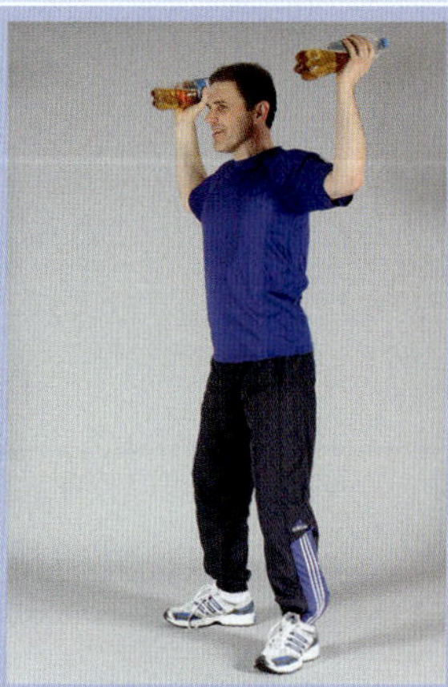

ASTE Stoß

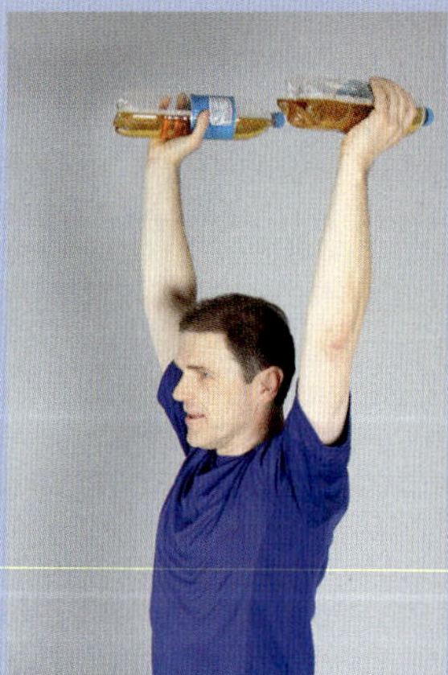

Stoß

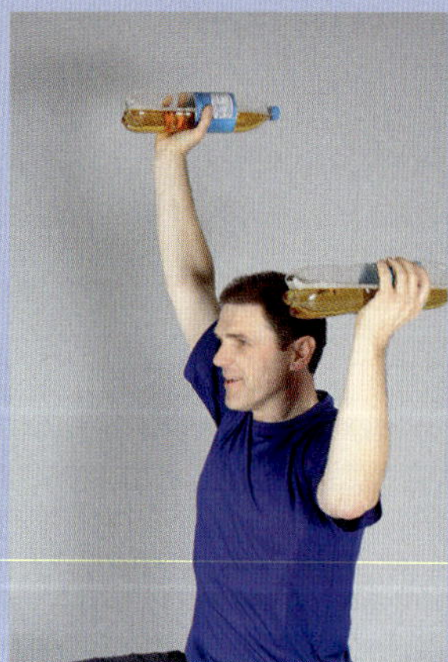

Stoß einseitig

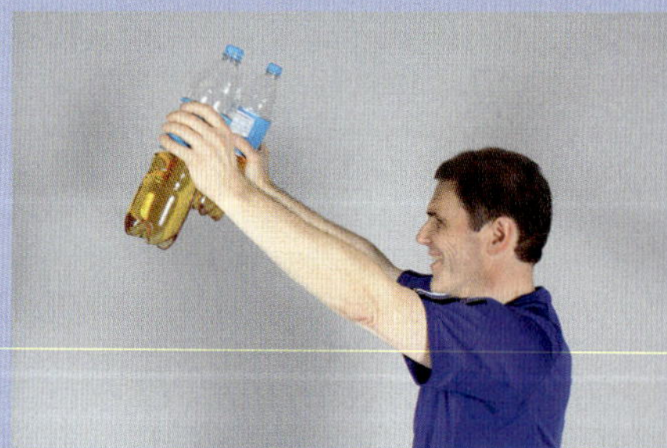

Stoß nach vorn

Übung 4: Stoß
(Military Press)
Feinlernziele:
- Haltungs- und Bewegungsschulung Alltagsbewegungen
- Wahrnehmung der Körperaufrichtung
- Verbesserung der Wahrnehmung der rumpfstabilisierenden Muskeln
- Kräftigung der Rücken-, Schulter-Nacken- und schulterblattanlegenden Muskeln
- posturales Training der rumpfstabilisierenden Muskeln.

Durchführung:
ASTE:
aufrechter Stand, die Arme stehen in U-Halteposition, die Ellbogen in Schulterhöhe.
Beide Arme werden nach oben in Verlängerung des Körpers gestreckt.
Hinweis:
- Bewegung nach vorne und oben
- einseitige Durchführung zur Betonung der Seitneigungs- und Rotationsstabilisierung.

Varianten

Bei der Ausführung wird unterschieden zwischen Bewegung im Sekundentakt (2 Sekunden) mit jeweils deutlichem Stopp in der Endposition (reaktives Training der autochthonen Rückenmuskeln) und Bewegung in „Slow-Motion" (3 Sekunden in die Bewegung, 3 Sekunden aus der Bewegung = 6 Sekunden) zur Betonung der intra- und intermuskulären Koordination. Beide Varianten sind je nach Zielsetzung einsetzbar. Es gibt darüber hinaus die Möglichkeit, bei der „Slow-Motion" die konzentrische oder exzentrische Bewegung zu akzentuieren: Die akzentuierte Bewegung dauert 3 Sekunden, die andere nur 1 Sekunde.

Bewegungen nach vorn sind geeignet zur Extensionsstabilisierung, nach hinten zur Flexionsstabilität, Armbewegungen zur Seite zur Seitneigungsstabilität, unilaterale Armbewegungen zur Rotationsstabilität. Bei Bewegungen der Arme wird der Schultergürtel aktiv kontrolliert, d.h., die Schultern spannen nach hinten unten („100-€-Schein zwischen den Schultern festhalten").

Ausklang/Reflexion

Vertiefungsaufgaben

5 Minuten

Die Teilnehmer notieren sich ihr Programm für die kommende Woche in ihr Bewegungstagebuch. Hierbei formuliert jeder Teilnehmer nach folgenden Kriterien:

- persönliches Ziel
- persönliche Übungsauswahl
- geplante Trainingsfrequenz.

Die Übungen erhalten sie zudem als Handout vom Kursleiter. Unter der Woche wird das Training und das individuelle Belastungsempfinden dokumentiert.

Abschlussritual

10 Minuten

Zum Kennenlernen der Selbstbelohnung nach dieser sehr aktiven Stunde und zum weiteren Erfahren eines Entspannungsverfahrens schließt diese Stunde mit einer kleinen Phantasiereise „Eine Erlebnisreise in eine Wiese" (➤ Kap. 3.8.2) mit anschließender Reflexion und Verabschiedung der Teilnehmer.

LITERATUR

Brügger A (1990). Gesunde Körperhaltung im Alltag. Brügger Eigenverlag.

Butler DS, Moseley LG (2010). Schmerzen verstehen. 2. Aufl. Heidelberg: Springer-Verlag.

Dargatz T (2005). Rückenschmerzen, Die neue 4-Säulen-Strategie. München: Copress Verlag.

Frohberger C (Hrsg.) (2004). Leitfaden für die Rückenschule. BDR Eigenverlag.

Grillparzer M (2008). Unser Rückenbuch. München: Gräfe u. Unzer.

Hepp R (1998). Von „Mäusen", „Käfern" und chronischen Rückenschmerzen. Bad Buchau: HeRaBuch-Verlag.

Kaisser P, Höfling S, Böhle E, Laser T (1995). Münchner Manual zur orthopädischen Rückenschule. Heidelberg: Springer-Verlag.

Kempf HD (2003). Rückenschule – Grundlagen, Konzepte und Übungen. München: Elsevier/Urban & Fischer.

Klein-Vogelbach S (2000). Ballgymnastik zur funktionellen Bewegungslehre. 3. Aufl. Heidelberg: Springer-Verlag.

Klüppel G, Kuhnt U (2006). Rückengesundheit – Die neue Sichtweise zum Rückenschmerz. München: Compactverlag.

Kuhnt U (2001). Präventive Rückenschule. Hannover: Rückenschule Hannover.

Pert CB (2001). Moleküle der Gefühle – Körper, Geist, Emotionen. Reinbek: rororo.

Pfeifer M (2007). Rückengesundheit – Grundlagen und Module zur Planung von Kursen. Köln: Deutscher Ärzte-Verlag.

Reichel HS (2001). Präventive Rückenschule in der Praxis. München: Elsevier/Urban & Fischer.

Scheiber W (2004). Mentaltraining gegen chronische Rückenschmerzen! Noderstedt: Books on Demand.

Schiltenwolf M, Henningsen P (2006). Muskuloskelettale Schmerzen. Köln: Deutscher Ärzte-Verlag.

Servan-Schreiber D (2006). Die neue Medizin der Emotionen. München: Goldmann Verlag.

Spirgi-Gantert I, Suppé B (2007). FBL Klein-Vogelbach® Functional Kinetics. Die Grundlagen. Heidelberg: Springer Medizin Verlag.

V.P.T. (2007). Kursleitermanual. Hamburg.

Wegner DM, Fuller VA, Sparrow B (2003). Clever hands: uncontrolled intelligence in facilitated communication. J Pers Soc Psychol 85 (1): 5–19.

4.4 Beispiel für einen Rückenschulgrundkurs

Günter Lehmann

4.4.1 Grundüberlegungen zur Kurskonzeption

Nachfolgend wird beispielhaft ein Konzept für einen Rückenschulgrundkurs vorgestellt. Dieses Konzept kann als Orientierung für die Gestaltung von Rückenschulgrundkursen dienen. Wie zuvor im ➤ Kap. 4.1 dargestellt, sollte von einem bundeseinheitlichen Rückenschulkonzept abgesehen werden, weil ein starres Konzept nicht den unterschiedlichen Zielgruppen gerecht wird. Das vorgestellte Kurskonzept beschreibt einen Kurs mit einer Dauer von 10-mal 90 Minuten. Da in der Praxis häufig Rückenschulgruppen vom Alter und Geschlecht her gemischt sind, wird von einer heterogenen Gruppe im Alter von 30 bis 65 Jahren ausgegangen.

Die einzelnen Kurseinheiten sind zwar mit einem speziellen Schwerpunktthema überschrieben, die Kurseinheiten sind dennoch aufeinander aufbauend. Im Sinne einer induktiven Lernzielvermittlung werden die Lerninhalte primär von den Kursteilnehmern erarbeitet. Dabei werden die verschiedensten Moderationstechniken, z.B. Kleingruppenarbeit, Kartenabfrage, Mind Map, Wandzeitung, Brainstorming, Bildermemory und Reflexionsgespräche (➤ Kap. 2.5), angewendet.

Günstige Haltungs- und Bewegungsformen können die Kursteilnehmer in Verbindung mit körperwahrnehmungsorientierten Verfahren, Wissensvermittlungen und der Möglichkeit, in Partner- oder Kleingruppenarbeit die körperlichen Aktivitäten auszuprobieren, erlernen. Schrittweise werden sie dabei herangeführt, flexibel eigene Lösungsstrategien zu entwickeln, sodass sie sich nicht an dogmatischen Regeln orientieren müssen. Im Verlaufe des Kurses erhalten die Kursteilnehmer darüber hinaus vielfältige Anregungen für ein gesundheitsförderliches Training. Das Kurskonzept berücksichtigt so unterschiedliche Möglichkeiten zur Verbesserung der physischen Gesundheitsressourcen. Dazu gehören u.a. Spiel- und Bewegungsaktivitäten, verschiedene Formen des Koordinationstrainings, Funktionsgymnastik, globales und lokales Stabilisationstraining, Kraftausdauertraining für den Rücken, Programme zum Erhalt und zur Verbesserung der Beweglichkeit sowie ein spezielles Herz-Kreislauf-Training in Form einer Walking-Schule. Die Themen „Schmerz bzw. Stress verstehen und bewältigen lernen“ werden wegen ihrer besonderen Bedeutung innerhalb einer kompletten Kursstunde behandelt. Auch wenn die Kurskonzeption schwerpunktmäßig eher die verhaltenspräventive Ebene anspricht, so wird dennoch der Interventionsbereich der Verhältnisprävention berücksichtigt und behandelt. Dies geschieht beispielsweise bei Themen wie Sitzen, Stehen, Lastenmanipulation oder Büro-Bildschirmarbeitsplatz.

Zu jeder Kursstunde erhalten die Kursteilnehmer Teilnehmerunterlagen im Sinne von Übungsanweisungen und Dokumentationsbögen. Die Kursteilnehmer werden darüber hinaus gebeten, in einem Bewegungstagebuch ihre wichtigsten Ziele, Erkenntnisse und Erfolge festzuhalten. Auf diese Weise kann von Beginn an der Aufbau von Selbstwirksamkeitserfahrungen sowie Bewegungs- und Selbststeuerungskompetenzen unterstützt werden.

4.4.2 Grundüberlegungen zu den einzelnen Stundenschwerpunktthemen

Kursstunde 1

Damit ein positiver Einstieg zu Beginn des Rückenschulkurses ermöglicht wird, beginnt die 1. Kursstunde mit einem spielerischen Kennenlernen und dem Klären der Erwartungshaltungen. Außerdem erhalten die Kursteilnehmer einen Kurzüberblick über den gesamten Rückenschulkurs. Damit der Rückenschulkurs auch evaluiert werden kann, werden in der 1. Kursstunde der I-1-Eingangsfragebogen der gesetzlichen Krankenkassen (GKV 2010) ausgefüllt und eine kleine Testbatterie mit motorischen Testverfahren (Bös 2001; DTB 2010) durchgeführt. Auf diese Weise wird das Ausgangsniveau ermittelt. Es geht in diesen Tests nicht darum, den Kursteilnehmern Unfähigkeiten aufzuzeigen, sondern sie für etwaige Gesundheitsrisiken zu sensibilisieren. Der Kursleiter motiviert, indem er aufzeigt, dass durch die aktive Teilnahme am Rückenschulkurs persönliche Gesundheitsressourcen geweckt und Probleme bewältigt werden können.

Schon in der ersten Stunde werden die Kursteilnehmer an einfache Kräftigungsübungen herangeführt. Dabei lernen sie zunächst, ihre Belastung entsprechend ihren Fähigkeiten zu dosieren. Dies geschieht auf Basis einer sehr vereinfachten Belastungsskala angelehnt an die Borg-Skala (➤ Tab. 4.6).

Es wird den Kursteilnehmern vermittelt, dass weder eine Unter- noch eine Überforderung nutzbringende,

Tab. 4.6 Belastungsskala angelehnt an die Borg-Skala

Belastungsstufe	Anstrengungsgrad	Bewältigungsgrad
Stufe 1	kaum Anstrengung zu spüren	sehr einfach zu bewältigen
Stufe 2	mittelschwere Anstrengung zu spüren	noch gut zu bewältigen
Stufe 3	sehr starke Anstrengung zu spüren	kaum zu bewältigen

gesundheitsförderliche Effekte bewirken. Die Kursteilnehmer werden deswegen an eine Trainingsintensität mit mittelschwerer Anstrengung herangeführt. Es gibt kein Trainieren im „Gruppenchor" mit einem gemeinsamen Übungsbeginn und Übungsende. Jeder Teilnehmer darf entsprechend seinem Belastungsgefühl die Übung kontrolliert beenden.

Die Übungen werden als Elementarübungen bezeichnet, weil sie in verschiedensten Ausgangsstellungen angewendet werden können. Die Armhaltungen ähneln den Buchstaben A, W, U, V und werden deswegen als

- A-Halte
- W-Halte
- U-Halte
- V-Halte

bezeichnet (➤ Abb. 4.15). Ebenso gewährleisten die Armhaltungen eine Abstufung der Trainingsintensität. So sind Übungen mit langen, nach oben ausgestreckten Armen im Sinne der V-Halte schwerer als Übungen mit am Rumpf gehaltenen Armen im Sinne der A-Halte.

Kursstunde 2

Diese Kurskonzeption sieht vor, den Kursteilnehmern in einem frühen Stadium des Kurses ein besseres Hintergrundwissen zum Schmerz und zu den Risiken einer Chronifizierung von Rückenschmerz zu vermitteln. Die Kursteilnehmer sollen die Bedeutung von Schmerzen und Missbefinden neu verstehen und die eigene Einstellung im Umgang damit überdenken lernen. Auf diese Erkenntnisse aufbauend, sollen dann nicht nur in dieser, sondern auch in den folgenden Kursstunden die verschiedensten aktiven Strategien zur Bewältigung von Rückenschmerz und Missbefinden vermittelt bzw. erlebt werden. Weiterhin sollen die Kursteilnehmer schon zu Beginn des Rückenschulkurses erfahren, mit welchen unterschiedlichen Aktivitäten sie ihre Rückengesundheit fördern können. Neben bewährten Bewältigungsstrategien, wie der Progressiven Muskelrelaxation, kommen innerhalb dieser Kursstunde auch andere Strategien zur Anwendung. So sind beispielsweise der Stundeneinstieg und -ausklang auch bei diesem Stundenthema bewusst spielerisch gestaltet, da den Kursteilnehmern Spiel und körperliche Aktivität als Ablenkungsstrategie näher gebracht werden sollen.

Weiterhin geht es in dieser Kursstunde (ebenso in weiteren Kursstunden) auch darum, Zusammenhänge zwischen psychischen Einflüssen und der Rückengesundheit herzustellen. Die Kursteilnehmer sollen sich als biopsychosoziale Einheit verstehen lernen. Beim Rückengespräch (Rücken an Rücken sitzend auf dem Fitball) werden in Partnerarbeit harmonische Becken- und Wirbelsäulenbewegungen ausgeführt (➤ Abb. 4.16). Dagegen können die Kursteilnehmer beim Fitballboxen „Dampf" ablassen (➤ Abb. 4.17). Mit dem Einsatz einer Stimmungsskala kann man bei diesen Aktivitäten den Einfluss auf das jeweilige Wohlbefinden visualisieren. Weitere Strategien zur Schmerzbewältigung bzw. zum Aufbau von Rückengesundheit ermitteln die Kursteilnehmer innerhalb einer Gruppenarbeit.

Kursstunde 3

Mit den Zielen und Inhalten der 3. Kursstunde werden die bereits erzielten Erkenntnisse und Erfahrungen zur Strategie der eigenverantwortlichen und aktiven Rückengesundheitsförderung vertieft. Das Stundenmotto „Aktiv zur Rückengesundheit, Kraftausdauer und Stabilisation für Ihren Rücken" verdeutlicht die Schwerpunkte der Stunde. Aufbauend auf den Erfahrungen des günstigen und dynamischen Sitzens werden Übungen der segmentalen Stabilisation vermittelt, die auch eine Ansprache des Beckenbodens mit einbeziehen. Durch eine gezielte Handlungs- und Effektwissensvermittlung zum Kraftausdauertraining erlernen die Kursteilnehmer nicht nur geeignete Übungsformen, sondern erhalten auch Informationen zur Trainingsgestaltung, Belastungsdosierung und Trainingsdokumentation. Die Kraftausdauerübungen werden zunächst im Sitzen, später in Hockstellung je nach Trainingszustand mit Wasserflaschen oder Leichthanteln durchgeführt (➤ Abb. 4.18). Wasserflaschen eignen sich besonders, weil durch unterschiedliche Füllungen die Belastungen hervorragend dosiert werden können. Im Sinne einer individuellen Belastungsdosierung werden die Übungen je nach Schwere und persönlichen Fähigkeiten in verschiedenen Ausführungsvarianten angeboten. Dabei können die

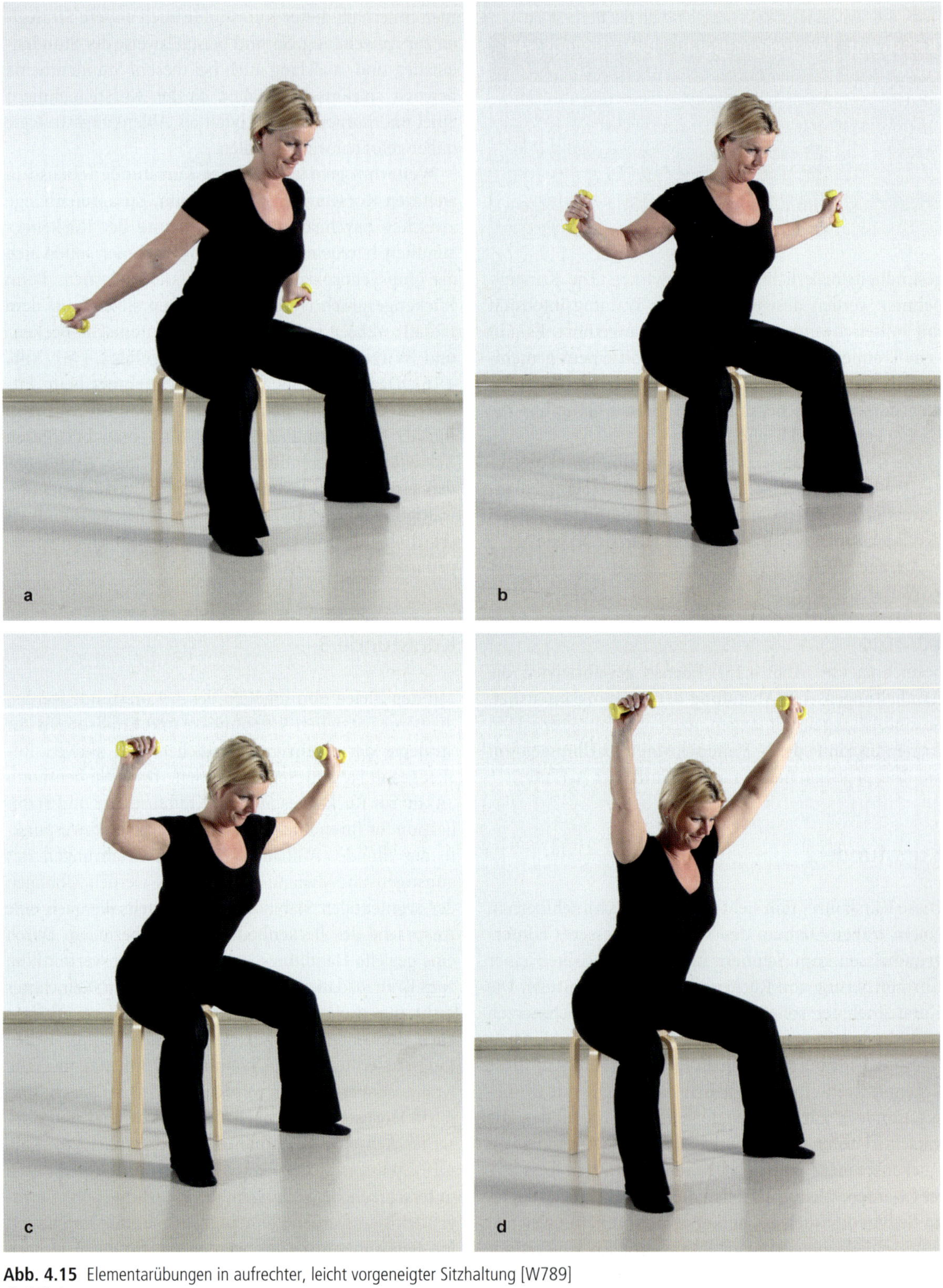

Abb. 4.15 Elementarübungen in aufrechter, leicht vorgeneigter Sitzhaltung [W789]
a) A-Halte
b) W-Halte
c) U-Halte
d) V-Halte

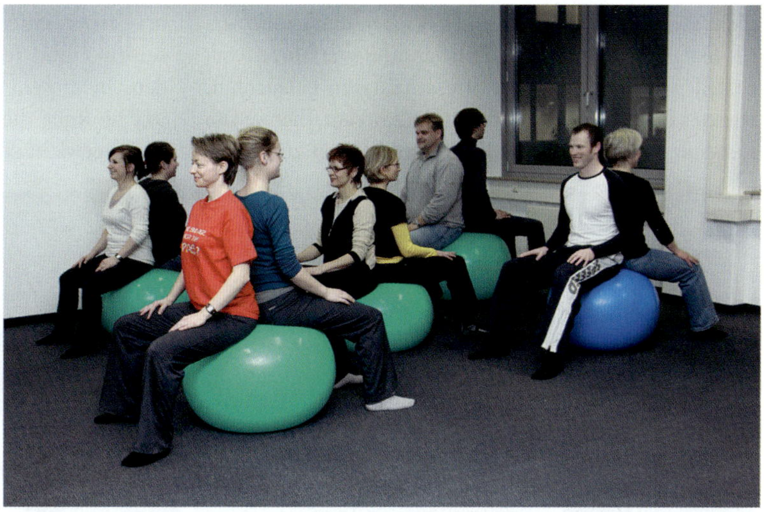

Abb. 4.16 Rückengespräch auf dem Fitball [W789]

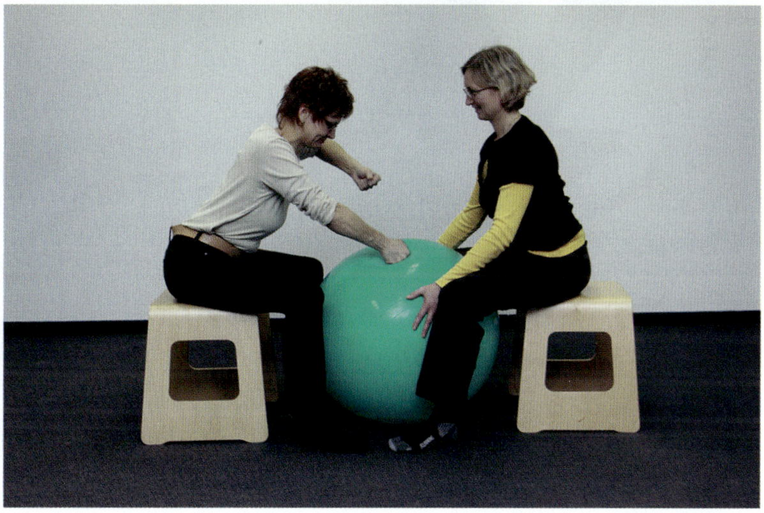

Abb. 4.17 Dampf ablassen mit dem Fitballboxen [W789]

Kursteilnehmer die angestrebten drei Serien je nach Trainingszustand mit unterschiedlichen Wiederholungszahlen ausführen:

- Level A: 3 Serien mit 10 bis 15 Wiederholungen
- Level B: 3 Serien mit 15 bis 20 Wiederholungen
- Level C: 3 Serien mit 20 bis 30 Wiederholungen.

Kursstunde 4

Ein weiteres elementares Ziel der Neuen Rückenschule ist der Aufbau und die Bindung an gesundheitsorientierte Aktivität. Diesem Ziel wird in den einzelnen Kursstunden immer wieder Rechnung getragen. In der 4. Kurseinheit wird auf dieses Ziel schwerpunktmäßig eingegangen, indem die Kursteilnehmer an eine Lifetimesportart, in diesem Fall Walking, herangeführt werden. Innerhalb dieser Kurseinheit lernen die Kursteilnehmer die wichtigsten Grundzüge zur Walking-Technik und Orientierungshilfen für ein individuell angepasstes Ausdauertraining (➤ Abb. 4.19). Der Nutzen von Ausdauertraining wird den Kursteilnehmern gezielt dargestellt. Dadurch wird ihnen die Bedeutung gesundheitssportlicher Aktivität für das Wohlbefinden sowie zur Prävention und Bewältigung von Rückenschmerz vermittelt. Mit den Erkenntnissen aus dieser Kurseinheit sind die Kursteilnehmer schon mit dem ersten Kursdrittel in der Lage, zusätzlich zu ihren funktionsgymnastischen Eigenübungsprogrammen ein gesundheitsorientiertes Ausdauerprogramm durchzuführen.

Kursstunde 5

In ➤ Kap. 1.5 und ➤ Kap. 3.6 wurden die Zusammenhänge von Stress und Rückenschmerz dargestellt. Da es nicht ausreicht, im Verlauf eines Rückenschulgrundkurses lediglich verschiedene Entspannungsverfahren vorzustellen, ohne das Thema Stress näher zu beleuchten, widmet sich eine Kursstunde explizit diesem Thema. Die Kursteilnehmer erlangen Hintergrundwissen zum Thema Stress, indem der biologische Sinn, Hintergründe, Auslöser und Reaktionen von Stress verdeutlicht werden. In diesem Zusammenhang wird auch vermittelt, welche Rolle die Homöostase als Faktor für das innere Gleichgewicht spielt. Weiterhin werden Zusammenhän-

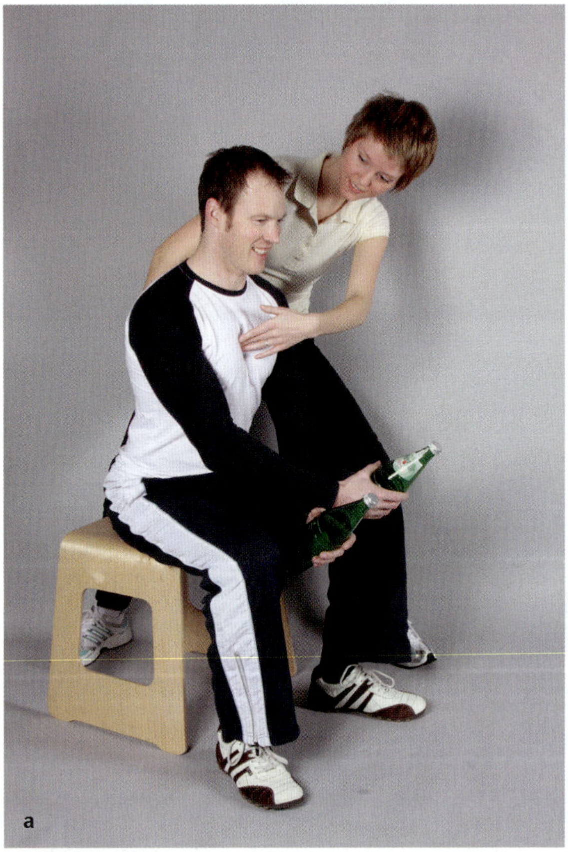
a

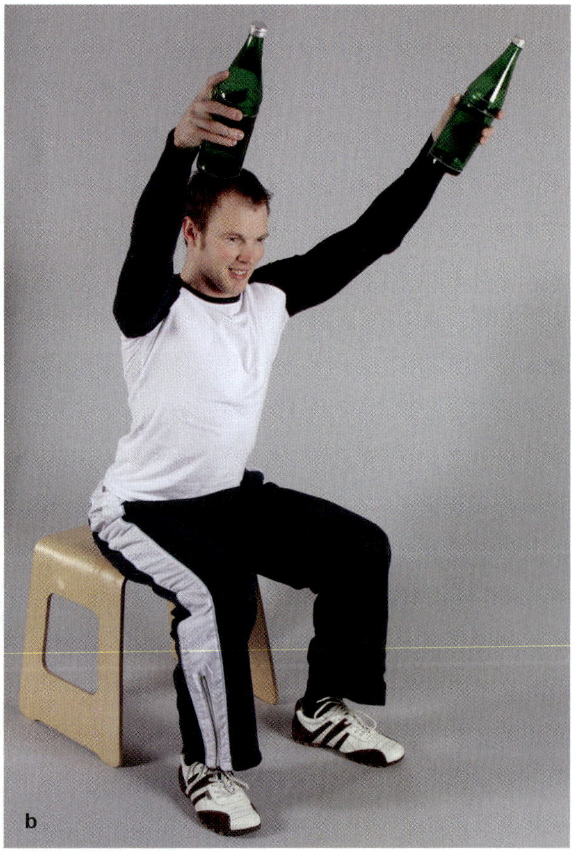
b

Abb. 4.18 Darstellung einer Kraftausdauerübung mit Wasserflaschen [W789]
a) Ausgangsstellung
b) Zielposition

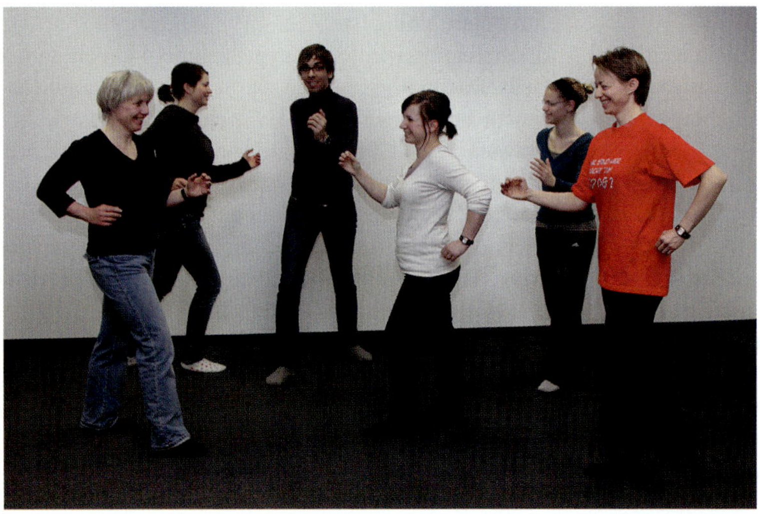

Abb. 4.19 Einführung in die Walking-Technik, Üben des Walking-Armpendels [W789]

ge von Stress und Rückenschmerz aufgezeigt. Im weiteren Stundenverlauf werden unterschiedliche Möglichkeiten zur Stressbewältigung vorgestellt und Wege für den Transfer in den Alltag erarbeitet (➤ Abb. 4.20).

Kursstunde 6

Das für die 6. Kurseinheit angesetzte Stundenschwerpunktthema „Halten und Bewegen in Alltag, Freizeit und Beruf" soll die Kursteilnehmer primär dazu befähigen, eine individuell geeignete Haltungs- und Bewegungskompetenz für die täglichen Belastungen des Alltags aufzubauen (➤ Abb. 4.21). Auf dogmatische Regeln im Sinne von falsch und richtig wird dabei verzichtet. Es geht in dieser Stunde insbesondere darum, die Merkmale eines günstigen und ökonomischen Haltungs- und Bewegungsverhaltens zu erkennen, um die Kursteilnehmer zu befähigen, künftig selbstständig Alltagssituationen rückenfreundlich und ökonomisch zu gestalten.

Kursstunde 7

Im Sinne einer ganzheitlichen Herangehensweise wird das Thema Gleichgewicht in der 7. Kursstunde nicht nur körperorientiert behandelt. Zwar überwiegen die praktischen Elemente der Kursstunde, beispielsweise mit Übungen für die Fußwahrnehmung, für den aufrechten Stand oder das Gleichgewicht, darüber hinaus werden aber auch Wechselwirkungen von äußerem und innerem

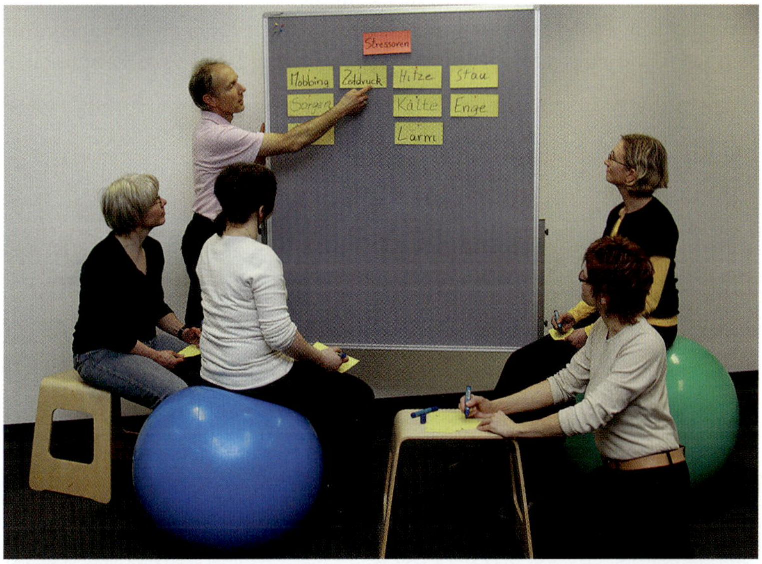

Abb. 4.20 Moderation mit Kartenabfrage: Ermitteln von Stressoren, Clustern an der Pinnwand [W789]

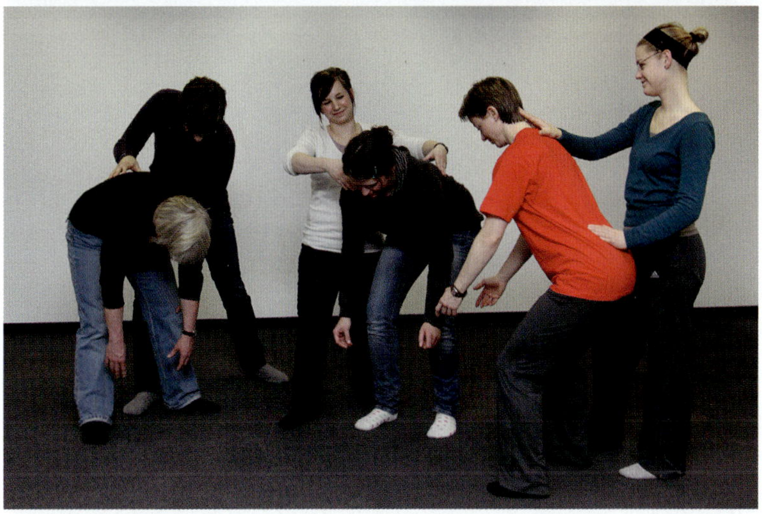

Abb. 4.21 Modellieren einer günstigen Bückhaltung in Partnerarbeit [W789]

4

Gleichgewicht von den Kursteilnehmern erarbeitet. Dabei sollen die Kursteilnehmer Möglichkeiten erarbeiten, wie sie im Alltag zwischen Belastungen und Entlastungen Balance halten können. Die Übungen zur Verbesserung des Gleichgewichtes sind so gestaltet, dass unterschiedliche Wahrnehmungsebenen, beispielsweise die optische, kinästhetische und vestibuläre Wahrnehmung, angesprochen werden (➤ Abb. 4.22).

Kursstunde 8

„Beweglich bleiben, körperlich und mental" lautet das Thema der 8. Kursstunde. Auch dieses Stundenmotto ist bewusst zweideutig formuliert, weil es in dieser Kursstunde nicht nur um die Verbesserung der individuellen Beweglichkeit gehen soll, sondern auch um die mentale Beweglichkeit. Dabei gilt es mit den Kursteilnehmer zu erarbeiten, wie ein stereotyper und bewegungsarmer Lebensstil gekennzeichnet ist. Auf diese Erkenntnisse aufbauend, sollen die Kursteilnehmer Möglichkeiten für eine bewegungsfördernde Lebensgestaltung finden und darüber hinaus verschiedenste Mobilisationsübungen kennenlernen (➤ Abb. 4.23, ➤ Abb. 4.24). Um die veränderten Bewegungsverhältnisse besser wahrzunehmen, kann vor und nach dem Mobilisations-Übungsmodul eine Beweglichkeitsskala eingesetzt werden.

Kursstunde 9

In der 9. Kursstunde wird das Thema Ergonomie schwerpunktmäßig behandelt. Die Stundenüberschrift „Gut gelöst; ergonomisch und fit in Alltag und Beruf" verrät schon, dass es in dieser Stunde sowohl um die Verhältnis- als auch um die Verhaltensprävention geht. Wie eine Optimierung der Verhältnisprävention gelingen kann, soll in dieser Kursstunde primär über das

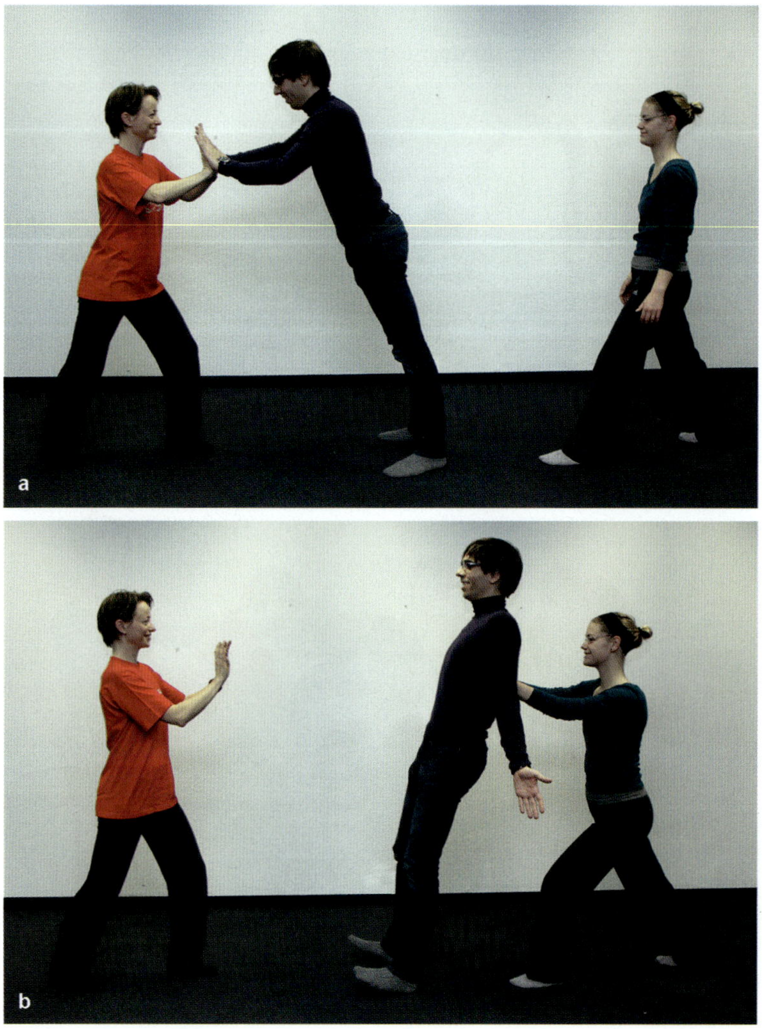

Abb. 4.22 Gleichgewicht und Vertrauen fördern, Pendelübung in Dreiergruppe [W789]
a) sich nach vorn fallen lassen
b) sich zurückfallen lassen.

Ausprobieren von ergonomischen Möbeln und Hilfsmitteln im Rahmen eines Ergonomieparcours vermittelt werden (➤ Abb. 4.25, ➤ Abb. 4.26). Hierzu sollte der Kursleiter geeignete ergonomische Möbel und Hilfsmittel zur Verfügung stellen. Ggf. ist für eine bessere Demonstration die Zusammenarbeit mit einem Ergonomie-Fachgeschäft anzustreben. Da neben den vielen Beschäftigten im Büro- und Bildschirmarbeitsplatzbereich auch viele Kursteilnehmer zu Hause einen Computer nutzen, sollte die günstige Einrichtung des Computerarbeitsplatzes ausführlich erarbeitet werden. Falls kein geeigneter ergonomischer Bildschirmarbeitsplatz zur Veranschaulichung bereitgestellt werden kann, empfiehlt sich die Darstellung über geeignetes Bildmaterial. Durch welche aktiven Maßnahmen im Sinne der Verhaltensprävention die Beanspruchungssituation in Alltag, Freizeit und Beruf reduziert werden kann, wird im weiteren Verlauf der Stunde vermittelt. In diesem Zusammenhang werden verschiedenste Strategien erarbeitet und ausprobiert.

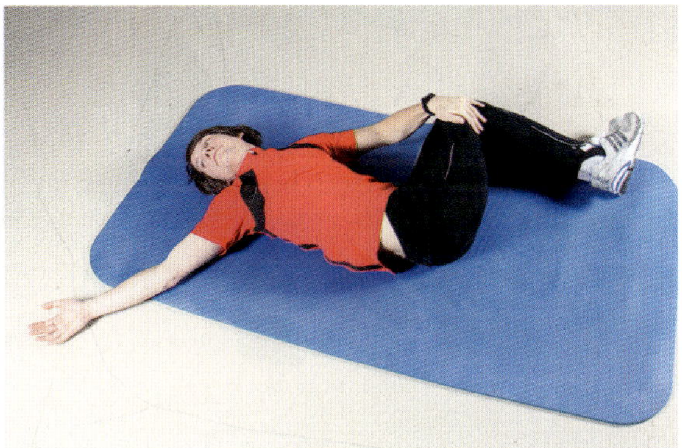

Abb. 4.23 Verbessern der Beweglichkeit über die Drehdehnlage [W789]

Kursstunde 10

Zum Abschluss des Kurses werden in der 10. Kursstunde im Rahmen der Evaluation noch einmal die gleichen motorischen Tests wie in der 1. Kursstunde durchgeführt (➤ Abb. 4.27) bzw. der Schlussfragebo-

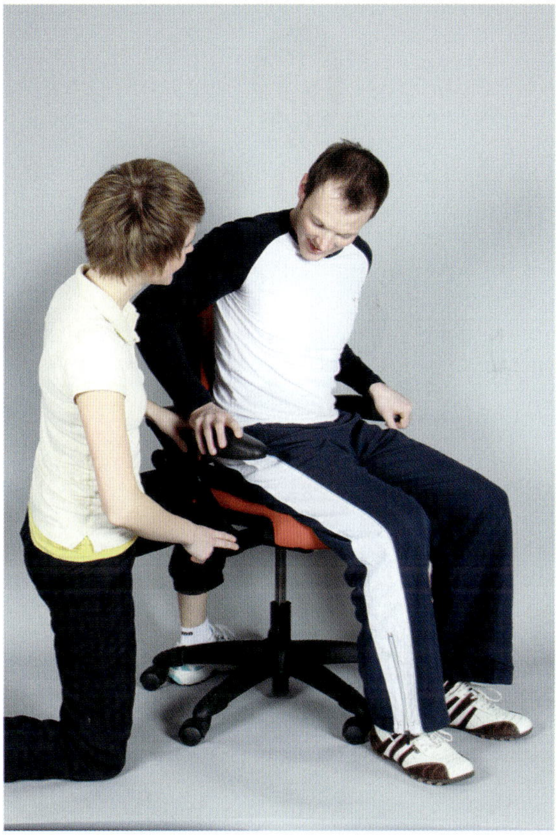

Abb. 4.25 Ausprobieren eines ergonomischen Bürostuhls [W789]

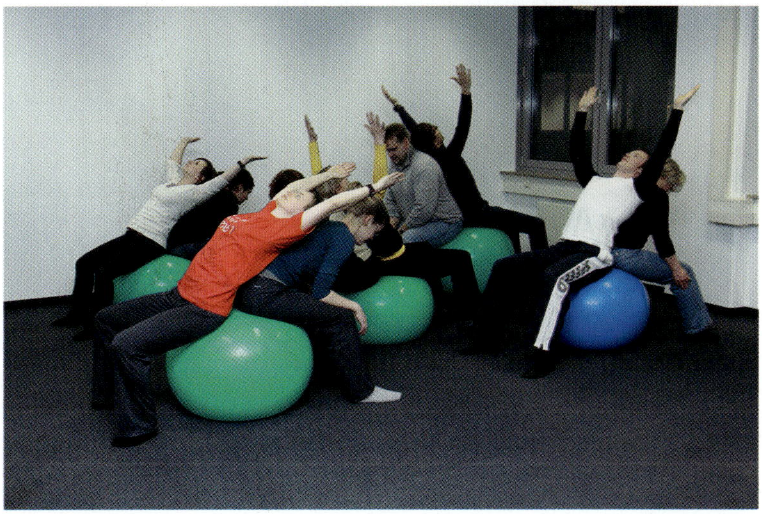

Abb. 4.24 Partnerarbeit: die Wirbelsäule spüren und mobilisieren [W789]

gen I-2 der gesetzlichen Krankenkassen ausgefüllt. Innerhalb einer Reflexionsrunde werden auf Basis einer ersten Auswertung der motorischen Testreihe und eines Rückblicks auf den Kurs persönliche Erfolge herausgestellt. Weiterhin werden offene Fragen und Wünsche geklärt. Ein Trainingsparcours zur Förderung der Rückengesundheit mit verschiedenen Stationen wird von den Kursteilnehmern eigenständig gestaltet. Dabei können sowohl Lieblingsübungen als auch elementare Trainingsmöglichkeiten eingesetzt werden (➤ Abb. 4.28). Im Sinne des Stundenmottos „Dabei bleiben, Gesundheit stärken ein Leben lang" sollen in der letzten Kursstunde noch einmal Möglichkeiten aufgezeigt werden, gesundheitsförderliches Verhalten in den Alltag zu integrieren und denkbare Barrieren und Hindernisse zu überwinden. Es empfiehlt sich, in diesem Sinne den Kursteilnehmern auch konkrete Fortführungsangebote, z.B. Rückenschulaufbaukurse, zu unterbreiten. Am Ende des Kurses werden die Teilnahmebescheinigungen in einer ansprechenden Weise ausgeteilt.

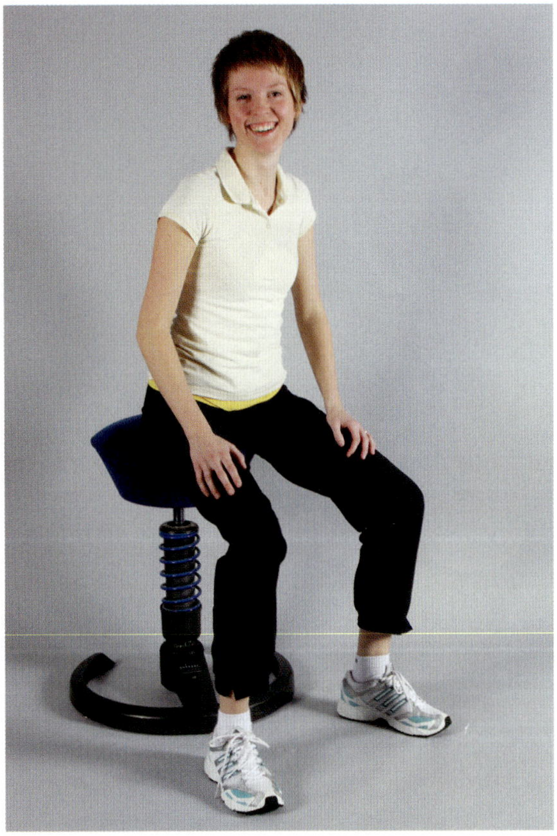

Abb. 4.26 Kennenlernen eines Hockers für aktives Sitzen [W789]

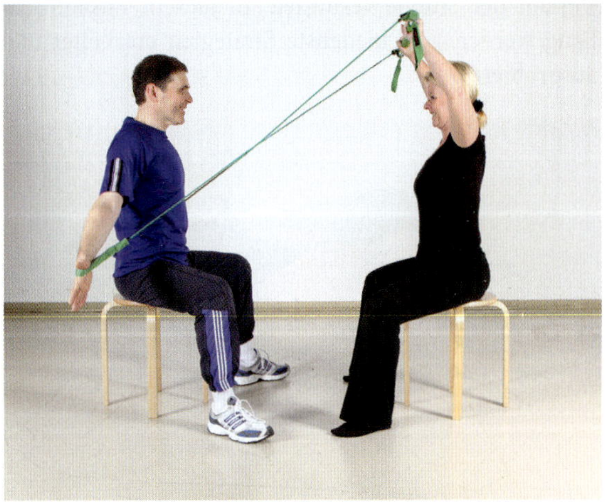

Abb. 4.28 Wiederholen einer Lieblingsübung in Partnerarbeit [W789]

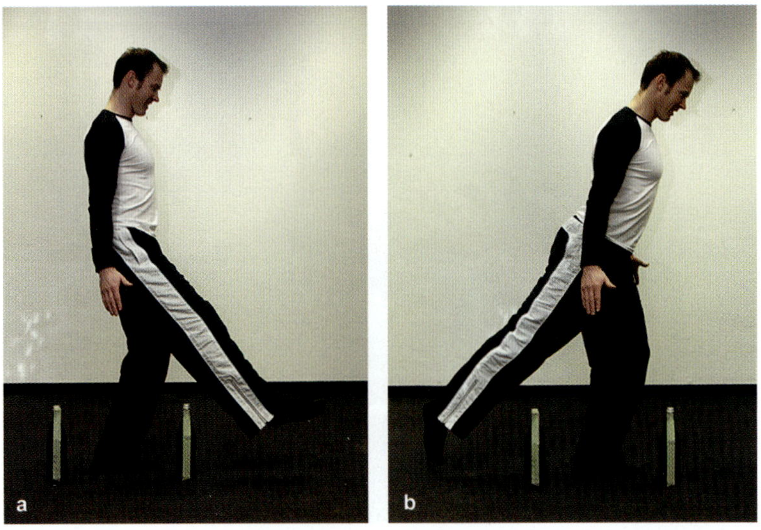

Abb. 4.27 Motorisches Testverfahren Achterkreisen [W789]
a) Umkreisen der vorderen Keule
b) Umkreisen der hinteren Keule.

4.4.3 Stundenbilder

➢ Abb. 4.29–4.38

LITERATUR

Bös K (2001). Handbuch Motorischer Tests: Sportmotorische Tests, motorische Funktionstests, Fragebogen zur körperlich-sportlichen Aktivität und sportpsychologische Diagnoseverfahren. Göttingen: Hogrefe.
DTB (Deutscher Turnerbund), Barmer. Testreihe „Deutschland bewegt sich". www.dtb-online.de/portal/nc/hauptnavigation/gymwelt/gesundheitssport/deutschland-bewegt-sich.html?sword_list%5B%5D=sich [Zugriff am 16.1.2010].
GKV (2008). Evaluation der Leistungen zur Primärprävention und betrieblichen Gesundheitsförderung nach §§ 20 und 20a SGB V. www.gkv.info/gkv/index.php?id=670 [Zugriff am 16.1.2010].

Zielgruppe: Heterogene Gruppe im Alter von 30 bis 65 Jahren
Stundenthema: 1. Kurseinheit: Den Rücken und eigene Fähigkeiten entdecken
Kursdauer: 90 Minuten

Ziel	Inhalt	Methode	Arbeitsform/Organisation	Zeit
Einleitung: ankommen, kennenlernen, körperlich erwärmen, mental einstimmen				
Kennenlernen	Begrüßungsspiele	• verschiedene Begrüßungsformen darstellen • Magnetspiel (➤)	Partner- und Kleingruppen	10 Min.
Klären der Erwartungshaltungen	Gegenseitiges Vorstellen	Partnerinterview	Karten, Stifte, Wand, Flipchart	10 Min.
Einstimmen auf den Rückenschulkurs Kennenlernen der wichtigsten Inhalte	Vertrautmachen mit den geplanten Schwerpunktthemen des Rückenschulkurses Kennenlernen der wichtigsten Inhalte	Darstellung mit Plakat	Flipchart	
Hauptteil: sensibilisieren, erkennen, entdecken				
Evaluation: Ermitteln der Eingangssituation	Eingangstests: • Fragebogen Gesundheitsverhalten • Testverfahren zur körperlichen Fitness	• Fragebogen kognitiver Bereich, I-1-Eingangsfragebogen der Spitzenverbände der gesetzlichen Krankenkassen (GKV 2010) • Sportmotorische Tests: orientiert an den „Deutschland bewegt sich"-Tests (Bös 2001; DTB 2010): a) Koordination: ○ Einbeinstand ○ Achterkreisen b) Beweglichkeit: ○ Finger-Boden-Abstand ○ Ausschultern c) Kraft: ○ Rumpfaufrichten (Bauchmuskulatur) ○ Schulterwegdrücken ○ obere Rücken- und Schultermuskulatur	Fragebögen: • Einzelarbeit, • I-1-Eingangsfragebogen, Stifte Sportmotorische Tests: • Partnerarbeit • Protokollbögen • Uhr • Matten • Keulen • Maßband Bemerkung: Partner führen die Messungen gegenseitig unter gezielter Anleitung des Kursleiters durch	25 Min.
Fördern der Körperwahrnehmung Erleben der Wirbelsäulen-Bewegungsmöglichkeiten	Dreidimensionale Bewegungsmöglichkeiten der Wirbelsäule erleben, mögliche Seitendifferenzen erfahren • Wirbelsäulenform erleben • Wirbelsäulenbeweglichkeiten erleben	Bewegen in alle Bewegungsrichtungen der Wirbelsäule Reflektierendes Gruppengespräch	Einzelarbeit	5 Min.
Reflexions- und Erkenntnisfähigkeiten fördern, Aufbau von Fähigkeiten für ein gesundheitsförderliches Selbstmanagement	Persönliche Ziele formulieren	Möglichkeiten des Eigenübungsprogramm im Alltag	Einzelarbeit	5 Min.

Abb. 4.29 1. Kurseinheit: Den Rücken und eigene Fähigkeiten entdecken [O507]

Zielgruppe: Heterogene Gruppe im Alter von 30 bis 65 Jahren
Stundenthema: 1. Kurseinheit: Den Rücken und eigene Fähigkeiten entdecken
Kursdauer: 90 Minuten

Fortsetzung

Ziel	Inhalt	Methode	Arbeitsform/Organisation	Zeit
Fördern der Körperwahrnehmung: Erleben von Haltung und Muskelspannung	a) Muskelaktivitäten des Rumpfes bzw. Atmung erleben	b) in runder Wirbelsäulenhaltung c) in aufgerichteter Wirbelsäulenhaltung d) als Partnerübung mit Wahrnehmen des Muskelspannungszustandes des Schultergürtels in verschiedenen Sitzhaltungen e) in vorgeneigter Rumpfhaltung mit Rückenmuskelaktivität f) in rückgeneigter Rumpfhaltung mit Bauchmuskelaktivität Anschließend: reflektierendes Gruppengespräch	Einzelarbeit Partnerarbeit	5 Min.
Hauptteil: sensibilisieren, probieren, trainieren und erleben				
Kennenlernen der wichtigsten Aspekte und Stufen zur Belastungssteuerung	Kennenlernen eines einfachen Belastungsstufenmodells angelehnt an die Borg-Skala: Stufe 1: leicht, keine Anstrengung zu verspüren Stufe 2: mittelschwere Anstrengung, gut spürbar, Belastung aber noch gut zu bewältigen Stufe 3: schwere Anstrengung, Belastung kaum zu bewältigen	Die Teilnehmer erfahren, dass sich eine mittelschwere Anstrengung am besten für die Kraftausdauer oder isometrische Übungen eignet.		5 Min.
Kennenlernen von Elementarübungen Verbesserung der Stabilisationsfähigkeit des Rumpfes	Einfache Kraftausdauerübungen in aufrechter Sitzhaltung mit verschiedenen Armhaltungen	a) Armhaltepositionen → A-Halte → W-Halte → U-Halte → V-Halte b) Partnerübungen → A-Halte und → W-Halte mit dem Theraband	Hocker Therabänder	15 Min.
Schlussteil: reflektieren, nach vorn schauen				
Reflexions- und Erkenntnisfähigkeit fördern	Zusammenfassen der wichtigsten Erkenntnisse	Feedbackrunde	Hocker Flipchart	5 Min.
Aufbau von Fähigkeiten für ein gesundheitsförderliches Selbstmanagement	Persönliche Ziele formulieren, Möglichkeiten des Eigenübungsprogramms im Alltag	Bewegungstagebuch kennenlernen und führen	Handout/Bewegungstagebuch	
Schlussteil: Abschlussspiel				
Fördern der Gruppendynamik	Bewegungsaktivität Theraband-Netzwerk (➤ ⊞) gekoppelt mit Luftballonspiel		Therabänder Luftballons	5 Min.

Abb. 4.29 1. Kurseinheit: Den Rücken und eigene Fähigkeiten entdecken *(Forts.)* [O507]

Zielgruppe: Heterogene Gruppe im Alter von 30 bis 65 Jahren
Stundenthema: 2. Kurseinheit: Schmerzferien – Schmerzen verstehen und bewältigen lernen
Kursdauer: 90 Minuten

Ziel	Inhalt	Methode	Arbeitsform/Organisation	Zeit
Einleitung: ankommen, kennenlernen, körperlich erwärmen, mental einstimmen				
Einstimmung auf die Kurseinheit	Begrüßung, mentale Einstimmung Stoffwechselanregung und Aktivierung	Lauf- und Bewegungsformen, Spiele mit dem großen Fitball (➤ ⊞)	Großgruppe Partnerarbeit Fitbälle	15 Min.
Reflexionsfähigkeit fördern	Erfahrungsberichte, Wiederholung und Fragen zur 1. Kursstunde, z.B. Austausch zu den persönlichen Zielen	Feedbackrunde, Wiederholung der Elementarübungen	Flipchart Hocker Theraband	
Einstimmen auf das Stunden-schwerpunktthema	Vorstellen der wichtigsten Inhalte der Kursstunde	Präsentation	Flipchart	
Hauptteil: sensibilisieren, erkennen, entdecken				
Vermitteln von Hintergrundwissen für die Entstehung und Chronifizierung von Rückenschmerz	Elementare Risikofaktoren für die Entstehung bzw. Chronifizierung von Rückenschmerz herausfinden und differenzieren	Kartenabfrage: Was sind Ihrer Meinung nach Risikofaktoren für die a) Entstehung b) für die Chronifizierung von Rückenschmerz?	Kleingruppenarbeit Moderationskarten Pinnwand	10 Min.
Hauptteil: sensibilisieren, probieren, trainieren und erleben				
Kennenlernen von Maßnahmen zur Prävention und Bewältigung von Rückenschmerz (1)	Hubfreie und hubarme Mobilisation	Hubfreie und hubarme Beckenbewegungen auf der Matte bzw. auf dem Fitball	Einzelarbeit Matten Fitball	10 Min.
Strategien und Maßnahmen zur Förderung der Rückengesundheit und Bewältigung von Rückenschmerz kennenlernen	Herausfinden unterschiedlichster Möglichkeiten von Maßnahmen und Aktivitäten zur Förderung der Rückengesundheit bzw. Bewältigung von Rückenschmerz	Mindmap mit anschließendem Reflexionsgespräch	Kleingruppenarbeit Reflexion in Großgruppe	15 Min.
Kennenlernen von Maßnahmen zur Prävention und Bewältigung von Rückenschmerz (2)	Übungen zur Stärkung Stabilisationsfähigkeit des Rückens	Funktionsgymnastik zur Verbesserung der globalen Stabilisationsfähigkeit des Rückens	Einzelarbeit Partnerarbeit Matten Fitbälle	15 Min.
Kennenlernen von Maßnahmen zur Prävention und Bewältigung von Rückenschmerz (3)	Fördern der persönlichen Entspannungsfähigkeiten	Progressive Muskelrelaxation (PMR) mit Kurzreflexion	Großgruppe Rückenlage auf Matten Entspannungsmusik	10 Min.

Abb. 4.30 2. Kurseinheit: Schmerzferien – Schmerzen verstehen und bewältigen lernen [O507]

Fortsetzung

Zielgruppe: Heterogene Gruppe im Alter von 30 bis 65 Jahren
Stundenthema: 2. Kurseinheit: Schmerzferien – Schmerzen verstehen und bewältigen lernen
Kursdauer: 90 Minuten

Ziel	Inhalt	Methode	Arbeitsform/Organisation	Zeit
Schlussteil: reflektieren, nach vorn schauen				
Reflexions- und Erkenntnisfähigkeit fördern	Zusammenfassen der wichtigsten Erkenntnisse	Feedbackrunde	Großgruppe	10 Min.
Aufbau von Fähigkeiten für ein gesundheitsförderliches Selbstmanagement	Persönliche Ziele formulieren, Möglichkeiten von eigenen Aktivitäten zur Förderung der Rückengesundheit zu Hause ausprobieren	Eintrag in das Bewegungstagebuch	Großgruppe Einzelarbeit Hocker Bewegungstagebuch	
Einstimmen auf die nächsten Stundenschwerpunkte	Stundenschwerpunkt der 3. Kurseinheit vorstellen: Aktiv zur Rückengesundheit – Kraftausdauer und Stabilisation für Ihren Rücken	Darstellung am Flipchart	Großgruppe Flipchart	
Schlussteil: Abschlussspiel				
Fördern der Gruppendynamik	Spiel und Bewegungsformen mit dem Fitball	Fitball-Kommandospiel (➤ ✚) Aktivitäten mit dem Fitball Kommandos: • Cowboysitz • Bücken (Fitball wird in rückenfreundlicher Bückposition gehalten) • Hoch (Zehenstand mit hochgehaltenem Fitball) • Rückenstreck (Rückenmuskelübung auf dem Fitball) • Rückendehn (Bauchlage über dem Fitball)	Großgruppe Fitbälle	5 Min.

Abb. 4.30 2. Kurseinheit: Schmerzferien – Schmerzen verstehen und bewältigen lernen *(Forts.)* [O507]

Zielgruppe: Heterogene Gruppe im Alter von 30 bis 65 Jahren
Stundenthema: 3. Kurseinheit: Aktiv zur Rückengesundheit – Kraftausdauer und Stabilisation für Ihren Rücken
Kursdauer: 90 Minuten

Ziel	Inhalt	Methode	Arbeitsform/Organisation	Zeit
Einleitung: ankommen, kennenlernen, körperlich erwärmen, mental einstimmen				
Einstimmung auf die Kursstunde	Begrüßung, mentale Einstimmung, Stoffwechselanregung und Aktivierung	Spiel- und Bewegungsformen mit Gymnastikbällen (➤)	Großgruppe Gymnastikbälle	15 Min.
Reflexionsfähigkeit fördern	Erfahrungsberichte, Wiederholung und Fragen zur 2. Kursstunde: ausgeübte Aktivitäten zur Förderung der Rückengesundheit	Feedbackrunde	Großgruppe Flipchart	
Hauptteil: sensibilisieren, erkennen, entdecken				
Bedeutung körperlicher Aktivität zur Prävention und Bewältigung von Rückenschmerz kennenlernen	Vermitteln von Handlungs- und Effektwissen zu gesundheitssportlichen Aktivitäten	Informationsgespräch Brainstorming	Großgruppe Flipchart	5 Min.
Hauptteil: sensibilisieren, probieren, trainieren und erleben				
Vermitteln von Handlungs- und Effektwissen zur Beckenbodenmuskulatur	Aufgabe und Wirkung des Beckenbodens (Bebo), Wahrnehmung und Training der Beckenbodenmuskulatur Kräftigung der Beckenbodenmuskulatur	Informationsgespräch, Bebo-Wahrnehmungsübungen mit Reissäckchen, Funktionsgymnastische Übungen zur Ansprache der Bebo-Muskulatur	Einzelarbeit Großgruppe Hocker Reis- oder Kirschkernsäckchen Flipchart	10 Min.
Vermitteln von Handlungs- und Effektwissen zur segmentalen Stabilisation	Nutzen und Wirkungsweisen der segmentalen Stabilisation erfahren, Kennenlernen funktionsgymnastischer Übungen zur segmentalen Stabilisation der Lenden-Becken-Region	Informationsgespräch, Praxis Segmentale Stabilisation in Rückenlage durch Anspannung • Bebo • quere Bauchmuskulatur • durch Kokontraktion quere Bauchmuskulatur und tiefe Rückenmuskulatur • als Steigerung auch in den Ausgangsstellungen Sitz und Stand, ggf. mit Propriomed bzw. Flexibar	Partnerarbeit Großgruppe Matten Hocker ggf. auch mit Einsatz von Propriomed oder Flexibar	15 Min.
Handlungs- und Effektwissen zum Training Kraftausdauer Aufbau Selbststeuerungskompetenz (Trainingsgestaltung, Belastungsdosierung)	Nutzen und Wirkungsweisen zum Kraftausdauertraining bzw. Hinweise zur geeigneten individuellen Belastungsdosierung erfahren Anwenden von Selbstbeobachtungsbögen und Trainingsplänen	Brainstorming Informationsgespräch	Flipchart Selbstbeobachtungsbögen Großgruppe	5 Min.

Abb. 4.31 3. Kurseinheit: Aktiv zur Rückengesundheit – Kraftausdauer und Stabilisation für Ihren Rücken [O507]

Zielgruppe: Heterogene Gruppe im Alter von 30 bis 65 Jahren *Fortsetzung*
Stundenthema: 3. Kurseinheit: Aktiv zur Rückengesundheit – Kraftausdauer und Stabilisation für Ihren Rücken
Kursdauer: 90 Minuten

Ziel	Inhalt	Methode	Arbeitsform/Organisation	Zeit
Kennenlernen von Kraftausdauerübungen	Kraftausdauerübungen im Sitz und in der Hockstellung	Wiederholungsübungen mit kleinen Gewichten, z.B. Leichthanteln, PET-Flaschen oder Theraband Je nach Schwere der Übung und persönlichen Fähigkeiten: 3 Serien mit unterschiedlichen Wiederholungen • Level A: 10 bis 15 Wiederholungen • Level B: 15 bis 20 Wiederholungen • Level C: 20 bis 30 Wiederholungen	PET-Flaschen Theraband Partnerarbeit Großgruppe	15 Min.
Schlussteil: reflektieren, nach vorn schauen				
Entspannungsfähigkeiten fördern	Übungen zur Wahrnehmungsförderung der Lenden-Becken-Region	Die Beckenuhr nach Feldenkrais (➤ 🞥)	Großgruppe Matten	10 Min
Reflexions- und Erkenntnisfähigkeit fördern	Zusammenfassen der wichtigsten Erkenntnisse	Feedbackrunde	Großgruppe	10 Min
Aufbau von Fähigkeiten für ein gesundheitsförderliches Selbstmanagement	Persönliche Ziele formulieren, gelernte Übungen, gelerntes Aktivitäten zur Förderung der Rückengesundheit ausprobieren und in den Alltag integrieren	Eintrag persönlicher Ziele in das Bewegungstagebuch	Einzelarbeit Bewegungstagebuch	
Einstimmen auf die nächsten Stundenschwerpunkte	Stundenschwerpunkt der 4. Kurseinheit vorstellen: Durchhalten können, moderates Ausdauertraining	Darstellung am Flipchart	Großgruppe Flipchart	
Schlussteil: Abschlussspiel				
Fördern der Gruppendynamik	Bewegungsfreude erleben im Bewegungsspiel	Gruppenspiel: Gymnastikbälle gegen Medizinball werfen (➤ 🞥)	2 Gruppen Raumteilung durch Linie Gymnastikbälle Medizinball	5 Min.

Abb. 4.31 3. Kurseinheit: Aktiv zur Rückengesundheit – Kraftausdauer und Stabilisation für Ihren Rücken *(Forts.)* [O507]

Zielgruppe: Heterogene Gruppe im Alter von 30 bis 65 Jahren
Stundenthema: 4. Kurseinheit: Durchhalten können – moderates Ausdauertraining
Kursdauer: 90 Minuten

Ziel	Inhalt	Methode	Arbeitsform/Organisation	Zeit
Einleitung: ankommen, kennenlernen, körperlich erwärmen, mental einstimmen				
Einstimmung auf die Kursstunde	Begrüßung, Einstimmen auf das Thema	Informationsgespräch	Großgruppe	15 Min.
Hinführung zu einer individuell angepassten Belastungssteuerung	Möglichkeiten eines herzfrequenzgesteuerten Ausdauertrainings erfahren	Puls auffinden lernen und aktuellen Ruhepuls ermitteln	Einzelarbeit Notizblock, Stift	
Mentale Einstimmung, Stoffwechselanregung und Aktivierung	Bewegungsaktivität mit Pulskontrolle	Lauf- und verschiedene Gehformen (➤ ⊞), Wahrnehmen der veränderten Herzfrequenz	Einzelarbeit Notizblock, Stift	
Hauptteil: sensibilisieren, erkennen, entdecken				
Bedeutung gesundheitssportlicher Aktivität zum Aufbau von Wohlbefinden sowie zur Prävention und Bewältigung von Rückenschmerz kennenlernen	Vermittlung von Hintergrund-, Handlungs- und Effektwissen zum gesundheitsförderlichem Ausdauertraining	Brainstorming: Nutzen von Ausdauersport allgemein und für die Prävention und Bewältigung von Rückenschmerz	Großgruppe Notizblock, Stift	5 Min.
Hauptteil: sensibilisieren, probieren, trainieren und erleben				
Walking-Technik kennenlernen, Teil 1	Praxis: Kennenlernen der wichtigsten Elemente für eine funktionelle Walking-Technik	Schwerpunkt Körperwahrnehmung Praxis funktionelle/s • Fußarbeit • Kniegelenksverhalten • Körperhaltung • Armpendel • Kopfhaltung Reflexionsgespräche	Einzel- und Partnerarbeit	15 Min.
Walking-Technik kennenlernen, Teil 2	Praxis: funktionelle Schrittlänge und günstiger Armpendeleinsatz kennenlernen bzw. erleben	Körperwahrnehmung, Kontrastlernen → Variationen von Schrittfrequenz und Armpendel, günstige Abstimmung herausfinden	Einzel- und Partnerarbeit	10 Min.
Aufbau von Selbststeuerungskompetenz	Durchführungskriterien für ein gesundheitsförderliches und individuell belastungsdosiertes Ausdauertraining	Brainstorming: Kennzeichen einer günstigen Belastung, bzw. Überlastung, Belastungszonen für ein aerobes Training	Großgruppe Handzettel Notizzettel, Stift	10 Min
Walking als moderaten Ausdauersport erleben	Praxis: Walking, Umsetzen der erlernten Walking-Technik	10–20 Minuten am Stück walken	Großgruppe	15 Min.

Abb. 4.32 4. Kurseinheit: Durchhalten können – moderates Ausdauertraining [O507]

Zielgruppe: Heterogene Gruppe im Alter von 30 bis 65 Jahren
Stundenthema: 4. Kurseinheit: Durchhalten können – moderates Ausdauertraining
Kursdauer: 90 Minuten

Fortsetzung

Ziel	Inhalt	Methode	Arbeitsform/Organisation	Zeit
Schlussteil: reflektieren, nach vorn schauen				
Kennenlernen von geeigneten Cool-Down-Aktivitäten	Dehnen, Elastizitieren beim Walking beanspruchter Muskelgruppen	Dehnung und Lockerungsübungen: Fuß-, Bein-, Schulter-Nacken-Muskulatur	Großgruppe Partnerarbeit	15 Min.
Reflexions- und Erkenntnisfähigkeit fördern	Zusammenfassen der wichtigsten Erkenntnisse	Reflexion zum Walkingerlebnis		
Aufbau von Fähigkeiten für ein gesundheitsförderliches Selbstmanagement	a) persönliche Ziele formulieren b) Walking ausprobieren c) Anwenden von Selbstbeobachtungsbögen und Trainingsplänen	Eintrag persönlicher Ziele in das Bewegungstagebuch Informationsgespräch zur Anwendung von Selbstbeobachtungsbögen und einfachen Trainingsplänen	Einzelarbeit; Selbstbeobachtungsbögen Trainingsplan Ausdauertraining Walking	
Einstimmen auf die nächsten Stundenschwerpunkte	Stundenschwerpunkte der 5. Stunde: Stress verstehen und bewältigen lernen	Darstellung	Großgruppe Info-Handzettel	
Schlussteil: Abschlussspiel				
Fördern der Gruppendynamik	Bewegungsspiel	2 Walkingstaffeln (> ⊞) laufen im Wettbewerb einen Parcours	2 Gruppen	5 Min.

Abb. 4.32 4. Kurseinheit: Durchhalten können – moderates Ausdauertraining *(Forts.)* [O507]

Zielgruppe: Heterogene Gruppe im Alter von 30 bis 65 Jahren
Stundenthema: 5. Kurseinheit: Dem Stress auf der Spur – Stress verstehen und bewältigen lernen
Kursdauer: 90 Minuten

Ziel	Inhalt	Methode	Arbeitsform/Organisation	Zeit
Einleitung: ankommen, kennenlernen, körperlich erwärmen, mental einstimmen				
Einstimmung auf die Kursstunde	Begrüßung, mentale Einstimmung Stoffwechselanregung und Aktivierung	Bodymind-Gymnastik (➤ ⊞) oder Thai Chi bzw. Qigong	Großgruppe	15 Min.
Reflexionsfähigkeit fördern	Erfahrungsberichte, Wiederholung und Fragen zur 4. Kursstunde, z.B. Austausch über die Anwendung von Walking	Feedbackrunde	Großgruppe Flipchart	
Hauptteil: sensibilisieren, erkennen, entdecken				
Vermittlung von Hintergrundwissen zum Thema Stress	Der biologische Sinn von Stress, Homöostase als inneres Gleichgewicht, Abweichungen der Homöostase, Stressreaktionen, Zusammenhänge von Stress und Rückenschmerz	Impulsreferat und Brainstorming	Großgruppe	10 Min.
Vermittlung von Hintergrundwissen zu Stressoren	Stressoren in unterschiedlichen Lebensbereichen herausfinden	Kartenabfrage Clusterbildung an Pinnwand	Kleingruppenarbeit Moderationskarten	
Möglichkeit zur Entspannungsförderung kennenlernen	Körperwahrnehmung Atembewegungen	Aufmerksamkeitslenkung auf die Atmung, Gedankenkreisel ausschalten Reflexionsgespräch (➤ ⊞)	Einzelarbeit Hocker	10 Min.
Maßnahmen zur Stressbewältig im Überblick kennenlernen	Herausfinden von verschiedenen Stressbewältigungsmöglichkeiten a) Reduktion und Ausschalten von Stressoren b) persönliche Einstellung hinterfragen, z.B. Perfektionszwang verringern, Herausforderungen positiv bewerten c) Regulierung und Kontrolle von Stress durch Ablenkungsstrategien wie körperliche Aktivität, regelmäßiges Sporttreiben, Durchführen von Entspannungsverfahren, Freundschaften pflegen und Sammeln von Zufriedenheitserlebnissen d) Reduktion äußerer Einflussfaktoren: Lärm, Hitze ungünstige Ergonomie e) Maßnahmen im Sinne der Verhaltens- und Verhältnisprävention	Kartenabfrage Clustern an Pinnwand Reflexionsgespräch	Partnerarbeit Großgruppe Moderationskarten Pinnwand	15 Min.

Abb. 4.33 5. Kurseinheit: Dem Stress auf der Spur – Stress verstehen und bewältigen lernen [O507]

Zielgruppe: Heterogene Gruppe im Alter von 30 bis 65 Jahren
Stundenthema: 5. Kurseinheit: Dem Stress auf der Spur – Stress verstehen und bewältigen lernen
Kursdauer: 90 Minuten

Fortsetzung

Ziel	Inhalt	Methode	Arbeitsform/Organisation	Zeit
Hauptteil: sensibilisieren, probieren, trainieren und erleben				
Kennenlernen von Stressbewältigungsstrategien	Erleben von Stressbewältigung durch Positivsuggestion	Positivsuggestion über Geschichte: „Der sichere Platz" Frieden, Sicherheit, Ruhe und Entspannung erleben, Visualisieren eines Platzes, der dies am ehesten repräsentiert Reflexionsgespräch	Großgruppe Stühle Geschichte „Der sichere Platz	10 Min.
Kennenlernen von Stressbewältigungsstrategien	Stressbewältigung durch Bewegung	z.B. Tanz oder Aerobic Reflexionsgespräch	Großgruppe Musik	10 Min.
Vertiefen von Handlungs- und Effektwissen zur Stressbewältigung	Anwendungsmöglichkeiten von Stressbewältigungsmöglichkeiten herausfinden und darstellen	Wandzeitung	Partnerarbeit Großgruppe Plakatwand	10 Min.
Schlussteil: reflektieren, nach vorn schauen				
Aufbau von Fähigkeiten für ein gesundheitsförderliches Selbstmanagement	Persönliche Ziele formulieren, Möglichkeiten zur Stressbewältigung im Alltag ausprobieren	Eintrag persönlicher Ziele in das Bewegungstagebuch	Einzelarbeit Bewegungstagebuch	5 Min.
Einstimmen auf die nächsten Stundenschwerpunkte	Stundenschwerpunkt der 6. Kurseinheit vorstellen: Halten und Bewegen im Alltag, Freizeit und Beruf	Darstellung am Flipchart	Großgruppe Flipchart	
Schlussteil: Abschlussspiel				
Fördern der Gruppendynamik	Gruppenspiel im Kreis	Massieren, aufmuntern, loben im Kreis (➤ ✚)	Großgruppe	5 Min.

Abb. 4.33 5. Kurseinheit: Dem Stress auf der Spur – Stress verstehen und bewältigen lernen *(Forts.)* [O507]

Zielgruppe: Heterogene Gruppe im Alter von 30 bis 65 Jahren
Stundenthema: 6. Kurseinheit: Halten und Bewegen in Alltag, Freizeit und Beruf
Kursdauer: 90 Minuten

Ziel	Inhalt	Methode	Arbeitsform/Organisation	Zeit
Einleitung: ankommen, kennenlernen, körperlich erwärmen, mental einstimmen				
Einstimmung auf die Kursstunde	Begrüßung, mentale Einstimmung, Stoffwechselanregung und Aktivierung	Imitation von verschiedenen Alltagsbewegungen mithilfe von Reissäckchen und Gymnastikstab (➢ ⊞)	Großgruppe Musik Gymnastikstab Reissäckchen	15 Min.
Reflexionsfähigkeit fördern	Erfahrungsberichte, Wiederholung und Fragen zur 5. Kursstunde, z.B. angewendete Stressbewältigungsstrategien	Feedbackrunde	Großgruppe Flipchart	
Hauptteil: sensibilisieren, erkennen, entdecken				
Haltungs- und Bewegungsanalyse in Alltag, Freizeit und Beruf	Erarbeiten und Differenzieren von typischen Haltungs- und Bewegungsmustern bei verschiedensten Tätigkeiten in Alltag, Freizeit und Beruf	Brainstorming Kartenabfrage Fragestellung: Was sind die Merkmale eines ökonomischen und günstigen Haltungs- und Bewegungsverhaltens?	Partnerarbeit Moderationskarten Pinnwand	15 Min.
Fördern der Körperwahrnehmung:	Unterschiedlichste Haltungsvarianten wahrnehmen	Ausprobieren und Beschreiben verschiedenster Haltungsvarianten	Partnerarbeit	
Hauptteil: sensibilisieren, probieren, trainieren und erleben				
Aufbau und Erleben von günstigem Haltungs- und Bewegungsverhalten	Erarbeiten und Herausfinden von günstigen Haltungs- und Bewegungsverhalten	Verschiedene Alltagstätigkeiten in Kleingruppenarbeit erarbeiten: • dynamisches Sitzverhalten • günstiges und dynamisches Stehen • günstiges Bücken, Heben, Tragen • günstiges Arbeiten mit Stielgeräten bzw. günstiges Schieben und Ziehen Reflexionsrunde	Kleingruppenarbeit Requisiten wie Stühle, Tisch, Kisten, Gewichte, Kasten, Stielgeräte	20 Min.
Verbessern der Haltungs- und Bewegungskontrolle	Übungen für eine verbesserte Koordination bei einfachen und komplexen Bewegungsaufgaben Übungen für eine verbesserte Stabilisation → zur Rumpfkontrolle und zur ökonomischen Bein-, Lenden-, Becken- und Schultergürtelbeanspruchung	Bewegungsaufgaben mit und ohne Gerät	Kleingruppenarbeit	10 Min.
Barrieren und Hindernisse überwinden lernen	Herausfinden von möglichen Barrieren und Hindernissen, Erarbeiten von geeigneten Lösungsstrategien	Reflexion, Brainstorming	Großgruppe	5 Min.

Abb. 4.34 6. Kurseinheit: Halten und Bewegen in Alltag, Freizeit und Beruf [O507]

Zielgruppe: Heterogene Gruppe im Alter von 30 bis 65 Jahren
Stundenthema: 6. Kurseinheit: Halten und Bewegen in Alltag, Freizeit und Beruf
Kursdauer: 90 Minuten

Fortsetzung

Ziel	Inhalt	Methode	Arbeitsform/Organisation	Zeit
Schlussteil: reflektieren, nach vorn schauen				
Fördern der Entspannungsfähigkeiten	Körperwahrnehmung Atembewegungen wahrnehmen	Aufmerksamkeitslenkung von Atembewegungen in Rückenlage; Spüren des Atemraums, Bauch-, Flanken-, Brustkorb- und Lendenatmung erleben – Veränderungen wahrnehmen, Reflexionsrunde (➤ ✚)	Einzelarbeit Matte Entspannungsmusik	10 Min.
Reflexions- und Erkenntnisfähigkeit fördern	Zusammenfassen der wichtigsten Erkenntnisse	Feedbackrunde	Großgruppe Hocker	10 Min.
Aufbau von Fähigkeiten für ein gesundheitsförderliches Selbstmanagement	Persönliche Ziele formulieren, Möglichkeiten für ein günstiges und dynamisches Haltungs- und Bewegungsverhalten in Alltag, Freizeit und Beruf ausprobieren	Eintrag persönlicher Ziele in das Bewegungstagebuch	Einzelarbeit Bewegungstagebuch	
Einstimmen auf die nächsten Stundenschwerpunkte	Stundenschwerpunkt der 7. Kurseinheit vorstellen: Balance halten, inneres und äußeres Gleichgewicht	Darstellung am Flipchart	Großgruppe Flipchart	
Schlussteil: Abschlussspiel				
Fördern der Gruppendynamik	Bewegungsspiel: Die Lastenstaffel	Transport unterschiedlicher Gegenstände im Hindernisparcours (➤ ✚)	2 Gruppen Kisten, Kartons, Tische	5 Min.

Abb. 4.34 6. Kurseinheit: Halten und Bewegen in Alltag, Freizeit und Beruf *(Forts.)* [O507]

Zielgruppe: Heterogene Gruppe im Alter von 30 bis 65 Jahren Stundenthema: 7. Kurseinheit: Balance halten – inneres und äußeres Gleichgewicht Kursdauer: 90 Minuten				
Ziel	**Inhalt**	**Methode**	**Arbeitsform/Organisation**	**Zeit**
Einleitung: ankommen, kennenlernen, körperlich erwärmen, mental einstimmen				
Einstimmung auf die Kursstunde	Begrüßung, mentale Einstimmung, Stoffwechselanregung und Aktivierung	Stoppspiel Gleichgewicht bei Musikstopp mit unterschiedlichen Bewegungsaufgaben (➤ ⊞)	Großgruppe Musik	15 Min.
Reflexionsfähigkeit fördern	Erfahrungsberichte, Wiederholung und Fragen zur 6. Kursstunde, z.B. Anwendung von ökonomischem Haltungs- und Bewegungsverhalten im Alltag	Feedbackrunde kurze praktische Wiederholungen	Großgruppe Flipchart	
Hauptteil: sensibilisieren, erkennen, entdecken				
Vermittlung von Handlungs- und Effektwissen und Einstimmen auf das Stundenthema	• Was bedeutet inneres und äußeres Gleichgewicht? • Wechselwirkungen von äußerem und innerem Gleichgewicht erarbeiten • Bedeutung und Nutzen der Gleichgewichtsfunktionen im Alltag	Kartenabfrage Brainstorming	Kleingruppen Moderationskarten Pinnwand	10 Min.
Hauptteil: sensibilisieren, probieren, trainieren und erleben				
Fördern der Körperwahrnehmung	Die Füße als wichtiges Fundament der Körperstatik	• Wahrnehmung der eigenen Standposition • Kontrastwahrnehmung Fußmassage: einen Fuß massieren, Spüren und Erleben der unterschiedlichen Fußstatik • Fußmassage, Spüren und Erleben veränderter Fußstatik und Standposition • Reflexion	Einzelarbeit Matte Hocker	10 Min.
Erleben und Verbessern der Wahrnehmungsebenen für das Gleichgewicht Vermittlung von Handlungs- und Effektwissen zum Thema Gleichgewicht und Balance halten	Übungen aus dem Bereichen: • optische Wahrnehmung • kinästhetische Wahrnehmung • vestibuläre Wahrnehmung • sensomotorisches Training	• optische Wahrnehmung: Lauf- und Bewegungsformen in mit Seilen begrenztem Raum, bei aufgestellten Hindernissen • kinästhetische Wahrnehmung: Spiel „Schaufensterpuppe" oder „Statue modellieren" • vestibuläre Wahrnehmung: Übung „Baum im Wind" als Pendeleigenübung • sensomotorisches Training: Gleichgewichtstraining mit Partnerwiderständen bzw. mit verringerter Unterstützungsfläche (Einbeinstand)	Einzelarbeit Partnerarbeit Keulen Matten Ballkissen Aerosteps	zusammen mit dem folgenden Praxisblock: 30 Min.

Abb. 4.35 7. Kurseinheit: Balance halten – inneres und äußeres Gleichgewicht [O507]

Zielgruppe: Heterogene Gruppe im Alter von 30 bis 65 Jahren
Stundenthema: 7. Kurseinheit: Balance halten – inneres und äußeres Gleichgewicht
Kursdauer: 90 Minuten

Fortsetzung

Ziel	Inhalt	Methode	Arbeitsform/Organisation	Zeit
Vermittlung von Handlungs- und Effektwissen zum Thema inneres Gleichgewicht	Balance halten zwischen Belastungen- und Entlastungen im Alltag, Aufbau von Selbstwirksamkeitserfahrungen Vertrauen auf eigene Fähigkeiten fördern, Vertrauen zu Gruppenmitgliedern und Gruppe fördern	Praxis: • Pendelübung als Eigenübung gegen Wand • Pendelübung als Partner- und Kleingruppenübung • Kleingruppenübung: Mattenschaukel	Matten Einzelarbeit Partnerarbeit Kleingruppe	
Schlussteil: reflektieren, nach vorn schauen				
Fördern der Entspannungs- bzw. Körperwahrnehmungsfähigkeiten	Rückengespräch: Ausdruck von Gefühlen über die Rückenhaltung	Scannen der Körperlage in Einzelarbeit Rückengespräch in Partnerarbeit (➤), Emotionen über den Rücken ausdrücken, erneutes Scannen der Körperlage in Einzelarbeit, anschließende Auswertung	Matten	10 Min.
Reflexions- und Erkenntnisfähigkeit fördern	Zusammenfassen der wichtigsten Erkenntnisse	Feedbackrunde	Großgruppe Hocker	10 Min.
Aufbau von Fähigkeiten für ein gesundheitsförderliches Selbstmanagement	Persönliche Ziele formulieren, z.B. Übungen zur Verbesserung des Gleichgewichts, Aktivitäten zur Stärkung des inneren Gleichgewichts (Vertrauen stärken)	Eintrag persönlicher Ziele in das Bewegungstagebuch	Einzelarbeit Bewegungstagebuch	
Einstimmen auf die nächsten Stundenschwerpunkte	Stundenschwerpunkt der 8. Kurseinheit vorstellen: Beweglich bleiben, körperlich und mental	Darstellung am Flipchart	Großgruppe Flipchart	
Schlussteil: Abschlussspiel				
Fördern der Gruppendynamik	Bewegungsspiel	Bälle zuspielen im Einbeinstand oder auf labilen Unterstützungsflächen	Bälle	5 Min.

Abb. 4.35 7. Kurseinheit: Balance halten – inneres und äußeres Gleichgewicht *(Forts.)* [O507]

Zielgruppe: Heterogene Gruppe im Alter von 30 bis 65 Jahren
Stundenthema: 8. Kurseinheit: Beweglich bleiben – körperlich und mental!
Kursdauer: 90 Minuten

Ziel	Inhalt	Methode	Arbeitsform/Organisation	Zeit
Einleitung: ankommen, kennenlernen, körperlich erwärmen, mental einstimmen				
Einstimmung auf die Kurseinheit	Begrüßung, Selbsteinschätzung der persönlichen Beweglichkeit	Selbsteinschätzung auf einer Beweglichkeitsskala von *1 – sehr gut beweglich* bis *10 – sehr schlecht beweglich*	Großgruppe Einzelarbeit Beweglichkeitsskala	15 Min.
	Mentale Einstimmung, Stoffwechselanregung und Aktivierung	Bewegungsfördernde Spiele mit dem Luftballon als Einzel-, Partner- und Gruppenspielaktivität (➤ ☐)	Luftballons	
Reflexionsfähigkeit fördern	Erfahrungsberichte, Wiederholung und Fragen zur 7. Kursstunde, z.B. Gleichgewichtsübungen im Alltag	Feedbackrunde kurze praktische Wiederholungen	Großgruppe Flipchart	
Hauptteil: sensibilisieren, erkennen, entdecken				
Vermittlung von Handlungs- und Effektwissen und Einstimmen auf das Stundenthema	• Sensibilisierung für das Thema: Erkennen von Zusammenhängen zwischen körperlicher und mentaler Beweglichkeit • Stereotype und bewegungsarme Lebensgestaltung als mögliche Ursache für Bewegungshemmungen erkennen	• Impulsreferat und Brainstorming • Erkennen von Zusammenhängen zwischen körperlicher und mentaler Beweglichkeit • Stereotype und bewegungsarme Lebensgestaltung als mögliche Ursache für Bewegungshemmungen	Großgruppe Kleingruppenarbeit Flipchart Fotos von bewegungsarmem Lebensstil und stereotypen Körperhaltungen	10 Min.
Hauptteil: sensibilisieren, probieren, trainieren und erleben				
Fördern der Körperwahrnehmung	Entdecken und Erkennen von eigenen Bewegungsmöglichkeiten	Praxis von verschiedenen Beweglichkeitstests	Einzelarbeit Hocker Matte	5 Min.
Erhalt und Verbessern der Beweglichkeit	Mobilisationsübungen für die Wirbelsäule und die großen Gelenke Handlungs- und Effektwissensvermittlung	Elastizitieren, Dehnübungen für Bein, Rücken, Rumpf und Schulter-Nacken-Region	Einzelarbeit Hocker Matte großer Fitball	20 Min.
Erleben und Spüren von Veränderungen durch bewegungsfördernde Aktivitäten	Retests: Selbsteinschätzung der persönlichen Beweglichkeit	Praxis von verschiedenen Beweglichkeitstests, Wiederholung Selbsteinschätzung Beweglichkeitsskala auf einer Beweglichkeitsskala von *1 – sehr gut beweglich* bis *10 – sehr schlecht beweglich*	Großgruppe Einzelarbeit Beweglichkeitsskala	10 Min.
Beweglichkeit in Alltag, Freizeit und Beruf verbessern Vermittlung von Handlungs- und Effektwissen	Erarbeiten von Möglichkeiten zur Verbesserung bzw. zum Erhalt körperlicher und mentaler Beweglichkeit in Alltag, Freizeit und Beruf	Mindmapping Reflexionsrunde	Kleingruppenarbeit Plakat und Stifte für Mindmap	10 Min.

Abb. 4.36 8. Kurseinheit: Beweglich bleiben – körperlich und mental! [O507]

Zielgruppe: Heterogene Gruppe im Alter von 30 bis 65 Jahren **Stundenthema: 8. Kurseinheit: Beweglich bleiben – körperlich und mental!** **Kursdauer: 90 Minuten**				*Fortsetzung*
Ziel	**Inhalt**	**Methode**	**Arbeitsform/Organisation**	**Zeit**
Schlussteil: reflektieren, nach vorn schauen				
Fördern der Entspannungs- und Körperwahrnehmungsfähigkeiten	Visualisationsübung, Entspannung und Beweglichkeitsförderung der Schulter-Nacken-Region	Übung: „Der Mundmaler“: Malen eines fiktiven Bildes wie ein Mundmaler	Einzelarbeit Hocker Musik	5 Min.
Reflexions- und Erkenntnisfähigkeit fördern	Zusammenfassen der wichtigsten Erkenntnisse	Feedbackrunde	Großgruppe Hocker	10 Min.
Aufbau von Fähigkeiten für ein gesundheitsförderliches Selbstmanagement	Persönliche Ziele formulieren, Übungen zur Verbesserung der Beweglichkeit bzw. Maßnahmen zur Förderung der mentalen Beweglichkeit in Alltag, Freizeit und Beruf ausprobieren	Eintrag persönlicher Ziele in das Bewegungstagebuch	Einzelarbeit Bewegungstagebuch	
Einstimmen auf die nächsten Stundenschwerpunkte	Stundenschwerpunkt der 9. Kurseinheit vorstellen: Gut gelöst: ergonomisch und fit in Alltag, Freizeit und Beruf	Darstellung am Flipchart	Großgruppe Flipchart	
Schlussteil: Abschlussspiel				
Fördern der Gruppendynamik	Bewegungsspiel	Luftballonstaffel: Luftballons mit verschiedensten Bewegungsformen innerhalb der Gruppe weitergeben	2 Gruppen Luftballons	5 Min.

Abb. 4.36 8. Kurseinheit: Beweglich bleiben – körperlich und mental! *(Forts.)* [O507]

Zielgruppe: Heterogene Gruppe im Alter von 30 bis 65 Jahren
Stundenthema: 9. Kurseinheit: Gut gelöst – ergonomisch und fit in Alltag, Freizeit und Beruf
Kursdauer: 90 Minuten

Ziel	Inhalt	Methode	Arbeitsform/Organisation	Zeit
Einleitung: ankommen, kennenlernen, körperlich erwärmen, mental einstimmen				
Einstimmung auf die Kurseinheit	Begrüßung, mentale Einstimmung, Stoffwechselanregung und Aktivierung	Ringhockey: Tennisring zuspielen mit unterschiedlich langen Stäben	Großgruppe Ringe Stäbe	10 Min.
Reflexionsfähigkeit fördern	Erfahrungsberichte, Wiederholung und Fragen zur 8. Kursstunde, z.B. Aktivitäten zur Verbesserung der Beweglichkeit	Feedbackrunde kurze praktische Wiederholungen	Großgruppe Flipchart	
Hauptteil: sensibilisieren, erkennen, entdecken				
Einstimmung auf das Stundenthema	Aufbau von Hintergrundwissen: Ergonomie verstehen lernen	Wörterpuzzle: Definition von Ergonomie mit anschließendem Brainstorming	Großgruppe Wörterpuzzle Definition der Ergonomie Pinnwand	5 Min.
Erleben der Wirksamkeit veränderter ergonomischer Bedingungen	Verhältnispräventive Maßnahmen kennenlernen	Ergonomie-Bildermemory: Verschiedene Tätigkeitsbereiche werden ergonomisch ungünstig und günstig mit Bildern dargestellt Gruppengespräch mit anschließender Auswertung	Großgruppe Fotos mit Darstellung von unterschiedlichen Arbeitsbereichen in ergonomisch günstiger und ungünstiger Ausführung Pinnwand	20 Min.
	Anwenden und Erleben ergonomischer Möbel und Hilfsmittel	Ergonomieparcours, z.B. Ausprobieren von Ballkissen, Sitzball, Stehhilfe, Stehpult, ergonomischem Bürostuhl, Schrägpultauflage, Rückenstütze für den Autositz, Transporthilfe für Lastentransfer, verstellbare Stielgeräte	Großgruppe Partnerarbeit Ballkissen, Sitzball, Stehhilfe, ergonom. Bürostuhl, Schrägpultauflage, Rückenstütze, Transporthilfe, verstellbare Stielgeräte ggf. empfiehlt sich die Zusammenarbeit mit einem Ergonomie-Kompetenzzentrum	
Hauptteil: sensibilisieren, probieren, trainieren und erleben				
Erarbeiten von Maßnahmen zur Optimierung der Verhältnisprävention	Lösungsstrategien zur Verbesserung der Verhältnisprävention Arbeitsplatzgestaltung Bildschirmarbeitsplatz	Kleingruppenarbeit Bildschirmarbeitsplatz günstig einstellen: • Körpergerechte Einstellung des Arbeitsplatzes • ergonomische Anordnung der Arbeitsmittel	2 Gruppen Bürotisch Bürostuhl Computer Zollstock	10 Min.

Abb. 4.37 9. Kurseinheit: Gut gelöst – ergonomisch und fit in Alltag, Freizeit und Beruf [O507]

Zielgruppe: Heterogene Gruppe im Alter von 30 bis 65 Jahren
Stundenthema: 9. Kurseinheit: Gut gelöst – ergonomisch und fit in Alltag, Freizeit und Beruf
Kursdauer: 90 Minuten

Fortsetzung

Ziel	Inhalt	Methode	Arbeitsform/Organisation	Zeit
Erarbeiten von Maßnahmen zur Optimierung der Verhaltensprävention	Praxis Verhaltensprävention: • Durchführen von Entlastungsbewegungen • Anwenden von Gegenbewegungen • Anwenden von dynamischen Sitzen • Anwenden von Minipausen • Optimieren der Arbeitsablauforganisation, Arbeit abwechslungsreich gestalten und für genügend Bewegung sorgen	Darstellung persönlicher Tätigkeitsbereiche Kleingruppenarbeit: Herausfinden von Lösungsstrategien zur Verbesserung der Verhaltensprävention Praxis verhaltenspräventiver Maßnahmen	Großgruppe Partnerarbeit Flipchart, Bürostuhl Theraband für Minipausenaktivität	15 Min.
Schlussteil: reflektieren, nach vorn schauen				
Fördern der Entspannungsfähigkeiten	Entspannungsmassage für die Schulter-Nacken-Region	Partnermassage	Partnerarbeit Hocker Entspannungsmusik ggf. Igelball	10 Min.
Reflexions- und Erkenntnisfähigkeit fördern	Zusammenfassen der wichtigsten Erkenntnisse	Spiel: „Ich packe meinen Koffer", dabei werden alle wichtigen Erkenntnisse noch einmal zusammengefasst	Großgruppe Hocker	15 Min.
Aufbau von Fähigkeiten für ein gesundheitsförderliches Selbstmanagement	Persönliche Ziele formulieren, z.B. Aktivitäten zur Verhaltens- und Verhältnisprävention in Alltag, Freizeit und Beruf ausprobieren	Eintrag persönlicher Ziele in das Bewegungstagebuch	Einzelarbeit Bewegungstagebuch	
Einstimmen auf die nächsten Stundenschwerpunkte	Stundenschwerpunkte der 10. Kurseinheit vorstellen: Dabei bleiben – Gesundheit stärken ein Leben lang	Darstellung am Flipchart	Großgruppe Flipchart	
Schlussteil: Abschlussspiel				
Fördern der Gruppendynamik	Staffelspiel	Parcours mit Requisiten (➤): Hebe-Trage-Station bzw. Slalomstation mit Stiel (Stab) und Tennisreifen	Hocker Kisten mit Gewichten Tisch Stab Tennisreifen	5 Min.

Abb. 4.37 9. Kurseinheit: Gut gelöst – ergonomisch und fit in Alltag, Freizeit und Beruf *(Forts.)* [O507]

Zielgruppe: Heterogene Gruppe im Alter von 30 bis 65 Jahren
Stundenthema: 10. Kurseinheit: Dabei bleiben – Gesundheit stärken ein Leben lang!
Kursdauer: 100 Minuten

Ziel	Inhalt	Methode	Arbeitsform/Organisation	Zeit
Einleitung: ankommen, kennenlernen, körperlich erwärmen, mental einstimmen				
Einstimmung auf die Kurseinheit	Begrüßung, mentale Einstimmung, Stoffwechselanregung und Aktivierung	Aerobic mit einfachen Schritt-Kombinationen bzw. Arm-Bein-Koordinationen	Großgruppe Musik	15 Min.
Reflexionsfähigkeit fördern	Erfahrungsberichte, Wiederholung und Fragen zur 9. Kursstunde, z.B. Anwendung von verhaltens- und verhältnispräventiven Maßnahmen in Alltag, Freizeit und Beruf	Feedbackrunde kurze praktische Wiederholungen	Großgruppe Flipchart	
Hauptteil: sensibilisieren, erkennen, entdecken				
Evaluation: Ermitteln der Abschlusssituation	Retests: • Fragebogen Gesundheitsverhalten • Testverfahren zur körperlichen Fitness	• Fragebogen kognitiver Bereich, I-2-Schlussfragebogen der Spitzenverbände der gesetzlichen Krankenkassen (GKV 2010) • Sportmotorische Tests: orientiert an den „Deutschland bewegt sich"-Tests (Bös 2001; DTB 2010): a) Koordination: ○ Einbeinstand ○ Achterkreisen b) Beweglichkeit: ○ Finger-Boden-Abstand ○ Ausschultern c) Kraft: ○ Rumpfaufrichten (Bauchmuskulatur) ○ Schulterwegdrücken ○ obere Rücken- und Schultermuskulatur	Fragebögen: • Einzelarbeit, • I-2-Schlussfragebogen, Stifte Sportmotorische Tests: • Partnerarbeit • Protokollbögen • Uhr • Matten • Keulen • Maßband Bemerkung: Partner führen die Tests gegenseitig unter gezielter Anleitung des Kursleiters durch	25 Min.
Hauptteil: sensibilisieren, probieren, trainieren und erleben				
Erkenntnisfähigkeit fördern, Vertiefen von Lernerfolgen und Stärken von gesundheitsförderlichem Verhalten	Rückblick auf den Rückenschulkurs	Feedbackrunde: • Welche Ziele wurden formuliert und in der Umsetzung begonnen? • Welche Ziele wurden erreicht? • Wie wurde gesundheitsförderliches Verhalten in Alltag, Freizeit und Beruf integriert? • Sammeln von Erkenntnissen, welche persönlichen Erfolge wurden erzielt?	Großgruppe Hocker Bewegungstagebuch Flipchart	20 Min.

Abb. 4.38 10. Kurseinheit: Dabei bleiben – Gesundheit stärken ein Leben lang! [O507]

Zielgruppe: Heterogene Gruppe im Alter von 30 bis 65 Jahren
Stundenthema: 10. Kurseinheit: Dabei bleiben – Gesundheit stärken ein Leben lang!
Kursdauer: 100 Minuten
Fortsetzung

Ziel	Inhalt	Methode	Arbeitsform/Organisation	Zeit
Klären offener Wünsche und Erwartungen	Beantwortung von Fragen, ggf. Wiederholung von Praxiselementen	Feedbackrunde gemeinsame Demonstration von Praxisinhalten	Großgruppe	20 Min.
Vertiefen von Aktivitäten zur Stärkung der rückenspezifischen Fitness	Trainingsparcours Rückengesundheit	Von Teilnehmern in Kleingruppen entwickeltes Stationstraining unter Bereitstellung von Trainingskleingeräten a) Kraftausdauer b) segmentale Stabilisation c) Funktionsgymnastik d) Mobilisation	Kleingruppe Trainingsgeräte Matten	20 Min.
Schlussteil: reflektieren, nach vorn schauen				
Erkennen und Überwinden von Barrieren und Hindernissen für die Fortführung gesundheitsförderlichen Verhaltens im Alltag	Gemeinsames Erarbeiten von möglichen Barrieren und Hindernissen für die dauerhafte Integration gesundheitsförderlichen Verhaltens im Alltag, gemeinsames Herausfinden von möglichen Strategien zum Überwinden der genannten Barrieren und Hindernisse	Diskussionsrunde: mögliche Barrieren, Hindernisse für die dauerhafte Integration gesundheitsförderlichen Verhaltens Kartenabfrage: Strategien zum Überwinden der genannten Hindernisse	Großgruppe Flipchart Moderationskarten Pinnwand	10 Min.
Kennenlernen von weiterführenden gesundheitsförderlichen Aktivitäten	Darstellen von möglichen Aufbauangeboten zum Rückenschulgrundkurs, z.B. Rücken- und Ganzkörper-Trainingskurs, Walking-, Nordic-Walking-Kurse, geräteunterstütztes Muskelaufbautraining, Aerobic-Kurse	Darstellung von möglichen Aufbauangeboten über Plakat und Folder	Großgruppe Folder Plakat Anmeldevordrucke für Aufbauangebote	5 Min.
Schlussteil: Abschlussspiel				
Gemeinsamer Abschluss	Aushändigen der Teilnahmebescheinigung Verabschiedung mit Vitamincocktail	Abschlussrunde	Großgruppe Teilnahmebescheinigungen Vitamincocktail	5 Min.

Abb. 4.38 10. Kurseinheit: Dabei bleiben – Gesundheit stärken ein Leben lang! *(Forts.)* [O507]

4.5 Praxisorientierte Evaluation

Frank Bertelsmeier, Ruud Stefelmanns

4.5.1 Einleitung und Begriffsklärung

Während in ➢ Kap. 1.6 die Grundlagen der Evaluation aufgezeigt wurden, sollen in diesem Kapitel praxisnahe Antworten und Lösungsvorschläge zur Evaluation von Rückenschulangeboten vorgestellt werden. Darüber hinaus werden die Ziele der KddR zur systematischen Sammlung, Analyse und Bewertung von Daten zur Qualitätssicherung und Qualitätskontrolle für Kursleiter, Kursteilnehmer und Kostenträger beschrieben.

Der Begriff Evaluation kommt aus dem Lateinischen (lat.: valere = stark sein) und misst die Stärke von Maßnahmen bzw. Programmen im Sinn ihrer Ziele (Wottawa und Thierau 2003). Bewertet werden

- die Wirkungen von Maßnahmen (Effektivitätsprüfung, Gegenüberstellung von Zielen und Erfolgen) bzw.
- das Kosten-Nutzen-Verhältnis von Maßnahmen (Effizienzprüfung, Gegenüberstellen von Erfolg und Aufwand).

Das Thema Evaluation stellt an alle beteiligten Akteure eine große Herausforderung. Der Kursleiter möchte genauso wie der Kursteilnehmer und Kostenträger erfahren, ob bei der jeweiligen Rückenschulmaßnahme nachweisbare Effekte erzielt wurden.

Für Rückenschulkurse und andere Angebote der Gesundheitsförderungen, die durch die Krankenversicherung (teil-)finanziert werden, besteht die Verpflichtung, erreichte Gesundheitseffekte im Rahmen einer Erfolgskontrolle mithilfe geeigneter Verfahren zu evaluieren. Im Leitfaden Prävention der gesetzlichen Krankenversicherung (GKV 2008a) wird die Notwendigkeit des Einsatzes „[…] von Verfahren zur Sicherung der Angebotsqualität, der Dokumentation und der Erfolgskontrolle" betont.

4.5.2 Evaluation und Qualitätsmanagement

Evaluation ist ein wichtiger Bestandteil des Qualitätsmanagements. Die gebräuchlichsten Methoden sind die Beobachtung und die Befragung. Donabedian (1992) unterscheidet die Ebenen der Struktur-, Prozess- und Ergebnisqualität.

Strukturqualität sucht nach Antworten auf Fragen wie:

- Qualifikation der Kursleiter
- Definition der Zielgruppe
- Erreichbarkeit des Kursortes
- Qualität der Räumlichkeiten (z.B. Größe, Beleuchtung, Belüftung).

Im Rahmen der *Prozessqualität* wird die Art der Leistungserbringung beurteilt. Im Rahmen der Rückenschule sind folgende Fragen von Bedeutung:

- Sind die zentralen Inhalte vermittelt worden?
- War die Methodenauswahl geeignet?
- Sind die Erwartungen der Kursteilnehmer erfüllt worden?

Sowohl die Struktur- als auch die Prozessqualität sind Ebenen, die für den Kursleiter sehr wichtig sind. Dabei kann man bei einem unbefriedigenden Resultat zeitnahe Veränderungen anbringen, um die unerwünschten Ergebnisse zu korrigieren. Kurz gesagt, sind die Struktur- und die Prozessqualität wichtig, oft einfach messbar und relativ einfach korrigierbar.

Die Auseinandersetzung mit der *Ergebnisqualität* stellt sich deutlich komplexer dar. Hier ist von Bedeutung, welche Ziele bzw. Evaluationskriterien für eine Maßnahme definiert worden sind. Beispiele für eine Rückenschule wären

- Reduktion der Schmerzintensität
- Reduktion der Arbeitsunfähigkeitstage
- Reduktion der Arztbesuche aufgrund von Rückenschmerzen
- Reduktion der Medikamenteneinnahme
- Erhöhung der Durchführung von gesundheitssportlichen Aktivitäten.

Die KddR-Rückenschule orientiert sich an der Salutogenese und dem biopsychosozialen Modell (➢ Kap. 1.2). Die Ergebnisqualität kann mithilfe von Zielsetzungen beschrieben werden. Dabei kann eine zielgerichtete Evaluation helfen, den Nachweis zu erbringen, ob die Leitziele der KddR zur Förderung der Rückengesundheit sowie der Vorbeugung der Chronifizierung von Rückenbeschwerden erreicht werden.

Genauer beschreiben Kempf und Steinau die Ergebnisqualität in ➢ Kap. 2.2. Die dort beschriebenen fünf Kernziele sollten sich in der Evaluation wiederfinden lassen:

1. Stärkung der physischen Gesundheitsressourcen
2. Stärkung der psychosozialen Gesundheitsressourcen
3. Aufbau von Bindung an gesundheitsorientierte Aktivität
4. Sensibilisierung für haltungs- und bewegungsförderliche Verhältnisse
5. Verringerung der spezifischen Risikofaktoren.

Die Motivation zur Evaluation kann man also aus den verschiedenen Perspektiven beschreiben. Der Kursleiter kann richtungweisende und praktische Anstöße auf den verschiedenen Ebenen erhalten.

Beispiel zur Strukturqualität Die Ergebnisse der Evaluation offenbaren einseitige Strukturen. Dies könnte beispielsweise dann der Fall sein, wenn 90% der Teilnehmer weiblich sind. Aufgrund der Ergebnisse könnte der Kursleiter Überlegungen anstellen, wie bei den nächsten Kursen mehr Männer angesprochen werden können.

Beispiel zur Prozessqualität Aus den Ergebnissen der Evaluation lässt sich ableiten, dass das vermittelte „Trainingsprogramm für zu Hause" von den Kursteilnehmern nicht durchgeführt wurde. Bei der Betrachtung der Ergebnisse könnte sich der Kursleiter folgende Fragen stellen:

- Waren die Informationen und Inhalte vielleicht nicht ausreichend?
- Waren die Beispielbilder und Texte zu ungenau?
- Wurden die Kursteilnehmer nicht genügend motiviert?
- Oder möchten die Kursteilnehmer gar nicht zu Hause alleine Übungen machen, sondern lieber in einer Gruppe?

Beispiel zur Ergebnisqualität Wenn sich keine gesundheitsorientierten Aktivitäten bei den Kursteilnehmern einstellen, ergibt sich für den Kursleiter u.a. die Frage: Waren die gegebenen Informationen über die sportlichen Aktivitäten nicht ausreichend?

Evaluation versteht sich nicht als abschließende Bewertung von Maßnahmen, sondern sollte unbedingt schon während der Planungsphase von Rückenschulkursen eingesetzt werden. Sie sollte integraler Bestandteil jeder gesundheitsfördernden Maßnahme sein und nach Riemann (2010) folgende Funktionen erfüllen:

- Kontrolle der Zielerreichung
- Formulierung erreichbarer Ziele
- Formulierung beobachtbarer Ziele
- Definition von Zielgruppen
- Prozess- und Zielkorrektur
- Dokumentation und Legitimation
- Anregung zur Publikation.

4.5.3 Parameter für eine erfolgreiche Evaluation

Um die Ziele zu erreichen, werden bis dato sehr verschiedene Evaluationsmaterialien genutzt. Der Kursleiter möchte genauso wie der Kursteilnehmer und Kostenträger erfahren, welche nachweisbaren Effekte erzielt wurden. Eine praxisorientierte Evaluation sollte daher Transparenz schaffen, damit verwertbare Rückschlüsse gezogen werden können. Häufig fühlen sich die Kursleiter überfordert, weil ihnen die Kenntnisse über die Durchführungskriterien und Messinstrumente der praxistauglichen Evaluation nicht bekannt sind.

Eine aussagefähige Evaluation setzt voraus, dass z.B. *Gütekriterien* (Objektivität, Reliabilität, Validität) eingehalten werden. Die Hauptgütekriterien von Lienert und Raatz (1998) können als elementare Grundvoraussetzung gelten. Die Qualität von Messinstrumenten können wir meistens selber nicht bewerten. Dafür werden ausführliche Studien von Wissenschaftlern durchgeführt. Viele Messinstrumente besitzen aber mittlerweile eine Beschreibung und Einstufung der Gütekriterien. Im folgenden Beispiel werden die Begriffe Objektivität, Reliabilität und Validität verdeutlicht:

- Kommen zwei Beobachter bei einer isometrischen Kraftmessung unabhängig voneinander zum gleichen Ergebnis (Frage der *Objektivität*)?
- Komme ich bei einer weiteren Messung zum gleichen Ergebnis (Frage der *Reliabilität*)?
- Können wir durch eine isometrische Kraftmessung eine Aussage über das Kraftpotenzial treffen (Frage zur *Validität*)?

Ein sehr wichtiger Faktor ist hier die *Praktikabilität* (praktische Durchführung). Kann ich die Messung einfach in der Praxis durchführen? Wie aufwendig und kostspielig ist die Messung? Wie zumutbar ist sie gegenüber den Befragten? Wie steht es mit dem Verhältnis Aufwand und Nutzen? Aber auch das Vorliegen von Vergleichswerten aus Einzelbefragungen ist eine wichtige Information, womit wir die Praktikabilität feststellen können.

Ein weiterer wichtiger Faktor zur Feststellung einer Veränderung ist der Zeitrahmen. In welchem *Zeitrahmen* werden durchgeführte Maßnahmen ihre Wirksamkeit zeigen? Habe ich den Zeitrahmen der Messungen richtig gesetzt? Wird der Zeitrahmen zu eng gesetzt, wird das Ergebnis der Messung nur zum Teil sichtbar. Am Beispiel der Kraft- und Mobilitätszunahme zeigen sich oft schnelle Änderungen. Eine Sensibilisierung für haltungs- und bewegungsförderliche Verhältnisse ist viel tiefgründiger und lässt sich sicherlich nicht so zeitnah ändern. Die wirklichen Ergebnisse der Schulung werden dann nur unvollständig wahrgenommen, weil zu früh gemessen wurde. Ein leider zu häufig außer Acht gelassener Faktor bei den Evaluationen ist das Erfassen und Differenzieren der Personen mit ihrem Hintergrund und ihrem Umfeld. Erfasst werden sollten *soziodemografische Faktoren*, z.B. Alter, Geschlecht, Schulabschluss und berufliche Tätigkeit/Position, und der *Gesundheitszustand* der Betroffenen.

Dabei wird differenziert, ob sich die Maßnahme an gesunde Personen, Personen mit akuten Rückenleiden oder Personen mit schweren bzw. mit chronischen Rückenproblemen richtet. Auch Störfaktoren wie zum Beispiel andere Erkrankungen fließen in die Evaluation mit ein. Insgesamt wird zwischen primärer, sekundärer und tertiärer Prävention unterschieden (➤ Kap. 1.1).

Darüber hinaus ist es wichtig, sicherzustellen, dass die gewünschte *Zielgruppe* auch tatsächlich angesprochen wird. Mithilfe des von der KddR entwickelten Kontraindikationsbogens können Teilnehmer ermittelt werden, die nicht an einer Rückenschule teilnehmen sollten (➤ Abb. 2.4).

4.5.4 Evaluationsinstrumente der KddR – Umfrage-Ergebnisse

Eine Vielzahl von Messinstrumenten wird verwendet, um die Rückenschule zu evaluieren. Da die Inhalte der Rückenschulen sehr heterogen sind, ist es nicht verwunderlich, dass sich diese Heterogenität auch in den Evaluationsmaterialien wiederfinden lässt. Aufgrund der Vielzahl der verschiedenen Evaluationskriterien sind unterschiedliche und teilweise widersprüchliche Bewertungen der Rückenprogramme die Folge.

In einer von den Autoren durchgeführten Befragung von KddR-Mitgliedern und Kooperationspartnern konnte ermittelt werden, wie und in welcher Form innerhalb der Verbände die Endverbraucherkurse evaluiert werden. Dabei wurde festgestellt, wie in der Fortbildung zum Rückenschullehrer Testverfahren und Fragebögen für die Evaluation von Endverbraucherkursen vorgestellt, empfohlen und eingesetzt werden. Des Weiteren wurde ermittelt, welche (subjektiven und objektiven) Parameter in Zukunft gerne von den Befragten erfasst würden.

Auflistung der eingesetzten Fragebögen und Testverfahren
- SF-36 (Bullinger und Kirchberger 1998)
- Erfassung der habituellen körperlichen Aktivität (Singer und Wagner 2003)
- Schmerzempfindungsskala (SES) – veränderungssensitives und differenziertes Verfahren zur Erfassung akuter und chronischer Schmerzen (Geissner 1996)
- Testbatterien nach Professor Bös (Bös 2001)
- Prüfung auf Kraftfähigkeit und Dehnfähigkeit mittels Janda-Test
- Krankenkassen-Rückmeldebögen
- eigene Feedback-Fragebögen.

Auflistung der (subjektiven und objektiven) Parameter, die von den Befragten darüber hinaus gerne erfasst werden würden
Überprüfung der Kraftfähigkeit und Kontrolle der Bewegungsamplituden mittels apparativer Voraussetzungen.

Nutzen der Ergebnisse
- Einsatz in (quasi-)experimentellen Studien
- zentrale Datenerfassung in vereinzelten Verbänden.

Zusammenfassende Schlussfolgerungen
- Von den genutzten Evaluationsmaterialien werden die Qualitätsgütekriterien wie Validität, Reliabilität, Objektivität, Änderungssensitivität, aber auch die Praktikabilität nicht oder nur unklar erfasst. Damit ist eine Verwertung der Datensammlung nicht möglich. Eine beschreibende Statistik mit Benennungen bleibt als Zusammenfassung in einigen Fällen erhalten.
- Die Umsetzung in der Praxis ist häufig nicht beschrieben. Somit ist unklar, ob die Evaluation überhaupt genutzt wird.
- Wenn evaluiert wird, ist unklar, welche Messinstrumente in der Praxis tatsächlich genutzt werden.
- Ob eine Auswertung stattfindet, ist in vielen Fällen nicht beschrieben.
- Wie die Auswertung stattfindet und welche Referenzwerte genutzt werden, ist häufig nicht bekannt.
- Welche Rückschlüsse aus der Evaluation gezogen werden, ist unklar.

Aufgrund des gemeinsamen Konzeptes der KddR ist es wichtig, sich auf eine einheitliche Evaluation zu verständigen.

4.5.5 Evaluation in der Praxis

Eine erfolgreiche Umsetzung der Evaluation setzt neben den festgelegten Zielen und Inhalten der KddR vielfältige Kompetenzen in der Planung, Durchführung und Auswertung bewegungsbezogener Interventionen voraus. Der vorherige Kapitelabschnitt hat gezeigt, dass im Bereich der Evaluation von Rückenschulkursen ein dringender Handlungsbedarf besteht. Dieser erfordert zum einen die Einigung auf ein einheitliches theoretisches Modell, zum anderen eine umfassende Aufklärung der Kursleiter in Bezug auf die Etablierung einer kontinuierlichen und systematischen Erfassung, Bewertung und Kontrolle von Rückenschulkursen. Im Folgenden wird die Regelung der GKV-Spitzenverbände zur Qualitätssicherung und -entwicklung primärpräventiver Angebote beschrieben.

GKV-Fragebogen

Um eine Vereinheitlichung bemüht, hat die Arbeitsgemeinschaft der Spitzenverbände der Krankenkassen unter Federführung des IKK-Bundesverbandes 2008 ein gemeinsames Evaluationsverfahren zu § 20 SGB V entwickelt (GKV 2008b). Das Anwenderhandbuch der Evaluation richtet sich an den Praktiker in der Gesundheitsförderung (Prävention).

Das Evaluationsverfahren unterliegt folgenden Basisanforderungen (GKV 2008b):

1. Es soll für den Regeleinsatz durch Krankenkassen geeignet sein. Daher beschränkt es sich auf eine wesentliche Kurzfassung.
2. Beschrieben werden Struktur-, Prozess- sowie Ergebnisqualität. Der Schwerpunkt soll bei der Ergebnisqualität liegen.
3. Vergleichsdaten und Normdaten sollen für das Verfahren verfügbar sein. Diese Normdaten sollen vor allem aus großen Studien gewonnen werden.
4. Übertragbarkeit in die drei Präventionsfelder Bewegungs-, Ernährungs- und Stresskurse.
5. Die Fragebögen richten sich ausschließlich auf den individuellen und nicht auf den Setting-Ansatz.

Das Evaluationsverfahren ist vom Institut für Medizinische Psychologie und Poliklinik der Universitätsklinik Eppendorf sowie GESOMED (Gesellschaft für sozialwissenschaftliche Forschung in der Medizin mbH) erstellt worden, wobei die Praxistauglichkeit als wichtiges Kriterium berücksichtigt wurde.

Das Anwenderhandbuch besteht aus drei Fragebögen, die zu verschiedenen Zeitpunkten eingesetzt werden (➤ Abb. 4.39). Der Eingangsfragebogen (I-1) soll zu Beginn des ersten Kurstreffens ausgefüllt werden. Beim letzten Treffen wird ein Schlussfragebogen (I-2) ausgefüllt. Jeder Teilnehmer sollte seine persönliche Erfahrungen darlegen. Ein gemeinsames Auswertungsgespräch kann bei Bedarf anschließend stattfinden. Sechs Monate nach dem Kurs wird eine weitere Befragung (I-3) durchgeführt. Die Kursteilnehmer werden dazu von einem Auswertungsinstitut angeschrieben.

Die Fragebögen sind jeweils bewusst auf zwei Seiten reduziert worden. So wird die Belastung für den Kursteilnehmer und den Kursleiter auf ein Minimum beschränkt. Die Fragebögen sind generischer Art, was bedeutet, dass nicht nur die Bewegungskurse, sondern auch Ernährungs- und Stresskurse hiermit abgefragt

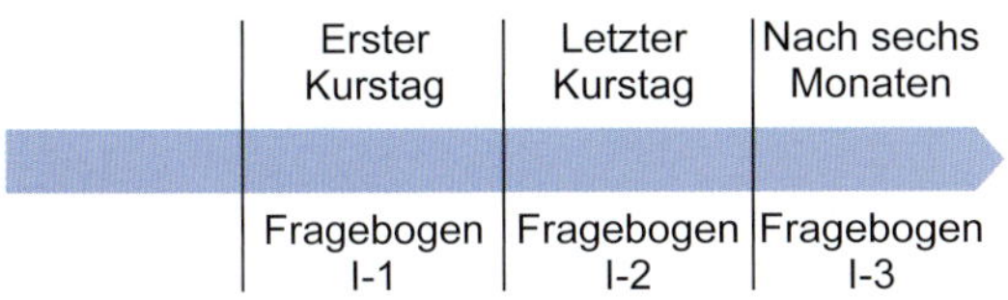

Abb. 4.39 Messzeitpunkte GKV-Fragebogen während und nach Beendigung der Maßnahme. [L143]

werden. Für das Handlungsfeld Bewegung werden vier Vorgaben erfasst:

- Bewegung im Alltag
- regelmäßige sportliche Betätigung
- soziale Einbindung
- Freude an Bewegung.

Auch für die Handlungsfelder Ernährung sowie Stressbewältigung/Entspannung wurden vier Fragen formuliert. Fragen zur gesundheitlichen Lebensqualität wurden aus dem SF-36-Fragebogen entnommen. Der SF-36 ist ein international eingesetzter und anerkannter Fragebogen. Von den 36 Items, verteilt über acht Dimensionen, wurden 12 Items, verteilt über drei Dimensionen, übernommen. Der SF-36 sollte eigentlich vollständig genutzt werden. Er wurde aber auch schon mehrfach in Teilbereichen eingesetzt. Erfahrungen mit dem Einsatz in der Prävention zeigten nämlich, dass einige Dimensionen für gesunde Menschen wenig änderungssensitiv sind.

Wie in ➤ Kap. 1.6 bereits beschrieben, werden die Fragebögen auf einige wenige globale Zielgrößen in Bezug auf Gesundheitsverhalten, gesundheitsbezogene Lebensqualität, Krankheitstage sowie subjektive Erfolgseinschätzung beschränkt. Für eine eingehende Erfassung der Zielkriterien in der Rückenschule ist jedoch eine ausführlichere Evaluation vonnöten. Die Einschätzung von Veränderungen und Wirkungseffekten ist für die Weiterentwicklung und Optimierung von Angeboten zur Förderung der Rückengesundheit erforderlich.

Die vorgesehene zentrale Datensammlung sowie Datenauswertung der Krankenkassen wird bislang nicht durchgeführt. Die zur freien Nutzung (GKV-Spitzenverband/Dr. Wanek) vorliegenden Fragebögen sind daher derzeit nur intern zu verwerten.

4.5.6 Fazit und Ausblick

Die KddR-Mitgliedsverbände haben aufgrund der aktuellen Forschungsergebnisse zu den Interventionsbereichen „Förderung der Rückengesundheit" und „Prävention der Chronifizierung von Rückenschmerz" einheitliche Ziele und Inhalte erstellt. Die Spitzenverbände der Krankenkassen erwarten auf Basis des „Leitfadens für Prävention" Wirksamkeitsnachweise für erbrachte Präventions- und Gesundheitsförderungsangebote. Es besteht auch für den Kursleiter die dringende Notwendigkeit, zu überprüfen, ob die angestrebten Ziele in der praktischen Umsetzung realisiert werden können. Hierfür ist ein einheitliches Evaluationskonzept zwingend erforderlich. Der GKV-Fragebogen ermöglicht die Überprüfbarkeit der Qualität im Bereich der Prävention und ist als Übergangslösung auch für die Evaluation von Rückenschulkursen zu empfehlen. Insgesamt fehlen jedoch geeignete Evaluationswerkzeuge, die sich für die Überprüfung des Leitziels bzw. der Kernziele der KddR-Rückenschule eignen. Es besteht die Herausforderung für die Rückenschule, spezifische Evaluationswerkzeuge zu entwickeln, die nicht nur wissenschaftlichen Qualitätsansprüchen gerecht werden, sondern die auch zuverlässig die für die Rückenschule relevanten Ziele überprüfen. In der Entwicklung befindet sich momentan ein sogenanntes Ergo-4-System. Darin können sowohl ein Fragebogen als auch bewährte motorische Testverfahren zur Anwendung kommen. Zusätzlich wird dem Kursleiter eine geeignete Software zur Verfügung gestellt, welche die Auswertung vereinfacht.

LITERATUR

Bös K (2001). Handbuch Motorischer Tests: Sportmotorische Tests, motorische Funktionstests, Fragebogen zur körperlich-sportlichen Aktivität und sportpsychologische Diagnoseverfahren. Göttingen: Hogrefe.

Bullinger M, Kirchberger I (1998). Der SF-36 Fragebogen zum Gesundheitszustand, 1. Aufl. Göttingen: Hogrefe.

Geissner E (1996). Die Schmerzempfindungs-Skala (SES). Göttingen: Hogreve.

Gilse Y (2008). Resultaatgerichte preventie. Tijdschrift voor verpleeghuisgeneeskunde 33 (5): 158–162.

GKV – Arbeitsgemeinschaft der Spitzenverbände der Krankenkassen (2008a). Gemeinsame und einheitliche Handlungsfelder und Kriterien der Spitzenverbände der Krankenkassen zur Umsetzung von §§ 20 und 20a SGB V vom 21. Juni 2000 in der Fassung vom 2. Juni 2008. www.g-k-v.de [Zugriff am 15.3.2010].

GKV – Arbeitsgemeinschaft der Spitzenverbände der Krankenkassen (2008b). Gemeinsame und einheitliche Evaluationsverfahren zu §20 SGB V der Spitzenverbände der Krankenkassen. Anwenderhandbuch Evaluation Teil 1: Evaluation des Individuellen Ansatzes (Bewegungs-, Ernährungs- und Stressreduktionskurse) in der Fassung vom Juni 2008. www.g-k-v.de/gkv/fileadmin/user_upload/Projekte/Primaerpraevention_und_betriebliche_Gesundheitsfoerderung/Handbuch_1_Individualansatz_2008-06.pdf bzw. http://g-k-v.de/gkv/index.php?id=670 [Zugriff am 15.3.2010].

Have H ten (1987). Gezondheid in filosofisch perspectief. Filosofie en Praktijk 8: 113–127.

Lienert GA, Raatz U (1998). Testaufbau und Testanalyse, 6. Aufl. Weinheim: Psychologie Verlags Union.

Reischmann J, Feuchthofen JE, Jagenlauf M Kaiser A (2006). Weiterbildungsevaluation. Lernerfolge messbar machen. Neuwied: Luchterhand: S. 18.

Riemann K (2010). Evaluation. www.leitbegriffe.bzga.de/?uid=c7cadb8b699d33619c6aba0db689123f&;id=angebote&idx=1 [Zugriff am 15.3.2010].

Wagner P, Singer R (2003). Ein Fragebogen zur Erfassung der habituellen körperlichen Aktivität verschiedener Bevölkerungsgruppen. Sportwissenschaft 33 (4): 383–397.

Wottawa H, Thierau H (2003). Lehrbuch Evaluation, 3. Aufl. Bern: Huber.

KAPITEL

5 Organisation der Neuen Rückenschule

Um eine präventive Rückenschulmaßnahme erfolgreich starten zu können, ist es zuvor notwendig, geeignete Rahmenbedingungen zu schaffen. Ein Kursleiter sollte sich von vornherein darüber im Klaren sein, dass die Qualität des Rückenschulangebots nicht nur von seinen pädagogischen Qualitäten und dem Kurskonzept abhängt, sondern auch von der optimalen Vorbereitung und der Organisation. Der folgende Beitrag von Günter Lehmann gibt Anregungen, welche organisatorischen Rahmenbedingungen nach Möglichkeit berücksichtigt werden sollten. Zu Beginn wird dargestellt, welche räumlichen Anforderungen für eine Rückenschulmaßnahme erforderlich sind, welche Medien sich eignen bzw. welches Equipment im Vorfeld bereitgehalten werden sollte (➤ Kap. 5.1). Da das Thema Rückengesundheit und gesundheitsförderliches Verhalten auch außerhalb der Rückenschule aktuell bleiben soll, beschreibt der Autor, wie Kursteilnehmer bei ihren Zielen mit geeigneten Teilnehmerunterlagen unterstützt werden können.

➤ Kap. 5.2 befasst sich mit den gesetzlichen Grundlagen. Die Zusammenarbeit mit Krankenkassen und das Erfüllen der Kriterien des Leitfadens für Primärprävention § 20 SGB V Abs. 1 und 2 schaffen die Voraussetzungen, damit Rückenschulangebote für Kursteilnehmer gefördert werden können. Außerdem ist es notwendig, als Kursleiter einen geeigneten Versicherungsschutz zu besitzen. Standardverträge der Berufshaftpflichtversicherungen bieten häufig keinen ausreichenden Versicherungsschutz.

Für den Aufbau von organisatorischen Rahmenbedingungen sind Investitionen notwendig. Wie eine Rückenschulmaßnahme gewinnbringend durchgeführt werden kann, zeigt das konkrete Finanzierungs- und Kalkulationsbeispiel in ➤ Kap. 5.3.

Der flexible und moderne Kursleiter von heute wird seine Rückenschulangebote nicht immer nur über sein eigenes Unternehmen anbieten oder sich gegenüber Kooperationspartnern verschließen. ➤ Kap. 5.4 verdeutlicht, dass sich in der Zusammenarbeit mit Krankenkassen, Sportvereinen, Bildungsträgern, Betrieben und anderen Berufsgruppen sowohl Synergieeffekte als auch verbesserte Auftragschancen ergeben.

In ➤ Kap. 5.5 erteilt Thomas Ludwig eine kleine Einführung in die Grundlagen des Marketings. Darüber hinaus gibt er wertvolle Tipps, wie ein Kursleiter seine Rückenschulmaßnahmen erfolgreich etablieren kann. Abschließend beschreibt Günter Lehmann den Aufbau von Netzwerken (➤ Kap. 5.6). Dabei geht es beispielsweise um die Zusammenarbeit mit anderen Rückenschullehrern, Ergonomie-Kompetenzzentren und anderen Netzwerkpartnern.

5.1 Räumlichkeiten, Medien und Equipment

Günter Lehmann

Eine erfolgreiche Gestaltung eines Rückenschulkurses wird maßgeblich von Rahmenbedingungen beeinflusst. Ein Kursleiter sollte deswegen nicht nur Wert auf ein gutes Konzept legen, sondern auch dafür Sorge tragen, dass ein ansprechendes Raumangebot und ein gutes Equipment zur Verfügung stehen.

5.1.1 Räumliche Anforderungen

Für die Durchführung eines Rückenschulangebots werden freundliche und große Räumlichkeiten benötigt. Besonders im Hinblick auf die Bewegungsaktivitäten ist eine Mindestgröße von 5 m^2 pro Teilnehmer zu empfehlen. Ausgehend von einer sinnvollen Gruppengröße von acht bis zwölf Personen ist demnach ein Raum mit einer Größe von etwa 40–60 m^2 bereitzustellen. Der Rückenschulanbieter muss sich im Klaren sein, dass kleinere Räumlichkeiten die Bewegungsaktivitäten erheblich einschränken und dadurch das Ziel „Aufbau von Bewegungsfreude" gemindert wird. Kann der Rückenschullehrer die geeigneten Räume nicht selbst stellen, so gibt es genügend Möglichkeiten zur Anmietung. Nachfolgend sind Räumlichkeiten aufgeführt, die bereits erfolgreich für Rückenschulmaßnahmen angemietet und erprobt wurden:

- Räumlichkeiten in Gemeinde- und Bürgerhäusern
- Sporthallen
- Bewegungsräume in Kindergärten
- Bewegungs- und große Vortragsräume in Kliniken
- Bewegungsräume in Gesundheits- und Fitnesszentren

- Bewegungs- und große Vortragsräume von Bildungsträgern.

Damit sich die Kosten für die Anmietung nicht zu drastisch auf die Kursgebühren niederschlagen, sollte die Miete je nach Räumlichkeit in einem Rahmen von 15 € bis 30 € pro Kurseinheit liegen.

5.1.2 Geeignete Medien

Nicht jeder Rückenschullehrer kann auf einen Laptop und einen Beamer zurückgreifen. Folienpräsentationen über einen Beamer können zwar eindrucksvoll dargeboten werden, sind aber nicht zwingend erforderlich. Da die Neue Rückenschule eher interaktiv gestaltet und auf längere Vorträge verzichtet wird, eignen sich Anschauungsmaterialien wie:

- Plakate
- Fotos
- Karikaturen
- Präsentationen mit dem Overheadprojektor
- Leinwand.

Zum Visualisieren von Teilnehmerbeiträgen und Zusammenfassungen sowie das Erfassen von Stimmungsbarometern empfiehlt sich die Verwendung von:

- Flipchartblöcken
- Pinnwänden (alternativ Plakatwände)
- Whiteboards, Switchboards (drehbar)
- Moderatorenkärtchen.

Jeder Rückenschullehrer sollte sich einen Moderatorenkoffer (➤ Abb. 5.1) zulegen, den es entweder in kompletter Ausführung zu kaufen gibt oder den man sich auch selbst zusammenstellen kann. So kann das Moderatoren-Equipment, wie Kärtchen, Flipchart-/Whiteboardstifte, Namensschilder, Schere, Klebeband, Klebstoff, Pinnnadeln und Reißzwecken, gut in einem Werkzeugkoffer mit Unterteilungen untergebracht werden.

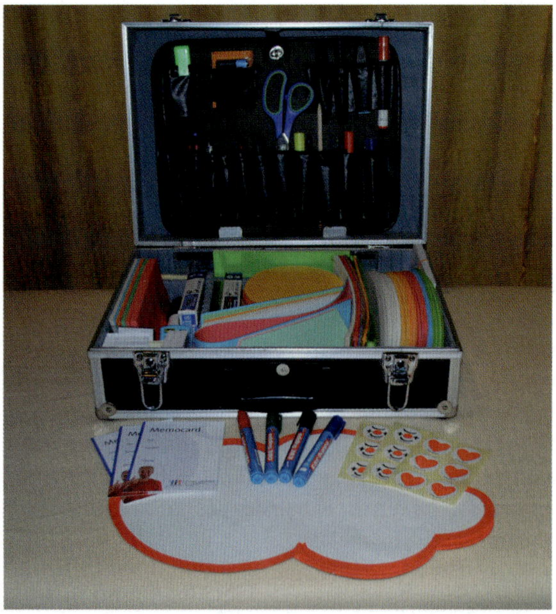

Abb. 5.1 Moderatorenkoffer [O507]

Für die musikalische Untermalung des Rückenschulprogramms ist die Verwendung eines CD-Players oder Kassettenrecorders erforderlich. Sehr zu empfehlen ist auch der Einsatz einer digitalen Kamera bzw. Videokamera, da den Teilnehmern damit eindrucksvolle Rückmeldungen präsentiert werden können. Im Vorher-Nachher-Vergleich können beispielsweise Trainingserfolge offensichtlich gemacht werden.

5.1.3 Notwendiges Equipment

Eine wichtige Grundlage für eine lebhafte und lernpädagogische Gestaltung eines Rückenschulprogramms sind Materialien zum Lernen, Demonstrieren, Üben, Spielen und Trainieren. Insgesamt werden sehr unterschiedliche Lern-, Demonstrations-, Übungs-, Spiel- und Trainingsmaterialien benötigt (➤ Abb. 5.2). Ein reichhaltiges Equipment ist notwendig, da der Rückenschullehrer verschiedenste Lebensbereiche und Lernebenen anspricht, Alltagssituationen nachstellt, unterschiedlichste Trainingsprogramme durchführt, und nicht zuletzt, weil er die Motivation und Bewegungsfreude stimulieren möchte. Anregungen für die Zusammenstellung des Equipments können der ➤ Tab. 5.1 entnommen werden.

Tab. 5.1 Equipment für die Gestaltung eines Rückenschulkurses

Grundausstattung	
Material/Gerät	Verwendung
Hocker oder Stühle möglichst in unterschiedlichen Größen	Sitzkreise, günstiges Sitzenüben, Training im Sitzen, Spiele
Matten	Training/Entspannung
Halbrollen	zur Unterlagerung der Knie oder des Kopfes
Lendenkissen	zur Unterlagerung in Rückenlage als Lendenstütze oder für Dehnungslagerungen, in Bauchlage für Teilnehmer mit Lendenproblemen
Demonstrationsmaterial	
Material/Gerät	Verwendung
Wirbelsäulenmodell	Wissensvermittlung Anatomie
Wirbelsäulensegmentmodell	Wissensvermittlung Anatomie

Tab. 5.1 Equipment für die Gestaltung eines Rückenschulkurses *(Forts.)*

Übungsmaterial	
Material/Gerät	Verwendung
Kisten	ADL-Hebe- und Trageparcours
Schaumstoffblöcke	ADL-Hebe- und Trageparcours
Koffer	ADL-Hebe- und Trageparcours
Trainingsmaterialien	
Material/Gerät	Verwendung
Gymnastikstäbe	Kräftigung, Korrekturhilfe
Keulen	Kräftigung
Kleinhanteln	Kräftigung
Gewichtsstäbe	Kräftigung
Plastikflaschen unterschiedlich gefüllt	Kräftigung
Gummibänder wie Theraband etc.	Kräftigung
Gymsticks	Kräftigung
Schwingstäbe wie Flexibar oder Propriomed	Training für posturales System
Fitbälle (Pezzibälle)	Kräftigung/Koordination/Spiel
Igelbälle	Körperwahrnehmung/Entspannung
Tennisbälle	Körperwahrnehmung/Entspannung/Spiele
Zeitungen	Körperwahrnehmung
Spiel- und Koordinationsmaterialien	
Material/Gerät	Verwendung
Luftballons	Spiele/Koordination
Jongliertücher	Spiele/Koordination
Kirschkernkissen/Reissäckchen	Spiele/Koordination/Körperwahrnehmung
Seile	Spiele/Koordination
Schwungtuch	Spiele/Koordination
Bälle unterschiedlichster Art	Spiele/Koordination
Schwungtuch	Spiele/Koordination
Ballkissen	Koordination
Aerosteps	Koordination

5.1.4 Bereitstellung von Teilnehmerunterlagen

Wie im ➤ Kap. 3.2.3 dargestellt, finden in der Neuen Rückenschule verstärkt interaktive Lernprozesse statt. Zur Unterstützung der Lernprozesse können z.B. für Kleingruppenarbeiten Arbeitsblätter zum Ausfüllen oder Metaphern eingesetzt werden. Beobachtungsbö-

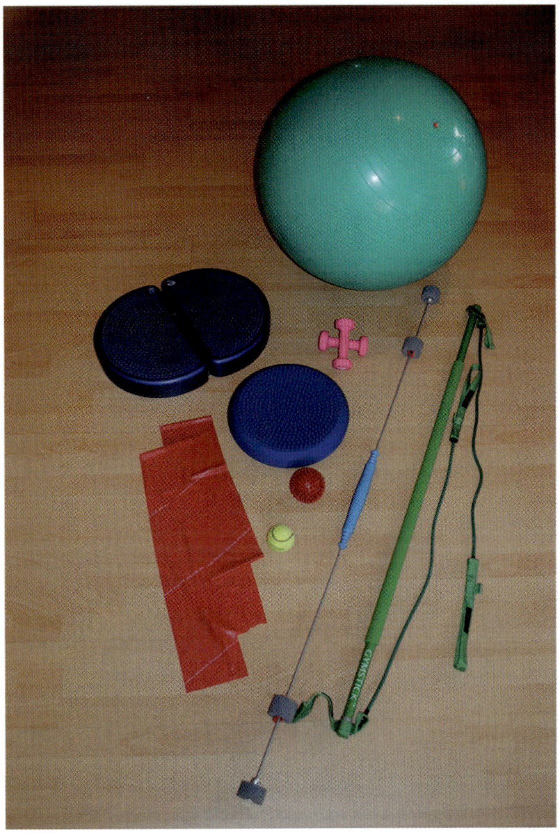

Abb. 5.2 Beispiele von Übungsgeräten in der Rückenschule: Gymstick, Propriomed, Aerostep, Fitball, Tennisball, Theraband, Hanteln, Igelball und Ballkissen [O507]

Tab. 5.2 Teilnehmerunterlagen und Unterrichtsmaterialien

Materialien	**Verwendung**
Fragebögen	Risikoscreening, Teilnehmerfeedback, Evaluation
Teilnehmerunterlagen/ Handouts	Arbeitsblätter, Metaphern, Trainingsanweisungen, Borg-Skala, Trainingsdokumentation, Selbstbeobachtungsbögen, Befindlichkeitsskala, Stimmungsbarometer, persönliches Rückentagebuch

gen eignen sich zur Selbstreflexion oder Einschätzung der persönlichen Stimmung und des Belastungsempfindens. Für die Durchführung von Trainingsprogrammen, besonders im Hinblick auf eigenverantwortliche Aktivitäten, sind Trainingsanweisungen, aber auch Bögen für die Trainingsdokumentation erforderlich. In einem Rückentagebuch können die persönlichen Ziele, Erkenntnisse und Erfolge notiert werden (➤ Abb. 5.3). Die Bereitstellung von Teilnehmerunterlagen und Unterrichtsmaterialien (➤ Tab. 5.2) wird also nicht nur für die Lernprozesse innerhalb der Kursstunden benö-

Mein Bewegungstagebuch

Training der Bauchmuskulatur

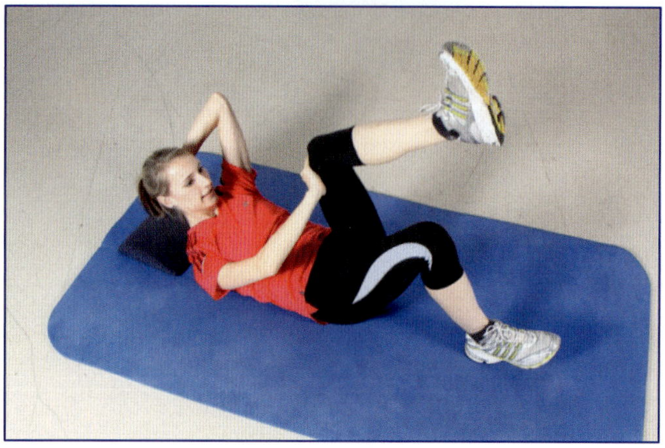

Mögliche Fehlerquellen:
Kopf wird zu stark nach vorn Richtung Brustkorb abgehoben.

Ziel:
Kräftigung der schrägen Bauchmuskulatur

Geräte: Matte

Übungsausführung:
Die rechte Hand drückt gegen das Knie des abgehobenen linken Oberschenkels.
Die linke Hand kann zur Vermeidung von Halswirbelsäulen-Beschwerden unterstützend am Nacken gehalten werden.

Übungsdauer:
Die dargestellte Übung kann je nach Trainingszustand zwischen 10 bis 30 Sekunden gehalten werden (mittelschwere Belastungsintensität), danach 5 Sekunden Pause und Wechsel der Übungsrichtung.

Anzahl der Übungen:
Jede Seite wird 3 mal trainiert.

Günter Lehmann • Zum schwarzen Acker 14 • 34549 Edertal
Tel: 05623- 93 00 88 • Fax: 05623- 93 57 34
info@rueckenfit.de • www.rueckenfit.de

Abb. 5.3 Ausschnitt aus dem Bewegungstagebuch: Training der Bauchmuskulatur [O507, Foto: W789] tigt, sondern sie helfen auch, die angesprochenen Themen nach dem jeweiligen Kurs brisant zu halten. Der gezielte Einsatz der Teilnehmerunterlagen bedeutet demnach für den Kursteilnehmer einerseits eine Hilfestellung für die Bewältigung von persönlichen Zielen, andererseits aber auch eine Herausforderung, „am Ball zu bleiben“.

5.2 Rechtliche Grundlagen und Versicherungsschutz

Günter Lehmann

Die Zusammenarbeit mit Krankenkassen und das Erfüllen der Kriterien des Leitfadens für Primärprävention § 20 SGB V Abs. 1 und 2 schaffen die Voraussetzungen, dass Rückenschulangebote für Kursteilnehmer gefördert werden können.

5.2.1 Voraussetzungen für Fördermöglichkeiten

Rückenschullehrer, die ein von den gesetzlichen Krankenkassen unterstütztes Kursangebot unterbreiten wollen, müssen Qualitäts- und Anbieterkriterien erfüllen. Die Spitzenverbände der Krankenkassen haben gemeinsame und einheitliche Handlungsfelder und Kriterien entwickelt. Im Handlungsleitfaden, den §§ 20 und 20a SGB V, werden neben den Zielen auch Voraussetzungen für die Umsetzung von Primärpräventionsmaßnahmen beschrieben. Dabei unterscheiden die Spitzenverbände der Krankenkassen zwischen dem Setting- und dem individuellen Ansatz (➤ Kap. 2.3).

Interventionen auf der Grundlage des Setting-Ansatzes zielen auf Lebenswelten, z.B. Kindertagesstätten, Schulen, Betriebe, Krankenhäuser oder Stadtteile. Wichtige Merkmale für Setting-Aktivitäten sind die Ausrichtung besonders auf sozial benachteiligte Zielgruppen in ihren Lebensumfeldern und die kooperative Einbeziehung aller Handlungsakteure, die am jeweiligen Lebensweltenbereich beteiligt sind. Rückenschulmaßnahmen könnten im Setting allenfalls im Rahmen eines kompakten Maßnahmenplans Berücksichtigung finden. Isolierte Kursangebote werden aber auf Basis des Setting-Ansatzes nicht von den Krankenkassen unterstützt.

Angebote nach dem individuellen Ansatz richten sich an den einzelnen Versicherten. Im Blickfeld der Spitzenverbände der Krankenkassen stehen besonders die volkswirtschaftlich relevanten Erkrankungen. So heißt es im Handlungsleitfaden:

„Die Auswertung der derzeit für eine entsprechende Bedarfsermittlung zur Verfügung stehenden Literatur zeigt, dass folgende Krankheitsbilder von besonderer epidemiologischer Bedeutung sind:

- *Herz-Kreislauf-Erkrankungen (insbesondere Herzinfarkte, Schlaganfälle und Krankheiten des zerebrovaskulären Systems)*
- *Diabetes mellitus, insbes. Typ 2*
- *bösartige Neubildungen*
- *Krankheiten des Skeletts, der Muskeln und des Bindegewebes*
- *Krankheiten des Nervensystems und der Sinnesorgane*
- *psychische/psychosomatische Krankheiten.*

Das Ziel der präventiven Leistungen der Krankenkassen ist daher die Reduktion der Auftretenswahrscheinlichkeit dieser Erkrankungen durch Senkung der ihnen zugrunde liegenden Risikofaktoren.“

Rückenschulmaßnahmen, die auf den individuellen Ansatz ausgerichtet sind, basieren auf dem Präventionsprinzip: *„Vorbeugung und Reduzierung spezieller gesundheitlicher Risiken durch geeignete verhaltens- und gesundheitsorientierte Bewegungsprogramme“.*

Obwohl die gesetzlichen Krankenkassen frei entscheiden können, welche Präventionsmaßnahmen sie fördern möchten, werden die Rückenschulangebote in aller Regel bereitwillig unterstützt. Nach einer regelmäßigen Teilnahme an einem Rückenschulkurs erhalten die Versicherten meist 80% und je nach Krankenkasse maximal zwischen 75 € und 100 € der gezahlten Kursgebühren erstattet. Damit die Kursteilnehmer in den Genuss dieser Förderungen der Krankenkassen kommen können, sind vom Rückenschullehrer die im Handlungsleitfaden festgehaltenen Qualitätsanforderungen und Anbieterqualifikationen zu erfüllen:

1. Der Kursleiter muss eine staatlich anerkannte Ausbildung im Bereich Bewegung abgeschlossen haben. So kommen hierfür z.B. Sportwissenschaftler (Abschlüsse: Diplom, Staatsexamen, Magister, Master, Bachelor), Krankengymnasten, Physiotherapeuten, Sport- und Gymnastiklehrer und Ärzte sowie Ergotherapeuten und Masseure (mit Ausbildung nach den erweiterten Ausbildungsbedingungen ab 1994) als Kursleiter in Betracht.
2. Der Kursanbieter benötigt eine Unterweisung in das jeweilige Programm. Für den Bereich Rückenschule bedeutet dies, dass der Kursleiter eine entsprechende Fortbildung besucht und im Besitz einer gültigen Rückenschullehrerlizenz sein muss. Nach Aktualisierung des Handlungsleitfadens für Primärprävention vom 2. Juni 2008 ist die Lizenz nur anerkennungsfä-

hig, wenn die Fortbildungsinhalte zum Erwerb der Rückenschullehrerlizenz dem gültigen KddR-Curriculum entsprechen.
3. Für die praktische Durchführung des Rückenschulangebots benötigt der Rückenschullehrer ein strukturiertes Stundendurchführungskonzept (Trainermanual) mit dargestelltem Aufbau und beschriebenen Zielen, Inhalten und Methoden. Ein exemplarisches Kurskonzept ist in ➤ Kap. 4.4 dargestellt.
4. Zur Unterstützung der Lernprozesse muss der Rückenschullehrer den Kursteilnehmern geeignete Teilnehmerunterlagen zur Verfügung stellen.
5. Es müssen angemessene räumliche Voraussetzungen gegeben sein.
6. Die Gruppen müssen eine angemessene Personenzahl umfassen. Die KddR empfiehlt, wie die Spitzenverbände der Krankenkassen auch, je nach Räumlichkeit eine Gruppenstärke von acht bis 14 Personen.
7. Es muss ein Nachweis der Wirksamkeit des verwendeten Konzepts im Rahmen einer wissenschaftlichen Evaluation erbracht werden.

5

5.2.2 Präventionsdatenbanken der Krankenkassen

Die Betriebskrankenkassen, die Knappschaft und die BIG direkt gesund (Bundesinnungskrankenkasse Gesundheit) haben eine Präventionskurs-Datenbank eingerichtet, die unter der Internetadresse www.knappschaft-praeventionskurse.de aufzurufen ist. Diese Internetpräsenz soll dem Zugang, dem Eintrag und der Bearbeitung von Kursen dienen. Der BKK-Bundesverband und die Knappschaft haben ein Team Gesundheit GmbH beauftragt, die Prüfung und Zertifizierung von Präventionskursen vorzunehmen. Dabei wird bei den beantragten Präventionskursen, wie bei der Rückenschule auch, die Übereinstimmung mit dem Handlungsleitfaden überprüft. Eine positive Prüfungsentscheidung gilt dann als *Empfehlung* an die einzelnen Betriebskrankenkassen, die Knappschaft und die Bundesinnungskasse Gesundheit, eine Bezuschussung nach § 20 Abs. 1 SGB V zu gewähren. Für den Prüfungsaufwand wird pro Kurs und Kursleiter eine einmalige Prüfgebühr von 25 € erhoben. Für die Versicherten sind nach erfolgreicher Zertifizierung

- der Kurstitel und die Beschreibung
- der Name des Kursleiters und die Kursanbieterdaten
- der Themenbereich bzw. das Handlungsfeld
- der Umfang und Dauer des Kursangebots
- Kursgebühr und Bemerkung zur Kursgebühr

ersichtlich. Die veröffentlichten Daten können somit auch als Werbemaßnahme Wirkung erzielen. Termine und Veranstaltungsorte des Kursangebots können jederzeit eingetragen, bzw. geändert werden.

5.2.3 Versicherungsschutz

Jeder Rückenschullehrer sollte im Besitz einer Berufshaftpflichtversicherung sein. Inhaber von Praxen oder Gesundheitseinrichtungen besitzen zwar ohnehin eine Berufshaftpflichtversicherung, doch muss darauf geachtet werden, dass diese auch präventive Maßnahmen wie die Rückenschule mit einbezieht. Im Zweifelsfall sollte sich der Rückenschullehrer von seiner Versicherung bescheinigen lassen, dass auch präventive Lehrtätigkeiten

- für den Indoor-Bereich, innerhalb interner (eigener) und externer (angemieteter) Räumlichkeiten, sowie
- für den Outdoor-Bereich, z.B. für Walking- und Nordic-Walking-Aktivitäten,

im Haftpflichtversicherungsschutz inbegriffen sind. Rückenschullehrer, die nebenberuflich im Rahmen einer weiteren selbstständigen Tätigkeit Rückenschulangebote unterbreiten, müssen außer an den Berufshaftpflichtversicherungsschutz auch an eine Anmeldung bei der Berufsgenossenschaft denken.

LITERATUR

Arbeitsgemeinschaft der Spitzenverbände der Krankenkassen unter Beteiligung des Spitzenverbandes Bund der Krankenkassen (2008). Gemeinsame und einheitliche Handlungsfelder und Kriterien der Spitzenverbände der Krankenkassen zur Umsetzung von §§ 20 und 20a SGB V vom 21. Juni 2000 in der Fassung vom 2. Juni 2008. Federführend für die Veröffentlichung: IKK-Bundesverband, Bergisch-Gladbach. www.gkv.info/gkv/fileadmin/user_upload/PDF/Rundschreiben_2008/Leitfaden_2008.pdf [Zugriff am 27.4.2010].

www.knappschaft-praeventionskurse.de/admin/ [Zugriff am 27.4.2010].

5.3 Finanzierung und Kalkulation

Günter Lehmann

Rückenschullehrer haben große Chancen, auf dem Gesundheitsmarkt lukrativ tätig zu werden. Durch die Vielzahl der Rückenschulangebote sind jedoch Konkurrenzsituationen entstanden, die immer häufiger dazu führen, dass Rückenschulanbieter vernünftige betriebswirtschaftliche Berechnungen außer Acht lassen. Neben Qualitätskriterien müssen aber angemessene Kalkulationsgrundlagen berücksichtigt werden, da der Rückenschullehrer ansonsten Verluste erzielt. Weil für eine Rückenschulmaßnahme stets Vor- und Nachbereitungszeiten zu berücksichtigen sind, sollte man mit einem Mindesthonorar von 60 € für die Stunde bzw. 90 € für 1½ Stunden kalkulieren. Um auch den Arbeitsaufwand für die Teilnehmerverwaltung und den Büroaufwand für Bescheinigungen und Krankenkassenunterlagen auszugleichen, empfiehlt es sich, pro Teilnehmer 5 € bis 10 € zum Ansatz zu bringen. Kann die Rückenschule nicht in den eigenen Räumlichkeiten durchgeführt werden, so müssen selbstverständlich die Miet- und Fahrtkosten in die Kalkulation mit einfließen. Manche Rückenschulangebote benötigen sozusagen als Selbstläufer durch die Werbung in der eigenen Praxis kaum finanziellen Werbeaufwand. Nicht selten sind aber für das Zustandekommen eines Rückenschulangebots gezielte Werbeaktivitäten nötig. In diesen Fällen müssen die Entwicklung und der Druck eines Flyers bzw. Plakates in die Position „Werbungspauschale" mit einkalkuliert werden. Darüber hinaus ist auch der Kostenfaktor „Bereitstellung von Teilnehmerunterlagen und Requisiten" in der Kalkulation zu berücksichtigen.

Erst wenn alle zu erwartenden Kostenfaktoren in die Kalkulation eingeflossen sind, kann die Teilnehmergebühr errechnet werden. Zuvor muss sich der Rückenschullehrer natürlich im Klaren sein, mit wie viel Kursteilnehmern er rechnen kann. Im Zweifelsfall ist die zu erwartende Anzahl der Kursteilnehmer um ein bis zwei Teilnehmer zu reduzieren, um einen gewissen Kalkulationsspielraum zu erhalten. Kalkuliert ein Rückenschullehrer beispielsweise mit zehn Teilnehmern und bei einem Kurs kommen tatsächlich nur acht Teilnehmer zusammen, beim nächsten dagegen zwölf Teilnehmer, so gleicht sich das im Lauf der Zeit aus. Das in ➤ Tab. 5.3 dargestellte Beispiel gibt eine Orientierung, wie eine Kalkulation aufgebaut werden kann.

5.4 Kooperationen

Günter Lehmann

Die Zusammenarbeit mit Krankenkassen, Bildungsträgern, Vereinen, Berufsgruppen oder Betrieben ist lohnenswert, weil dadurch größere Realisierungschancen für Rückenschulmaßnahmen entstehen. Dabei müssen die Werbeaktivitäten nicht von dem Rückenschullehrer, sondern vom jeweiligen Kooperationspartner gesteuert werden. Die Kooperationspartner wiederum stehen zu ihren Versicherten, Mitgliedern oder Betriebsangehörigen in unmittelbarem Kontakt. Das hat den Vorteil, dass potenzielle Rückenschul-Kursteilnehmer besser erreicht werden können. Zudem ist die Einstiegsschwelle für eine Zusage geringer, wenn das Rückenschulangebot vom vertrauten Ansprechpartner organisiert wird. Häufig subventionieren die Kooperationspartner auch noch die Angebote und stellen eigene Räumlichkeiten zur Verfügung, sodass daraus günstige Kursgebühren resultieren. Bei der Zusammenarbeit mit Kooperationspartnern sollte sich der Rückenschullehrer jedoch nicht unter Wert verkaufen. Niedrig angesetzte Honorare, z.B. von 25 € die Stunde, sind unangemessen und schaffen falsche Maßstäbe für künftige Berechnungsgrundlagen anderer Rückenschullehrer, die sich fair honorieren lassen möchten.

5.4.1 Zusammenarbeit mit Krankenkassen

Eine Zusammenarbeit mit den Krankenkassen kann auf verschiedenen Ebenen geschehen. In einem ersten Schritt sollte sich ein Rückenschullehrer mit seiner Lizenz und seinem Angebot bei den Krankenkassen registrieren lassen. Nach Vorlage aller Unterlagen kann das Rückenschulangebot danach als förderungsfähige Präventions-

Tab. 5.3 Kalkulationsbeispiel für ein Rückenschul-Kursangebot

Kursangebot mit 10-mal 1,5 Stunden – ausgehend von einer Teilnehmergruppe mit 12 Personen	
Honorar für 10-mal 90 Minuten – je Zeitstunde 60 € → 10-mal 1,5 Stunden → 15 Stunden × 60 €	900 €
Pauschale für Organisation/Teilnehmerverwaltung → 7,50 € je Teilnehmer → 7,50 € × 12	90 €
Miete für Räumlichkeiten, z.B. Gemeindesaal oder Bewegungsraum einer Klinik je Kursabend → 20 € × 10	200 €
Pauschale für Werbung, z.B. für Flyer, direkte Anschreiben von ehemaligen Patienten mit Rückenschmerzproblematik	150 €
Fahrtkosten: z.B. 5 km Hinfahrt – 5 km Rückfahrt → Kilometeraufwand 10 km mal 10 Kursabende → 100 km × 0,30 €	30 €
Fahrzeitaufwand: 15 Minuten Hin- und Rückfahrt → 10 Kursabende mal 15 Minuten → 150 Minuten (= 2,5 Stunden) → 2,5 Std. × 60 €	150 €
Pauschale für Requisiten, Teilnehmerunterlagen	100 €
Gesamt:	**1.620 €**
Ermittlung der Teilnehmergebühr: **Gesamtkosten 1.620 € geteilt durch 12 Personen ergibt eine Teilnehmergebühr von rund**	**135 €**

maßnahme eingestuft werden. Dadurch bekommen Versicherte auf Anfrage bei ihren Krankenkassen den Hinweis, dass sie bei Absolvierung des Rückenschulkurses eine Unterstützung erhalten. Darüber hinaus veröffentlichen einige Krankenkassen anerkannte Anbieter mit ihren Präventionsangeboten in ihren Broschüren oder auf ihren Internetseiten. Auf diese Weise eröffnet sich eine gute Werbemöglichkeit, weil interessierte Versicherte auf die Rückenschulangebote aufmerksam gemacht werden. Besonders interessant ist es, wenn ein Kooperationsvertrag mit einer Krankenkasse geschlossen wird. Dabei offeriert die Krankenkasse ihren Versicherten die Rückenschulmaßnahme sozusagen als Exklusivangebot. Der Rückenschullehrer kann den vereinbarten Kurs entweder in eigenen Räumlichkeiten, in den Räumlichkeiten der Krankenkasse oder in angemieteten Räumen durchführen. Da er sich nicht um die Werbung und Kursgebührenverwaltung kümmern muss, kann er sein Handeln ganz auf die inhaltliche Arbeit konzentrieren.

5.4.2 Zusammenarbeit mit Sportvereinen

Immer mehr Sportvereine weiten ihre Aktivitäten auf die Bereiche der Gesundheitsförderung und Prävention aus. Damit die Vereinsmitglieder in den Genuss anerkannter und qualifizierter Kursangebote kommen, werden u.a. Rückenschullehrer von den Vereinen engagiert. Auch bei diesen Kooperationen besteht der Vorteil, dass der Rückenschullehrer keine großen Organisationsarbeiten abwickeln muss. Die Werbung wird von der Vereinsführung oder den betreffenden Spartenleitern übernommen. Es ist jedoch darauf zu achten, dass der Sportverein bereit ist, ein angemessenes Honorar zu zahlen. Die üblichen Übungsleiterhonorare der Sportvereine sind nicht als Maßstab anzunehmen.

5.4.3 Zusammenarbeit mit Bildungsträgern

Deutschlandweit gibt es viele, vor allem private Bildungsträger, die im Bereich der Erwachsenenbildung tätig sind. Einen besonders großen Stellenwert nehmen die Volkshochschulen ein. Als Träger von Volkshochschulen fungieren meist Gebietskörperschaften wie Gemeinden oder auch Berufsverbände. Volkshochschulen verstehen sich heute als kommunale Weiterbildungszentren. Sie bieten Kurse, Einzelveranstaltungen, Kompaktseminare, Studienreisen und -fahrten ebenso an wie „Bildung auf Bestellung" in Form von sog. Firmen- oder Inhouse-Kursen. Seit vielen Jahren haben die Volkshochschulen neben dem Angebot „Wirbelsäulengymnastik" auch Rückenschulkurse in ihrem Programm. Durch ihre umfangreichen Werbemaßnahmen und die geringen Teilnehmergebühren sind die Rückenschulkurse stets gut belegt. Der Rückenschullehrer muss bei der Zusammenarbeit mit der Volkshochschule oder einem anderen Bildungsträger keine aufwendigen organisatorischen Arbeiten übernehmen. Dem ist jedoch entgegenzuhalten, dass die Volkshochschulen meist nur ein geringes Honorar zahlen.

5.4.4 Zusammenarbeit mit Betrieben

Betriebe bilden eine ideale Ausgangsposition für Rückenschulmaßnahen. Im Setting Betrieb können die Mitarbeiter dort erreicht werden, wo sie täglichen Herausforderungen ausgesetzt sind. Obwohl auch allgemeine Zielbereiche der Rückenschule behandelt werden, stehen Problemstellungen, die sich aus der Arbeitsorganisation und den Arbeitsabläufen ergeben, im zentralen Mittelpunkt einer betrieblichen Rückenschulmaßnahme. Die Teilnehmer einer betrieblichen Rückenschule werden sozusagen da abgeholt, wo sie stehen. Das bedeutet, dass die Mitarbeiter einerseits die Gelegenheit bekommen, Lösungsmöglichkeiten für eine günstige Arbeitsbewältigung kennenzulernen. Andererseits können z.B. in Kleingruppenarbeiten bei der Eigenrealisierung von Arbeitsbewältigungsproblemen selbstständig Strategien zur Problemlösung entwickelt und so die Teamfähigkeit gefördert werden. Für eine Rückenschule im Betrieb ist aber stets eine gute Vorbereitung notwendig. Kommen Mitarbeiter aus speziellen Produktions- oder Dienstleistungsbereichen in den Rückenschulkurs, so muss sich der Rückenschullehrer im Vorfeld die Arbeitsplätze anschauen. Nur so kann er einen Einblick und das notwendige Verständnis gewinnen.

Zu einer guten Vorbereitung gehören auch Gespräche mit der Geschäftsleitung, dem Betriebsarzt und der Sicherheitsfachkraft. Die betriebliche Rückenschulmaßnahme berücksichtigt in der Vorgehensweise zwar sowohl verhaltens- als auch verhältnispräventive Ansätze, doch können in Betrieben nicht einfach Verhältnisse ohne Zustimmung der Verantwortlichen verändert werden. Das Hauptaugenmerk der betrieblichen Rückenschule liegt deswegen insbesondere auf der verhaltenspräventiven Ebene. Da die Mitarbeiter auch für ihr Alltags- und Freizeitleben Anregungen, z.B. für eine gesundheitsfördernde Lebensgestaltung, benötigen, müssen in der betrieblichen Rückenschule selbstverständlich auch Themen behandelt werden, die über das Arbeitsumfeld hinausgehen. Häufig kommt die betriebliche Rückenschule innerhalb eines Gesamtkonzepts und Maßnahmenpakets zur betrieblichen Gesundheitsförderung zum Tragen. Manchmal bilden aber auch Einzelangebote wie die betriebliche Rückenschule den Anfang für weitere Aktivitäten der betrieblichen Gesundheitsförderung. Für Rückenschullehrer, die künftig ihre Angebote mehr in Betrieben durchführen möchten, empfehlen sich spezielle Aufbauseminare zur betrieblichen Rückenschule oder für Physiotherapeuten auch eine Weiterbildung zum ErgoPhysConsultant (Physiotherapeutischer Arbeitsplatzberater).

5.4.5 Zusammenarbeit mit Berufsgruppen

Der Aspekt Kooperation mit Berufsgruppen ist besonders unter dem Blickwinkel der interdisziplinären Zusammenarbeit zu sehen. Die präventive Rückenschule spricht unterschiedliche Lebensbereiche und Interventionsebenen an. Aus diesem Grund macht es Sinn, auch mit den verschiedensten Berufsdisziplinen zusammenzuarbeiten. Dies kann sowohl auf lokaler als auch auf überregionaler Ebene geschehen. Die in der Konföderation der deutschen Rückenschulen praktizierte interdisziplinäre Zusammenarbeit hat wertvolle Ergebnisse gebracht, die nur durch einen gemeinsamen fruchtbaren Austausch möglich wurden.

Die konkrete Umsetzung interdisziplinärer Zusammenarbeit kann auf unterschiedliche Art und Weise erfolgen. Regional wäre es z.B. durchaus möglich, dass Beiträge eines Arztes oder Psychologen in ein Rückenschulkurskonzept integriert werden, wenn der Rückenschullehrer eine andere Berufsqualifikation besitzt. Überregional könnten Rückenschullehrer der unterschiedlichsten Berufsgruppen z.B. auf Kongressen, Symposien und Messen mitwirken und dabei gemeinsam Präsentationen, Vorträge oder Workshops gestalten. Generell sollte auf lokaler und überregionaler Ebene nach Schnittmengen gesucht werden, von denen alle Beteiligten profitieren.

5.5 Marketing – die Neue Rückenschule erfolgreich etablieren

Thomas Ludwig

Auf dem Markt der Gesundheitsförderung und Prävention tummeln sich immer mehr Anbieter. Allein mit einer KddR-Rückenschullehrerlizenz und einem guten Konzept zu werben und damit die Rückenschulkurse zu füllen, wird in den meisten Fällen nicht ausreichen. Es gilt Wege zu finden, mit denen man sich erfolgreich von seinen Mitbewerbern absetzen kann.

An dieser Stelle ist gutes Marketing gefragt. Aber was verbirgt sich hinter dem Begriff Marketing eigentlich genau? Ist Marketing etwa gleich Werbung? Das nachfolgende Kapitel möchte Ihnen zunächst die „Unternehmens- und Lebensphilosophie" Marketing mit ihren umfassenden Möglichkeiten aufzeigen, um Ihnen eine solide Basis für die Kommunikation mit Ihren Zielgruppen zu ermöglichen.

5.5.1 Eine kurze Geschichte des Marketings

Marketing gibt es seit vielen tausend Jahren! Immer dann, wenn jemand einem anderen etwas verkaufen möchte, muss es für den Käufer eine Motivation zum Kauf geben. Wenn die Motivation nicht automatisch vorhanden ist, dann gilt es nachzuhelfen, dann gilt es Marketing zu machen.

Marketing, wie wir es heute im Allgemeinen kennen, entstand in den vergangen 150 Jahren im Schlepptau der Industrialisierung. Es hatten sich Fabriken entwickelt, in denen Massenware produziert wurde, und gleichzeitig eine Gesellschaft, die diese Produkte konsumierte. Anfangs gab es oft nur einen Hersteller für bestimmte Produkte, die Nachfrage danach war groß und niemand musste sich Gedanken um den Absatz machen. Nach und nach traten immer mehr Mitbewerber an den Markt, die Fabriken produzierten und produzierten, blieben aber plötzlich auf einem Teil der Produktion sitzen. Experten begannen Strategien zu entwickeln, die den Absatz wieder ankurbeln sollten. Die „Absatzwirtschaft", das ist der deutsche Begriff für Marketing, war geboren. Es war also der Wendepunkt von „großer Nachfrage nach geringem Angebot" hin zu „großem Angebot und geringer Nachfrage", der die Entwicklung des modernen Marketings und seinen vielen Instrumente einleitete.

Im Dienstleistungssektor, zu dem ja auch Rückenschulen gehören, hat man mit den gleichen Effekten zu kämpfen und auch hier setzt sich der Marketinggedanke mehr und mehr durch.

Marketing, was ist das eigentlich genau?

„Marketing ist die konsequente Ausrichtung eines Unternehmens auf die Wünsche und Bedürfnisse seiner Kunden!" – so in etwa lautet der Konsens aus verschiedenen

Definitionen. Nehmen Sie sich und Ihr Unternehmen etwas zurück und stellen Sie Ihre Kunden gezielt in den Mittelpunkt. Werben Sie nicht mit Aussagen wie „Bei uns gibt es tolle Rückenschulkurse“, sondern mit konkreten Nutzenversprechen wie z.B. „Ihr Rücken freut sich!“.

„Marketing ist eine Unternehmens- und Lebensphilosophie, die Spaß macht!“ – das trifft es auf einer anderen Ebene. Philosophien (aus welchem Bereich auch immer) bieten Regeln und Methoden, deren Anwendung Erfolg verspricht. So auch das Marketing, und in vielen modern geführten und erfolgreichen Unternehmen wird diese „Philosophie“ gelebt. Resultat sind zufriedene (Rückenschul-)Kunden, mit denen die Zusammenarbeit angenehm ist, weil positives Feedback und Anerkennung für die Leistungen zurückfließen. Sie sind der beste aller Garanten für langfristigen Erfolg.

Wie sich Marketing in eine Unternehmensstruktur einordnet, zeigt ➤ Abb. 5.4. Diese Unternehmensgliederung ist nicht unbedingt auf jede Rückenschule übertragbar, aber dennoch finden sich alle Gliederungsteile auf die eine oder andere Art wieder. Und siehe da: Marketing ist vielschichtig gegliedert und umfasst mehr als nur Werbung, ist schon gar nicht mit Werbung gleichzusetzen. Die vielfältigen Instrumente wollen in den richtigen Mix gebracht werden, immer mit der Hinterfragung, welche Bedürfnisse und Wünsche die Zielgruppen haben.

Wenn ein Rückenschullehrer einen Kurs füllen möchte und seiner Zielgruppe via Werbeanzeigen vermittelt, was für ein toller Rückenschullehrer er ist, dann ist das evtl. etwas plump. Wenn er die Werbeanzeigen nutzt, um verständlich zu machen, welche Vorteile seine Zielgruppe hat, wenn sie in seinen Kurs kommt, dann ist das Werbung. Wenn seine Zielgruppe in der Zeitung von einem neuen Rückenschulkonzept in seiner Rückenschule liest und sich zu einem Kurs entschließt, dann ist das PR. Wenn er seine Werbeanzeige im Rahmen eines Konzeptes geplant und den PR-Artikel in der Zeitung gezielt lanciert hat, dann ist das Marketing und der gezielte Einsatz zweier Marketing-Instrumente.

Zwei unterschiedliche Konzepte

Die Gegenüberstellung des althergebrachten Verkaufskonzeptes mit dem modernen Marketing-Konzept in ➤ Abb. 5.5 gibt einen kurzen Überblick über die Unterschiede der beiden Konzepte.

Marketingorientiertes Denken und Handeln

Um seine Rückenschule marketingorientiert aufzustellen, ist eine entsprechende Denk- und Handlungsweise voranzustellen. Das bedeutet, sich in die Schuhe seiner

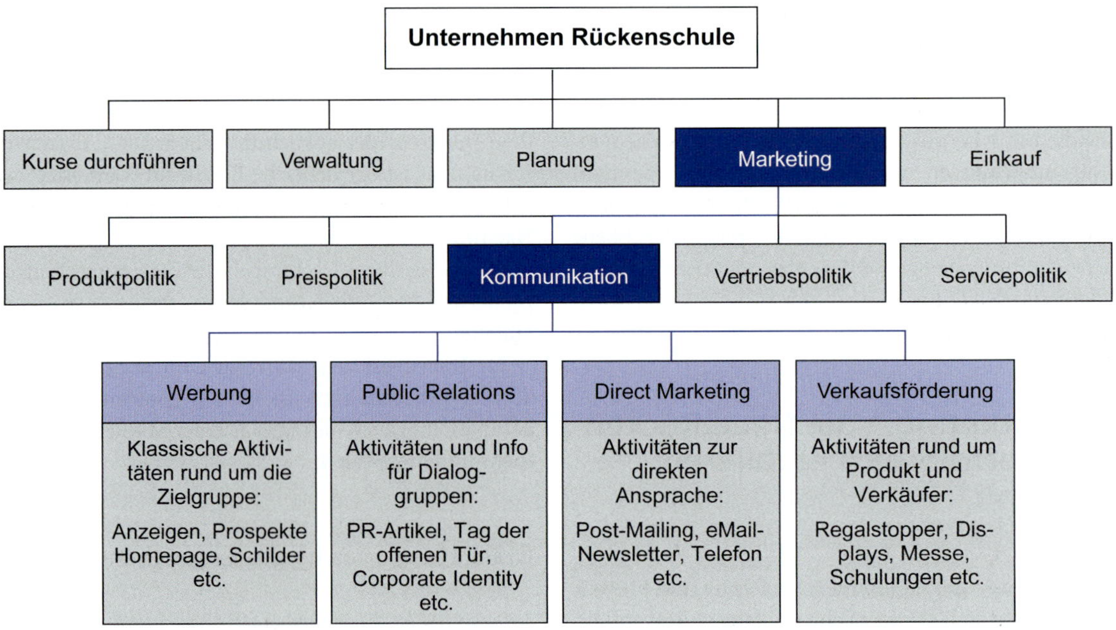

Abb. 5.4 Wie sich Marketing in eine Unternehmensstruktur einordnet [L143]

Verkaufskonzept	Marketing-Konzept
Zu Beginn steht das Anbieten eines Rückenschulkurses	Zu Beginn stehen die Bedürfnisse potenzieller Rückenschul-Kursteilnehmer
Der Fokus liegt auf der „Dienstleistung" Rückenschulkurs	Der Fokus liegt auf deren Wünschen
Werbung im herkömmlichen Sinne ist das Mittel zum Verkauf	Umfassendes Marketing ist das Mittel zum Verkauf
Gewinne werden durch Verkaufsvolumen erzielt	Gewinne werden durch Kundenzufriedenheit erzielt

Abb. 5.5 Gegenüberstellung von Verkaufskonzept und Marketing-Konzept [L143]

Kunden zu stellen und mit ihnen ein wenig umherzulaufen, mit dem Kopf seiner Kunden zu denken, durch die Brille seiner Kunden zu sehen und mit dem Bauch seiner Kunden zu fühlen.

Am Beginn marketingorientierten Denkens und Handelns steht dann zunächst die Überlegung, welche Bedürfnisse potenzielle Rückenschul-Kursteilnehmer wirklich haben. Warum besucht jemand einen Rückenschulkurs? Weil er Rückenschmerzen bewältigen bzw. zukünftig vermeiden möchte oder weil er darüber hinaus möchte, dass man auf seine persönliche Situation einfühlsam eingeht und ihm praktische, lebensnahe Tipps auf motivierende Art und Weise vermittelt?

Warum einen Hammer kaufen? Um einen Nagel in die Wand zu schlagen oder um ein Bild aufzuhängen?

Beweggründe sind oft subtil und stellen sich bei genauer Betrachtung different dar. Viele Bedürfnisse sind in zwei Gruppen einteilbar: Jemand möchte einzigartig sein und sich von anderen abheben oder er möchte von einer bestimmten Gruppe anerkannt sein, möchte dazugehören. Es benötigt enormen Aufwand, um etwaige Bedürfnisse zu erzeugen – einfacher ist es hingegen, sich bestehende Bedürfnisse zunutze zu machen.

Eine nächste Frage ist, welchen Nutzen kann ich meinem Kunden eigentlich bieten? Und weiter, wie kann ich ihm helfen, diesen Nutzen zu erkennen? Da Menschen grundsätzlich egoistisch sind, funktioniert die gezielte Kundenorientierung des Marketings. Auch wer anderen hilft, tut dies zum Teil, weil er sich dabei gut fühlt – Menschen haben ihr eigenes Wohl im Auge und sind grundsätzlich aufgeschlossen, wenn sich ein Nutzen bietet.

Kaufwiderstände stellen ebenfalls einen Aspekt dar. Fragen Sie sich, was dagegen sprechen könnte, Ihren Rückenschulkurs in Anspruch zu nehmen. Welche Veränderungen könnten Abhilfe schaffen? Welche Argumente müssen Sie anbieten, um etwaige Kaufwiderstände von Ihren Kunden überhaupt zu erfahren?

Welche Zielgruppen kommen für Sie in Frage? Überlegen Sie sich, wie potenzielle Rückenschulkursteilnehmer beschrieben und von anderen Gruppen abgegrenzt werden können (Alter, gesellschaftlicher Stand etc.). Je genauer die Beschreibung ist, desto einfacher ist die Definition von Bedürfnissen, Nutzen und Kaufwiderständen. Wollen Sie beispielsweise, so wie Ihre Mitbewerber in der unmittelbaren Nähe, Rückenschulkurse ohne Zielgruppenbeschreibung anbieten oder richten sich Ihre Rückenschulangebote an spezielle Zielgruppen? Die Nachfragen für Ihre speziellen Rückenschulangebote zeigen Ihnen schnell auf, ob Sie die Zielgruppen erreicht und effektiv beworben haben.

Ein weiterer, wichtiger Punkt ist der Stand Ihrer Rückenschule im Wettbewerb. Wer bietet gleiche oder ähnliche Leistungen? Gibt es Wettbewerber, die zukünftig gleiche oder ähnliche Leistungen bieten können oder Ihr Angebot evtl. sogar überflüssig machen? Oder ist es z.B. sinnvoller, das angedachte Rückenschulangebot an einem anderen Ort zu unterbreiten? Ebenso könnte überlegt werden, ob das Rückenschulangebot zusammen mit einem Kooperationspartner wie einer Krankenkasse oder einen Betrieb neue Chancen eröffnet.

5.5.2 Corporate Identity und Corporate Design

Zu einem erfolgreichen Marktauftritt gehört auch eine Außendarstellung mit klarem Wiedererkennungswert. So prägen sich Unternehmen mit einem einheitlichen Erscheinungsbild viel eher in das Bewusstsein von Kunden ein als z.B. Unternehmen, die häufig ihr Logo oder bevorzugte Farben auf z.B. dem Briefpaper, auf Schildern oder in Anzeigen verändern. In diesem Zusammenhang spielen die Begriffe Corporate Identity (CI) und Corporate Design (CD) eine große Rolle.

Unter dem Begriff Corporate Identity (CI) wird oftmals Corporate Design (CD) verstanden. Corporate Identity beinhaltet allerdings weit mehr Aspekte, die innerhalb des Marketings ansiedeln, als da wären:

- *Corporate Identity* als Oberbegriff, der im Grunde die Persönlichkeit eines Unternehmens beschreibt.
- *Corporate Design*, als Richtlinie für den grafischen Auftritt am Markt, beschreibt den visuellen Auftritt. CD soll dafür sorgen, dass von der Visitenkarte über das Firmenschild, von der Fahrzeugbeschriftung bis zur Werbeanzeige etc. alles eindeutig wiedererkennbar und somit leicht dem Unternehmen zuzuordnen ist. Das erzeugt einen Wiedererkennungswert, der sehr wichtig für die Kundenbindung ist. CD transportiert die Unternehmenspersönlichkeit.
- *Corporate Communication* umfasst den Bereich der Kommunikation mit den Zielgruppen und den Mitarbeitern eines Unternehmens. Sie findet Verwendung in der Werbung, PR und internen Publikationen. Es ist darin z.B. die Tonality (die Tonlage Ihrer Kommunikation, z.B. betont seriös oder locker-flockig) festgelegt, welche die Unternehmenssprache prägt.
- *Corporate Behavior* beschreibt das Verhalten eines Unternehmens gegenüber seinen Kunden und Mitarbeitern.
- *Corporate Philosophy* spiegelt die grundlegenden Werte eines Unternehmens wider.
- *Corporate Culture* ergänzt sich als täglich gelebt mit der Corporate Philosophy und bildet quasi die Konkretisierung derselben.

Für Kleinunternehmen, wie es die meisten Rückenschulen sind, ist es in der Regel zu aufwendig, eine CI in einem langwierigen Prozess zu entwickeln und auszuformulieren. Die Person der Chefin oder des Chefs geht als unmittelbares Beispiel mit ihrem Verhalten voran, Mitarbeiter und Kunden stehen in täglichem Kontakt mit ihr oder ihm. Philosophie, Verhalten und Kommunikation werden stark von dieser Person beeinflusst.

Für jedes kleinere Unternehmen – und so natürlich auch für Rückenschulen, Unternehmen der Gesundheitsförderung und Prävention – sollten aber zumindest die elementarsten Unternehmensziele und Strategien im Team geklärt werden. Dazu muss jedes Team-Mitglied wissen: Welche Zielgruppen will das Unternehmen primär erreichen? Mit welchen speziellen Angeboten sollen die Zielgruppen erreicht werden? Welche Botschaft soll an die potenziellen Kunden gesandt werden? Wie sollte sich das Team in der Außendarstellung, bzw. in der Gesundheitsförderungs- und Präventionsarbeit präsentieren? Welche Teilnehmerunterlagen sollen den Kursteilnehmern zur Verfügung gestellt werden?

Wichtig und sinnvollerweise in professionelle Hände zu legen, ist die Entwicklung eines CD. Ein einheitliches Auftreten bei Ihren Kunden vermittelt Sicherheit und bietet einen adäquaten Wiedererkennungswert. Die Unternehmenspersönlichkeit wird dadurch sichtbar, Werte und Gefühle können nutzbringend transportiert werden. Eine klare Empfehlung an dieser Stelle: Lassen Sie sich in einem Grafikbüro oder einer Werbeagentur ein CD entwickeln. Das muss nicht unbedingt teuer sein, vergleichen Sie Kosten und Referenzen.

Corporate Indentity und insbesondere Corporate Design vermitteln Ihren Kunden die Sicherheit, dass sie bei Ihnen an der richtigen Stelle sind. Je besser Sie Ihre Kunden und Zielgruppen kennen, desto glaubhafter können Sie Ihr CD gestalten. Corporate Design wirkt sehr stark unterbewusst und unterstützt zu Ihren Gunsten den nachgewiesenen Fakt, dass wir 15% unserer Kaufentscheidungen durch sachliche Überlegung und 85% durch „den Bauch", also Gefühle und unterbewusste Tendenzen, treffen.

5.5.3 Werbung und PR

Die beiden Bereiche Werbung und PR dürften für kleine Unternehmen, wie es die meisten Rückenschulanbieter sind, die wichtigsten Marketing-Instrumente sein. Nachfolgend sind Mittel einer sinnvollen Grundausstattung aufgeführt. Alles sollte konsequent im Corporate Design Ihres Unternehmens gehalten werden.

Werbung

Briefbogen und Visitenkarte Im täglichen Kontakt mit Ihren Zielgruppen sind sie ein grundlegendes Mittel zur Kommunikation, das Professionalität zeigt. Visitenkarten sind zudem schnell verteilt und dürfen auf einer Seite Ihre Kontaktdaten und auf der anderen auch gerne in kurzen Stichpunkten das Leistungsbild aufführen, vielleicht sogar mit einem passenden Foto kombiniert.

Broschüre Angelegt im Format DIN Lang (99 mm [b] × 210 mm [h]), zweimal gefalzt mit sechs Seiten (offenes Format DIN A4 – 297 × 210 mm), ist sie leicht in einem Briefumschlag zu versenden oder bei persönlicher Überreichung gut in einer Jackentasche zu verstauen. Sie können dieses Format grundsätzlich zu jedem Brief legen, den Sie versenden. Das größere DIN-A4-Format (210 mm [b] × 297 mm [h]), einmal gefalzt mit vier Seiten (offenes Format DIN A3), ist zwar nur mit höherem Kostenaufwand zu transportieren und auch nicht so einfach in der Tasche zu verstauen, gibt dem Betrachter aber das Gefühl von einer gewissen „Größe" des Unternehmens. Ein Umstand, der mitunter Sicherheit bei potenziellen Kunden erzeugt und die Kaufentscheidung positiv beeinflussen kann.

Inhaltlich sollte möglichst wenig Text enthalten sein. Ein kurzer Überblick zu Ihrem Unternehmen und den Leistungen genügt; wichtig ist es, den Kundennutzen adäquat in den Mittelpunkt zu stellen (➤ Abb. 5.6). Der Aufbau könnte so aussehen:

- *Cover:* Ihr Logo, aussagekräftiges Foto, Slogan
- *Innenteil:* einführender Text rund um den Kundennutzen, Text zum Unternehmen, Text zu den Leistungen, illustriert mit Fotos, Logo, Slogan
- *Rückseite:* Kontaktdaten, Logo, Slogan.

Beileger zur Broschüre Wenn Sie eingehende und textintensive Informationen vermitteln möchten (Kursprogramm, Kursinhalte etc.), dann können Sie diese mit einem Beileger zu der Broschüre ergänzen. Hier reicht evtl. ein Computerausdruck, mit Ihrem Textverarbeitungsprogramm angefertigt und auf Ihrem Drucker vervielfältigt. Achten Sie bei dem Beileger auf möglichst hohe Konformität zu Ihrem CD.

Flyer Flyer sind in der Regel auf temporäre Angebote bezogen. Sie können z.B. Schnupperangebote, den nächsten Rückenschulkurs, Kurstermine, Hinweise auf Veranstaltungen beinhalten. Es ist möglich, sie an Orten auszulegen oder auszuhängen, die von Ihren Zielgruppen frequentiert werden. Weiterhin ist eine großflächige Verteilung z.B. mit der Tagespresse denkbar. Das Erscheinungsbild sollte in jedem Fall (auch wenn Sie die Flyer mit eigenen Mitteln erstellen) zu Ihrem CD passen.

Internetauftritt In der heutigen Zeit wird dieser mehr und mehr zum Zentrum der Kommunikation mit Ihren Kunden. Er sollte natürlich im CD gehalten und von seiner Grundgestaltung klar, einfach und übersichtlich sein. Er sollte die folgenden Seiten beinhalten: *Home* mit einführendem Text rund um den Kundennutzen (sinnvollerweise lassen sich die Texte aus der Broschüre einsetzen), *Über uns*, *Leistungen*, *Aktuelles Programm*, *Pressespiegel/Presseinfos* (Scans von Zeitungsartikeln über Ihre Rückenschule sowie Texte und Bilder, die von der Presse verwendet werden können), *Links* (z.B. zur Internetseite Ihres Verbandes), *Downloads* (z.B. Ihre Broschüre als PDF), *Kontakt/Impressum*. Insgesamt kann mit den Inhalten der Broschüre gearbeitet werden.

Praxisbeschilderung, Außenwerbung, Fahrzeugbeschriftung Schilder sind seit vielen tausend Jahren das Mittel, welches ein Geschäft unmittelbar darstellt. Klare, hochwertige und im CD gestaltete Schilder oder Hinweissysteme nehmen Ihre Besucher in Empfang, leiten sie, geben Halt und Sicherheit. Vorbeifahrende oder -gehende Personen können darüber informiert und beworben werden. Neben dem obligatorischen Praxisschild können noch weitere Schilder eingesetzt werden, z.B. ein Leuchtkasten oder ein größeres Schild an der Hauswand, vielleicht auch ein Pylon vor dem Gebäude. Ein Pylon, auch Stele genannt, ist freistehend, ca. 1 m breit und 2 bis 3 m hoch, wirkt besonders stark und stellt Größe dar. Fahrzeugbeschriftungen sind im

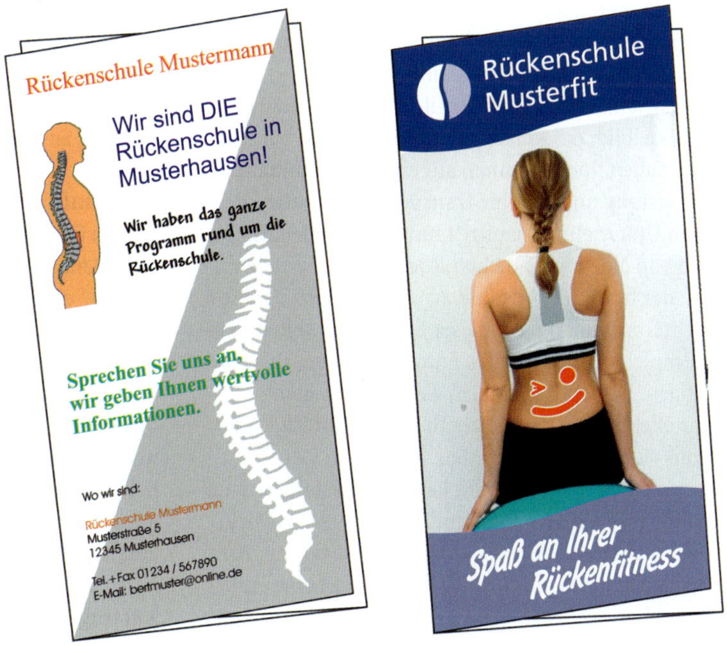

Abb. 5.6 Beispiel Broschüre [O510]
links:
negativ: überladen, „Wir"-bezogen, keine klare Linie, grafisch nicht ansprechend
rechs:
positiv: klare Gestaltung, aussagekräftig, Nutzen versprechend, grafisch ansprechend

Preis-/Leistungsverhältnis ein besonders gutes Werbemittel, da sie über Jahre ständig im Blick Ihrer Zielgruppen sind und der einmalige Kostenaufwand im Verhältnis zu der großen Werbewirksamkeit sehr gering ist.

Mobile Displays Sogenannte Roll-up-Displays lassen sich sehr gut zu Veranstaltungen, beim Rückenschulkurs und auf Messen einsetzen. Man kann ein Roll-up-Display auf den Boden stellen, ausziehen, befestigen und hat eine adäquate Werbe- und Infofläche z.B. in 100 cm Breite und 200 cm Höhe. Diese Größe, die in etwa der einer Person entspricht, ist sehr gut geeignet, um Aufmerksamkeit zu erzeugen.

Anzeigenwerbung Richtig eingesetzt, kann Anzeigenwerbung Nachfrage erzeugen. Sie ist i.d.R. jedoch recht teuer und sollte gezielt erfolgen, z.B. auf Themenseiten, die redaktionelle Beiträge zum Thema Rückengesundheit beinhalten. Manche Zeitungen gewähren die Veröffentlichung eines Artikels in Verbindung mit einer Anzeige. In solchen Fällen wird die Anzeige in den redaktionellen Teil integriert. Auf diese Weise können wesentlich mehr Kunden erreicht werden als durch Anzeigenschaltungen im Werbeteil der Zeitung.

Gestaltung Ihre Werbematerialien sollten, wie schon mehrfach erwähnt, konsequent in Ihrem CD gehalten sein. Zu einer abgerundeten Gestaltung gehören zunächst drei Elemente des Corporate Design:

- *Logo* – steht durch Form, Farbe und Wortwahl für Ihr Unternehmen, hat einen hohen Wiedererkennungswert. Das Logo wird durch grafische Elemente wie z.B. Linien, Flächen o.ä. unterstützt.
- *Schlüsselbild* – als Foto oder Illustration. Durch ein Schlüsselbild, das konsequent Verwendung bei allen Materialien findet, können auf einen Blick Inhalte Ihrer Leistung und Gefühle transportiert werden, die Ihren Unternehmensauftritt mit Leben füllen. Ein Foto von einem glücklichen Rückenschulbesucher z.B., der freundlich ins Bild schaut, aktiviert den Betrachter nachhaltig. An dieser Stelle eine weitere, klare Empfehlung: Lassen Sie Fotos von einem Profi anfertigen. Dieses Medium ist, wenn gut eingesetzt, sehr effektiv und kann eigentlich nur mithilfe von Profis richtig genutzt werden.
- *Slogan* – Über einen Slogan kann der besondere Nutzen für Ihre Kunden kurz und deutlich ausgedrückt sowie auf deren Wünsche eingegangen werden. Brechen Sie den Nutzen für Ihre Kunden auf eine einfache und griffige Formel herunter. Ein tolles Beispiel ist z.B. IKEAs *„Wohnst Du noch oder lebst Du schon?“* – Hier wurde treffend auf die Wünsche der Kunden eingegangen: Warum kauft jemand Möbel? Weil er sie in seiner Wohnung braucht oder weil er in schöner Umgebung leben möchte?

Diese drei Elemente bilden in groben Zügen den Kern eines für kleine Unternehmen sinnvollen Auftrittes, gewährleisten eine klare Erkennbarkeit und geben dem Betrachter Ruhe, um zu verweilen. Das Foto, als Eyecatcher, zieht die Blicke auf sich und ermöglicht es, sich daran „festzuhalten“. Der Blickverlauf geht dann in Ruhe über die Gesamtgestaltung und man kann die wichtigen Informationen aufnehmen.

Public Relations – PR

PR hat im Allgemeinen eine höhere Glaubwürdigkeit als Werbung. PR informiert vorrangig sachlich (Werbung ist eher emotional) und sorgt dafür, dass man Ihrem Unternehmen in der Öffentlichkeit ganz allgemein wohlwollend gegenüber steht. Dabei wird nicht nur mit Zielgruppen kommuniziert, sondern mit Dialoggruppen. D.h., dass alle Gruppen, die irgendwie Einfluss auf Ihr Unternehmen haben könnten, mit einbezogen werden, z.B. die Kommunalpolitik oder Ihre Nachbarn, um eine freundliche Atmosphäre auch dann zu gewährleisten, wenn mal jemand falsch parkt. Es ist dabei nicht wichtig, ob diese Gruppen auch potenzielle Kunden sind.

Pressemappe Stellen Sie eine Pressemappe zusammen, die bei Bedarf an Pressevertreter herausgegeben werden kann. Inhalt sollte sein: ein bis drei Fotos von Ihnen und Ihrem Unternehmen (auch ein Portrait), ein Text zur Firmengeschichte und Zukunftsperspektiven, ein Text zu Ihren Leistungen.

Presseinfo Wenn etwas Neues bei Ihnen ansteht, das Thema Rückengesundheit in den Medien diskutiert wird oder Anlass für eine Veranstaltung ist, dann empfiehlt es sich, einen Artikel zu verfassen. Schreiben Sie eine kurze Presseinfo, die sachlich gehalten ist und keinesfalls wie Werbung für Ihre Leistungen wirkt. Informationen stehen im Vordergrund. Ein Artikel, der in der Lokalzeitung erscheint, ist kostenlos, sehr glaubwürdig und sorgt vor allem für langfristigen Erfolg. Durch fachlich fundierte Artikel in den verschiedensten Lokal- oder auch Fachzeitungen bauen Sie sich auch nach und nach einen gewissen Expertenstatus auf.

Vortrag Halten Sie z.B. bei Vereinen Vorträge. Sie kommen dadurch direkt mit Ihren Zielgruppen in Kontakt und können sich sehr gut als adäquater Ansprechpartner darstellen. Eigenwerbung sollten Sie zurückhaltend einsetzen, um möglichst glaubwürdig zu sein.

Tag der offenen Tür Dieses PR-Instrument bedarf zwar meist großer Vorbereitung, ist aber sehr wirkungsvoll. Gut kombinierbar ist es z.B. mit dem „Tag der Rückengesundheit", der jedes Jahr im Frühjahr vom Deutschen Grünen Kreuz ausgerichtet und breit von der Presse begleitet wird.

Direct Marketing und Verkaufsförderung

Mailing per Post Schreiben Sie von Zeit zu Zeit Ihre Kunden an und informieren Sie über Angebote und Neuerungen. Sinnvoll ist ein zweistufiges Vorgehen, d.h., ein Mailing zu versenden und eine Woche später ein weiteres folgen zu lassen. Der wahrscheinliche Rücklauf wird um 30–70% erhöht. Auch möglich ist es, wöchentlich 20 Werbebriefe zu versenden und in der nachfolgenden Woche persönlich per Telefon nachzufassen. Über das Jahr verteilt, können Sie eine große Menge Kunden ansprechen und halten zudem direkten Kontakt.

Newsletter per eMail Ist kostengünstiger als ein Mailing per Post und ein zukunftsfähiges Medium. Informieren Sie Ihre Kunden über Ihr Unternehmen, Neuigkeiten und auch Persönliches, wenn es angemessen ist, z.B. „Unsere neuen Rückenschul-Aufbauangebote: ‚Geräteunterstütztes Rücken- und Ganzkörpertraining' und ‚Yoga für den Rücken'" oder auch Persönliches wie „Unser Team hat Zuwachs – Mitarbeiterin XY hat ein Töchterchen zur Welt gebracht".

Messe Wenn möglich, stellen Sie auf lokalen Gesundheitsmessen oder auch Gewerbeschauen aus. Hier können persönliche Kontakte geschlossen und gepflegt werden.

5.5.4 Marketing mit Konzept

Große und mittlere Unternehmen arbeiten i.d.R. mit sogenannten Marketing-Kommunikationskonzepten, erstellt durch eine Werbeagentur. In einem solchen Konzept wird zunächst eine Analyse von Unternehmen, Markt und Wettbewerb vorgenommen. Darauf basierend werden Ziele festgelegt, Strategien erarbeitet, Vorschläge zur Umsetzung, Maßnahmen und Kostenpläne erstellt. Ein solches Konzept ist zwar ein „weicher" Faktor, aber im Grunde ähnlich wie die Investition in eine Maschine; sie dient der Umsatzsicherung und -steigerung. Die Kosten dafür liegen für ein kleines Unternehmen erfahrungsgemäß zwischen 2.000 und 8.000 € und werden u.U. durch verschiedene Stellen teilweise sehr hoch gefördert. Förderung gibt es z.B. bei über das Gründer-Coaching der KfW (Kreditanstalt für Wiederaufbau, Förderung 50%) oder das RKW (Rationalisierungs- und Innovationszentrum der Deutschen Wirtschaft e.V., Förderung bis 50%). Weitere Infos bekommen Sie über die IHK oder evtl. Ihren Verband.

Auch an dieser Stelle eine klare Empfehlung dazu: Investieren Sie in Ihr Marketing und lassen Sie sich ein Konzept erstellen. Strategisch geplantes Marketing ist eine gute Basis für langfristigen Erfolg.

Weitergehende Infos

In einem relativ kurzen Kapitel kann man bestimmte Themen nur anreißen und es ist angebracht, weitergehende Informationen einzuholen. Adäquates Mittel hierzu ist das Internet, das allerdings stetigen Änderungen unterliegt und eine Linkliste dadurch schwierig wird. Als Tipp kann hier noch Wikipedia gelten, wo man unter Eingabe von Stichwörtern aus diesem Kapitel weitere Infos und meist aktuelle, weiterführende Links findet. Allein der Begriff „Marketing" ermöglicht einen sehr tiefen Einstieg in die Materie. Gute Marketing-Bücher für kleine Unternehmen sind z.B. „Marketing, wie es auch einfach funktioniert – Für Klein-, Familienbetriebe und Firmengründer" von Hans-Jürgen Borchardt, „Marketing für Dummies" und auch „PR für Dummies" von Alexander Hiam, auch wenn sie nicht speziell auf Rückenschulen ausgelegt sind. Sehr anspruchsvoll und in die Tiefe gehend ist „Grundlagen des Marketing" von Kotler, Armstrong, Saunders und Wong. Ein Lust auf Marketing machendes und erfrischendes Buch ist „Wie man Aufträge angelt und mit Fischen spricht" von Volker Remy. Auch wenn die Zielgruppe des letztgenannten Buches eigentlich Werbeleute sind – manchmal lohnt es, einen anderen Standpunkt einzunehmen.

5.5.5 Die Neue Rückenschule – ein Begriff mit vielen Vorteilen

Bei der Erstellung des Marketing-Konzeptes zu dem neuen Rückenschulkonzept der KddR stand u.a. auch der Begriff „Rückenschule" zur Diskussion. Ist ein altbekannter Begriff überhaupt mit einem so innovativen Konzept vereinbar? Lassen sich darüber Inhalte, Veränderungen und im Prinzip ein Neuanfang mit zeitgemäßen Methoden adäquat transportieren? Die Antwort war relativ schnell gefunden: Ja, „Rückenschule“ bietet einfach gewichtige Vorteile, die etwaige Nachteile überwiegen.

Der Begriff Rückenschule beinhaltet vieles, was man auch bei sehr alten, bekannten Marken findet. Jeder kennt ihn, jeder verbindet direkt Bilder, Gefühle, Vorstellungen damit. Überall dort, wo man alte Marken verwässert hat, sind diese mit ihrem gesamten Background verschwunden. Denkt man z.B. an alte Elektronikmarken wie Nordmende, Telefunken oder SABA, dann waren hier nicht zeitgemäße Produkte, Produktionsmethoden oder Marketing der Grund für ein Verschwinden der Marken. Aber bei dem neuen Rückenschulkonzept der KddR war ja alles zeitgemäß oder sogar seiner Zeit voraus. Es wäre also viel besser, den bestehenden Begriff zu nutzen und neu mit Leben zu füllen. Zudem ist es ausgesprochen risikoreich und aufwendig, einen neuen Begriff mit Bildern, Gefühlen und Vorstellungen zu füllen. Man denke hier nur an Arcandor, vorher waren das Karstadt und Quelle.

Das Wort „Schule“ in dem Begriff vermittelt zudem Seriosität, hat etwas Institutionelles und gibt den Menschen ganz einfach Halt. Letztlich muss aber Schule mit Leben gefüllt werden. Jeder hat Erfahrungen mit guten Lehrern, die offensichtlich mit Talent und/oder einem guten Konzept im Rücken in der Lage sind, Wissen motivierend zu vermitteln. Das KddR-Konzept der Neuen Rückenschule hat das Potenzial, den Begriff der Rückenschule mit Leben zu füllen, und bietet somit die Möglichkeit, alle Vorteile eines altbekannten Begriffes adäquat zu nutzen.

LITERATUR

Borchardt HJ (2008). Marketing, wie es auch einfach funktioniert – Für Klein-, Familienbetriebe und Firmengründer. Norderstedt: GRIN Verlag.

Hiam A (2005). Marketing für Dummies. Bonn: mitp Verlag.

Hiam A (2006). PR für Dummies. Weinheim: Wiley-VCH.

Kotler P, Armstrong G, Saunders J, Wong V (2007). Grundlagen des Marketing. München: Pearson Studium.

Remy V (2007). Wie man Aufträge angelt und mit Fischen spricht. Berlin: Graco Verlag.

5

5.6 Aufbau von Netzwerken

Günter Lehmann

Der Aufbau von Netzwerken kann in vielerlei Hinsicht förderlich sein. Besonders die Zusammenarbeit von Rückenschullehrern ist zu empfehlen, weil dabei häufig Synergieeffekte genutzt werden können. Ein öffentlichkeitswirksames Auftreten oder gemeinsame Aktivitäten stärken insgesamt die Gruppe der Rückenschullehrer.

Netzwerkbildungen von Rückenschullehrern auf lokaler Ebene bringen mehr Nutzen und Chancen als eine Verschärfung der Mitbewerbersituation. So können neben einem gemeinsamen Erfahrungsaustausch vor allem gemeinsame Veranstaltungen und Projekte durchgeführt werden. Jedes Jahr findet beispielsweise am 15. März ein vom Grünen Kreuz organisierter „Tag der Rückengesundheit“ statt. Diese Aktion wird von der KddR unterstützt. Empfehlenswert wäre es, wenn Rückenschullehrer vor Ort den Tag gemeinsam planen und Aktionen durchführen würden. Ebenso könnten mit Kooperationspartnern, wie Ergonomie-, Sport- oder Bettenfachgeschäften, gemeinsame Veranstaltungen organisiert werden. Themen wie „Fit und clever im Büro“, „Aktive Wege zur Rückengesundheit“ oder „Lebensenergie durch gesunden Schlaf“ sprechen die Bevölkerung an und geben Gelegenheit für gemeinsame Veranstaltungen. Durchaus sinnvoll ist es auch, wenn sich Rückenschullehrer bei größeren Aufträgen, z.B. bei betrieblichen Rückenschulmaßnahmen, gegenseitig unterstützen. So könnten diese Maßnahmen in größeren Betrieben von kooperierenden Rückenschulanbietern gemeinsam durchgeführt werden.

KAPITEL

6 Kurzvorstellung der KddR-Mitgliedsverbände

Günter Lehmann

Dieses Kapitel bietet grundlegende Informationen über die KddR-Mitgliedsverbände. Dazu gehören beispielsweise Angaben zu der Gründung, den Zielen und Aufgaben, Fort- und Weiterbildungsmöglichkeiten und der Öffentlichkeitsarbeit des jeweiligen Verbandes. Damit Sie eine gute Übersicht erhalten, stellt sich jeder Verband nach folgendem Raster vor:

- Kurzvorstellung des Verbandes
- Gründung des Verbandes
- Mitgliederzahl
- Wichtigste Ziele und Aufgaben des Verbandes
- Rückenschullehrer-Fortbildung seit wann?
- Fortbildungsangebote zum Rückenschullehrer
- Andere Fort- und Weiterbildungsbereiche
- Öffentlichkeitsarbeit, Homepage, Verbandszeitschriften

Über die Homepages der Verbände können die Informationen jederzeit vertieft werden.

6.1 Bundesverband der Berufsfachschulen für Gymnastik und Sport (BBGS)

BBGS
Bundesverband staatlich anerkannter Berufsfachschulen für Gymnastik und Sport

Der Bundesverband der Berufsfachschulen für Gymnastik und Sport (BBGS) stellt das verbandliche Dach für 18 Schulen in Deutschland dar. Diese Schulen bilden ständig ca. 1.500 Gymnastiklehrer/innen über jeweils drei Jahre aus. Die Schulen arbeiten auf der Grundlage bundesländerspezifischer Ausbildungs- und Prüfungsordnungen. Die Ausbildung ist staatlich anerkannt, die Absolventen sind staatlich geprüft

Gründung des Verbandes

Der Verband wurde 1955 in Berlin gegründet.

Ziele und Aufgaben

Der Verband vertritt die Interessen der Mitgliedsschulen gegenüber der Politik, den Krankenkassen und anderen Organisationen. Er verfolgt das Ziel, die Gymnastik in Deutschland als eigenständige Bewegungskultur auf dem weiten Feld des Bewegungsmarktes zu sichern und ihre Bedeutung für die Persönlichkeitsentwicklung, Gesunderhaltung und Leistungsfähigkeit der Menschen herauszustellen. Er unterstützt auf Bundesebene die Schaffung der Rahmenbedingungen für die Arbeit der Schulen und damit die Berufsperspektiven ihrer Absolventen.

Weiterbildung zum Rückenschullehrer

Die Auszubildenden beschäftigen sich seit den 1980er-Jahren systematisch mit dem Thema Rückengesundheit. Seit 2002 arbeiten die Schulen nach einem vom Verband entwickelten Curriculum „Ganzheitliche Rückenschule in Prävention und Rehabilitation". Inhalte dieses Curriculums flossen in die neue Rückenschule ein.

Die Weiterbildung „KddR-Rückenschullehrer/-in" wird nach den KddR-Richtlinien angeboten. Sie kann nach erfolgreicher Berufsausbildung erworben werden. Weitere Weiterbildungen: Tanzpädagogik, Motopädie, Sporttherapie (in Kooperation mit dem DVGS), Touristik, musikalische Früherziehung, Wellness und Fitness.

Weitere Aus- und Fortbildungsaktivitäten

Neben der KddR-Rückenschule decken die Gymnastikschulen nahezu das gesamte Spektrum gesundheitsorientierter, tänzerischer, sportlicher und gymnastischer Bewegungsformen ab. Die Angebote veröffentlichen die Schulen in Eigenregie, sie werden zum Teil zentral auf der Homepage des Verbandes bundesweit eingestellt (www.bbgs-online.de).

Öffentlichkeitsarbeit

Informationen über den BBGS und seine Mitgliedsschulen können auf der Homepage des Verbandes (www.bbgs-online.de) eingesehen werden. Von hier aus erfolgt die Weiterleitung zu den Mitgliedsschulen.

Der Verband veranstaltet im Fünfjahresrhythmus Kongresse/Tagungen.

6.2 Bundesverband der deutschen Rückenschulen (BdR e.V.)

Ziele und Aufgaben

Der 1991 gegründete Bundesverband hat den Zweck, Maßnahmen zur Prävention von Beschwerden am Bewegungssystem interdisziplinär und wissenschaftlich fundiert zu entwickeln und zu fördern.

Seine zentralen Ziele sind:

- Vereinheitlichung, Weiterentwicklung und Evaluation der Lehrinhalte der Rückenschulen
- flächendeckende Verbreitung der Rückenschulen sowie die damit verbundene Fortbildung von Rückenschullehrern
- breitenwirksame Aufklärung über rücken- und gelenkfreundliches Verhalten im individuellen Bereich und nach dem Setting-Ansatz
- Hilfestellung bei der Gründung und Durchführung von Rückenschulen und Rückenschulkursen.

In enger Zusammenarbeit mit anderen Verbänden wurden bereits vor fast zwei Jahrzehnten die hohen Qualitätsstandards für Rückenschulfortbildungen entwickelt. Das Curriculum der „KddR-Rückenschule" basiert maßgeblich auf diesen seit vielen Jahren mit Erfolg durchgeführten Schulungen. Vertreter des Vorstandes engagieren sich seit 2003 kontinuierlich und maßgeblich an der Arbeit der *Konföderation der deutschen Rückenschulen (KddR).*

Die Fortbildungen des Bundesverbandes werden dezentral in ausgewählten Stützpunkten von interdisziplinären Referententeams angeboten. Zielgruppen sind Teilnehmer aus staatlich anerkannten Bewegungsfachberufen. Diese Tatsache leistet einen wichtigen Beitrag zur Qualitätssicherung.

Zu den derzeitigen Stützpunkten zählen:

- Bildungswerk des Landessportbundes Sachsen e.V. – Michael Sorge
- Institut für Trainingsplanung und Sportprävention (ITS) – Frank Zechner
- Institut für Gesundheitssport/Rückenschule Hannover – Ulrich Kuhnt
- BdR-Stützpunkt Sachsen-Anhalt – Christiane Maneke
- BdR-Stützpunkt Stolberg – Ralf Houfer
- Waldburg-Zeil-Kliniken – W.-D. Fischer
- Gunzenhauser Gesundheitszentrum – Joachim Fleichaus.
- HFA – Health and Fitness Academy in Jena – Dirk Hübel.

Der Bundesverband genießt bei den Krankenkassen und Berufsgenossenschaften aufgrund seiner hohen Qualitätsstandards bundesweit besondere Anerkennung. Einflussreiche Krankenkassenverbände, z.B. AOK-Bundesverband, Bundesverband der Betriebskrankenkassen, Innungskrankenkassen, kooperieren mit dem BdR. Weitere Kooperationspartner sind die *„Aktion Gesunder Rücken e. V."* und namhafte Fortbildungsinstitutionen im Gesundheitswesen.

Mitgliederzahl

Die über 500 Verbandsmitglieder sind mehrheitlich Ärzte, Gymnastiklehrer, Physiotherapeuten und Sportwissenschaftler. Durch die Fachzeitschrift „Die Säule" erhalten die Mitglieder wichtige Informationen aus Wissenschaft und Praxis. Die Mitglieder des Vorstandes bilden ein interdisziplinäres Leitungsteam und vertreten die Orthopädie, Psychologie, Physiotherapie und Sportwissenschaften.

Weitere Aus- und Fortbildungsaktivitäten

Nach der Entwicklung gemeinsamer Qualitätsstandards für die Rückenschulfortbildung durch die KddR sieht der Bundesverband seine wichtigsten Aufgabenfelder nach dem Setting-Ansatz in Kindertagesstätten, Schulen und Betrieben. Darüber hinaus wird sich der Verband bei der Weiterentwicklung der therapeutischen und rehabilitativen Rückenschulmaßnahmen engagieren.

Öffentlichkeitsarbeit

Das hohe Ansehen des BdR-Rückenschullehrers in der Bevölkerung wird durch stetige Öffentlichkeitsarbeit und langfristige Kooperation mit einflussreichen Institutionen sowie Unternehmen nachhaltig gesichert. Der Bundesverband sieht sich vorrangig als Dienstleister für seine Mitglieder. Hochqualifizierte und motivierte Mitglieder sollen durch die Verbandsunterstützung erfolgreiche Rückenschulmaßnahmen für die Endverbraucher anbieten.

Die BdR-Geschäftsstelle wird in Hannover von Gudrun Ruggeri betreut.

6.3 Berufsverband staatlich geprüfter Gymnastiklehrerinnen und -lehrer Deutscher GymnastikBund DGymB e.V.

Gründung des Verbandes

Der DGymB wurde erstmals 1925 in Berlin und dann 1948 in Frankfurt am Main wieder gegründet[1] und ist der bundesweit einzige und nach EU-Standard anerkannte Berufsverband staatlich geprüfter Gymnastiklehrerinnen und -lehrer. Er vertritt auf öffentlicher, politischer und fachlicher Ebene die Interessen seiner Mitglieder.

Mitgliederzahl

Dem DGymB sind rund 1.100 Mitglieder angeschlossen.

[1] 1933 Auflösung bzw. Gleichschaltung des Verbandes mit dem Reichsbund Deutscher Turn-, Sport- und Gymnastiklehrer durch die Nationalsozialisten

Wichtigste Ziele und Aufgaben des Verbandes

Als Berufsverband setzt er sich dafür ein, die Bedeutung der Gymnastik als eine aktive ganzheitliche Bewegungspädagogik und funktionale Körperbildung in den Bereichen Kunst und Kultur, der Sport- und Tanzwissenschaften, der Sozialpädagogik und insbesondere des Gesundheitswesens herauszustellen. Somit fördert er die fachliche und gesellschaftliche Anerkennung des Berufes der Gymnastiklehrerinnen und -lehrer und festigt deren Stellung als Bewegungs- und Gesundheitspädagogen am Arbeitsmarkt.

Zu den wichtigsten Aufgaben zur Erreichung der Verbandsziele gehören die berufständische Interessenvertretung und das Veranstalten von Fort- und Weiterbildungsangeboten. Die Themenvielfalt dieser Angebote richtet sich vor allem an Gymnastiklehrerinnen und -lehrer zur Aktualisierung und Erweiterung ihrer Kompetenzen als Bewegungs- und Gesundheitspädagogen in Prävention und Rehabilitation. „Rückengesundheit“ ist dabei eines der traditionellsten und selbstverständlichsten Themen. Aber auch zertifizierte Weiterbildungen wie „Kursleiter/-in für Entspannungsverfahren“ werden regelmäßig angeboten. Damit wird den Forderungen nach fachlichen Zusatzqualifikationen der gesetzlichen Krankenkassen sowie der im Jahr 2006 durch das Bundesministerium für Gesundheit ausgesprochenen Anerkennung als Gesundheitsberuf Rechnung getragen.

Darüber hinaus pflegt der DGymB Kooperationen mit Verbänden und Institutionen mit gleicher oder ähnlicher Zielsetzung. Um gemeinsame Ziele zu erreichen, werden diese Kooperationen unter anderem durch einen regen Erfahrungs- und Informationsaustausch oder gemeinsame Veranstaltungen von Fort- und Weiterbildungen gefördert. So empfiehlt der Berufsverband seinen Mitgliedern im Bereich der Rückenschullehrer-Fortbildung, in dem der DGymB keine eigenen Weiterbildungen durchführt, die Schulungsmaßnahmen des Forums Gesunder Rücken – besser leben e.V. und des Bundesverbandes der deutschen Rückenschulen e.V. Umgekehrt können die Mitglieder aller Kooperationspartner und KddR-Mitgliedsverbände an den DGymB-Fortbildungen zur Verlängerung der Rückenschullizenz teilnehmen, ebenso an allen Fort- und Weiterbildungen anderer Thematik der Gymnastik, des Gesundheitssports (§§ 20 und 20a SGB V), der Bewegungstherapie, des Tanzes sowie an Fitness- und Wellnessthemen.

Öffentlichkeitsarbeit

Der DGymB ist Herausgeber des Internetportals www.dgymb.de und des Fach- und Mitteilungsorganes „Gymnastik – Zeitschrift für ganzheitliche Körper- und Bewegungsarbeit". Beide Medien informieren regelmäßig und aktuell über das verbandseigene Fort- und Weiterbildungsprogramm. Zudem spiegelt die Fachzeitschrift „Gymnastik" mit ihren Fach- und Praxisbeiträgen den traditionellen wie aktuellen biopsychosozialen Ansatz der Gymnastik wider.

Kontaktadresse: Cornelia M. Kopelsky, Vorsitzende, Berufsverband staatlich geprüfter Gymnastiklehrerinnen und -lehrer e.V., Wasserschieder Straße 1, 55765 Birkenfeld/Nahe

6.4 Deutscher Verband für Gesundheitssport und Sporttherapie e.V. (DVGS)

DVGS

Der DVGS vertritt den Gesundheitssport und die Sport-/Bewegungstherapie. Er fördert die wissenschaftliche Evidenzbasierung von Bewegungsprogrammen, verfügt über ein qualifizierendes Lehrgangswesen und ist kompetenter Partner für die Umsetzung von ICF-orientierten, evidenzbasierten Bewegungsprogrammen. Innerhalb dieses Spektrums ist er ein Netzwerkpartner für Kostenträger, Hoch- und Fachschulen sowie Leistungserbringer und den Sport-/Bewegungstherapeuten.

Innerhalb des Verbandes verantwortet eine interdisziplinäre Arbeitsgruppe die inhaltliche Gestaltung und Koordinierung von Rückenschul- und Osteoporose-Lehrgängen im Aus- und Fortbildungssektor.

Gründung des Verbandes

Der Verband wurde 1983 als Deutscher Sporttherapeutenbund (DsthB) gegründet und 1986 zum Deutschen Verband für Gesundheitssport und Sporttherapie e.V. (DVGS) umfirmiert. Seit 1990 Einbezug biopsychosozialer Ansätze (Salutogenese und ICF-Bezug).

Mitgliederzahl

Die Mitgliederzahl beträgt ca. 2.750 Mitglieder.

Ziele und Aufgaben des Verbandes

- Entwicklung und ständige Anpassung der sportwissenschaftlich begründeten bewegungsbezogenen Gesundheitsförderung sowie der Sport- und Bewegungstherapie als Bestandteil eines leistungsfähigen und bezahlbaren Gesundheitssystems
- Qualitätssicherung und Optimierung in allen Bereichen des Gesundheitssports und der Sporttherapie
- Integration der Sport- und Bewegungstherapie in ambulante und stationäre Strukturen
- Optimierung von Qualifikationsstrukturen in Aus-, Fort- und Weiterbildung.

Rückenschullehrer-Fortbildung seit wann?

Im Jahre 1990 startete der DVGS die ersten Lehrgänge zum Rückenkursleiter.

Fortbildungsangebote für Rückenschullehrer

Spezielle Refresherkurse sollen zum einen den derzeitigen wissenschaftlichen Forschungsstand zur Epidemiologie/Ätiologie (und hierbei vor allem die psychosozialen Einflussfaktoren) von Rückenerkrankungen deutlich machen (u.a. persönliche Kognitionen und subjektive Theorien von Rückenschmerzen sowie Selbstmanagementstrategien). Zum anderen wird ein modular aufgebautes und zielgruppenorientiertes Praxiskonzept vorgestellt und exemplarisch in der Praxis erprobt.

Darüber hinaus (Statusvoraussetzung: Rückenschulkursleiter nach der „Neuen Rückenschule") gibt es ein vielfältiges Refresherangebot zu zahlreichen rückenbezogenen Themengebieten (Info: Terminkalender u. Homepage DVGS).

Andere Fort- und Weiterbildungsbereiche

Neben der Qualifikation zum Rückenkursleiter bietet der DVGS vielfältige Fort- und Weiterbildungsangebote an. Diese strukturieren sich in:

- *zusatzqualifizierende Lehrgänge* in den Indikationsgebieten Orthopädie/Rheumatologie/Traumatologie,

Neurologie, Innere Erkrankungen sowie Psychiatrie/Psychosomatik/Sucht
- *Lizenz-Lehrgänge* zur spezifischen sporttherapeutischen Intervention mit Patienten der Onkologie, Kardiologie, Geriatrie und denjenigen der Schadensbilder Diabetes mellitus, Gefäßerkrankungen, obstruktive Atemwegserkrankungen, Adipositas, Osteoporose sowie zu den übergreifenden Inhalten Medical Nordic Walking und Tai Chi
- *Refresherangebote* aus den genannten Gebieten u.a. zur Lizenzauffrischung.

Öffentlichkeitsarbeit

Hintergrundinformationen über den Verband, seine Aktivitäten sowie die derzeitigen Fortbildungsangebote sind auf der Verbandshomepage www.dvgs.de einsehbar. Aktuelle gesundheitspolitische Informationen sowie Kurzberichte über neueste Studien zum Thema „Bewegung" oder zu verwandten Gebieten sind kostenlos über den Verbands-Newsletter zu beziehen, der 6 ×/Jahr allen Verbandsmitgliedern und Abonnenten (auch Nichtmitgliedern) zugestellt wird. Das Verbandsorgan und die Fachzeitschrift „Bewegungstherapie und Gesundheitssport" (B&G) vermittelt durch gereviewte Fachartikel die vorherrschenden Erkenntnisse aus Wissenschaft und Praxis und bietet gleichzeitig eine Mitteilungs- und Diskussionsplattform.

6.5 Forum Gesunder Rücken – besser leben e.V.

Mit bisher mehr als 12.000 Kursteilnehmern ist das Forum Gesunder Rücken – besser leben e.V. eine der wichtigsten Institutionen in Deutschland, die über umfangreiche Erfahrungen in der Weiterbildung „Rückenschullehrer/in" verfügt. Dipl.-Sportlehrer, Physiotherapeuten, Ärzte und Psychologen bilden das Referententeam des FORUMs. Fachlich begleitet wird die Arbeit des Vereins durch die Kompetenz führender Rückenschulexperten wie Prof. Dr. med. Erich Schmitt, Prof. Dr. med. Dr. h.c. Kurt Tittel sowie Hans-Dieter Kempf.

Gründung des Verbandes

Die Idee zur Gründung eines Vereins zur Bekämpfung von Rückenschmerzen kam im Jahr 1985, die offizielle Gründung erfolgte am 12.10.1988 in Wiesbaden, damals schon durch einen interdisziplinären Zusammenschluss von Ärzten, Psychologen, Sportwissenschaftlern und Physiotherapeuten.

Mitgliederzahl

Das Forum Gesunder Rücken – besser leben e.V. hat als reiner Rückenschulverband derzeit mehr als ca. 1.000 Mitglieder.

Wichtigste Ziele und Aufgaben des Verbandes

Das wichtigste Ziel des Vereins ist der Aufbau einer interdisziplinär strukturierten Rückenschule, die vor allem präventiv orientiert ist. So veröffentlichte das FORUM 1994 seine Fortbildungsrichtlinien in einem 32-seitigen Curriculum für die Ausbildung zum Rückenschullehrer, das als eine Grundlage für die Entwicklung der neuen Bestimmungen des KddR diente. Die Qualitätssicherung seiner Angebote ist seit den ersten Ausbildungen eines der wichtigsten Anliegen für den Verein. Aus diesem Grund wird die Neue Rückenschule derzeit von Prof. Dr. med. Hans Christoph Scholle (Jena) in ihrer Wirksamkeit untersucht und auch die Weiterbildungen des Forums unterliegen ständigen Qualitätskontrollen.

Rückenschullehrer-Fortbildung seit wann?

Der erste Ausbildungslehrgang zum Rückenschulleiter durch das FORUM fand 1987 in Zusammenarbeit mit dem Institut für Sportwissenschaft an der Universität Heidelberg (Prof. Dr. H. Rieder) statt.

Fortbildungsangebote zum Rückenschullehrer

Die zertifizierte Fortbildung **Rückenschullehrer/in – Forum/KddR** nach der „Neuen Rückenschule", die 60

Unterrichtseinheiten umfasst, entspricht den Zielen, Inhalten und dem Curriculum der KddR. Um alle Rückenschullehrer/-innen mit den neuen Inhalten der Rückenschule vertraut zu machen, bietet das FORUM zudem spezielle Refresherkurse an.

Andere Fort- und Weiterbildungsbereiche

Neben der Fortbildung Rückenschullehrer/-in bietet das FORUM derzeit folgende Fortbildungen an: Rückenschule für Kinder, Rückenschule am Arbeitsplatz, Therapeutische Rückenschule, **Rückentraining, Rückentraining mit Kleingeräten**, Propriozeption und Stabilisation für Rücken und Nacken, Fortbildung Herz-Kreislauf-Instructor (Indoor o. Outdoor), Pilates für den Rücken, Nordic Walking **sowie Kinesiologie in der Rückenschule.** Zertifiziert sind die Fortbildungskurse **Kursleiter/-in „Progressive Muskelentspannung", „Autogenes Training" sowie „Multimodale Stressbewältigung".**

Öffentlichkeitsarbeit: Homepage und Verbandszeitschriften

Die Internetseite www.forum-ruecken.de bietet Informationen zum FORUM, zur Neuen Rückenschule, Kursinhalten und -terminen sowie verschiedene Dokumentendownloads.

Die Fachzeitschrift „Die Säule", 1989 ins Leben gerufen, verfolgt das Ziel, mithilfe anspruchsvoller und praxisorientierter Beiträge zum Thema Rückengesundheit die Kenntnisse und Fähigkeiten aller in der Rückenschulbewegung Tätigen zu fördern. „Die Säule" erscheint vierteljährlich, Mitglieder des FORUM erhalten die Zeitschrift kostenlos.

6.6 Bundesverband selbstständiger Physiotherapeuten – IFK e.V.

Der IFK ist der einzige bundesweite Verband ausschließlich für selbstständige Physiotherapeuten. Er bietet seinen Mitgliedern Beratung, Hilfe und Serviceleistungen in allen praxisrelevanten Angelegenheiten und vertritt ihre Interessen aktiv gegenüber Politik, Ministerien, Krankenkassen und anderen Institutionen im deutschen Gesundheitswesen.

Gründung des Verbandes

Im Jahr 1981 gründeten einige wenige Praxisinhaber den „Interessenverband freiberuflicher Krankengymnasten – IFK e.V.", um ihre berufspolitischen Belange besser zu vertreten.

Mitgliederzahl

Derzeit umfasst der IFK rund 5.500 Mitglieder.

Wichtigste Ziele und Aufgaben des Verbandes

Klares Ziel des IFK ist eine adäquate Vergütung für die Leistungen niedergelassener Physiotherapeuten. Die Stellung der Physiotherapie muss im deutschen Gesundheitswesen weiter ausgebaut werden, z.B. durch mehr Autonomie, neue Zugangswege (Direct Access), neue Versorgungskonzepte und die Anhebung des Ausbildungsniveaus auch auf Hochschulebene. Zudem zählt die Weiterentwicklung des Leistungsverzeichnisses zur Sicherung einer zeitgemäßen physiotherapeutischen Versorgung zu den Aufgaben des IFK.

Rückenschullehrer-Fortbildung seit wann?

Seit dem Jahr 2000 gehören auch die Weiterbildungen zum Rückenschullehrer zu den zahlreichen Fort- und Weiterbildungen des IFK.

Fortbildungsangebote zum Rückenschullehrer

Als einer der größten Fortbildungsanbieter Deutschlands bietet der IFK an zahlreichen Standorten Fort- und Weiterbildungen für Mitglieder und Nichtmitglieder an. In diesem Zusammenhang werden Kurse für die Kinderrückenschule, der Rückenschul-Instruktor, die Rückenschul-Nachqualifikation sowie der Rückenschul-Refresher angeboten.

Andere Fort- und Weiterbildungsbereiche

Das reichhaltige Repertoire an IFK-Fortbildungen umfasst u.a. die Bereiche Manuelle Therapie, Bobath, Vojta, PNF sowie Präventions- und PhysioBalance-Angebote.

Öffentlichkeitsarbeit

Wichtig ist dem IFK eine mehrgleisige, engagierte und zielorientierte Öffentlichkeitsarbeit, z.B. mit Presseinformationen für Fach- und Publikumsmedien, durch Forschungsprojekte, auf Kongressen, durch eigene Informationsveranstaltungen etc. Mit dem Fachmagazin „Physiotherapie" erreicht der IFK nicht nur seine Mitglieder, sondern auch die bundesweite Politik. Newsletter und interne Info-Medien runden das Angebot des IFK ab. Weitere Informationen gibt es unter www.ifk.de oder in der Geschäftsstelle des IFK unter Telefon 0234-97745-0.

6.7 Verband Physikalische Therapie – Vereinigung für die physiotherapeutischen Berufe (VPT) e.V., Sitz Hamburg

Gründung des Verbandes

Die Satzung des VPT wurde am 30.10.1948 im Vereinsregister des Amtsgerichts Hamburg eingetragen. Der VPT untergliedert sich in 13 Landesgruppen und 64 Bezirksstellen.

Mitgliederzahl

Ca. 20.000 Physiotherapeuten, Masseure und med. Bademeister gehören dem VPT an.

Wichtigste Ziele und Aufgaben des Verbandes

Der VPT vertritt die fachlichen, berufs-, arbeits- und sozialrechtlichen Interessen von Physiotherapeuten, Masseuren und med. Bademeistern bei Ministerien, Behörden, Sozialversicherungsträgern und der Ärzteschaft in Deutschland und Europa. Der VPT hat sich bewusst die Interessenwahrnehmung aller physiotherapeutischen Berufe zur Aufgabe gemacht und steht schon lange für kompetente Betreuung und Vertretung von Selbstständigen, Angestellten, Praktikanten sowie Studenten und Schülern aus dem gesamten Gebiet der Physiotherapie.

Neben der Förderung der beruflichen Fort- und Weiterbildung auf regionaler und überregionaler Ebene (Kurse, Lehrgänge und Kongresse) bietet der VPT seinen Mitgliedern auch eine umfassende rechtliche Beratung durch die verbandseigene Rechts- und Auslandsabteilung.

Rückenschullehrer-Fortbildung seit wann?

Seit den frühen 1980er-Jahren bietet der VPT in seinen Landesgruppen Weiterbildungen für Rückenschullehrer an.

Fortbildungsangebote zum Rückenschullehrer

Der VPT hat von Beginn seiner Rückenschullehrer-Weiterbildungsangebote an (frühe 1980er-Jahre) Kurse mit 60 Unterrichtseinheiten durchgeführt und damit schon früh die Richtung aufgezeigt, in die die moderne Rückenschule heute geht.

Andere Fort- und Weiterbildungsbereiche

Alle GKV-Leistungen und Zertifikatspositionen im Bereich Physiotherapie sowie Fort- und Weiterbildungen auf dem Gebiet der Privat- bzw. Selbstzahlerleistungen; Physiotherapiestudiengänge (Bachelor und Master of Science).

Öffentlichkeitsarbeit: Homepage und Verbandszeitschriften

Homepage: www.vpt-online.de

Verbandszeitschrift: „Physikalische Therapie in Theorie und Praxis" (Erscheinungsweise: monatlich).

6.8 Deutscher Verband für Physiotherapie – Zentralverband der Physiotherapeuten/Krankengymnasten ZVK e.V.

Mehr als 30.000 Physiotherapeuten, Schüler und Studierende in 15 Landesverbänden lassen ihre beruflichen Belange durch den Deutschen Verband für Physiotherapie – Zentralverband der Physiotherapeuten/Krankengymnasten (ZVK) e.V. vertreten. Als größter deutscher Verband der Physiotherapeuten bündelt er die Interessen aller Berufsangehörigen und hat somit die entscheidende Stimme bei der Vertretung dieses Berufsstandes sowie in allen Fragen der Berufsausbildung.

Gründung des Verbandes

Die offizielle Gründung erfolgte am 5. November 1949.

Mitgliederzahl

Der Deutsche Verband für Physiotherapie – Zentralverband der Physiotherapeuten/Krankengymnasten ZVK e.V. umfasst über 30.000 Mitglieder.

Wichtigste Ziele und Aufgaben des Verbandes

- Die umfassende Interessenvertretung der Berufsgruppe der Physiotherapeuten/Krankengymnasten, der Schüler und der Studierenden in allen Fragen der Berufsausbildung
- die Pflege und Förderung der beruflichen Fort- und Weiterbildung der Physiotherapeuten/Krankengymnasten.

Aufgaben

Der ZVK e.V. setzt sich stetig für die bestmögliche Ausbildung von Physiotherapeuten ein. Die Mitglieder nutzen das Angebot des ZVK, seiner Landesverbände und Arbeitsgemeinschaften an Fort- und Weiterbildungsmaßnahmen, um durch Qualifizierung zu einer besseren Versorgung der Patienten beizutragen.

Die Mitglieder kommen in den Genuss der vom ZVK initiierten Zukunftssicherung des Berufsstandes. Angesichts der zunehmenden Qualifizierung erhalten die Physiotherapeuten den Status der unentbehrlichen Partner von Arzt und Patient – vor allem in der künftig besonders wichtigen Prävention, Rehabilitation und in der Behandlung von chronisch Kranken.

Ziele

- Eine qualitativ hochwertige Ausbildung für Physiotherapieschüler erwirken und in diesem Zusammenhang die Akademisierung der Ausbildung vorantreiben
- Arbeitsplätze sichern und neue Tätigkeitsfelder für Physiotherapeuten erschließen
- den Berufsstand stark machen für ein interessantes und qualitätsorientiertes Fort- und Weiterbildungsangebot
- die Anerkennung des deutschen Physiotherapie-Abschlusses in allen Ländern der Europäischen Union erreichen
- die Zukunft unseres Berufsstandes sichern und weiterentwickeln
- das Bewusstsein für den hohen Stellenwert der Physiotherapie in der Bevölkerung stärken
- über die engen Kontakte zu allen gesundheitspolitischen Kräften sich erfolgreich für die Interessen seiner Mitglieder einsetzen.

Rückenschullehrer-Fortbildung seit wann?

Der erste Ausbildungslehrgang zum Rückenschulleiter durch den ZVK e.V. fand 1988 statt.

Fortbildungsangebote zum Rückenschullehrer

Neben dem Erwerb der Rückenschullehrerlizenz nach den Richtlinien der KddR können über die Arbeitsgemeinschaft Prävention des ZVK e.V. weitere Aufbauangebote und Refresherseminare genutzt werden. Hierzu gehört beispielsweise die Fortbildung zum Kinderrückenschullehrer für den Bereich Haltungs- und Bewegungsförderung für Kinder, Gesundheitsförderung in Kindergärten und Schule oder die zertifizierte Weiterbildung zum physiotherapeutischen Arbeitsplatzberater (ErgoPhysConsultant).

Andere Fort- und Weiterbildungsbereiche

Das gesamte Spektrum in Kuration, Rehabilitation und Prävention.

Öffentlichkeitsarbeit: Homepage und Verbandszeitschriften

Die Homepage www.zvk.org bietet Informationsmöglichkeiten rund um die Physiotherapie. Ein professionelles Team aktualisiert die Homepage fortlaufend, jede Information wird auf ihren Inhalt überprüft. Ergänzungen des bisherigen Leistungsangebotes ermöglichen den Mitgliedern eine effiziente und effektive Arbeit. Als kompetenter und moderner Verband möchte der ZVK die Gemeinschaft der Physiotherapeuten über die Aktualität informiert halten, sie dadurch aktiv unterstützen und durch zeit- und ortsübergreifenden Wissensaustausch zu Diskussionen anregen.

- *pt-Zeitschrift* für Physiotherapeuten (erscheint monatlich, Herausgeber Pflaum-Verlag)
- *„Zur Sache Physiotherapie"*, Zeitschrift der Landesverbände im ZVK (erscheint vierteljährlich).

Register